第五辑

国家古籍整理出版专项经费资助项目

中医脉学
经典医籍集成

张磊 题

主审 张磊
主编 孙玉信 高翔 胡斌 王晓田

山东科学技术出版社

整理说明

中医学是中国优秀文化的重要组成部分，传承发展中医药事业是适应时代发展要求的历史使命。脉学是中医诊断学的重要内容，源远流长，特色鲜明，是中医学之瑰宝，也是世界医学领域中特有的诊断方法，具有极高的应用价值。脉诊是四诊中唯一直接触及患者人体的重要诊法，古人认为诊脉可以测知病源、断死生，备受历代医家重视。历来医家对脉学多有著述，为中医学的传承做出了不可磨灭的贡献。

中医古籍是中医学发展的根基，中医临床则是其长久发展的核心力量。传承中医，要从读医籍入手，文以载道，中医传统思维尽在于医籍，因此医籍要常读、熟读。临床医学关键在"用"，吸纳先贤行医经验，切于临床，方可学以致用。因此，"书"与"用"，二者并重。

山东科学技术出版社从贴近临床应用的角度出发，以"书""用"并重为原则，策划出版了《中医脉学经典医籍集成》。其中共收录了48种脉学医籍，所选书目均系历代医家推崇并尊为必读的经典著作。

具体书目如下。

第一辑

《脉说》《脉语》《脉经》《脉经直指》《脉经考证》《脉诀考证》《脉象统类》《诸脉主病诗》《图注脉诀辨真》《丹溪脉诀指掌》

第二辑

《三指禅》《濒湖脉学》《崔氏脉诀》《平脉考》《删注脉诀规正》《订证太素脉秘诀》《人元脉影归指图说》

第三辑

《脉诀阐微》《脉诀乳海》《脉诀汇辨》《脉诀刊误》《脉诀指掌病式图说》

第四辑

《脉义简摩》《诊家枢要》《诊家正眼》《诊宗三昧》《四诊心法要诀》《四诊脉鉴大全》

第五辑

《脉确》《脉理求真》《医脉摘要》《素仙简要》《四诊抉微》《玉函经》《重订诊家直诀》《新刊诊脉三十二辨》

第六辑

《脉微》《脉理存真》《脉理正义》《脉理宗经》《脉理会参》《脉镜须知》

第七辑

《赖氏脉案》《医学脉灯》《脉学辑要》《脉学辑要评》《脉因证治》《脉症治方》

本次整理，力求原文准确，每种医籍均遴选精善底本，若底本与校本有文字存疑之处，择善而从，整理原则如下。

1. 原书为竖排刻本的整理后改为横排。

2. 本书一律采用现代标点方法，对原书进行标点。

3. 原书中繁体字、通假字、俗写字统一改为通行的简体字，如"藏府"改作"脏腑"，"脉沈"改为"脉沉"，"觕"改为"粗"，"耎"改为"软"，"鞕"与"硬"等，不出校注。"胎、苔""盲、肓""已、以""巳、己、已"等据文意及现代行文习惯做相应改动，不出校注。

4. 原书中音近形似（如"日""曰"不分）及偏旁误用文字（如"浓"与"脓"），或明显的笔画差错残缺等处，径改。

5. 原书中倒错，有本校或他校资料可据者，据本校或他校资料改正，无本校或他校资料可据者，据文义改正。

凡底本文字引用他书，而与原书有文字差异及增减，则视情形分别处理。若虽有异文，而含义无变化，且底本文句完整，则不作校记；若含义虽有差异而底本无错误，则保留底本原字，出校记；若引文错误影响语义者，则对底本加以改正，并出校记。

6. 底本中的"经曰""经言"多为泛指，故均不加书名号。

7. 为了保持古籍原貌，原本中"元、圆、丸""证、症"未作改动。

8. 涉及医药名词术语者，保留原貌，在首见处出注。药名与现通行写法不一者，在首见处出注。其中常用中药名称径直改作通行规范药名。如"王不流行"改作"王不留行"，"黄耆"改作"黄芪"，"白微"改作"白薇"，"栝楼"改作"瓜蒌"等。

9. 原书引文较多，且大多不是原文，故凡文理通顺，意义无实质性改变者，不改不注以省繁文。唯引文及出处明显有误者，或据情酌改，或仍存其旧，均加校记。

10. 按惯例，凡原书表示文图位置的"右""左"，一律改为"上""下"；部分不规范词语按简体版习惯予以律齐，如"已上"改为"以上"等，均不出注。

11. 部分书中"凡例"正文段落前原有提示符"一"，今一并删去。

12. 原目录前无"目录"二字的，今据体例加。原目录较烦琐，今据正文重新整理。原书目录与正文存在文字差异的，今一律以正文为准，修正目录，不另出注。

13. 附图中原有文字，一律以简体字重新标注，原图字序横排者一律按从左向右排列，上下纵排及旋转排列者保持原序不变。

14. 原书中明引前代文献，简注说明。其中引用与原文无差者，用"语出"；引用与原文有出入者，用"语本"；称引自某书而某书不见反见于他书者，用"语见"。

15. 原文小字，根据内容应为大字的调整为大字。

16. 部分疑难字酌加注释和注音。注释以疏通文意为主旨，一般不引书证。有些词语颇为费解，未能尽释，已解者也或有不当，有待达者教正。文字注音采用汉语拼音。

17. 对原书稿中漫漶不清、脱漏之文字，用虚阙号"□"表示，按所脱字数据不同版本或文义补入。

18. 原书每卷卷首著作者及校刊者信息，如"京江刘吉人校正选录""绍兴裘吉生校刊"等字样，今一律删除。

总 目 录

（第五辑）

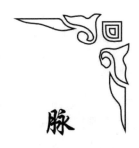

脉

确

清·黄　琳　撰

孙玉信　校注

内容提要

　　清·黄琳撰。一卷。黄琳，字蕴兮，江西吉水人。黄氏上溯医经、前贤之论，结合个人深思熟虑，而成本书。黄氏于脉，追求一个"确"字，认为"脉以测病，不确岂能无误"。这种执着认真的态度，应予充分肯定。书中分述脉原、脉名、脉类、寸关尺脏腑部位、诊法、平脉、病脉、主诸病脉、可治病脉、死脉、胎脉等，而尤详于浮、洪、虚、芤、革、散、微、沉、伏、实、迟、缓、数、结、促、代、弦、紧、长、短、细、涩、滑、动凡二十四脉之脉象、主病。其于诸脉主病，以《内经》为主，参以《脉经》及历代名医之说，逐句笺释，务求晓畅明白。"较前人脉赋脉诗，颇有胜处"。本书传本不多，现存清王文藻（侣芹）抄本。清·顾世澄《疡医大全》曾节录本书二十四脉及胎脉部分。1981年中医古籍出版社曾据影印。

　　本次整理，以广陵鹤来轩藏王文藻抄本为底本，并参《疡医大全》本而成。

目　录

序

石阳黄韫兮，著《脉确》一书，或从而叩其义。韫兮曰：医凭乎脉，而脉衷乎理，从来医家论脉，不患其言之无理，而患其言之于理甚精，以之测病，而所谓精者，终未确也。夫脉以测病，不确岂能无误？浮游沉塞，起伏传变，全寄之乎三指！轻取重按，反复呼吸，实有毫厘千里之判，微乎、渺乎、确诚未易言矣。砯于脉学，究心已久，当以轩岐之经为主，而于诸贤论脉之书，采其理之的然可信者，而据以为确，间有未的，则证之于经，复出己意，以旁探博求。其所谓确者，第识见有限，窃恐自以为确，而终未必其能确也。倘高明于其未确者，更加校正，则幸甚矣。韫兮之言若此。岁壬戌，余以母病，延之来淮，出视是书，山阳医士李铸九见之，深为折服。晚年其学益进。余复携其帙至真洲，以示李乔年。乔年亦世医也，谓余曰：是书实足发蒙启瞆，先生既刊行《伤寒论翼》矣，曷极付剞劂，附之于后，俾得表里印证，厥功岂木伟哉？余曰：诺。因次述其语，以弁简端。

乾隆丙寅小春歙州程鉴识

脉原

气口者，手太阴肺经之动脉，而五脏六腑之气，于此候之也。盖人以气生，营卫之气，先天也；水谷之气，后天也，先天后天之气，脉皆主之。故饮入于胃，其精气自脾归肺；食入于胃，其精气自心归肺。肺布饮食之精气于诸脏腑，而后血气充，营卫调，诸脏腑之气，各随其经，同营卫之气，而呼吸朝之于肺。故手太阴肺经，乃诸脏腑之气所聚也。圣人于气口，候其盛衰，泄天地化育莫测之秘，岂不神乎？

脉名

王叔和《脉经》有浮、芤、洪、滑、数、促、弦、紧、沉、伏、革、实、微、涩、细、软、弱、虚、散、缓、迟、结、代、动二十四名。叔和以后诸家，又增长、短、牢、疾、大、小共三十名。按察病以脉，必辨之精确，而后见之明，不至游疑而无主。据经之论脉，不止三十名，如鼓、搏、喘、横之类，今亦未窥其奥，不敢采入。即三十名，尚有可删者，如《脉经》谓浮细为软，沉细为弱，是软以浮细辨，弱以沉细辨也。然经曰：长夏胃微软弱曰平。使软弱皆细脉，细则气少，经何以谓为长夏之平脉乎？又曰：软弱有石曰冬病。石，沉脉也。软弱而沉，是水之侮土也。使软脉果以浮细辨，经何谓以沉言乎？由是观之，凡脉柔而无力者，概谓之软弱，非浮细、沉细之谓。今以软弱附于细，以存其旧也。仲景曰：弦则为寒，芤则为虚，虚寒相搏，此名曰革，男子亡血失精，女子半产漏下。据此，则革脉即芤之兼弦者。芤主阴虚病，革亦主阴虚病，今以革附于芤也。沉伏实大，《千金翼》谓之牢，主寒主痛，是即沉脉而有力者，今附于沉。经一脉有数名者，如秋脉谓之毛，又谓之浮，非二脉也。是疾脉即数，大即洪，小即细也，今删软、弱、革、牢、疾、大、小七名，定为二十三脉。盖脉以候病，其可去取者，不加详辨，则名目愈多，脉理愈晦，故不敢避僭妄之讥也。

脉类

脉者，阴阳之气也。有浮即有沉，有大即有小，有迟即有数。故吴草庐①、滑伯仁、李濒湖皆以对待编之。今欲其易于分别，凡以浮辨者为一类，以沉辨者为一类，以浮沉合辨者为一类，不以浮沉辨而以至数辨者为一类，不以浮沉至数辨，而以形辨者为一类。

寸关尺脏腑部位

经：尺内两旁，则季胁也肋骨尽处名季胁。尺外以候肾，尺内以候腹。中附上越人谓之关，左外以候肝，内以候膈；右外以候胃，内以候脾。上附上越人谓之寸口，右外以候肺，内以候胸中。左外以候心，内以候膻中膻中在两乳之间。前以候前，后以候后。上竟上者关以上，胸喉中事也。下竟下者关以下，少腹、腰股、膝胫、足中事也。推而外之，内而不外外浮也，内沉也，心腹疾也。推而内之，外而不内，身有热也。推而上之，上而不下，腰足清也。推而下之，下而不上，颈项痛也。按之至骨，

---

① 吴草庐：吴崐，字山甫，号鹤皋，自号鹤皋山人、参黄子、参黄生，安徽歙县人，明代医家。著有《脉语》《医方考》《参黄论》等书。

脉气少者，腰脊痛而有痹也。

《脉经》：从鱼际至高骨，却行一寸，其中名曰寸口。从寸至尺，名曰尺泽，故曰尺寸。寸后尺前，名曰关。阳出阴入，以关为界，阳出三分，阴入三分，故曰三阳三阴。阳生于尺，动于寸；阴生于寸，动于尺。寸主上焦，头及皮毛竟手；关主中焦、腹及腰；尺主下焦，少腹即足。

经于寸关尺分部，以候五脏，而六腑止及胃者，盖五脏先天之气，赖后天水谷之气以养之也，余腑不及者，统于脏也。盖肾开窍于二阴，小肠、膀胱属前阴，大肠属后阴，则肾统乎大肠、小肠、膀胱也。胆附于肝，则肝统乎胆也。三焦不统于脏，故于寸内候胸中，关内候膈，尺内候腹，胸中上焦也，膈中焦也，腹下焦也。且五脏者，身之主也，外则耳目鼻口，四肢皮毛肌肉，内则筋骨脉络，气血精神魂魄，皆其所司也，故人之一身皆可病，而病人脏者死，见真脏脉者死。此所以经之论脉，惟详五脏也。四时之脉，有胃气者生，无胃气者死，此所以经之论脉，而六腑止及胃也。

经论脉，不以六腑配五脏，而王叔和《脉经》，以心与小肠候在左寸，肺与大肠候在右寸，肝胆候在左关，脾胃候在右关，肾与膀胱候在左尺。又谓左尺属肾，右为子户，名曰三焦。又谓肾与命门，俱出尺部。其书前后，多自相矛盾，疑不尽出于叔和。世但辟高阳生《脉诀》，而不知《脉诀》亦实本于《脉经》也。至右尺主三焦命门之误，李濒湖辨之详矣。

经论脉不及腑，腑病何以候之耶？曰：腑病辨之于症，而以脏脉候内外之因。假如头角耳前后痛，往来寒热，此胆经之病症也；而肝脉浮紧，则胆经之风寒；肝脉弦数，则胆经之痰火也。假如胸中胀闷，上焦之病症也；而肺脉滑数，则上焦之痰火；肺脉沉迟，则上焦之寒气也。

寸关尺，经有外候内候之说。王太仆①曰：外谓外侧，内谓内侧。李士材②曰：外谓前半部，内谓后半部。二说皆有可议者。试即尺论之，外以候肾，内以候腹。假令肾病腹不痛，而其脉外侧见病脉，内侧见平脉乎？前半部见病脉，后半部见平脉乎？即使如此，而一指举按之间，所谓外侧内侧，前半后半之界，能划然清乎？今据经曰：推而外之，内而不外，有心腹积也；推而内之，外而不内，身有热也。外指浮，内指沉。沉而不浮，故有心腹积；浮而不沉，故身有热。由是观之，则所谓外候内候，指沉浮而言也明矣。盖五脏六腑之气，朝于脉口，而各有所辨于寸关尺之间，此天地生人神化莫测之妙。圣人知其故，而于寸关尺浮沉以候之。浮，阳也；沉，阴也。以脏腑论，则脏阴而腑阳；以脏腑之气论，则脏气清而腑气浊。清气上升，浊气下降。脉之见于寸关尺者，五脏六腑之气，脏气清，故浮候之；腑气浊，故沉候之也。胃亦腑，何为又浮以候之乎？曰：五脏皆禀气于胃者也。五脏之脉，有胃气者则平，是五脏之清气，皆胃气之所散布也。脾受胃之清气，则胃为脾之主也，故浮候胃，而沉候脾也。

赵继宗③曰：心肺居上，为阳为浮；肝肾居下，为阴为沉；脾居中州，半阴半阳，半浮半沉。当以左寸为心，右寸为肺；左尺为肝，右尺为肾；两关为脾。按赵氏之说，可谓妄矣。夫寸关尺之部位，皆手太阴肺经之动脉也，圣人于此分候脏腑。此其故，惟圣人知之。而其所以然之故，圣人终不得明言之也。

---

① 王太仆：王冰，唐代医家。曾任太仆令，故名。
② 李士材：明末清初时医家，字中梓。撰有《医宗必读》《诊家正眼》等。
③ 赵继宗：明代医家，弘治三年（1490年）进士。撰有《儒医精要》《痘疹全书》。

赵氏不自知其量，而创论欲异于圣人，抑何妄乎。至褚澄①谓女人之脉，当以左寸为命门，左关为脾；左尺为肺，右寸为肾；右关为肝，右尺为心，则其妄更甚矣。

《脉经》：心肺俱浮，然浮而大散者，心也；浮而短涩者，肺也；肝肾俱沉，然牢而长者，肝也。按之软，举指来实者，肾也。脾者中州，故其脉在中。按此皆论心肺肝肾与脾之脉体，非论寸关尺。而凡浮者为心肺脉，沉者为肝肾脉也。王宗正②不察，为之说曰：诊脉之法，当从心肺俱浮，肝肾俱沉，脾在中州之说。王叔和独守寸关尺，分部位以测五脏六腑之脉，非也。按宗正以叔和独守寸关尺为非，不知执心肺俱浮，肝肾俱沉之说，亦非也。今即守寸关尺论之，假如气虚痰郁，而两寸俱沉之脉，岂以其沉，而遂谓肝肾之乘心肺乎？失血伤精，而关尺俱浮之脉，岂以其浮，而遂谓心肺之乘肝肾乎？若使不守寸关尺，将不论何部浮，而皆以为心肺病乎？不论何部沉，而皆以为肝肾病乎？况同一浮也，心病肺不病。不论部位，其何以辨乎？同一沉也，肝病肾不病，不论部位，其何以辨乎？且使心肺俱以浮候，肝肾俱以沉候，经何为又分心肺肝肾与脾胃之部乎？夫脉以候病也，守寸关尺以候之，尚不能洞悉其精微。若不守寸关尺，则茫然而无据矣。经曰：脉者，血气之先。血气者，阴阳也；故脉有三部俱浮者，阳盛也；非三部之浮，皆心肺脉也。三部俱沉者，阴盛也。非三部之沉，皆肝肾脉也。当以部位辨之。又以脉之本体辨之，假如浮，必浮洪来盛去衰者，心也；假如沉，必沉而弦长者，肝也。

经但言尺外以候肾，尺内以候腹；而叔和则以两尺兼候膀

---

① 褚澄：南北朝时医家。撰有《杂药方》二十卷，已佚。现存题褚澄撰《褚氏遗书》一卷。

② 王宗正：宋代医家，撰有《难经疏义》两卷，已佚。

胱；吴鹤皋、李士材辈则以左尺兼候小肠与膀胱，其意皆欲补经之所不及也。不知经之论脉，惟详五脏者，盖以五脏能统乎六腑也。即如伤寒，头痛腰痛项强，此膀胱经之病症也，而其脉不候于左尺，而候于左寸。愚故曰腑病辨之以症，而以脏脉辨内外之因也。由是观之，则以左尺候肾，兼小肠与膀胱，以为补经之所不及，可以不必矣。且一部候两脉，犹有浮沉阴阳之可辨；至一部候肾与小肠、膀胱之脉，试问何以确辨其为肾脉，为小肠脉，为膀胱脉乎？

诊法

经诊以平旦者，阴气未动，阳气未散，饮食未进，经脉未盛，络脉调均，气血未乱，故乃可诊有过之脉。

经：人一呼脉再动，一吸脉再动，呼吸定息，脉五动。闰以太息，命曰平人。按一呼一吸为一息，脉四动。然呼吸之间，必有一息长者，谓之太息，犹岁月之有闰，故脉五动。四动五动，平脉也。若三动则为不及，六动则为太过，皆病脉也。《难经》曰：呼出心与肺，吸入肾与肝。按呼吸之气，系卫气，吸非吸入，乃吸起也。盖卫气出下焦，而主之于肺。肺自下焦吸起，而呼出于鼻。一呼一吸，卫气流行，昼夜循环，周而复始。故气譬则火，火之气不通则不发，人之气不通则病。呼之气，犹火之气出而不入者也。《难经》呼出心与肺，吸入肾与肝之说似误。

崔紫虚《四言脉诀》：脉有七诊，曰浮中沉。上下左右，消息求寻。按初持脉，轻手于皮毛间候其表，曰浮；次稍重手于肌肉间，候其半表半里，曰中；次重手按至筋骨间，候其里，曰沉。上谓上部，下谓下部，左谓左三部，右谓右三部，合为七诊。又经有七诊，谓独大、独小、独疾、独迟、独寒、独热、独陷下也。

《四言脉诀》又有九候，举按轻重。按轻下指曰举，重下指曰按。寸关尺，每部有浮中沉三候，合为九候。又经有九候，《脉经》曰：九候者，每部中有天地人也。按经所谓天地人，另指头无手足三部之动脉，不指寸关尺也。

经：持脉有道，虚静为保。内虚则心不纷，外静则心不扰。春日浮，如鱼之游在波。浮非浮脉，乃浮起也。春日阳气升，其脉浮起，然如鱼之在波，虽浮起而不甚浮也。夏日在肤，泛泛乎万物有余。夏日阳气盛，万物有余，故其脉浮大在肤。秋日下肤，蛰虫将去。秋日阳气降，蛰虫将去，故其脉沉而下肤。冬日在骨，蛰虫周密，君子居室。冬日阳气伏，蛰虫周密，君子居室，故其脉亦沉而在骨。知内者，按而纪之。脉合内之脏腑，其盛衰按脉而纲纪之，是谓知内。知外者，终而始之。四时阴阳之气，终而复始，以脉之阴阳，合四时之阴阳，是谓知外。此六者，持脉之大道。

平脉

经：平人之常气禀于胃。胃者，平人之常气也。春胃微弦曰平，夏胃微钩曰平，长夏胃微软弱曰平，秋胃微毛曰平，冬胃微石曰平。按经所谓胃气，在微字上体认。若弦则胃少，弦甚则无胃。惟微弦则其气和，故曰平。余仿此。

经：春脉如弦。春脉者，肝也，东方木也，万物之所以始生也。故其气来软弱，轻虚而滑，端直以长，故曰弦。反此者病。夏脉如钩。夏脉者，心也。南方火也，万物之所以盛长也。故其气来盛去衰，故曰钩。反此者病。秋脉如浮。秋脉者，肺也，西方金也，万物之所以收成也。故气来轻虚以浮，来急去散，故曰浮。反此者病。冬脉如营。冬脉者，肾也，北方水也，万物之所以合藏也。故其气来沉以搏，故曰营。反此者病。营者内守之意。脾者，土也，孤藏以灌四方者也。善者不可得见，恶者可见。按脾脉之善者，即胃气四时见于弦钩毛石之间，故曰善者不可得见。若脾胃受伤，则恶者可见矣。

《脉经》：春肝脉弦细而长曰平，夏心脉浮大而散曰平，长夏脉大阿阿而缓曰平，秋肺脉浮涩而短曰平。冬肾脉沉软而滑曰平。按《脉经》之说，与经合参，则脉理精且备矣。

凡脉不大、不小、不数、不迟、不滑、不涩、不短、不长，浮沉正等者，平脉也。

凡病人脉不大不小，浮沉正等而缓者，为阴阳平，病将愈也。

《四言脉诀》谓春弦夏钩，秋毛冬石，为平脉。不知弦钩毛石，有胃气始为平脉；若但弦、但钩、但毛、但石，即病脉也。滑伯仁《诊家枢要》谓长夏四季脉，迟缓为平，本《脉经》脾胃部德则为缓，思则为迟之说。不知一息四至，闰以太息则五至，此脾胃之平脉也；三至为迟，则主寒主虚，病脉也。

朱丹溪曰：男子寸盛尺弱，女子尺盛寸弱。按寸为阳，男子阳盛，故寸盛；尺为阴，女子阴盛，故尺盛。此男女尺寸之平脉也。"脉法赞"：左大顺男，右大顺女。按男子木气旺血虚，左主血，左大于右，是血足也，血足则阳不至独亢矣；女子本血旺气虚，右主气，右大于左，是气足也，气足则阴有所统摄矣。且男子阳，故左大；女子阴，故右大。此男女左右之平脉也。丹溪《格致余论》以左右指医者手之左右，谓右大顺男，左大顺女，其说似牵强。

凡人肥脉沉，人瘦脉浮，人长脉长，人短脉短，人大脉大，人小脉小，顺也。反此则逆。

病脉

五脏病脉，扁鹊曰：脉长而弦，病出于肝；脉大而洪，病出于心；脉下坚上虚，病出于脾；脉涩而浮，病出于肺；脉小而紧，病出于肾。

四时病脉，经：春不沉，夏不弦，秋不数，冬不涩，是谓四塞。如春木旺，其脉弦，然春初之时，兼冬脉而沉弦，则水生木，母子之气相通也；若弦而不沉，是不得母气，故曰塞，塞则病矣。参见曰病。如春脉弦，参见他脉，则他脏之气乘肝也。未去而去曰病。如春脉弦，未交夏之时，便不见弦而见钩，是肝气不足，未当去而即去也。去而不去曰病。如春脉弦，入夏已深，仍见弦不见钩，是肝气有余，当去而不去也。复见曰病。如春脉弦，或秋时复见弦脉，是肝之乘肺也。

三部病脉，《脉经》：寸脉浮大而疾者，名曰阳中之阳。寸，阳部也。浮大疾，阳脉也，曰阳中之阳。病苦烦满，身热头痛，腹中热，寸脉沉细者，名曰阳中之阴。沉细，阴脉也。见寸阳部，故曰阳中之阴。病若悲伤不乐，恶闻人声，少气，时汗出，阴气不通，臂不能举，尺脉沉细者，名曰阴中之阴。病若两胫酸痛，不能久立，阴气衰，小便余沥，阴下湿痒，尺脉滑而浮大者，名曰阴中之阳。病若小腹痛，满不能溺，溺即阴中痛，大便亦然，寸脉壮大，尺中无有，此为阳干阴。其人苦腰背痛，阴中伤，足胫寒，尺脉牢而长，关上无有，此为阴干阳。其人若两胫重，少腹引腰痛。

上鱼际病脉，《脉经》：脉入鱼际者，遗尿。脉出鱼际者，逆气喘息。

外内久新病，《脉经》：脉盛滑坚者，病在外。脉小实而坚者，病在内。脉小弱而涩者，谓之久病。脉浮滑而疾者，谓之新病。

六病脉，《脉经》：弦紧滑涩浮沉。此六脉为残贼，能为诸经作病。

主诸病脉

外邪脉，浮主风，迟主寒，紧主寒，缓主湿，细主湿，沉主湿，虚主暑。

内邪脉，数主火，洪主火，实主火，长主热，滑主热，滑主痰主食，弦主痰主食，弦主痛，紧主痛，牢主痛，短主痛，促结主痛主久积，涩主痛主痹，动主痛主惊，代主痛主泄，实主胀，紧主胀，微主胀，细主胀主吐，伏主吐。

外邪兼见脉，浮紧主风寒，浮迟主风寒，浮缓主风湿，浮细主风湿，沉迟主寒湿。

外邪内邪兼见脉，浮洪主风火，浮数主风火，浮弦主风痰，浮滑主风痰、风热，浮长主风热、风痫，迟滑主胀，迟涩主瘕，紧滑主吐，紧涩主痹，缓滑主热中。

气虚脉，滑主气虚，代主气虚，沉无力主气虚。

血虚脉，涩主血虚，芤主血虚，洪主血虚，浮无力主血虚。

气血两虚脉，微主气血两虚，散主气血两虚，虚主气血两虚，细主气血两虚，浮迟无力主气血两虚，沉数无力主气血两虚。

可治病脉

《脉经》：凡脉浮大数动长滑为阳，沉微弦弱短涩为阴。阳病见阴脉者，过也；阴病见阳脉者，顺也。按脉之说，本仲景

《伤寒论》。在伤寒症，则阳病见阳脉者顺，阴病见阳脉者亦顺。若内伤病，阴病见阳脉者，又为逆也。经曰：阴病而阴脉大者为逆，如虚劳失血之病，喜沉细阴脉，忌洪数阳脉是也。《脉经》不辨，误。

经：脉从阴阳，病易已。按男子阳，左脉大为从；女子阴，右脉大为从；春夏阳，脉浮大为从；秋冬阴，脉沉细为从。外感病，阳证见阳脉为从，阴证见阳脉亦为从；内伤病，阳证见阳脉为从，阴证见阴脉亦为从。

《四言脉诀》：脉贵有神。李东垣曰：脉之不病，其神不言当自有也。脉既病，当求其中神之有无焉。如六数七极，热也。脉中有力，即有神也。三迟二败，寒也。脉中有力，即有神也。热有神，当泄其热，则神在焉。寒有神，当去其寒，则神在焉。寒热之脉，无力无神，将何药而泄热去寒乎？按东垣以脉中有力为神，固是也。然所谓神者，即胃气也。经曰：脉弱以滑，是有胃气。又曰：滑则从，涩则逆。故五脏骨肉，滑利可以长久。以此与脉中有力合参，则得之矣。滑伯仁谓东垣脉中有力之中字，乃浮中沉之中，其意盖谓脾居中州，以中候有力为神。然则沉脉者，其神将何以候之乎？伯仁误矣。

诸可治病脉

皆出扁鹊及叔和《脉经》。其症未备者，
摘崔紫虚《四言脉诀》数条备之。

长病三部脉细而软者生，三部脉弦而数者生。
中恶腹大，四肢满，脉大而缓者生，脉紧细而微者生。
中风脉浮缓者生。
风病不仁痿蹶，脉虚者生。

伤寒热盛，脉浮大者生。已得汗，脉沉小者生。

温病三四日以下，不得汗，脉大疾者生。

谵言妄语，身热，脉洪大者生。

癫病，脉实坚者生。脉搏大滑者，久久自己。

痫病脉虚者生。

四肢厥逆，脉沉细而长者生。

骨蒸劳热，脉数而虚者生。

咳嗽，脉浮软者生。

衄血，脉小弱滑者生。

吐血脉滑者生，小弱滑者生。

上气喘息低昂，脉滑手足温者生。

呕吐反胃，脉沉滑者生。

消渴脉数大者生，沉小者亦生。

消痹脉实大，病久可治。

腹痛不得息，脉细小迟者生。

积聚，脉坚急强者生。

腹胀满，脉浮大者生。

水病，脉浮大软者生。水病腹大如鼓，脉实者生。

病泄，脉缓时小结者生。

肠澼下白沫，脉沉者生。肠澼下脓血，脉滑大者生。肠澼下脓血，脉沉小流连者生。

蜃蚀阴疧①，脉虚小者生。

妇人瘕聚，脉弦急者生。

妇人漏下赤白不止，脉小虚滑者生。

产后脉沉小滑者生。

---

① 疧（gāng）：肛门。

金疮出血，脉沉小者生。

跌仆内有血，腹胀满，脉坚强者生。

死脉

真脏死脉。经：真肝脉至，中外急，如循刀刃，责责然，如按琴瑟弦。真心脉至，坚而搏，如循薏苡子，累累然。真肺脉至，大而虚，如似毛羽中人肤。真肾脉至，搏而绝，如指弹石，辟辟然。真脾脉至，弱而乍数乍疏。见真脏乃死。何也？五脏皆禀气于胃，胃者五脏之本也。脏气不能自至于手太阴，因胃气乃至于手太阴。肺朝百脉，故脏气必先会于手太阴，而缓行于诸经也。故经谓五脏各以其时自为而至于手太阴，皆胃气为之也。五脏各以其时自为弦钩毛石之象，因胃气而至于手太阴之脉口。若邪气胜者，精气衰，胃气不能与之俱至于手太阴，故真脏之气独见。独见者，病胜脏也，故曰死。按：五脏之气为阴，胃气为阳。五脏有胃气则其脉和，如微弦微钩之类是也。若无胃气，但见弦钩等本脏之脉，曰真脏。见真脏则阳气绝，故死。

四时贼邪死脉。经：五邪所见，春得秋脉，夏得冬脉，长夏得春脉，冬得长夏脉，名曰阴出之阳，不治。按：所谓阴者真脏也，故死脉。经谓夏脉沉软而滑者，为肾乘心，水克火，十死不治。不知夏月停水停痰之人，其脉有沉软而滑者，未必即为死病也。且滑为阳脉，沉软而滑，是有阳也，有阳者亦不死也。经所谓夏得冬脉，乃沉而坚硬，如指弹石，纯阴无阳者也。又谓长夏脉弦细而长，为肝乘脾，木克土，十死不治。不知长夏病疟之人，其脉多弦细而长者，未必即为死病也。且长为阳脉，弦细而长，是有阳也，有阳者亦不死也。经所谓长夏得春脉，乃弦而坚硬，如循刀刃，纯阴无阳者也。《脉经》之说误。李士材曰：一岁之中，脉象不可再见。如春宜弦而得洪脉者，至夏必死；得涩脉者，至秋必死；得沉脉者，至冬必死。为真脏之气先泄也，当其时不能再见矣。按：士材之说，本《脉经·死脉要诀》篇，然亦有不可泥者。经以春不沉谓之塞，则春得沉脉，未可即以为死脉也。春脉弦，未交夏之时，便得钩脉，经谓未去而去者病，亦未可即以为死脉也，又当以病症合辨之，庶几始确。且所谓真脏者，纯阴无阳之脉也，非夏脉钩，或见于春时，即为真脏也，又当以有神无神细辨之，庶几始确。大抵惟春得秋脉而涩者，乃经所谓贼邪，为不宜耳。余仿此。

三部死脉，《脉经》：尺脉上不至关，为阴绝；寸脉下不至关，为阳绝，死不治。上部有脉，下部无脉，其人当吐，不吐者死；上部无脉，下部有脉，虽困无害。所以然者，如树之有根也。按：上部无脉，下部有脉，若其脉微细如丝，按之无有者；此肾脏将尽未尽之气也，亦死。

形盛形衰死脉，经：形盛脉细，少气不足以息者死。形瘦脉大，胸中多气者死。

死脉名状，脉如屋漏、雀啄者死。屋漏者，脉一来忽绝，久又来也。雀啄者，脉来疾时绝，又一来也。脉来如弹石，去如解索者死。弹石者，急而劲也；解索者，散乱无绪也。脉如鱼翔、虾游者死。鱼翔、虾游者，脉浮而无根也。脉如涌泉者死。涌泉者，燥乱而有来无去也。脉一息二至以下，八至以上者死。

诸病死脉

皆出扁鹊及叔和《脉经》。其症未备者，
摘崔紫虚《四言脉诀》数条补之。

长病三部脉虚而涩者死，实而大者亦死。愚按：急数者亦死。

中恶脉紧大而浮者死。

中风脉坚大急病者死。

风病不仁痿蹶，脉紧疾急者死。

伤寒热盛，脉沉小者死。已得汗，脉浮大者死。

温病三四日以下，不得汗，脉细小者死。

谵语妄语四逆，脉沉细微者死。

癫病，脉小而坚急者死，沉细者亦死。

痫病，脉急实者死。

四肢厥逆，脉反浮大而短者死。

头痛，脉短涩者死。

骨蒸劳熟，脉涩小者死。愚按：脉洪数者亦死。

久嗽，脉坚大者死，脉沉紧者死。咳且溲血脱形，脉小劲者死。愚按：弦涩而数者亦死。

衄血不止，脉大者死。愚按：血不止，脉急数者亦死。

吐血，脉实大者死，脉紧强者死。吐血而咳上气，其脉数有热，不得卧者死。

上气，脉数者死。上气喘息低昂，脉涩四肢寒者死。上气面肿肩息，脉大者死。

呕吐反胃，脉弦数紧涩者死。

消渴，脉细小浮短者死。

消瘅病，久脉悬小坚急者死。

腹痛，脉反浮大而长者死。

积聚，脉虚弱者死，沉小者死。

腹胀满而喘，脉反滑而沉者死，脉虚小者亦死。

水病，脉沉细虚微者死。水病腹大如鼓，脉虚者死。

病泄，脉浮大数者死，脉紧急者死。

肠澼下脓血，脉浮大紧者死，身热脉悬绝及涩者死。

蚤蚀阴疟，脉紧急者死。

妇人瘕聚，脉虚弱者死。

妇人漏下赤白不止，脉大紧实数者死。

产后脉实大紧弦急者死，寸脉焱①疾不调者死。

金疮出血，脉浮大者死。

跌仆内有血，腹胀满，脉小弱者死。

奇经

奇经八脉，亦候于手太阴肺经者也。李濒湖《奇经八脉考》极其详悉，然非神而明之，莫能洞窥其奥，晓然于指下也。要之用针用灸，则奇经之病，必求奇经之穴以治之。至于用药，则奇经之表里寒热虚实，而脏腑之脉，可以测之，则亦可以统之也。故兹编姑阙而不录。

内经切脉之图

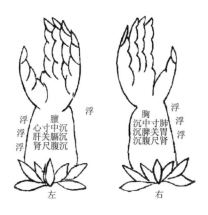

左　　　　　右

---

①　焱（biāo）：迅速。

脉理作为歌，便诵习也。其以浮沉至数辨，及不以浮沉至数辨者，各从其类，欲其易分别也。浮沉等脉，即用浮沉等字之韵，欲其不混淆也。脉之应病，以《内经》为主；《内经》未详者，以《脉经》补之；《脉经》未详者，以历代名医之说补之，欲其简而该也。有是脉，即有主是病之由，复逐句笺释于其下，欲其明且畅也。较前人脉赋脉诗，颇有胜处。有志医学者，由此入门，虽曰捷径，实为正路矣。

脉以轻取辨者，曰浮，轻手便得，如木浮水上。其以浮辨者，曰洪，浮大来有力，去无力；曰虚，浮大按之无力；曰芤，浮大无力，按之中央空，两边实；曰散，浮大无力，至数不齐，涣漫不收；曰微，浮细无力，按之如欲绝，若有若无。凡六脉。

浮 《内经》谓之毛。

浮脉轻手得，如木水中浮。浮，秋脉也，春夏冬见之，则病脉也。然在秋轻虚以浮，来急去散，则为平脉。若中央坚，两边虚，此谓太过。细而微，此谓不及，亦病脉也。有力表邪清涕嗽，恶寒发热令人愁。风邪自皮毛入，皮毛合肺，肺开窍于鼻，肺恶寒，金寒则生水，故鼻流清涕。风邪迫肺则气逆，故嗽。肺主卫，风邪入则皮毛闭固，卫气不能温外，故恶寒。肺与心皆在上，肺邪传心则心火郁；心主营，营行血脉，故一身发热。仲景谓：冬月寒伤营，则发热恶寒无汗；风伤卫，则发热恶风有汗，此固然矣。然四时感冒者，亦发热恶寒，必用表药而愈。盖表药其味皆辛，辛开毛孔，散火郁，毛孔开则卫气外达，火郁散则营血内安，营卫调和则汗出而寒热解矣。寸主头疼关腹满，尺司癃闭好推求。自胸至头，寸主之。诸阳经起于头，风邪自皮毛深入则归经，故头痛。肝脾与肾，其脉常沉，今脉浮，乃阳之乘阴也，阳盛则热。木之性，寒则润，热则旺，肝木旺则克脾土，脾虚则不欲食而腹满。肾开窍于二阴，其性恶燥，热盛则血燥而大肠不润，故闭；气燥而膀胱不化，故癃。癃者，小便不利也。**浮紧伤寒浮虚暑**。寒伤营，营行脉中，寒气劲急，伤气故脉紧；暑伤气，伤气故脉虚。**浮缓风湿自宜搜**。湿气濡滞故脉缓，凡头重身重，腿膝痛，浮肿，大便泄，小便黄者，风湿证也。**浮滑风痰浮数热**。滑主痰，带浮则为风痰；数主热，带浮则为风热。**无力须将血弱谋**。阳盛故脉浮，阴虚故无力。**遇此等脉，不宜轻用表药。**

洪 《内经》谓之钩，又谓之大。

应指虽浮大，来盛去衰便曰洪。洪，夏脉也，春秋冬见之，则病脉也。然在夏来盛去衰如钩，则为平脉。若来盛去亦盛，此为太过；来不盛去反盛，此为不及，亦病脉也。如钩者，浮候之，来盛下垂，曲如钩状，去衰则又柔和矣，故为平脉。**真阴不足，邪气相攻。**人之正气，阴阳相配者也。阴阳和则无病，阴不足则阳盛，阳盛则生火，火者偏胜之气也，偏胜之气为邪气，邪气即邪火。**寸洪身热兼肤痛，咳唾烦心亦可穷。**阳盛故生热。火不得泄，故肤痛。火伤肺，故咳唾。心恶热，故烦。**呕与胀，察关中。**胃喜清凉而恶热，呕者，火上炎也，火郁而不散也。**尺虚宜壮水，泄痢不宜逢。**尺脉洪，相火旺也，宜壮水以制阳光。若泄痢尺脉洪者，难治。

李濒湖谓：洪脉非夏，升阳散火宜。愚按：新病身强及洪见寸关者，升阳散火可也。若久病身弱及洪见两尺者，又宜以滋阴降火为是。

虚

濒湖引《内经》云：气来虚微为不及，病在内。愚按：虚脉浮大无力，微脉浮细无力，大中不能见细，则虚不可兼言微矣。今考《内经》谓：气来不实而微，为不及。不实者细，无力之谓也，故可言微。濒湖硬以不实改作虚字，误。

虚来浮大软无力，夏月逢之暑病居。暑病，发热有汗脉虚者，宜清暑益气。若发热恶寒无汗，脉浮数而不虚者，宜清暑解表。**寸虚自汗多惊悸**。虚脉主气血虚，正气虚则邪气实，邪气实便是火，火食气则表虚。汗者，心之液也，血所化，表既虚则营亦不固，血随火化，外泄于表自为汗。心藏神，血虚则神失所养，故多惊。火气冲心，故跳动而多悸。**关主中宫胀不舒**。血虚肝郁则胀。脾胃虚，中气不足，亦胀。**潮热骨蒸痿候尺**。阳气终已，阴气始午，阴虚则交午时阴分，而阳气并之，阳胜则外越为肌肤热，内烁为骨髓热。热在骨，谓之骨蒸。日如潮水之应时而至，谓之潮热。骨枯髓竭，足不任身，谓之骨痿。**却怜久病定亡躯**。

芤　革

芤而弦曰革，主阴虚失血，与芤同，今附于此。《脉经》谓：芤脉浮大而软，按之中央空，两边实。旧谓前后为两边者，固非矣。李士材以浮沉为两边，亦不是。有力谓之实，浮中沉相去无几，岂有浮候实，沉候实，而中候独见其空者乎？据《内经》论浮脉云：其气来毛，中央坚，两旁虚，此谓太过。由是推之，则两边指两旁也。盖芤脉浮大而软，按之两旁浮实而中央独陷下，此血不充之象，故主失血诸证。

轻手取之浮大软，重按中空边实芤。芤，草名，中空如葱。血行脉中，失血者其脉中空，故以芤比之。**寸关吐衄肠痈病，尺部崩淋便血流**。吐血、衄血、肠痈、血崩、血淋、大便下血等证，皆阳盛阴虚也，惟阳盛故其脉浮大，惟阴虚故其脉中空。

散

有表无里大而散，至数不齐，杨花无定空中泛，左寸怔忡，右寸自汗。散主气实血虚。心主血，血虚则心神恍惚不宁，曰怔忡。气实，邪气实也。邪气实则热，热则气泄，故自汗。**左关溢饮兮**。阴虚生内热，胃热则津液耗而发渴，渴多饮，渗入肌肤肠胃之外，谓之溢饮。**右关食痹**，胻肿亦堪断。胃热则不和，不和则不消谷，因而痞闷，曰食痹。胻，足肿也。阳明胃经下循胻外廉，胃热故胻肿。尺为血大虚，两尺如斯终专算。经以肾脉散为血少。戴同父曰：肾脉散，诸病脉代散，皆不可治也。

微

重手按之如欲绝，若有若无极其微。微属阴阳虚弱候。惟阴阳皆虚，故其脉见若有若无之象，而名之曰微。恶寒发热汗霏霏。阳虚则生寒，阴虚则生热。阳不外固，阴不内守则多汗。寸微衄血惊兼喘，关主中寒拘急泥。气血虚则中寒，寒则心下拘急。拘急，不宽舒也。尺中厥逆元阳损。阳火生于阴精，阴精虚则阳火弱，阳火弱则手足寒而为厥。阴阳不交，气上冲而为逆也。女子崩中带下亏。

脉以重取辨者，曰沉，重按始得。其以沉辨者，曰伏，重按之著骨乃得。凡二脉。

沉《内经》谓之石，又谓之营。　**牢**牢即沉脉长大弦而有力者，主寒主痛。与沉同，附于此。

按：始有则为沉。沉，冬脉也。春夏秋见之，则病脉也。然在冬，其气来沉以搏，则为平脉。若来如弹石者，此谓太过；其去如数者，此谓不及，亦病脉也。寸沉胸胁痛，水气膈间停。若居关与尺，腹背及腰痛。沉主阴，阴盛则克伐元气，故三部得沉者，皆主痛，宜温之。有水气者，宜利之。沉缓寒湿沉数热，沉滑当知痰食真。沉如无力，气虚甚明。沉有力为实邪，故主寒主积。沉无力，则气虚也。

崔紫虚《四言举要》云：沉牢痼冷，沉实热极。愚按：牢脉沉而长大有力，实脉沉取亦长大有力，同一沉取长大有力，何以辨其为痼冷热极乎？

伏

何以谓之伏，推筋按至骨。伤寒欲汗阳邪解，厥逆脐疼温药服。濒湖曰：伤寒一手伏曰单伏，两手伏曰双伏。不可以阳证见阴为诊。乃火邪内郁，不得发越，阳极似阴，故脉伏必有大汗而解，不可发表。又有夹阴伤寒，先有伏阴在内，外复感寒，阴盛阳衰，四肢厥逆，六脉俱伏，须投姜附及灸关元，脉乃复出。若太溪、冲阳皆无脉者，必死。

寸司呕吐关司痛，尺部疝瘕利水谷。霍乱、呕吐、腹痛、男子疝、女子瘕聚、痛甚者，其脉多伏。暑泄者，脉亦多伏。

脉以浮沉合辨者，曰实，大而长，浮沉皆得。凡一脉。

实

实脉大而长，浮沉皆有力。风热蕴蓄深，谵语发狂疾。邪气盛则实。浮有力，表实也；沉有力，里实也。所以然者，由风邪深入，郁而变热。热甚则丧其神守，故谵语；更甚，则发狂。所谓重阳者，狂也。左手脉实者，宜发之；右手脉实腹满者，宜下之。寸实呕吐频，心胸苦气逆。积聚腹痛候在关，大便不通候在尺。濒湖曰：《脉诀》言尺实小便不禁，与《脉经》尺实小腹痛、小便难之说何反？洁古不知其谬，药用姜附，愈谬矣。愚按：《脉诀》所言，亦出《脉经》。《脉经》云：尺脉实，小腹痛，小便不禁，宜服当归汤加大黄一两。据用大黄，则《脉经》以尺实为热，明矣。洁古用姜附，可谓大误。但虚寒不足之证，火不能摄水，则小便不禁。此系实热，而《脉经》何以亦有小便不禁之言？意者，热渴饮多，大便秘塞，水独归膀胱则小便数，小便数则不及溺之，即自出，亦谓为小便不禁耶。

脉以至数辨者，曰迟，一息三至；曰缓，一息四至；曰数，一息六至；曰结，缓时一至；曰促，数时一至；口代，止有常数，述入脉中，良久方来。凡六脉。

迟

一息三至，号之曰迟。浮迟寒在表，沉迟作里医。有力无力皆寒证，抑阴扶阳不用疑。寸迟心痛吐酸水。寒气攻心故痛。胃虚而寒气客之，则水入于胃，不输于脾，停于胃脘，水得寒气熏蒸，变而为酸。此为寒证，故《脉经》治以附子汤、茱萸汤；然此证亦有热者，肝移热于胃，土受木制，不能胜水，水得木味，蕴而成酸，经所谓诸呕吐酸，皆属于热是也，当清热燥湿。此以脉之滑数辨之。关尺寒疼厥可知。阴气盛，则从足五指①至膝上寒，谓之寒厥。迟涩瘕结。迟涩则血虚寒，血虚寒则凝滞不行，渐成瘕结。迟滑胀宜。滑主气虚，主食积，气虚则寒，寒则气收，故胀。寒饮食积于肠胃，亦作胀。

缓

缓脉均均来四至，贵无偏胜软而和。缓主脾胃，又主风湿，在四季之月，不大不小，浮沉同等。软而和者，平也。若三部不齐，则为偏胜。或又兼他脉者，病脉也。不在四季之月，他脉中带缓者，胃气也；若独见缓者，病脉也。肌肉不仁缓在寸。风气之伤人多在上。寸部，心肺也。心主血脉，肺主皮毛，风邪入皮毛，客血脉，故肌肉之间不知痛痒，曰不仁。关知脾胃食难磨。风气通肝，肝气移之于脾胃，脾胃实故不欲食。实者，邪实也。尺为脚弱下身肿。湿气之伤人多在下，湿濡筋故脚弱，湿渗肌肤故下肿。小便难而余沥多。湿积下焦，蕴而成热，湿热壅滞，则膀胱之气不化，故小便难，有余沥也。浮缓为风沉缓湿，若逢缓滑热为疴。经以缓而滑为热中。李士材以缓滑为湿痰，误。缓涩营虚缓细痹。风寒湿三气皆能为痹，风胜为行痹，寒盛为痛痹，湿盛为著

---

① 指：古时手指、足趾皆可称"指"。

痹，脉缓细者主风湿痹。推详三部自无讹。

数

一息六至称为数，只有儿童独安乐。儿童以六至为平脉，外此皆为火。浮沉实数散且清。浮数有力，为实火在表，宜散；沉数有力，为实火在里，宜清。无力为虚宜补药。数而无力，虚火也，宜补气或益火之元。寸为喉舌疼，呕吐嗽烦渴。胃口当心，亦寸主之，胃有火，故呕吐。火迫肺，故为嗽、为烦。肺金燥，故竭。关中消谷易于饥。胃有火，则消谷善饥。尺部恶寒气淋作。《脉经》谓：尺脉数，恶寒，小便黄赤。又曰：少阴脉数，男子气淋。盖肾为阴属水，阴虚而阳凑之，内热故外恶寒。火伏水中，故小便黄赤。甚则膀胱之气不化，小便不利，痛而为淋。

结

《脉经》载扁鹊之言曰：脉有表无里者死。经名曰结。何谓结？脉在指下如麻子动摇。按如麻子动摇者，轻取之则散乱无纪，重按之则不可得，故曰有表无里，乃肾绝也。与缓时一止之结不同。

缓时止，谓之结。阴盛阳衰凝气血。气，温血行血者也。气虚不能温血，则血寒；气虚不能行血，则血滞。血寒而滞则结，血结气亦结矣。浮为痛积外相攻，沉为痛积内相迫。

促

数时一止何其促。阳有余，阴不足，痰火煎熬，或为喘嗽或斑毒。肉上红紫成片者，斑也，黑斑难治。痈疽，皆毒也。

代

动而中止不能还，止有常数斯名代。不是伤寒心悸多，即有腹疼泄痢害。久病固为凶，扁鹊曰：脉五来一止，不复增减，或七来一止，不复增减者，经名曰代，死。**平人亦脏败。**《灵枢》曰：一日一夜五十营，以营五脏之精。所谓五十营者，持其脉口，数其至也。五十动而不一代者，五脏皆受气；四十动一代者，一脏无气；三十动一代者，二脏无气；二十动一代者，三脏无气；十动一代者，五脏无气，予之短期。据《脉经》谓：四十动一止，四岁死；三十动一止，三岁死；二十动一止，二岁死；十动一止，岁内死；五动一止，五日死。此亦概言之也，不必泥。**女胎三月余，见之不为碍。**旧谓胎三月，其脉代。按胎脉有五月七月亦代者，当于两尺候之。如脉来或九至，或十至一止，良久方来，又九至或十至一止，良久方来，此所谓有常数一也；再来或九至或十至不止，又于十二至或十五至一止，但又常数，皆是代脉。代之止有常数，乃信也。土主信，此脾胃之气至也。土为万物之生气，脾胃乃五脏之生气，生气至，故有胎也。且天一生水，次生火、木、金、土而五行备。胎之初结，乃天一之水也，次生火、木、金、土而五行备。胎之初结，乃天一之水也，次生火、木、金、土而五脏之气全，五脏之气全，故脉代也。代又何以为死脉？以生数论，五脏之气全，应天五生土之数，故其脉代以成数论，有形之后，则营卫之气与天地之昼夜周流而无一息之止者也，五脏无气，独胃气尚在，故其脉亦代，然此胃气乃油尽之灯，故不久必死。

脉不以浮沉至数辨，而以形辨者，曰弦，直而长，如按弓弦；曰紧，往来有力，左右弹人手，如转索无常；曰长，迢迢自若，如揭长竿末梢；曰短，不能满部，两头缩缩；曰细，直而软，应指如丝线；曰涩，细而往来难，应指如轻刀刮竹；曰滑，往来前却，流利如珠；曰动，大如豆，厥厥摇动。凡八脉。

弦

《脉经》谓：弦脉举之无有。按：疟脉有浮弦者，未尝举之无有也。经曰：疟皆生于风，惟生于风，故其脉浮弦，且头痛如破也。即《脉经》伤寒条中，亦有阳明中风脉弦浮之语，则所谓弦脉，举之无有，疑其误也。

挺然在指下，端直似弓弦。弦，春脉也。夏秋冬见之，则病脉也。然在春软弱而滑，平脉也。若实而强，此谓太过；不实而微，此谓不及，亦病脉也。夏秋则主疟相缠。风寒暑湿之气，皆为疟，其脉皆弦。惟夏秋患疟者甚多，冬春亦间有之。弦数热，弦迟寒。寸弦头痛膈多痰。弦主痰，痰随厥气上升，故头痛。关若癥瘕胃气逆。血凝气滞，久而坚硬，在脐旁曰癥瘕。胃中寒气冲塞心下，曰逆。尺当癞疝脚拘挛。癞疝者，睾丸肿痛，上连小腹也。盖肝脉络阴器，主癞疝，或寒或湿，或热或虚，或气分，或血分，临证以脉之迟数强弱辨之。肝主筋，肾主骨，筋束骨者也，寒则筋急故拘挛。拘挛者，屈伸不利也。

紧 《内经》谓之急。

左右弹手其力强，状如转索名为紧。紧主寒，浮紧表寒，沉紧里寒。人迎主伤寒，还把风痫诊。左手关之间曰人迎。人迎紧，主伤寒头痛，恶寒发热。风气通肝，木得风则动摇，故身瘛疭。肝火鼓动心火，火炎神越，故卒不知人，吐涎沫，曰风痫。气口主伤食，喘嗽亦宜审。右手寸关之间曰气口。气口紧，主伤食，心下苦满。肺恶寒，寒则气逆，故为喘与咳。《脉经》曰：紧为实。以上皆实邪，故其脉紧。关尺见紧时，痹疝极其准。经谓青脉之至也，长而左右弹人手，有积气在心下支胠，名曰肝痹，得之寒湿，与疝同法。

长

迢迢自若指间长，倘带搏坚便失常。长脉在春，乃肝脉也。软弱如揭长竿末梢，曰肝平；实而滑如循长竿，曰肝病。按长则气治，若应指搏坚而不软弱，则气不治矣。**伤寒传变，阳明可详。**伤寒二三日，脉长，目痛，鼻干，不得眠，阳明病也。**左寸足疼舌卷缩。**经曰：寸口脉长，曰足胫痛。按：左寸心为阳，主血脉，长主有余之病，上有余则下不及，血脉不通，故足胫痛。肾脉挟舌本，舌为心苗，心火盛则水急，水急则舌本缩而舌卷，不能言矣。**右寸分明唾血伤。**肾主唾，其脉入肺中，循喉咙，血随火升，故唾血。**关中少气髀如折。**长本肝脉，木邪克土，故脾虚中气不足。股内曰髀，胃脉之所下，胃虚故髀痛如折。又脾有邪，其气亦留于两髀。**尺则腰痛不可当。**火盛则水衰，腰为肾府，肾虚则腰痛。

短

本位不能及，缩缩其形短。短则气病，若秋时肺脉短涩，乃平脉也。**滑短酒伤浮短嗽，寸主头疼尺腹满。**短主不及之病，酒伤与嗽则气不及也，上不及则头痛，下不及则腹满也。

细《内经》谓之小。　濡同软。　弱

《脉经》以浮细为软，沉细为弱。岂细脉无浮沉；候，独于不浮不沉候之乎？而《内经》何以有沉细之说也。且经曰：脉弱以滑，是有胃气。滑者，流利如珠之谓。若以沉细为弱，则沉细如丝之中，不能见滑矣。且《经脉》既以沉细为弱，而论肺痿，何以又有浮弱之言乎？今据《内经》以弦脉软弱为肝之平脉，则所谓软弱者，无力之谓，不得以浮细为软，沉

第五辑

细为弱矣。况软弱所主之病，大概与细同，今附于此。

直软如丝细，劳伤损血气。细主气血两虚。身汗来，心慌至。浮细属阴虚，多盗汗；沉细属阳虚，多自汗。汗多心虚故慌。寸须呕吐关须胀。脾，胃虚寒，上则呕吐，下则腹满。尺属骨蒸痢与痹。骨蒸久痢，皆属肾虚，故脉细。痹为寒湿之阴邪，故脉亦细。

涩

往来难，细短涩，轻刀刮竹形容切，血少气有余。寸涩心疼神亦怯。胃属阳明，多血多气，其上口当心，血虚则气凑之，气血攻冲则当心而痛。阳明又主惊，惊气归心故神怯。关中胁胀胃虚呕。肝藏血，属厥阴，其脉布胁肋，血少气腾故胁肋胀。胃为水谷之海，血少则燥，气腾则逆，燥则血枯，逆则气上，故不纳水谷而呕吐也。尺部肠枯五心热。血虚则肠枯涩，血虚而相火动则肝热；肝热上移之于母，则肾热；上移之于子，则心热。肾之脉起于足心，心之脉入于手心，故手足心热。妇女当为经不通，或为胎病宜区别。血养胎，故脉涩。

崔紫虚谓：涩主自汗。濒湖、士材皆宗之。愚按《内经》云：涩者，阳有余也。阳气有余则为身热无汗，当以经言为是。

滑

流利如珠便是滑。多汗阴有余，风痰更可察。经曰：滑者，阴气有余也。阴气有余多汗身寒。滑脉主风，又主痰。寸滑吞酸咳嗽呕。滑又主热，胃中湿气与热气熏蒸，蕴而成酸，停在胃脘故吞酸。湿热生痰，故咳嗽及呕吐。当关积热掌中发。食积胃，胃生热，胃热上熏，则包络与心肺皆热。包络之脉入掌中，肺脉行其前，心脉行其后，故掌中亦热。经所谓掌中热者，腹中热是也。痢疾㿉癃尺部看。滑又主宿食，食积成痢。㿉者，睾丸肿大。痛连小腹也。癃者，小便不通。《脉经》谓：尺滑当溺血也。女子或为经闭煞。《脉经》谓：尺脉滑，女子经脉不利。按：滑为血有余，若滑而结，及浮滑迟滑者，蓄血也。不然则是胎脉。

动

仲景《伤寒论》曰：数脉见于关上，上下无头尾，如豆大，厥厥动摇者，名曰动。愚按：两上字，其一乃后人误添者，当是数脉见于关上下。经曰：女子手少阴脉动甚者，妊子也。手少阴属心，是寸有动脉矣。又曰：阴虚阳搏谓之崩。肾之阴虚阳搏之，故见崩证，是尺有动脉矣。王叔和著《脉经》，不知两上字其一乃衍字，因曰动脉见于关上，遂令后之论脉者，皆曰动脉只见于关，与经不合矣。

动脉如豆形，数而厥厥动，阳动出汗兮惊痛堪忧。成无己曰：阴阳相搏则虚者动。按：阴搏阳则阳虚，阳虚故出汗。经谓肝主惊，阳明主惊。按：胆附于肝，肝气强者胆大，肝气弱者胆小，胆小尝有畏惧之心，故易惊，此惊之生于内者也；阳明属土，土性静，故闻木声惕然而惊，此惊之生于外者也。由是观之，则自惊者属肝，物触而惊者属阳明，然而惊则皆归于心也。阴阳相搏，阴邪胜故痛。阴动发热兮血崩为重。阳搏阴则阴虚，阴虚故发热。阳邪盛，迫血妄行，故崩。

胎脉

尺脉滑疾，心脉动来。三部浮沉脉正等，五十不止确为胎。疾而按散兮，其胎三月；但疾不散兮，五月可猜。沉则为男浮则女，阴阳推测贯三才。女子以血脉为本，尺脉尝滑，然滑属血，阴也；疾属气，阳也；滑而疾，是阳之交阴也。女子心脉尝沉，今阴阳相搏而其脉动，是阴之交阳也。阴阳相交，而三部之脉无偏浮偏沉，五十不止，无或结或促，其为胎也，明矣。三月之胎，其形未实，故其脉按之而散；五月之胎，其形渐实，故其脉按之不散。而其疾如故者，盖疾为阳气，万物得天地之阳气以生成，阴必得母之阳气以长养也。沉，阴脉，何以反为男？浮，阳脉，何以反为女？盖男胎得阳气多，胎得阳气多，则母之阳不足，阴有余矣。阴有余，阳不足，故其脉沉。女胎得阴气多，胎得阴气多，则母之阴不足，阳有余矣。阳有余，阴不足，故其脉浮。亦犹坎为男，阴多于阳，且阴外而阳内也；离为女，阳多于阴，且阳外而阴内也。疾与滑何以不主病？盖疾而不滑，则为阴虚火盛；滑而疾，则非病矣。尺既滑而疾，则寸之动，亦非病矣。《脉经》辨男女法：左手沉实为男；右手浮大为女；左右手俱沉实生二男；俱浮大生二女。又左尺脉偏大为男；右尺脉偏大为女；左右俱大生二子。

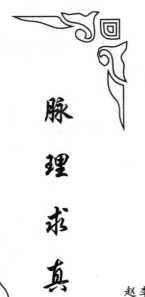

脉理求真

清·黄宫绣 著

李媛
赵玉峰 校注

内容提要

清·黄宫绣著。三卷。黄宫绣，字锦芳，江西宜黄君山人。自幼聪颖，少习儒业，为太学监生。嘉庆九年（1804年）恩赐单人，十年（1805年）赐翰林院检讨。旁通医理，著有医书一百四十卷，现存有《本草求真》七卷、《锦芳太史医案求真初编》五卷及本书。本书卷一"新著脉法心要"，详述诊脉部位及浮、沉、数、迟、长、短、大、小、洪、微、实、虚、紧、缓、芤、濡、弦、弱、滑、涩、动、伏、促、结、革、牢、疾、细、代、散诸脉之脉象、主病，其说折衷于张璐、李时珍、张景岳、林之翰、李士材各家，择善而从，并加辨析。卷二"新增四言脉要"，乃取李士材《诊家正眼》加意增删而成，以求文义简明，脉症悉赅，读者可一览而知。并加注文，解难释疑。卷三收录汪昂"十二经脉歌""奇经脉歌"，并"新增脉要简易便知"，简释诸脉及脉诊相关术语。作者广引诸家，除《素问》《灵枢》《难经》《脉经》，李东垣、朱丹溪诸大家外，尚有著述身世不详之医家，如钱溥、吴草庐、盛同文、萧子颐等人的论述，弥足珍贵。而其化颇难领会之脉诊为通俗易学，厥功匪浅。

本次整理，以清乾隆三十九年（1774年）文奎堂绿圃斋刻本《本草求真》附刊之《脉理求真》为底本。

目　录

脉理求真

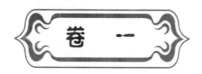

新著脉法心要

绣按：脉为血脉，一身筋骨，皆于是宗；一身疾痛，皆于是征。考诸先哲遗论，固多精义独标，旨归若揭，以为后世章程。然有牵引时令，巧借生死刻应，敷衍满幅；与夫就脉就症，分断考求，毫无变换，似非临证要语。是篇缀精聚华，僭为鄙句，既以去乎肤廓，复更化裁尽变，推行尽通，洵医中之活泼，脉法之吃紧至要处也。用是另为篇帙，聊赘数言，以弁其首。又按：篇中所论脉要，前半止就脉象部位，闲闲叙入，各就要处指明。至后始将诊脉大要，层层剥进，不令诊法稍有遗义，如《中庸》所论极致之功，反求其本，以至声色俱泯而后已。读者慎毋取其脉象部位，而置后幅变活要义于不审也。晦庵朱子[1]曰：古人察脉非一道，今世惟守寸关尺之法，所谓关者多不明。独俗传《脉诀》，词最鄙浅，非叔和本书，乃能直指高骨为关。然世之高医，以其书赝，遂委去而羞言之。云间钱溥曰：晋太医令王叔和著《脉经》，其言可守而不可变。及托叔和，《脉诀》行而医经之理遂微。盖叔和为世所信重，故假其名而得行耳。然医道之日浅，未必不由此而误之也。张璐《诊宗三昧》

---

① 晦庵朱子：即朱熹，宋代理学家。

云：王氏《脉经》，全氏①《太素》②，多拾经语，溷厕杂毒于中。偶一展卷，不无金屑入眼之憾。至于紫虚《四诊》、丹溪《指掌》、撄宁《枢要》、濒湖《脉学》、士材《正眼》等书，靡不称誉于时，要皆刻舟求剑，按图索骥之说，而非诊要切语矣。

部位

持脉之道，贵乎活泼。脉，按《内经》谓之经隧，后人谓之经脉，林之翰③指为肌肉空松之处，包藏营气，而为昼夜运行不息之道路，所以载脉者。若拘泥不通，病难以测。姑以部位论之：如左寸心部也，其候在心与膻中；右寸肺部也，其候在肺与胸中；左关肝部也，其候在肝胆；右关脾部也，其候在脾胃；左尺肾部也，其候在肾部膀胱小肠。右尺三焦部也，其候在肾与三焦命门大肠。寸上为鱼际，尺下为尺泽。故察两寸而知头面、咽喉、口齿、头痛、肩背之疾，察关而知胁肋腹背之疾，察尺而知腰腹、阴道、脚膝之疾，此皆就上以候上，中以候中，下以候下之谓也。《内经》曰：尺内两傍，则季胁也。尺外以候肾，尺里以候腹中。附上，左外以候肝，内以候膈；右外以候胃，内以候脾。上附上，右外以候胸，内以候胸中，左外以候心，内以候膻中。前以候前，后以候后。上竟上者，胸喉中事也；下竟下者，少腹腰股膝胫中事也。张景岳④曰：小肠大肠，皆下部之腑，自当应于两尺。而二肠又连于胃，气本一贯。故《内经》亦不言其定处，而但曰大肠小肠，皆属于胃，是又于胃气中察二肠之气。自叔和以心与小肠合于左寸，肺与大肠合于右寸，其谬甚矣。绣按：论脉经络贯接，则大小肠自当诊于两寸；论脉上下位置，则大小肠又当诊

---

① 全氏：全元起，南北朝齐梁医家。代表作为《注黄帝素问》八卷。

② 太素：《黄帝内经太素》简称《太素》，隋·杨上善撰。

③ 林之翰：清代医家。浙江乌程（今吴兴）人。撰有《四诊抉微》八卷，附《管窥附余》一卷。

④ 张景岳：明代医家。撰有《景岳全书》六十四卷，内有《脉神章》三卷。

于两尺。而乌程林之翰专推王氏《脉经》，本以经络贯注，当诊于寸之说，著为《管窥附余》，其理虽属不易；但将诸家大小肠诊尺之说，借为诋毁，以表独得，不惟理与《内经》相违，且更生其上下倒置之弊矣。然五脏六腑，其脉靡不悉统于肺。肺虽五脏之一，而实为气之大会，故于右关之前一分，号为气口，候之以占终身焉。吴草庐曰：脉行始于肺，终于肝，而复会于肺。肺为气所出之门户，故名曰气口，而为脉之大会，以占终身。且诸气不能自致于肺，又必借胃水谷以为输将，以为灌溉。故胃又为先天之气化，后天之本源，而为诸气之统司焉。每见阴虚血耗之人，日服六味四物而不得阴长之力，其故实基此耳。岂尽于六部是求，而不归于气口胃气是诊乎。提出胃气为诊脉之要。胃气者，谷气也。谷气减少，即为胃气将绝，血何从生。今人好用四物，而不顾瞻谷食多寡，以阻生血之源者，比比皆是。"经脉别论"云：食气入胃，经气归于肺，肺朝百脉，气归于权衡，权衡以平，气口成寸，以决死生。"营卫生会"云：人食气于谷，谷入于胃，以传于肺，五脏六腑，皆以受气。其清者为营，浊者为卫，营行脉中，卫行脉外。命门相火，虽寄在右，肾水虽寄在左，然肾同居七节，一阴一阳，精气皆主，闭蛰封藏，令各得司，岂肾独归于左，而不于右可诊乎。至于三部并取而为九候，则在表在里在中，又各见于六部之浮中沉。是盖外以候外，里以候里，中以候中，岂尽寸阳尺阴，所能统其表里者乎。头痛在上，本应寸见，而少阳阳明头痛，则又在于两关；邪传足少阳胆经，头痛在左关；邪传足阳明胃经，头痛在右关。太阳（膀胱）头痛，则又在于左尺。是痛在于上者，又不可以上拘矣。淋遗在下，本应尺求，而气虚不摄，则病偏在右寸；神衰不固，则病偏在左寸。是淋遗在下者，又不可以下拘矣。中气虚而吐泻作，则吐似在于寸，泻亦应在于尺，如何偏于关求以固脾胃。二气混而中道塞，则治应在两关，如何偏宜升清以从阳，苦降以求阴。则病在于上中下者，又不可尽以所见之部拘之矣。部位难拘如此。绣按：六部之浮，皆可以候心肺；六部之沉，皆可以候两肾；六部之中，皆可以候肝脾。且两肾之脉，有时偏以浮见寸见，心肺之脉，有时偏以沉见尺见；肝脾之脉，有时偏以浮沉见尺寸见。王宗正曰：诊脉当从心肺俱浮，肝肾俱沉，脾在中州之说。若王叔和独守寸关尺部位以测病，甚非。

胃脉

再以脉象论之。如肝脉宜弦，弦属本脏，然必和滑而缓，则弦乃生；若使中外坚搏强急之极，则弦其必死矣。心脉宜洪，洪属本脏，然必虚滑流利，则洪乃生；若使洪大至极，甚至四倍以上，则洪其必死矣。脾脉宜缓，缓属本脏，然必软滑不禁，则缓乃平；若使缓而涩滞，及或细软无力，与乍数乍疏，则缓其必死矣。肺脉宜浮，浮即肺候，然必脉弱而滑，是为正脉；若使虚如鸡羽，加以关尺细数，喘嗽失血，则浮其见毙矣。肾脉沉实，实即肾候，然必沉濡而滑，方为正脉；若使弦细而劲，如循刀刃，按之搏指，则实其莫救矣。说脏脉只好如斯，不可搬演过甚，以致要处反略。景岳曰：凡肝脉但弦，肾脉但石，名为真脏者，以无胃气也。盖元气之来，脉来和缓；邪气之至，脉来劲急。必得脉如阿阿，软若阳春柳，方为脾气胃脉气象耳。胃气脉象，不过如是。更须察其谷食是否减少，是否消化。若谷食日少，速当于此审治，不得于此混进濡滞等药。夫胃气中和，旺于四季。其在于春，脉宜微弦而和。说时令脉，只好如斯，多则便涉支蔓矣。独怪世人专以时令生克，强记满腹；其脉如何形象，如何变换，如何真假，全不体会。夏宜微洪而和，秋宜微浮而和，冬宜微实而和。使于四季，而不见有和缓之气，则为真脏脉见，而为不治之症矣。胃脉宜审如此，故六脉皆可察胃有无，岂必在于右关之胃，而始定其吉凶哉。扫尽时令生克肤辞，独标和缓、微弦、微洪等语，以名胃脉，真得诊家要诀。绣按：《四诊抉微》《脉诀归正》诸书，所论时令脉体，多以生死刻应敷衍，理虽不易，然非临症切脉确论。

浮脉

其有所云浮者，下指即显浮象，举之泛泛而流利，按之稍减而不空。凡芤大洪革，虚濡微散，皆属浮类。不似虚脉按之不振，芤脉按之减小，濡脉绵软无力也。语出张璐。又《濒湖·体状诗》曰：浮脉惟从肉上行，如循榆荚似毛轻。三秋得令知无恙，久病逢之却可惊。又《相类诗》曰：浮如木在水中浮，浮大中空乃是芤；拍拍而浮是洪脉，来时虽盛去悠悠。浮脉轻平如捻葱，虚来迟大豁然空；浮而柔细方为濡，散似杨花无定踪。浮为虚损不足。凡风暑胀满不食，表热喘急等症，皆有上浮之义。若使浮而兼大，则为伤风；浮而兼紧，则为伤寒；张璐曰：外感暴得，多见人迎浮盛。浮而兼滑，则为宿食；浮而兼缓，则为湿滞；浮而兼芤，则为失血；浮而兼数，则为风热；浮而兼洪，则为狂躁。然总不越有力无力，有神无神，以为区别。若使神力俱有，是为有余，或为火发，或为气壅，或为热越，可类推也；神力俱无，是为不足，或为精衰，或为气损，可因明也。岂可概指为表为热乎？张景岳曰：凡浮大弦硬之极，甚至四倍以上者，《内经》谓之关格，此非有神之谓，乃真阴虚极，而阳亢无根，大凶兆也。林之翰曰：浮脉须知主里。凡内虚之症，无不兼浮。如浮芤失血；浮革亡血；内伤感冒，而见虚浮无力；痨瘵①阴虚，而见浮大兼疾；火衰阳虚，而见浑浑革至，浮大有力。又如真阴竭于下，孤阳浮于上，脉必浮大而无力，按之微细欲绝者，当益火之源。岂可以脉浮不审虚实，而妄用发表之剂乎？

沉脉

沉则轻取不应，重按乃得。凡细小实伏牢弱，皆属沉类。

---

① 痨瘵：病名。见《世医得效方·大方脉杂医科》。即劳瘵，是指具有传染性的慢性消耗性疾病，或称"肺痨"。

不似实脉之举指幅幅①，伏脉之隐于筋骨也。语出张璐。又《濒湖·体状诗》曰：水行润下脉来沉，筋骨之间软滑匀；女子寸兮男子尺，四时号此为和平。《相类诗》曰：沉帮筋骨自调匀，伏则推筋着骨寻，沉细如绵真弱脉，弦长实大是牢形。沉为痰寒不振，水气内伏，停饮不化，宿食不消，气逆不通，洞泄不闭，故见内沉。若使沉而兼细，则为少气；沉而兼迟，则为痼冷；沉而兼滑，则为宿食；沉而兼伏，则为霍乱绞痛；沉而兼数，则为内热；沉弦而紧，则为心腹疼痛。然总不越有力无力，以为辨别。盖沉实有力，宜消宜攻；沉虚无力，宜温宜补。然亦有有力宜温，无力宜攻，另有义详于后，当细互参。若使沉紧而数，又兼头痛发热恶寒，虽曰脉沉，仍属寒蔽，当作表治。岂可概认为里，而不用以升发乎。张璐曰：脉显阴象而沉者，则按久愈微。若阳气郁伏，不能浮应卫气于外，脉反伏匿而沉者，则按久不衰。阴阳寒热之机，在乎纤微之辨。伤寒以尺寸俱沉，为少阴受病。故于沉脉之中，辨别阴阳为第一关捩②。林之翰曰：沉脉须知主表。如寒闭腠理，卫气不通，经气涩滞，脉不见浮而沉；气郁脉闭，下手便见，而脉亦沉；真阴久虚，真阳衰惫，外邪乘虚直入，而脉亦沉。是沉仍属表症。

数脉

数则呼吸定息每见五至六至，应指甚速。凡滑动紧促四脉皆属数类。不似滑脉之往来流利，动脉之厥厥动摇，疾脉之过于急疾也。语出张璐。又《濒湖·体状诗》曰：数脉息间常六至，阴微阳盛必狂烦；浮沉表里分虚实，惟有童儿作吉看。又《相类诗》曰：数比平人多一至，紧来如数似弹绳；数而时止名为促，数见关中动脉形。又曰：七至为极为疾，八至为脱，九至为绝。数为寒热内搏，风火冲

---

① 幅幅（bì bì）：胀满的样子。此指实脉指下盈实感。

② 关捩（liè）：比喻事物的紧要处。

激。是以人见数脉，多作热治。讵知脉有真假，数有虚实，仍须察其兼症兼脉眼意周到，及脉有力无力，以为分耳。若使数兼洪滑，且极有力，或是内热蒸腾，伏火发动，当作实看。如系细小强滑细数绵软，纵有身热，须宜温治。或引阳归阴，其数自平；或补精化气，其数自除；或温中发表，其气自舒；或宣壅去滞，其数自消。矧有并无热候，症有虚寒，脉见虚数，温补尚恐不及，其可以数为热，妄用苦寒之味乎。景岳曰：里数为热，而真热者未必数。凡虚损之症，阴阳俱困，气血张皇，多有是候。林之翰曰：数脉须知主寒。如脉浮数大而无力，按之豁然而空，此阴盛逼阳外浮，是寒焰也。医家竟不审病新久，有力无力，鼓与不鼓。一概混投寒剂，遽绝胃气，可不畏哉！

迟脉

迟则呼吸定息不及四至，举按皆迟。凡代涩结伏，皆属迟类。不似涩脉之三五不调，缓脉之去来徐缓也。语出张璐。又《濒湖》诗曰：迟来一息至惟三，阳不胜阴气血寒；但把浮沉分表里，消阴须益火之原。又《相类诗》曰：脉来三至号为迟，少快于迟作缓持；迟细而难知是涩，浮而迟大以虚推。又曰：二至为败。迟为虚寒不振，阳气不舒，故见迟滞。若迟而见浮，则为表寒；迟而见沉，则为里寒；迟而见涩，则为血病；迟而见滑，则为气病；迟兼滑大，则多风痰头痹；迟兼细小，则为真阳亏弱；或阴寒留蓄而为泄泻，或元气不营于表而寒栗拘挛，总皆元气亏损，不可妄施攻击。然亦有热邪内结，寒气外郁，而见气口脉迟者；又有阳明腑症悉具，而见脉迟有力者；又有太阳脉浮，因误下结胸，而见脉迟者；又有余热未清，而脉多迟滞。总在知脉起止，及察证候以分虚实，讵可一见脉迟，便认为寒，而不究其滑涩虚实之异哉。景岳曰：迟虽为寒，凡伤寒初退，余热未清，脉多迟滑，见迟不可以概言寒。林之翰曰：迟脉须知主热。如热邪壅结，隧道不利，失其常度，脉反变迟。又云：辨脉必须合症审察。如举按无力，是主寒之迟脉；举按有力，症兼胸膈饱满，便闭溺赤，是主热之迟脉。涩滞正是热邪蕴结于内，致经脉涩滞而行迟也。

长脉

长则指下迢迢①，上溢鱼际，下通尺泽，过于本位，三部举按皆然。凡实牢弦紧，皆属长类。不似大脉举之盛大，按之少力也。语出张璐。又《濒湖·体状相类诗》曰：过于本位脉名长，弦则非然但满张；弦脉与长争较远，良工尺度自能量。李士材曰：状如长竿，直上直下，首尾相应，非若他脉上下参差，首尾不匀者也。长为气治无病之象，经曰：长则气治。然必长而和缓方为无病。若使长而浮盛，其在外感，则为经邪方张；内损，则为阴气不足而脉上盛。至于风邪陷阴，脉应微涩；乃于阴脉微细之中，而忽兼有长脉，是为热邪外发，而有将愈之兆矣，又岂可作病进之象乎。仲景曰：太阴中风，四肢烦疼，阳脉微阴脉涩而长者，为欲愈。

短脉

短则寸上尺下，低于寸尺。凡微涩动结，皆属短类。不但小脉之三部皆小弱不振，伏脉之独伏匿不前也。语出张璐。又《濒湖·体状相类诗》曰：两头缩缩名为短，涩短迟迟细且难；短涩而浮秋喜见，三春为贼有邪干。短则止见尺寸。若关中见短，则上不通寸为阳绝，下不通尺为阴绝矣，故关从无见短之理。盛同文云：关不见短。李士材曰：短脉只见于尺寸。然尺寸可短，依然落于阴绝阳绝矣。殊不知短脉非两头断绝也，特两头俯而沉下，中间突而浮起，仍自贯

---

① 迢迢（tiáo（tiáo）：远的样子。此引申为脉长之意。

通者也。短为阳气不接，或中有痰气食积而成。然痰气食积阻碍气道，亦由阳气不力，始见阻塞。故凡见有阻塞之症者，当于通豁之内加以扶气之品，使气治而豁自见矣。若使中无阻塞而脉见短隔，急当用大温补以救垂绝，否则便尔不治矣。

大脉

大则应指满溢，既大且长，按似少力。凡浮芤洪长，皆属大类。不似长脉但长不大，洪脉既大且数也。张璐。大有虚实阴阳之异，不可一律。如见大而有力，则为阳气有余，其病则进；大而无力，则为正气不足。大偏于左，则为邪盛于经；大偏于右，则为热盛于阴。大而兼涩兼芤，则为血不内营；大而兼实兼沉，则为实热内炽。大而浮紧，则为病甚于外；大而沉短，则为痞塞于内。大实而缓，虽剧且生；大实而迫，虽静即死。故凡脉大，必得症与脉应，方云无碍。若使久虚而见脉大，利后而见脉大，喘止而见脉大，产后而见脉大，皆为不治之症矣。张璐曰：诸脉皆小，中有一部独大者，诸脉皆大，中有一部独小者，便以其部断其病之虚实。

小脉

小则三部皆小，而指下显然。凡微细短弱，皆属小类。不似微脉之微弱依稀，细脉之微细如发。弱脉之软弱不前按之乃得，短脉之首尾不及也。张璐。小为元气不足，及病已退之势。如因病损小，其脉兼弱，见于人迎，则为胃气衰也；见于气口，则为肺气弱也；见于寸口，则为阳不足也；见于尺内，则为阴不足也。此皆无力之象。若使小而有力，脉兼滑实，则为实热固结。然脉不至急强，四肢不逆，犹云胃气之未绝。若胃气既无，生气已失，其奚济乎。经曰：切其脉口滑小紧益沉者，病益甚在中。又曰：温病大热而脉反细小，手足逆者死。《显微》曰：前大后小，则头痛目眩；前小后大，则胸满短气。

洪脉

洪则既大且数，累累珠联，如循琅玕①。来则极盛，去则稍衰。《素问》。凡浮芤实大，皆属洪类。不似实脉之举按幅幅，滑脉之软滑流利，大脉之大而且长也。语出张璐。又《濒湖·体状诗》曰：脉来洪盛去还衰，满指滔滔应夏时；若在春秋冬月分，升阳散火莫狐疑。《相类诗》曰：洪脉来时拍拍然，去衰来盛似波澜；欲知实脉参差处，举按弦长幅幅坚。《诊家正眼》云：洪脉只是根脚阔大，却非硬坚。若使大而坚硬，则为实脉，而非洪脉矣。洪为火气燔灼，凡烦渴、狂躁、斑疹、腹胀、头疼、面热、咽干、口疮、痈肿等症，靡不由此曲形。如见脉洪而浮，则为表热；脉洪而沉，则为里热；脉洪而滑，则为兼痰。至于阳亢之极而足冷尺弱，屡下而热势不除，洪数不减，与脉浮而洪，身汗如油，泄泻虚脱，脉见洪盛者，皆为难治，不可强也。经曰：形瘦脉多气者死。景岳曰：若洪大至极，甚至四倍以上者，是即阴阳离绝关格之脉也。林之翰曰：凡久嗽久病之人，及失血下痢者，俱忌洪脉。

微脉

微则似有若无，欲绝不绝，指下按之，稍有模糊之象。凡细小虚涩，皆属微类。不似弱脉之小弱分明，细脉之纤细有力也。语出张璐。又《濒湖·体状相类诗》曰：微脉轻微瞥瞥②乎，按之欲绝有如无。微为阳弱细阴弱，细比于微略较粗。微为阳气衰微之候。凡种种畏寒、虚怯、胀满、呕吐、泄泻、眩晕、厥逆并伤精失

---

① 琅玕（láng gān）：像玉珠的美石，比喻柔滑的脉象。

② 瞥瞥：按《濒湖脉学》作"瀄瀄"。

第
五
辑

血等症，皆于微脉是形，治当概作虚治。语出景岳。又李士材曰：仲景云，瞥瞥如羹上肥状，其软而无力也。萦萦如蜘蛛丝状，其细而难见也。轻取之而如无，故曰阳气衰；重按之而欲绝，故曰阴气竭。长病得之死，谓正气将次灭绝也；卒病得之生，谓邪气不至深重也。然有痛极脉闭，脉见沉伏，与面有热色，邪未欲解，并阴阳俱停，邪气不传，而脉俱见微者。若以微为虚象，不行攻发，何以通邪气之滞耶。必热除身安，方为欲愈之兆耳。李时珍曰：轻诊即见，重按如欲绝者，微也；往来如线而常有者，细也。

实脉

实则举按皆强，举指幅幅。凡弦洪紧滑，皆属实类。不似紧脉之进急不和，滑脉之往来流利，洪脉之来盛去衰也。语出张璐。又《濒湖·体状相类诗》曰：浮沉皆得大而长，应指无虚幅幅强。热蕴三焦成壮火，通肠发汗始安康。《相类诗》曰：实脉浮沉有力强，紧如弹索动①无常。须知牢脉帮筋骨，实大微弦更带长。实为中外壅满之象。其在外感而见脉实而浮，则有头痛、发热、恶寒、鼻塞、头肿、肢体疼痛、痈毒等症可察；脉实而沉，则有腹满硬痛等症可察。内伤脉实洪滑，则有诸火、潮热、癥瘕、血瘀、痰饮、腹痛、喘逆等症可察；脉实沉弦，则有诸寒壅滞等症可察。更以气血诸实等症兼观，则病情在我，而无可遁之病矣。但脉云实，尚有何虚；既有虚象，便不云实。总在医人诊其脉气果实不实耳。实脉有寒实热实之分。但今人止知病有热实，而不知有寒实，殊为可惜。景岳云：火邪实者，洪滑有力，为诸实热等症；寒邪实者，沉弦有力，为诸痛滞等症。又曰：实脉有真假，真实者易知，假实者易误，故必问其所因，而兼察形症，方是高手。

---

① 动：按《濒湖脉学》作"转"。

虚脉

虚则豁然浮大而软，按之不振，如寻鸡羽，久按根底不乏不散。凡芤濡迟涩，皆属虚类。不似芤脉之豁然中空，按之渐出；涩脉之软弱无力，举指即来；散脉之散漫无根，重按久按，绝不可得也。语出张璐。又《濒湖·体状相类诗》曰：举之迟大按之松，脉状无涯类谷空。莫把芤虚为一例，芤来迟大如慈葱①。虚为气血空虚之候。故浮而虚者为气衰，沉而虚者为火微，虚而迟者为虚寒，虚而数者为水涸，虚而涩者为血亏，虚而弦者为土衰木盛，虚而尺中微细小为亡血失精，虚而大者为气虚不敛。要皆分别施治，无有差错，斯为之善。然总不可用吐用下，以致益见其虚矣。仲景云：脉虚者不可吐，腹满脉虚复厥者不可下，脉阴阳俱虚热不止者死。

紧脉

紧则往来劲急，状如转索，虽实不坚。脉紧有力，左右弹人，如绞转索，如切紧绳。凡弦数之属，皆属紧类。不似弦脉之端直如弦，牢革之强直搏指也。语出张璐。又《濒湖·体状诗》曰：举如转索切如绳，脉象因之得紧名。总是寒邪来作寇，内为腹痛外身疼。《汇辨》②云：紧较于弦，更加挺劲之异。丹溪云：紧如二股三股纠合为绳，必旋绞而转，始得紧而成绳。可见紧之为义，不独纵有挺急，抑且横有转侧也。紧为阴邪内闭。如脉见浮紧，则必见有头痛、发热、恶寒、咳嗽、鼻塞、身痛不眠表症。脉见沉紧，则必见有胀满、

---

① 慈葱：葱之一种。《本草纲目》第二十六卷："冬葱即慈葱……其茎柔细而香，可以经冬。"

② 汇辨：指《脉诀汇辨》，清·李延昰（字辰山）撰。

厥逆、呕吐、泻利、心胁疼痛、风痫疝癖①里症。然总皆是阳气不到，以至如是耳。仲景云：曾为人所难，紧脉从何来？假令亡汗若吐，以肺里寒，故令脉紧也。假令咳者，坐饮冷水，故令脉紧也。假令下利，以胃中虚冷，故令脉紧也。

缓脉

缓则来去和缓，不疾不徐。凡虚濡微细，皆属缓类。不似濡脉之指下绵软，虚脉之瞥瞥虚大，微脉之微细而濡，弱脉之细软无力也。语出张璐。又《濒湖·体状相类诗》曰：缓脉阿阿四至通，柳梢袅袅飐轻风。欲从脉里求神气，只在从容和缓中。李士材曰：缓以脉形宽缓得名，迟以至数不及为义。蔡氏曰：缓而和匀，不浮不沉，不大不小，不疾不徐，意思欣欣，悠悠扬扬，难以名状者，此真胃气脉也。若纯缓不兼，犹经所谓但弦无胃气则死。缓为平人正脉，无事医治。若使缓而兼大，则为伤风；缓而兼细，则为湿痹；缓而兼涩，则为血伤；缓而兼滑，则为痰滞。尤必察其有力无力，以为区别。如使缓大有力，则为有余，其症必见燥热；缓软无力，则为不足，其症必见虚寒。岂司一见是缓，便指属虚，而不合症为之分别乎。景岳曰：缓脉有阴有阳，其义有三：凡从容和缓，浮沉得中者，此自平人正脉。若缓而滑大者多实热，如《内经》所言者是也。缓而迟细者多虚寒，即诸家所言者是也。林之翰曰：缓脉须知主热。如脉长大而软，来去宽纵不前，即张太素所谓如丝在经，不卷其轴之谓，是曰纵缓，主于热也。

芤脉

芤则如指着葱，浮取得上面之葱皮，却显弦大，中取减小

---

① 疝癖（xuán pǐ）：病名。脐腹偏侧或胁肋部时有筋脉攻撑急痛的病证。见《外台秘要》卷十二，因气血不和，经络阻滞，食积寒凝所致。

空中，按之又着下面之葱皮而有根据。凡浮革弦洪，皆属芤类。不似虚脉之瞥瞥虚大，按之豁然无力也。<small>语出张璐。</small>又《濒湖·体状诗》曰：芤形浮大软如葱，按之旁有中央空。火犯阳经血上溢，热侵阴络下流红。《相类诗》曰：中空旁实乃为芤，浮大而迟虚脉呼；芤更带弦名曰革，芤为亡血革寒虚。芤为血虚不能濡气，其症必见发热、头昏、目眩、惊悸、怔忡、喘急、盗汗、失血、脱血。然或芤见微曲，则芤必挟瘀积阻滞。芤兼弦强搏指，症见血溢身热，则芤又为真阴槁竭。所以芤挟瘀积阻滞，止属一部两部独见。若至左右皆芤，或兼弦搏，定为必死之候，无足异也。<small>戴同父[1]云：营行脉中，脉以血为形，芤脉中空，脱血之象也。</small>

濡脉

濡则虚软少力，应指虚细，如絮浮水，轻手乍来，重手乍去。凡虚微细弱，皆属濡类。不似虚脉之脉大无力，微脉之微细如丝，弱脉之沉细软弱也。<small>语出张璐。</small>又《濒湖·体状诗》曰：濡形浮细按须轻，水面浮绵力不禁。病后产中犹有药，平人若见是无根。《相类诗》曰：浮而柔细知是濡，沉细而柔作弱持。微则浮微如欲绝，细来沉细近于微。注曰：浮细如绵曰濡，浮而极细如绝曰微，沉细如绵曰弱，沉而极细不断曰细。濡为胃气不充。凡内伤泄泻自汗喘乏，多有是脉。张璐、士材论极精明，谓其治宜峻补。不似阴虚脱血，纯见细数弦强，欲求濡弱，绝不可得也。盖濡脉之浮软，与虚脉相类，但虚则浮大，而濡则弱小也。濡脉之细小，与弱脉相类，但弱在沉分，濡在浮分也。濡脉之软弱，与微脉相类，但微则欲绝，而濡则力微也。濡脉之无力，与散脉相似，但散则从大而按之则无，濡则从小而渐至无力也。夫从小而渐至无力，

---

[1] 戴同父：名起宗，建业（今江苏南京）人，元代医家。撰有《脉诀刊误》。

气虽不充,血犹未败;从大而按之即无,则气无所统,血已伤残,阴阳离散,将何所恃而可望其生乎。由斯言之,则濡与散,不啻天渊矣。所以濡脉多责胃气不充,或外感阴湿。故治宜温补而不可用伤残之药耳。李士材曰:濡脉者,浮小而软也。

弦脉

弦则端直而长,举之应指,按之不移。凡滑大坚搏之属,皆属弦类。不似紧脉之紧急有力,状如转索弹手,革脉之弦大而数也。语出张璐。又《濒湖·体状诗》曰:弦脉迢迢端直长,肝经木旺土应伤。怒气满胸常欲叫,翳蒙瞳子泪淋浪。《相类诗》曰:弦脉端直如丝弦,紧则如绳左右弹。紧言其力弦言象,牢脉弦长沉伏间。蔡西山曰:阳搏阴为弦,阴搏阳为紧,阴阳相搏为动,虚寒相搏为革,阴阳分体为散,阴阳不续为代。弦为血气不和,气逆邪胜,积聚胀满,寒热胁痛,疟痢疝癖等症。景岳。然总由于木盛土衰水亏而成。但以弦多弦少以证胃气之强弱,弦实弦虚以证邪气之虚实,浮弦沉弦以证表里之阴阳,寸弦尺弦以证病气之升沉。无论所患何症,兼见何脉,但以和缓有神,不乏胃气,虽弦无碍。张璐。若弦而劲细强直,是无胃气,岂能治乎。戴同父曰:弦而软,其病轻;弦而硬,其病重。李时珍曰:浮弦支饮外溢,沉弦悬饮内痛,疟脉自弦,弦数多热,弦迟多寒,弦大主虚,弦细拘急,阳弦头痛,阴弦腹痛,单弦饮癖,双弦寒痼。若不食者,木来克土,必难治矣。

弱脉

弱则沉细软弱,举之如无,按之乃得,小弱分明。凡微濡细小,皆属弱类。不似微脉按之欲绝,濡脉按之若无,细脉之浮沉皆细也。语出张璐。又《濒湖·体状诗》曰:弱来无力按之柔,柔细而沉不见浮。阳陷入阴精血弱,白头尤可少年愁。弱为阳气衰微。凡见是脉，必须用温补以固其阳，以补胃气。然必兼滑而和，可卜胃气之未艾。若弱更兼之以涩，并少壮暴病忽见是脉，则为气血交败，多致难治。《素问》曰：脉弱以滑，是有胃气；脉弱以涩，是谓久病。病后老弱见之顺，平人少年见之逆。仲景曰：阳陷入阴，故恶寒发热。又云：弱主筋，沉主骨。阳浮阴弱，血虚筋急。柳氏曰：气虚则脉弱，寸弱阳虚，尺弱阴虚，关弱胃虚。

滑脉

滑则往来流利，举之浮紧，按之滑石。凡洪大艽实，皆属滑类。不似实脉之愊愊应指，紧脉之往来劲急，动脉之见于一部，疾脉之过于急疾也。语出张璐。又《濒湖·体状诗》曰：滑脉如珠替替然，往来流利却还前。莫将滑数为同类，数脉惟看至数间。滑为痰逆食滞，呕吐上逆，痞满壅肿满闷之象。然亦以有力无力分辨。如系滑大兼数，其脉当作有余；若止轻浮和缓不甚有力，当不仅作有余治也。或以气虚不能统摄阴火，脉见滑利者有之；或以痰湿内积，而见脉滑者有之。至于平人脉滑而和，则为无病。妇人经断而见滑数，则为有孕；临产而见滑疾，则为离经。泻痢而见弦滑，则为脾肾受伤。久病而弦滑，则为阴虚。岂可概作实治乎。李时珍曰：滑为阴气有余，故脉来流利如水。脉者，血之府也。血盛则脉滑，故肾脉宜之；气盛则脉涩，故肺脉宜之。

涩脉

涩则往来艰涩，动不流利，如雨沾沙，及刀刮竹。凡虚细微迟，皆属涩类。不似迟脉之指下迟缓，缓脉之脉象纤徐①，濡脉之去来绵软也。语出张璐。又《濒湖·体状诗》曰：细迟短涩往来

---

① 纤（yū）徐：从容缓慢的样子。

难，散止依稀应指间，如雨沾沙容易散，病蚕食叶慢而艰。又《相类诗》曰：参伍不调名曰涩，轻如刮竹短而难。微似秒芒微软甚，浮沉不别有无间。涩为气血俱虚之候，故症多见拘挛麻木、忧郁、失血、伤精、厥逆、少食等症。然亦须分寒涩枯涩热涩之殊耳。若涩见呕吐泄泻，则为属虚属寒；涩见伤精失血，拘挛麻木，则为枯涩不和；涩见便结不解，则为热邪内闭，或寒滞不通。总在因症考求，岂可概指血虚，而不分别审顾乎。提出寒涩、热涩、枯涩三种，则看病施治自有主脑。

动脉

动则厥厥动摇，滑数如珠，见于关上。凡浮大浮数，皆属动类。不似滑脉之诸部皆见滑数流利也。语出张璐。又《濒湖·体状诗》曰：动脉摇摇数在关，无头无尾豆形团；其原本是阴阳搏，虚者摇兮胜者安。动为阴阳相搏之候。王宇泰曰：阳升阴降，二者交通，安有动见。惟夫阳欲降而阴逆之，阴欲升而阳逆之，两者相搏，不得上下，鼓击之势，陇然高起，而动脉之形著矣。此言不啻与动脉传神。如动在于阳，则有汗出为痛为惊之症；动在于阴，则有发热失血之症；动兼滑数浮大，则为邪气相搏而热宜除。至于阳虚自汗而见动寸，阴虚发热而见动尺，与女人动尺而云有孕，皆不宜作热治矣。仲景曰：动则为痛为惊。《素问》曰：阴虚阳搏谓之崩。又曰：妇人手少阴心动甚者，妊子也。

伏脉

伏则匿于筋下，轻取不得，重按涩难，委曲求之，或三部皆伏，一部独伏，附着于骨而始得。凡沉微细短，皆属伏类。不似短脉之尺寸短缩而中部显然。沉脉之三部皆沉而按之即得也。语出张璐。又《濒湖·体状诗》曰：伏脉推筋着骨寻，指间裁动隐然深。伤寒欲汗阳将解，厥逆脐疼证属阴。伏为阻隔闭塞之候，或火闭而伏，寒闭而伏，气闭而伏。其症或见痛极疝瘕，闭结气逆，食滞忿怒①，厥逆水气。仍须详其所因，分其为寒为火，是气是痰，是新是旧，而甄别之。盖有火者升火为先，有寒者疏寒为急，有气者调气为顺，有痰者开痰为妥。新则止属暴闭，可以疏通；久则恐其延绵，防其渐脱。岂可一见脉伏，而即妄用疏导乎。时珍曰：伤寒一手脉伏曰单伏，两手脉伏曰双伏，不可以阳症见阴为诊。乃火邪内郁，不得发越，阳极似阴，故脉伏。必有大汗乃解，正如久旱将雨，六合阴晦，雨后庶物皆苏之义。又有夹阴伤寒，先有伏阴在内，外复感寒，阴盛阳衰，四脉厥逆，六脉沉伏。须投姜附及灸关元，脉乃复出也。若太溪、冲阳皆无脉者死。

促脉

促则往来数疾，中忽一止，复来有力。凡疾数代结，皆属促类。不似结脉之迟缓中有止歇也。语出张璐。又《濒湖·体状诗》曰：促脉数而时一止，此为阳极欲亡阴。三焦郁火炎炎盛，进必无生退可生。促为阳邪内陷之象。凡表邪未尽，邪并阳明，暨里邪欲解，并传厥阴者，多有是脉，故病必见胸满、下利、厥逆。且有血瘀发狂，痰食凝滞，暴怒气逆，亦令脉促。若中虚无凝，脉自舒长，曷为而有止歇之象乎。李士材曰：数而有止曰促，岂非阳盛者欤。肺痈热毒，皆火极所致者。

结脉

结为指下迟缓，中有歇止，少顷复来。凡迟缓代涩，皆属结类。不似代脉之动止不能自还也。语出张璐。又《濒湖·体状诗》

---

① 忿（fèn）怒：愤怒，忿恨嗔怒。

曰：结脉缓而时一止，独阴偏盛欲亡阳。浮为气滞沉为积，汗下分明在主张。结是气血渐衰，精力不继，所以断而复续，续而复断。凡虚劳久病，多有是症，然亦有阴虚阳虚之别。故结而兼缓，其虚在阳；结而兼数，其虚在阴。仍须察结之微甚，以观元气之消长。若使其结过甚，脉甚有力，多属有热，或气郁不调。治宜辛温扶正，略兼散结开痰，其结自退。至有一生而见结脉者，此是平素异常，不可竟作病治耳。结脉有虚有实。虚如景岳所谓血气渐衰，精力不继，所以断而复续，续而复断者是也。实如越人所谓结甚则积甚者是也。

革脉

革则弦大而数，浮取强直，而按则中空。凡芤牢紧脉，皆属此类。不似紧脉按之劈劈，弦脉按之不移，牢脉按之益坚也。语出张璐。又《濒湖·体状诗》曰：革脉形如按鼓皮，芤弦相合脉寒虚。女人半产并崩漏，男子营虚或梦遗。革为变革之象。凡亡血失精，肾气内惫，或虚寒相搏，故脉少和柔，而有中空之状。若不固肾补精，舒木除寒，而以革浮属表，妄用升发，其不真阴告绝者鲜矣。仲景曰：弦则为寒，芤则为虚，寒虚相搏，此名曰革，男子亡血失精，妇人半产漏下。经曰：三部脉革，长病得之死，卒病得之生。

牢脉

牢则弦大而长，按之强直搏指，状如弦缕。凡实伏弦涩，皆属此类。不似实脉之滑实流利，伏脉之慝①伏涩难，革脉之按之中空也。语出张璐。又《濒湖》诗曰：弦长实大脉来坚，牢位常居沉伏间。革脉芤弦自浮起，革虚牢实要详看。沈氏曰：似沉似伏，牢之位

---

① 慝（tè）：隐藏。

也；实大弦长，牢之体也。牢脉不可混于沉脉伏脉，须细辨耳。沉脉如绵裹沙，内刚外柔，然不必兼大弦也。伏脉非推筋至骨不见其形。在于牢脉既实大弦长，才重按之，便满指有力，以为别耳。牢为坚积内着，胃气将绝之候。吴草庐曰：牢为寒实，革为虚寒。故或见为湿痉拘急，寒疝暴逆，坚积内伏，治甚非易。倘不审其所因，而谓牢为内实，用以苦寒，或因思食而以濡滞恣啖①，则其病益固矣。李时珍曰：牢主寒实之病，木实则为痛。扁鹊云：软为虚，牢为实。失血者脉宜沉细，反浮大而牢者死，虚病见实脉也。张仲景曰：寒则牢固。有坚固之义。

疾脉

疾则呼吸之间脉七八至。凡动滑洪数，皆属疾类。不似洪脉之既大且数，却无燥疾之形也。疾似亢阳无制，亦有寒热阴阳真假之异。若果疾兼洪大而坚，是明真阴垂绝，阳极难遏。如系按之不鼓，又为阴邪暴虐，虚阳发露之征。然要皆属难治。盖疾而洪大者苦烦满，疾而沉数者苦腹痛，皆为阴阳告绝。惟暴厥暴惊脉见急数，俟②平稍愈为无碍耳。其有脉惟见疾而不大不细，则病虽困可治。东垣治伤寒脉疾，面赤目赤，烦渴引饮而不能咽，用姜、附、人参汗之而愈。守真治伤寒蓄热阳厥，脉疾至七八至以上，用黄连解毒治之而安。

细脉

细则往来如发，而指下显然。凡弱小微濡，皆属细类。不似微脉之微弱模糊也。语出张璐。又《濒湖·体状诗》曰：细来累累细如丝，应指沉沉无绝期。春夏少年俱不利，秋冬老弱却相宜。细为阳

---

① 啖（dàn）：吃。

② 俟（sì）：等待。

气衰弱之候。然细亦有分别，如细而兼浮，则为阳气衰弱；细而兼沉，则为寒气内中，或热传三阴；细而兼缓，则为湿中于内。皆当求其所因，不可混同施治。但脉既细如发，便属气虚，纵有内热，亦当兼固中气，不可纯用解热，以致其细益甚耳。况有内热全无，真元素亏，神气不持，而致脉见细象者乎。李士材曰：尝见虚损之人脉细身热，医不究原，而以凉剂投之，使真阳散败，饮食不进，上呕下泄，是速其毙耳。经曰：少火生气。人非此火，无以营运三焦，熟腐水谷。未彻乎此者，可以言医哉。然虚劳之脉，细数不可并见，并见者必死。细则气衰，数则血败，气血交穷，短期将至。

代脉

代则动而中止，不能自还，因而复动，名曰代阴。凡促结等脉，皆属此类。不似促结之虽见歇止，而复来有力也。语出张璐。又《濒湖·体状诗》曰：动而中止不能还，复动因而作代看。病者得之犹可疗，平人却与寿相关。《相类诗》曰：数而时止名为促，缓止须将结脉呼，止不能回方为代，结代生死自殊途。代为元气垂绝之候。戴同父曰：代为脾绝之征，脾主信，故止歇有时。故无病而见脉代，最为可危。即或血气骤损，元神不续，或七情太过，或颠仆重伤，并形体赋时经隧有阻，流行蹇涩①，而见脉代者，亦必止歇不匀，或云可治。若使歇止有常，则生气已绝，安望其有再生之日乎。惟妊娠恶阻呕吐最剧者，恒见代脉，谷入既少，血气尽并于胎，是以脉气不能接续。然在初时或有，若至四月胎已成形，当无歇止之脉矣。李时珍曰：脉一息五至，五脏之气皆足。故五十动而一息，合大衍之数，谓之平脉；反此则止乃见焉。肾气不能至，则四十动一止；肝气不能至，则三十动一止。盖一脏之气衰，则他脏之气代至也。

---

① 蹇涩：迟钝；不流利。

散脉

散则举之散漫，按之无有，或如吹毛，或如散叶，或如悬雍，或如羹上肥，或如火薪然，来去不明，根蒂无有。不似虚脉之重按虽虚，而不至于散漫也。李濒湖《体状诗》曰：散似杨花散漫飞，去来无定至难齐。产为生兆胎为堕，久病逢之不必医。《难经》曰：散脉独见则危。散为元气离散之象，肾绝之应。盖肾脉本沉，而脉按之反见浮散，是先天之根本已绝，如伤寒咳逆上气，脉见散象必死，与经言代散则死之意。即书有言热退而身安，泄利止而浆粥入，云或可生，亦非必定之辞耳。散为死脉，故不主病。

奇经八脉

至于奇经八脉，又为十二经之约束。若脏气安和，经脉调畅，八脉不形，即经络受邪，不致满溢奇经。惟是正经邪溢，转入于奇。故《内经》有言：冲则直上直下（弦长）而中央牢（坚实），病苦逆气里急（属寒实）。督则直上直下（弦长）而中央浮（中央同尺寸浮起，非中央独浮意也），病苦脊强不能俯仰（属风）。任则脉横寸口（寸口统寸关尺三部而言），边丸丸（形如豆粒）紧细而长，病苦少腹切痛，男子内结七疝，女子带下积聚（属寒实）。阳维则尺内斜上至寸而浮（从左尺斜向小指，至寸而浮，曰尺内），病则寒热溶溶，不能自收持（属阳）。阴维则尺外斜上至寸而沉（从右尺斜向大指，至寸而沉，故曰尺外），病苦心痛怅然失志（属阴）。阳跷（主阳络）寸口左右弹浮而细绵绵（两寸浮紧而细），病苦阴缓而阳急。（邪在阳络主表，如腰背苦痛之类。）阴跷（主阴络）尺内左右弹沉而细绵绵（两尺沉紧而细），病苦阳缓而阴急（邪在阴络主里，如少腹痛阴疝漏下之类）。带脉中部左右弹而横滑

（两关滑紧），病苦腹痛腰溶溶若坐水中（邪在中）。

凡此八脉，每遇五痫七疝，项痉背强，发歇不时，内外无定之症，刚劲不伦，殊异寻常之脉，当于奇经中求之。经脉直行上下，络脉斜行左右；经脉常升主气，络脉常降主血。经起中焦，随营气下行而上，故诊在寸；络起下焦，随营气上行极而下，故诊在尺。正经邪溢满奇，越人比之天雨降下，沟渠溢满，滂霈①妄行，流于湖泽。诚哉是言也。

冲阳等脉

外此冲阳、太溪、太冲，皆足动脉。冲阳者，胃脉也，在足面上五寸骨间动脉上去陷谷三寸。盖土者，万物之母。冲阳脉见不衰，胃气尚存，病虽危而犹可生也。然亦忌弦急，恐其肝旺克土耳。太溪者，肾脉也，在足跗后两傍圆骨上动脉陷中。盖水者，天一之元，诊此不衰，尚可治也。太冲者，肝脉也，在足大趾本节后二寸陷中。肝为东方生物之始，不衰则病可治。然此三脉，止可诊此以定生死；若云可推某病，则无是也。至于高章纲卑慄损之脉，止是就其脉象而名。盖以高章纲为脉上行上浮满溢搏指，卑慄损为脉下行下沉卑屑隐涩不振，仍是一阴一阳之意而别其名。至于太素一脉，古人传而不言，言而不传，皆有义存。以其语涉荒唐，而不轻语以欺世耳。今之江湖术士，多借此法取钱。

五脏死脉

若使诊心而见前曲后居，如操带钩，是为心死；诊肺而见如物浮水，如风吹毛，是为肺死；诊肝而见急益劲如新张弓弦，

---

① 滂霈（pāng pèi）：水流广大的样子。

是为肝死；诊脾而见锐坚如鸟之喙，如鸟之距，如屋之漏，如水之流，是为脾死；诊肾而见发如夺索，辟辟如弹石，是为肾死；与诊命门而见鱼翔虾游涌泉，是为命死。此五脏必死之脉也。脉象如此。诸脉形象止是。

对待

然究众脉而论，则浮与沉，一升一降之谓也；数与迟，一急一慢之谓也，疾则较数而更甚矣；滑与涩，一通一滞之谓也；实与虚，一刚一柔之谓也；长与短，一盈一缩之谓也；大与小，一粗一嫩之谓也，细则较小而愈极矣；紧与缓，一张一弛之谓也；革与牢，一空一实之谓也；动与伏，一出一处之谓也；洪与微，一盛一衰之谓也；促与结，一阴一阳之谓也。至于弦与芤比，则脉之盛衰见矣；濡与弱比，则脉之进退见矣；代与散比，则死之久暂卜矣。脉之对待如斯。对待既明，则病阴阳表里虚实可知。

比类

洪与虚虽属皆浮，而有有力无力之分；沉与伏虽应重按，而有着筋着骨之异。数以六至为名，紧则六至不及，疾则六至更过，弦则左右双弹，状如切紧绳也。迟以三至为名，缓则仍有四至而徐徐不迫。实与牢本兼弦与长，而实则浮中沉俱有，牢则止于沉候见矣。洪与实皆为有力，然洪则重按少衰，实则按之益强矣。革与牢皆大而弦，而革以浮见，牢以沉见矣。濡与弱微，皆细而软，然濡以浮见，弱以沉见，而微则以浮沉俱见矣。细与微，皆属无力，而细则指下分明，微则模糊不清。短与动，皆无头尾，而短为阴脉，其来迟滞；动为阳脉，其来滑数矣。促结涩代，皆有一止，而促则数时一止，结则缓时一止，涩则往来迟滞似歇，代则止有定数矣。脉形比类，又属如斯。比类既明，则诸疑脉可辨。

纲目

以脉大纲小目而论：凡脉有言形体，曰洪、曰散、曰弦、曰革、曰肥、曰横，是即大脉之属也。有言形体，曰细、曰微、曰弱、曰瘦、曰萦萦如蜘蛛，是即小脉之属也。有言至数，曰疾、曰急、曰动、曰促、曰击、曰搏、曰躁、曰喘、曰奔越无伦者，是即数脉之属也。有言至数，曰缓、曰代、曰结、曰脱、曰少气、曰不前、曰止、曰歇、曰如泻漆之绝者，是即迟脉之属也。有言往来之象，曰利、曰营、曰啄、曰翕、曰章、曰连珠、曰替替然，是即滑脉之目也。有言往来之象，曰紧、曰滞、曰行迟、曰脉不应指、曰叁伍不齐、曰难而且散、曰如雨沾沙、曰如轻刀刮竹，是即涩脉之目也。有言部位之则，曰高、曰慄、曰涌、曰端直、曰条达、曰上鱼为溢，是皆长脉之目矣。有言部位之则，曰抑、曰卑、曰不及指、曰入尺为复，是皆短脉之目矣。有言举按之则，曰芤、曰毛、曰泛、曰盛、曰肉上行、曰时一浮、曰如水漂木、曰如循榆荚、曰瞥瞥如羹上肥，是皆浮脉之目矣。有言举按之则，曰伏、曰潜、曰坚、曰过、曰减、曰陷、曰独沉、曰时一沉、曰如绵裹砂、曰如石投水，是皆沉脉之目矣。且纲之大者，曰大、曰数、曰长、曰浮，阳之属也。纲之小者，曰迟、曰涩、曰短、曰沉，阴之属也。卢子繇①脉之纲目如斯。纲目既明，则脉自有所归。

---

① 卢子繇：明末清初时医家，名之颐。撰有《本草乘雅半偈》《学古诊则》。后者为脉学著作。

以脉主病

以脉主病而论：则浮为风，紧为寒，虚为暑，濡为湿，数为燥，而脉火，此六淫应见之脉也。喜伤心而脉散，怒伤肝而脉急，恐伤肾而脉沉，惊伤胆而脉动，思伤脾而脉短，忧伤肺而脉涩，悲伤心而脉促，此七情受伤之脉也。脉之主病如是。主病既明，则治自有定断。

脉真从脉

然总不越阴阳虚实为之条贯。盖脉之实者，其症必实有寒实热实之分；脉之虚者，其症必虚仍有火衰水衰之别。若使脉实而症不实，非其所假在症，即其所假在脉也；脉虚而症不虚，非其所假在脉，即其所假在症也。如外虽烦热而脉见微弱者，必火虚也。腹虽胀满而脉见微弱者，必胃虚也。虚火虚胀，其堪取乎。此宜从脉之虚，不宜从症之实也。症即外寒而脉见滑数者，必假寒也。利即清水而脉见沉实者，必假利也。假寒假利，其堪取乎。此宜从脉之实，不宜从症之虚也。然症实有假，而症虚无假。假实者病症莫测，必须旁求他症，及以脉候，其假始出。若使症属虚候，其症即知。纵有假寒假利，貌若虚象难明。然仔细考求，其寒止属外见，而内必有烦躁等症。利即清水，而内必有燥粪，其水止从旁流，脉必滑数有力，仍与实脉实症相似，宁曰症有假虚，而脉可不深信哉。

症真从症

凡此脉真无假，可以症应。若使专以脉求，而症竟不察识，则脉尚有难言者耳。何则？仲景云：伤寒脉浮大，邪在表，为可汗。若脉浮大，心下硬，有热属脏者攻之，不令发汗。此又非浮为表邪可汗之脉也。又云：脉促为阳盛，宜用干葛黄芩黄连汤。若脉促厥冷为虚脱，非灸非温不可。此又非促为阳盛之脉也。又曰：脉迟为寒，脉沉为里。若阳明脉迟不恶寒，身体濈濈汗出①，则用大承气汤。此又非诸迟为寒之脉矣。少阴病始得之反发热而脉沉，宜麻黄附子细辛汤微汗之，此又非沉为在里之脉矣。

脉见有力无力难凭

即书有言病症虚实，止在脉之有力无力，以为辨别。有力即属有根。《难经》曰：上部有脉，下部无脉，其人当吐，不吐者死。上部无脉，下部有脉，虽困不害。所以然者，人之有尺犹树之有根，有根则不死。无力即属无根。《难经》曰：寸口脉平而死者，生气独绝于内也。平即中馁不能建立之象，故曰死。然试问其脉与症异，脉见坚劲有力，症见腹痛喜按，呕逆战栗，其脉可作有余而用苦寒泻实之药乎。脉见虚软无力，症见腹满喘急痰鸣，其脉可作不足而用附桂理中之药乎。且脉所鼓在气，而气动而不守，保无气自寒生，而气因寒而始振乎。脉之虚软在湿，而湿滞而不动，保无热挟湿至，而脉因痰因湿而始软乎。有力多因寒气热气内鼓，但今人仅知热气内结为实，而不知有寒气内结为实也。无力多因寒湿热湿内软，但今人仅知寒湿为痰为虚，而不知热湿为痰为实也。凡此当以望闻问数字并参。

脉兼望闻问同察

夫望闻问切，乃属医家要事。若仅以脉为诊，而致以寒为热，以热为寒，以表为里，以里为表，颠倒错乱，未有不伤人

---

① 濈濈（jí jí）汗出：汗出连绵不断的样子。

性命者矣。况经所云脉浮为风，为虚，为气，为呕，为厥，为痞，为胀，为满不食，为热内结，类皆数十余症。假使诊脉得浮，而不兼以望闻问以究其真，其将何以断病乎。是以善诊脉者，于人禀赋厚薄，**或禀厚而纯阳，或禀薄而纯阴，或禀不厚不薄而平**。形体肥瘦，《汇辨》云：肥盛之人气居于表，六脉常带浮洪；瘦小之人气敛于中，六脉常带沉数。身长之人下指宜疏，身短之人下指宜密。北方之人常见强实，南方之人常见软弱。少壮之人脉多大，老年之人脉多虚。醉后之脉常数，饮后之人常洪。室女尼姑多濡弱，婴儿之脉常七至。又曰：此道形气之常，然形气之中，又必随地转移，方能尽言外之妙也。颜色枯润，或枯而稿，或润而和。声音低昂，或音低小而微，知其体阴病阴；或声高昂而壮，知其体阳病阳。性情刚柔，或刚主阳，或柔主阴。《汇辨》云：性急之人，五至方为乎脉，性缓之人，四至便作热医。饮食嗜好，或喜气厚之物，而知阳虚；或喜味厚之物，而知阴弱。及平日脉象偏纯，或脉体偏静而见六阴之脉，或脉体偏动而见六阳之脉，或脉体不动不静而见至平之脉。仁斋曰：阳脉虽病在寒，常见浮洪；阴脉虽病在热，常见微细。与今所患病症，是新是旧，或新由于外感，其脉疾数洪大；或旧由于内伤，其脉细小短涩。是内是外，或在外感属表易治，或在。内伤属里难治。是阴是阳，或阳主表、主上、主气、主火，或阴主里、主下、主血、主水。并经医士是否药坏，或假寒而用热药以坏，假热而用寒药以坏；或标病而用本药以坏，本病而用标药以坏之类。靡不细为详审。要法真在此处。但今病家多不由医细察。宗奭[①]曰：《素问》言凡治病，察其形气色泽，观人勇怯骨肉皮肤，能知其情，以为诊法。若患人脉病不相应，既不得见其形，医止据脉供药，其可得乎。今豪富之家，妇人居帏幔之内，复以帛蒙手臂，既无望色之神，听声之圣，又不能尽切脉之巧，未免详问；病家厌繁，以为术疏，往往得药不服。是四诊之术，不得其一矣，可谓难也。呜呼！然后合于所诊脉象，

---

① 宗奭：寇宗奭，宋代药学家。撰有《本草衍义》二十卷。

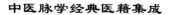

以断病情，以定吉凶。断要通盘会计，又要得其主脑。切勿头痛断头，脚痛断脚。如果病属有余，其脉应见浮洪紧数；若使其脉无神，或反见沉微细弱，便非吉矣。病属不足，其脉应见沉微细弱；若使其脉鲜胃，或反见洪大数急，则非吉矣。推之暴病脉应见阳，久病脉应见阴，亦何莫不应与病相符，而始可言顺矣。《灵枢·动输》篇云：阳病而阳脉小者为逆，阴病而阴脉大者为逆。

脉以独见为真

但持脉之道，既在下指灵活，令其脉脊与手指目相对。卢氏曰：诊法多端，全凭指法捷取。盖人之中指上两节长，无名食指上两节短，参差不齐。若按举排疏，则移越一寸九分之定位；排指密，又不及寸关尺之界分。齐截三指，斯中指翘出，而节节相对，节无不转，转无不活，以别左右，分表里，推内外，悉五脏，候浮中沉，此三指定位法也。及其位定，专指举按，固得其真，不若独指之无牵带，别有低昂也。第惟食指肉薄而灵，中指则厚，无名指更厚且木。是必指端棱起如线者名曰指目，以按脉中之脊。无论洪大弦革，即小细丝微，咸有脊焉。真如目之视物，妍丑毕具，故古人称诊脉曰看脉，可想见其取用矣。每见惜指甲之修长，用指厚肉分，或指节之下，以凭诊视者，真不啻目生颈腋胸胁间矣。尤须得要以求病根。在未诊时，谁不自认精明，谓其何部何脉，何脉何象。及至临症就诊，则既以浮为风，而又若浮非浮而非风也；以紧为寒，而又若紧非紧而非寒也；以洪为火，而又若洪非洪而非火也；以数为燥，而又若数非数而非燥也；以虚为暑，以濡为湿，而又若虚非虚，若濡非濡，而不可以暑湿名也。诸如此类，既莫能分，复以六部六脉，分断考求，毫不相贯。分断考求，最为诊家大弊，窃叹今时犯此甚多。如张璐谓人诊脉，大似向泥人祈祷，有时灵应，有时不灵应。讵知病属一理，脉自无二。得其一而脉斯可断矣。得其脉之独有所见，而脉又可断矣。从独字洗出脉要精义。盖独之义不一，如有以诸部无乖，或以一部稍乖者，是其受病在此，而可以独名也；有以五脏五脉各应互见，而六部六脉偏见一脏之脉者，是其病根伏是，而更可以独名也。独义无过如斯。故《内经·三部九候论》则有独大独小独疾独迟独热独寒之谓耳。如独而强者，则为病属有余；独而弱者，即为病属不足。独而有力有神，其脉虽强而不为过。有力尤须有神。李东垣曰：脉病当求其神之有与无，如六数七极热也，脉中有力即有神也；三迟二败寒也，脉中有力即有神也。热而有神，当泄其热，则神在焉；寒而有神，当去其寒；则神在矣。寒热之脉，无力无神，将何恃而泄热去寒乎。林之翰曰：按东垣此论，深达至理。但以有力二字言有神，恐不足尽有神之妙。王执中曰：有力中带光泽润滑也。于解进矣。萧子颢歌云：轻清稳厚肌肉里，不离中部象自然。则又有进焉。独而和缓柔弱，其脉虽弱，而不为害。盖假独者易知，而真独者难明。得其要以求其独，则独无不在；失其要以求其独，则独其莫得矣。又从要字一层，剥出精义。故善言独者，早以阴阳之原，肾水为阴之原，肾火为阳之原。气血之本，肾水为血之本，肾火为气之本，脾胃仓廪又为生气生血之本。以求独之根。知其根，则知其要；知其要，则知其独。继以顺逆之理，《约注》云：春夏洪大为顺，沉细为逆；秋冬沉细为顺，洪大为逆。男子左大为顺，女子右大为顺。凡外感症，阳病见阳脉为顺，见阴脉为逆；阴病见阳脉亦为顺。内伤症，阳病见阳脉为顺，见阴脉为逆；阴病见阴脉为顺，见阳脉为逆也。取舍之道，顺之则取，如有根有神有胃之类；逆之则舍，如残贼败脱离绝之类。并脉上下来去至止，晓然于胸，以识独之宜。滑氏曰：上者为阳，来者为阳，至者为阳；下者为阴，去者为阴，止者为阴也；上者，自尺部上于寸口，阳生于阴也；下者，自寸口下于尺部，阴生于阴也。来者，自骨肉之分而出于皮肤之际，气之升也。去者，自皮肤之际而还于骨肉之分，气之降也。应曰至，息曰止也。然后临症施诊，以求独之所在独在取舍明，轻重晓，则独存；以明独之所至独至根蒂知，真假识，则独出矣。故有见上为独，而其独偏在下也；见左为独，而其独偏在右也；见腑为独，而其独偏在脏也；见表为独，而其独偏在里也。此其独可以意会独有左右逢源之趣，而不可以言传；独有难以尽言之妙。此其独可以独知独有化裁尽变之义，而不可以共觉矣。独有独党难与时师共言之理。苟无独知之明，仅读《医方捷径》①、叔和《脉诀》，何能独知。独见之真，仅见一时之病，一方之病，何能独见。独守之固，仅守时师耳听之说，蔓衍汤方之书，何能独守。而曰惟我为独，又从独字推进一层，妙义旋生。独固是也，而恐则为独夫之独矣；独亦是也，而恐则为毒人之独矣。绣尝谓医有四失：一曰字句不晓，二曰涉猎汤方，三曰株守一书，四曰剽袭糟粕。凡此四失，必能毒人。其尚得谓真正之独，与因应化裁之独哉。故曰持脉之道，贵乎活泼（一语括尽）。若局守不变，则所向辄②迷，又安能审独求真，而得病之所归者乎。

① 《医方捷径》：明·王宗显撰，三卷。又名《医方捷径指南全书》。
② 辄（zhé）：总是。

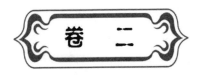

新增四言脉要

绣按：《四言脉要》，始于宋南康紫虚隐君崔嘉彦希范所著。盖以初学脉理未谙①，得此可为诵习。故后蕲州李言闻、云间李士材、海盐冯楚瞻，皆于己著集内，将此删改，附刻篇末，业已行世。独惜尚有驳杂未清之处，爰取士材改本，加意增删，俾文义简明，脉症悉赅，庶读者一览而知。而不致有繁多缺略之憾耳。

脉为血脉，百骸贯通。大会之地，寸口朝宗。

脉者，血脉也。血脉附气，周于一身，循环无间，故百骸皆资贯通，而寸口为各经诸脉大会之地。肺处至高，形如华盖，凡诸脏腑各经之气，无不上蒸于肺，而于寸口之地宗而朝之耳。

诊人之脉，令仰其掌。掌后高骨，是名关上。

医者覆手，大指着于病人高骨之处，随以中指对抵以定关部。至于尺寸，则以前后二指着定。如病人长，则下指宜疏；病人短，则下指宜密。

关前为阳，关后为阴。阳寸阴尺，先后推寻。

鱼际至高骨止有一寸，故以寸名；尺泽至高骨却有一尺，

_____

① 谙（ān）：熟悉。

故以尺名；关界尺寸之间，故以关名。经曰：身半之上，同天之阳；身半之下，同地之阴。故以关前之寸为阳，以候上焦；关后之尺为阴，以候下焦；关处前后之中，以候中焦。凡诊必先从寸至关，从关至尺，定其先后，以推其理而寻其象也。

胞络与心，左寸之应。惟胆与肝，左关所认。膀胱及肾，左尺为定。胸中及肺，右寸昭彰。胃与脾脉，属在右关。大肠并肾，右尺班班。男子之脉，左大为顺。女人之脉，右大为顺。男尺恒虚，女尺恒盛。

按古脏腑脉配两手，皆以《内经》所立脉法为定，而不敢易。左为阳，故男左脉宜大；右为阴，故女右脉宜大。寸为阳，故男所盛在阳而尺恒虚；尺为阴，故女所盛在阴而尺恒盛。

人迎气口，上下对待。一肺一胃，经语莫悖。神门属肾，在两关后。

人迎脉在侠喉两旁一寸五分，胃脉循于咽喉而入缺盆。凡胃脘之阳，是即人迎之气之所从出。故诊人迎之脉，亦在右关胃腑胃阳之处，而可以卜在上头项外感之疾也。气口在于鱼际之后一寸，肺朝百脉，肺主气，故诊气口之脉，即在右寸肺脏肺阴之部，而可以卜在中在胸内伤之疾也。统论皆可以候脏腑之气，《灵枢》《素问》言之甚明，并无左右分诊之说。叔和悖而更之，议之者多矣。人之精神，寄于两肾。故两肾脉无，则其神已灭，而无必生之候矣。

脉有七诊，曰浮中沉，上下左右，七法推寻。

浮于皮毛之间，轻取而得曰浮，以候腑气。中于肌肉之间略取而得曰中，以候胃气。沉于筋骨之间重取而得曰沉，以候脏气。上于寸前一分取之曰上，以候咽喉中事。下于尺后一分取之曰下，以候少腹腰股胫膝之事。合之左右两手共为七诊，以尽其推寻之力焉。

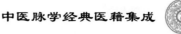

又有九候，曰浮中沉。三部各三，合而为名。每部五十，方合于经。

五脏之气各足，则五十动而一息，故候必以五十为准。每手三部各三，共为九候，合之应得四百五十之数，两手共得九百之数。

五脏不同，各有本脉。左寸之心，浮大而散。右寸之肺，浮涩而短。肝在左关，沉而弦长。肾在左尺，沉石而濡。右关属脾，脉象和缓。右尺相火，与心同断。

五脏各有平脉，平脉即本脉。知其本脉无乖，而后知病脉之故也。

四时百病，胃气为本。

胃为水谷之海，资生之本也。凡病诊得脉缓和匀，不浮不沉，不大不小，不疾不徐，意思悠悠，便为胃气。不拘四季，得食则生，不得则死。今人混将时令克应推循过极，殊失胃气之本矣。

凡诊病脉，平旦为准。虚静凝神，调息细审。

平旦饮食未进，经脉未动，络脉调匀，气血未乱，可诊有过之脉。至于医家亦须先无思虑，以静以虚，调其息气，凝神指下，精细详察，以求病之所归耳。

一呼一吸，合为一息。脉来四至，平和之则。五至无疴，闰以太息。三至为迟，迟则为冷。六至为数，数即热病。转迟转冷，转数转热。

医以己之呼吸调匀定息，如一呼吸，得脉四至，是即和平之准则也。五至何以无疴，盖以人之气息长短不定，每于三息五息之候，必有一息之长，故曰太息。如医一息而见脉来五至，此非病脉之急，是医气息之长也，故五至不为有疴。惟脉一息三至，即为迟慢不及；六至，即为急数太过。若至一至二至，则为转迟转冷；七至八至，则为转数转热；而非寿生之脉矣。

迟数既明，浮沉须别。浮沉迟数，辨内外因。外因于天，内因于人。天有阴阳，风雨晦明。人喜怒忧，思悲恐惊。

天之六气淫人，如风淫则病在末，阴淫则病在寒，明淫则病在暑，雨淫则病在湿，晦淫则病在燥，阳淫则病在火，是外因也。人之七情伤人，如喜伤心，怒伤肝，忧伤肺，思伤脾，恐伤肾，惊伤胆，悲伤心，是内因也。

浮表沉里，迟寒数热。沉数里热，浮数表热。浮迟表寒，沉迟冷结。

此提浮沉迟数四脉之纲，以分在表在里寒热各见之症也。

浮脉法天，轻手可得。泛泛在上，如水漂木。有力为洪，来盛去悠。无力为芤，有边无中。迟大为虚，仔细推求。虚极则散，涣漫不收。浮小为濡，如绵浮水。濡甚则微，若有若无。更有革脉，芤弦合看。共是七脉，皆予浮候。

此以浮脉提纲，而取洪、芤、虚、散、濡、微、革七脉之兼乎浮者统汇于下也。浮脉应于肉分肌表，故轻手取之即见，正如木漂水面之意。洪脉来极盛大，按之有力，去则稍衰，正如波涛汹涌，来盛而去则悠耳。芤则浮沉易见，而中豁然空虚，故有着葱之喻；亦非中候绝无，但比之浮沉二候，则觉无力。虚则虽浮且大，而按之无力，且更迟缓。散则虚浮无力，按之则无，正如杨花飘散，比于虚脉则甚。濡则浮小而软，如绵浮水。微则浮取欲绝不绝，若有若无，较之濡脉软小更极。革则浮多沉少，外急内虚，正仲景所谓弦则为寒，芤则为虚，虚寒相搏，其名曰革之意。

沉脉法地，如石在水。沉极则伏，推筋至骨。有力为牢，大而弦长。牢甚则实，愊愊而强。无力为弱，状如细绵。细极为细，如蛛丝然。共是五脉，皆于沉看。

此以沉脉提纲，而取伏、牢、实、弱、细五脉之兼乎沉者汇于下也。沉脉应于筋骨，故必重按乃得，正如石之坠于水里之意。伏则沉之至极，故必推之筋骨始见。牢则沉大弦长，按之有力，不似革脉浮取强直，而中则空。实则三部皆坚，而力更甚于牢。弱则沉极细软，却极分明。细则沉细直软更甚于弱，故比状如蛛丝。

　　迟脉属阴，一息三至。有力为缓，少駃①于迟。往来和匀，春柳相似。迟细为涩，往来极滞。迟有一止，其名曰结。迟止有常，应作代看。共是四脉，皆于迟测。

　　此以迟脉提纲，而取缓涩结代四脉之兼乎迟者统汇于下也。迟为往来迟慢，故一息而见三至。缓则往来和匀，软若春柳，即是胃气之脉。涩则迟滞不利，状如轻刀刮竹。代则迟而中止，不能自还，但止有定数，而不愆期。

　　数脉属阳，一息六至。往来流利，滑脉可识。有力为紧，切绳极似。数时一止，其名为促。数如豆粒，动脉无惑。共为四脉，皆于数得。

　　此以数脉提纲，而取滑、紧、促、动四脉之兼乎数者统汇于下也。数则往来急数，故一息而见脉有六至。滑则往来无滞，有如珠之走盘。紧则紧急有力，状如弦紧弹手，故有切绳之喻。数时一止为促，状如疾行而蹶，数而两头俱俯，中间高起，有似豆粒厥厥动摇，是谓之动。

　　别脉有三，长短与弦。不及本位，短脉可原。过于本位，长脉绵绵。长而端直，状似弓弦。

　　此长短与弦三脉，非浮沉迟数可括，故别列于此。短者，上不通于鱼际，下不通于尺泽，有短缩不伸之意。长者，通尺

----

　　① 駃（kuài）：同"快"。崔豹《古今注·杂注》："曹真有駃马，名为惊帆。"

泽鱼际，上下皆引，有迢迢过于本位之情。若弦则劲直不挠，有似弓弦，不似紧脉弦急弹人。

一脉一形，各有主病。脉有相兼，还须细订。

有一脉之形象，必有一脉所主之病。有兼见之脉象，即有兼见之症，可细就其兼见之脉，以例其症耳。

浮脉主表，腑病所居。有力为风，无力血虚。浮迟表冷，浮数风热。浮紧风寒，浮缓风湿。浮虚伤暑，浮芤失血，浮洪虚火，浮微劳极，浮濡阴虚，浮散虚剧，浮弦痰饮，浮滑痰热。

浮虽属阳，主表主腑，但浮而见洪、数、弦、滑有力之脉，固属主热主火主痰主风；若浮而见迟、缓、芤、虚、微、涩与散无力之脉，又为主虚、主湿、主冷、主暑、主危之象矣。故脉当视所兼以为辨别。下文仿此。

沉脉主里，为寒为积。有力痰食，无力气郁。沉迟虚寒，沉数热伏。沉紧冷痛，沉缓水蓄。沉牢痼冷，沉实热极，沉弱阴虚，沉细虚湿，沉弦饮痛，沉滑食滞，沉伏吐利，阴毒积聚。

沉虽属阴属里，然沉而见迟紧牢缓细弱诸脉，方谓属虚属寒属积属聚；若沉而见实数诸脉，则沉更不谓属阴，又当自阴以制其火，以除其热也。

迟脉主脏，阴冷相干。有力为痛，无力虚寒。

迟虽属阴，仍当以有力无力分其寒实寒虚。盖寒实则为滞为痛，而寒虚则止见其空虚也。

数脉主腑，主吐主狂。有力实热，无力虚疮。

数虽属阳，仍当以有力无力分其热实热虚。盖热实则必为狂为躁，而热虚则止见其虚疮耳。

滑司痰饮，右关主食，尺为蓄血，寸必吐逆。涩脉少血，亦主寒湿，反胃结肠，自汗可测。

滑司痰饮，而亦有主食主血主吐之分。涩本血少，而亦有寒涩、湿涩之别。但血枯则上必见反胃，而下必见肠结；肠结胃反，则水液自尔不行，而有上逆为汗之势矣。

长则气治，短则气病。浮长风痫，沉短痞塞。

长为肝经平脉，故未病脉长，是为气治。短即肺之平脉，若非右寸及于秋见，则必有气损之病矣。至长独于浮见，则为风火相搏而痫以生；短以沉见，则为虚寒相合而痞以成。

细则气衰，大则病进。涩小阴虚，弱小阳竭。

脉以和平为贵。凡脉细如蛛丝之状，其气自属衰弱；大而满溢应指有力，是为病势方张。至于三部皆小，较细显极而脉涩不快，是为精血虚损。既小而脉不大，又脉痿弱不起，是为阳气衰弱。皆当分别审视。

洪为热极，其伤在阴。微为气衰，其损在阳。浮洪表实，沉洪里实。阳微恶寒，阴微发热。

洪为热极，其伤在阴，但须分其表里。微为气衰，其损在阳，亦须分其阳分阴分，以别恶寒发热之治也。

紧主寒痛，有表有里。缓主平和，兼见须虑。缓滑痰湿，缓大风虚。缓涩血伤，缓细湿痹。

浮紧则为寒闭于表，必有身痛头痛恶寒等症可察。沉紧则为寒束于里，必有肚腹胀满逆痛等症可察。缓为虚，大为风，缓大脉见则为风虚。缓为食停，细为气滞，缓细脉见，其痹必生。缓为气衰，涩为血损，缓而见涩，其损必甚。缓则湿滞不消，滑则痰饮内蓄，缓与滑见，则湿必停而痰益甚。

阳盛则促，肺痈热毒。阴盛即结，疝瘕积郁。

数而有止为促，非阳盛乎，故有肺痈热毒之症；迟而有止为结，非阴盛乎，故有疝瘕积郁之症。

弦脉主饮，木侮脾经。阳弦头痛，阴弦腹疼。动主搏击，阴阳不调。阳动汗出，为痛为惊。阴动则热，崩中失血。

脉弦而土必虚，则湿自无土制而痰以生。故弦而在于寸，寸主上焦，其痛必在于头；弦在于尺，尺主下焦，其痛必在于腹。动为阴阳不和，动见于寸，则心肺受累而惊痛与汗自至；动见于尺，则肾水受累，而崩中失血自生。

虚寒相搏，其名曰革，男子失精，女子漏血。若见脉代，真气衰绝。脓血症见，大命必折，伤寒霍乱，跌打闷绝，疮疽痛甚，女胎三月。

革脉由于精血亏损，故尔脉空不实，而见男子失精、女子漏血之症。至于脉代而绝，或脓血症见，未有不死。惟有伤寒、霍乱、跌仆、疮疽、痛甚、胎产见之，以其暴伤暴闭，勿作死治也。

脉之主病，有宜不宜。阴阳顺逆，吉凶可推。

病有阴阳，脉亦阴阳，顺应则吉，逆见则凶。下言脉症相应顺逆，总不出乎此理，以为之贯通也。

中风之脉，却喜浮迟。坚大急疾，其凶可知。类中因气，身凉脉虚；类中因痰，脉滑形肥；类中因火，脉数面赤。

风有真中类中之各别。其中虽属实症，而亦由虚所招，故脉喜其浮迟，而忌坚急，恐其正虚邪胜，决无生也。类中本非风中，特症相似而名，故症与脉各以类见，而不能以一致耳。

伤寒热病，脉喜浮洪。沉微涩小，症反必凶。汗后脉静，身凉则安。汗后脉躁①，热盛必难。始自太阳，浮紧而涩。及传而变，名状难悉。阳明则长；少阳则弦；太阴入里，沉迟必兼；及入少阴，其脉遂沉；厥阴热深，脉伏厥冷。阳症见阴，命必危殆②；阴症见阳，虽困无害。中寒紧涩，阴阳俱紧。法当无汗，有汗伤命。

---

① 躁：原作"燥"，径改。
② 危殆（dài）：十分危险；危急。

病阳脉宜见阳，病阴脉宜见阴。故伤寒热病之症，宜见洪数之脉，与伤寒汗后不宜见脉躁①之象耳。即云寒邪传变，名状莫悉。与阴寒直中，阴阳俱紧，脉不一端。然大要阳得阴脉，脉与症反，命必危殆。若阴症而见浮大数动洪滑之阳，其脉虽与症反，在他症切忌，而伤寒邪气初解，病虽危困，亦未有害。惟伤寒汗出症虚，而脉反见阴阳俱紧，是其元气已脱，脉气不和，非吉兆也。

伤风在阳，脉浮而滑；伤风在阴，脉濡而弱。六经皆伤，或弦而数。阳不浮数，反濡而弱；阴不濡弱，反浮而滑。此非风寒，乃属温湿。若止濡缓，或兼细涩。此非风湿，更属湿着。

风为阳邪，风伤则脉自有浮滑弦数之象。但风有伤于阴，则浮与滑自不克见，以阳为阴所闭也。反是多因风为湿阻，故又名为风湿。如至浮数俱无，独见濡缓细涩，定知为湿所淫，所当分别以视也。

阴阳俱盛，热病之征。浮则脉滑，沉则数涩。中暑伤气，所以脉虚。或弦或细，或芤或迟。脉虽不一，总皆虚类。

凡脉而见阴阳俱盛者，未有不因热邪充溢之故。所以脉浮而滑，其热必挟有饮。脉沉数涩，其热必伤于阴。若暑则多气虚不固，以致暑得内袭，而脉亦虚不振。即或体有不同，脉见芤弦细迟。然要皆属虚类，而不可实攻耳。

瘟脉无名，变见诸经。脉随病见，不可指定。

疫邪伏于募原②，时出时没，其脉变换不定，故但随其所见以为指耳。

疟则自弦，弦即疟候。兼迟则寒，兼数则热。代散脉见，其体则折。

---

① 躁：原作"燥"，径改。
② 募原：又称"膜原"。泛指隔膜或肠胃之外的脂膜。

疟因风木邪盛凌土而湿不化，致挟停痰积饮而成，故脉始见自弦，再于兼见之中，别其寒热酌治，则病自愈。惟代散脉见，则命其必绝矣。

风寒湿气，合为五痹。浮涩与紧，三脉乃备。脚气之脉，其状有四，浮弦为风，濡弱为湿，迟涩为寒，洪数为热。痛非外因，当于尺取。滑缓沉弱，随脉酌治。

五痹脚气等症，总不越乎风寒及湿三者以为之害。即或内淫为热，亦不越乎四者以为之伏。惟有痛非外因，而脉或于尺部而见，或滑、或缓、或沉、或弱，则又在于随脉酌施，而不可以风寒湿治也。

劳倦内伤，脾脉虚弱。汗出脉躁①，治勿有药。劳极诸虚，浮软微弱。土败双弦，火炎则数。

虚症而见虚脉，此顺候也。若汗出而脉反燥，是为大逆，尚有何药可治乎。故弦数最为虚症切忌。

痞满滑大，痰火作孽。弦伏中虚，微涩衰薄。胀满之脉，浮大洪实。细而沉微，岐黄无术。水肿之症，有阴有阳。阴脉沉迟，阳脉洪数。浮大则生，沉细勿药。五脏为积，六腑为聚。实强可生，沉细难愈。黄疸湿热，洪数偏宜。不妨浮大，微涩难医。

痞胀水肿积聚黄疸，虽其病因不同，形症各别，然终宜见有余之脉，则真气未绝，而治尚可愈矣。若至细小沉涩，形实气馁，将何有药可施乎，故皆为逆。

郁脉皆沉，甚则伏结。或代或促，知是郁极。胃气不失，尚可调治。气痛脉沉，下手便知。沉极则伏，涩弱难治。亦有沉滑，是气兼痰。心痛在寸，腹痛在关。心腹之痛，其类有九。

---

① 躁：原作"燥"，径改。

细迟速愈，浮大延久。两胁疼痛，脉必双弦。紧细而弦，多怒气偏。沉涩而急，痰瘀之愆。疝属肝病，脉必弦急。牢急者生，弱急者死。腰痛之脉，必弦而沉。沉为气滞，弦损肾元。兼浮者风，兼紧者寒。濡细则湿，寒则闪挫。头痛之病，六经皆有。风寒暑湿，气郁皆侵。脉宜浮滑，不宜短涩。

弦急弦沉伏涩紧细，皆是痛症、气症、郁症本领。但痛极者，则脉必沉必伏。有瘀者，则脉必涩；因湿者，则脉必濡；因痰者，则脉必滑；因风者，则脉必浮必弦；因寒者，则脉必紧；因湿者，则脉必滞必弱；因热者，则脉必数；因于痛极阴阳告绝者，则脉必疾；因于积极而痛者，其脉必牢。须以胃气不失为要。故痛症而见其脉浮大，最属不宜；短涩弱急，亦属不利；惟得沉紧迟缓乃治。但头痛外感，非属内伤，其脉又宜浮大，最忌短涩，所当分别而异视也。

呕吐反胃，浮滑者昌。弦数紧涩，结肠者亡。饱逆甚危，浮缓乃宜。弦急必死，代结促微。吐泻脉滑，往来不匀。泻脉必沉，沉迟寒侵。沉数火热，沉虚滑脱。夏月泄泻，暑湿为殃。脉与病应，缓弱是形。微小则生，浮弦则死。霍乱之脉，代则勿讶。迟微厥逆，是则可嗟。泄泻下痢，沉小滑弱。实大浮数，发热则恶。

吐宜浮缓浮滑，泻宜沉小沉滑，吐泻交作则脉必见往来不匀，虽暴见代勿虑。如其吐见弦急，泻见浮弦，并吐泻交作而见迟微厥逆，皆属不治，故以必死为断也。

嘈杂嗳气，审右寸关。紧滑可治，弦急则难。吞酸之脉，多弦而滑。沉迟是寒，洪数是热。痰脉多滑，浮滑兼风。沉滑兼寒，数滑兼热。弦滑为饮，微滑多虚。滑而兼实，痰在胸膈。结芤涩伏，痰固中脘。

嘈杂嗳气本属脾气不运，故切忌脉弦急，恐木克土故也。

吞酸有寒有热，随症所见以为分别，故以沉迟洪数分之。痰脉因不一端，滑是本象。惟有风则浮，有寒则沉，有热则数，有饮则弦，虚弱则微，结于胸膈为实，固于中脘，则见结芤涩伏之为异耳。

小便淋秘，鼻色必黄。实大可疗，涩小知亡。遗精白浊，当验于尺。结芤动紧，二症之的。微数精伤，洪数火逼。亦有心虚，寸左短小。脉迟可生，急疾便夭。便结之脉，迟伏勿疑。热结沉数，虚结沉迟。若是风燥，右尺浮起。

淋秘脉见涩小，精血已败，死亡至矣，此脉见不及者之必死也。遗浊虽有微数、洪数、短小之分，然急疾脉至，又非所宜，故曰便夭，此脉见太过者之必死也。若在便闭，里气不通，固应迟伏；然风寒湿热，当于脉迟、脉数、脉浮分辨，不可混同而罔治也。

咳嗽多浮，浮濡易治。沉伏而紧，死期将至。喘息抬肩，浮滑是顺。沉涩肢寒，均为逆症。

咳嗽肺疾，脉浮为宜，兼濡亦为病气将退。若使沉伏与紧，便与病反，故曰必死。喘症无非风痰内涌，当以浮滑为顺。若至肢寒沉涩，亦非吉兆，故曰为逆。

火热之脉，洪数为宜。微弱无神，根本脱离。三消之脉，数大者生。细微短涩，应手堪惊。骨蒸发热，脉数为虚。热而涩小，必损其躯。痿因肺燥，必见浮弱。寸口若沉，发汗则错。

火症应见火脉，故三消骨蒸，须以数大为生。反是而见短涩微弱，岂其宜乎。痿症本因肺燥血亏，脉浮尚不宜汗，岂有宜于寸口脉沉之候乎。

诸症失血，皆见芤脉。随其上下，以验所出。脉贵沉细，浮大难治。蓄血在中，牢大则宜。沉细而微，速愈者稀。

失血脉宜见芤，以芤主空故也。故脉最宜沉涩而忌浮大，反是则逆矣。若至蓄血，最宜牢实而忌沉细，以血未损故也。反是峻剂莫投，故曰难愈。

心中惊悸，脉必代结。饮食之悸，沉伏动滑。癫乃重阴，狂乃重阳。浮洪吉象，沉急凶殃。痫宜虚缓，沉小急实。若但弦急，必死不失。

惊悸非属心气亏损，即属有物阻滞，故脉必见代结。若因饮食致悸，则有沉伏动滑之象，所当审也。癫狂二症为病尚浅，故宜浮洪而恶沉急，反是则为病气入骨。痫宜虚缓，以其中有痰沫之故。弦急独见，是为真脏脉出，安望其再生耶。

耳病肾虚，其脉迟濡。浮大为风，洪动为火。沉濡为气，数实为热。若久聋者，端于肾责。暴病浮洪，两尺相同。或两尺数，阴虚上冲。齿痛肾虚，尺脉濡大。齿痛动摇，尺洪火炎。右寸关数，或洪而弦。非属肾虚，肠胃风热。口舌生疮，脉洪疾速。若见虚脉，中气不足。喉痹之脉，两寸洪盛。上盛下虚，脉忌微伏。

耳病当责于肾，以其肾窍开于耳者故耳。然亦须以浮风、洪火、濡气、数热、久聋为辨。如其是暴非久，又以两尺浮弦相同为验耳。齿虽属肾，而齿龈则属于胃，故辨齿痛脉象，须以尺濡、尺洪断其虚实，寸关洪数与弦，断其肠胃风热，末可尽以肾求也。口舌生疮，必与洪疾为实，虚则多属中气不足。喉瘅症属上实，脉以寸盛为顺。若见微伏，真气已绝，故曰大忌。

中恶腹胀，紧细乃生。浮大为何，邪气已深。鬼祟之脉，左右不齐，乍大乍小，乍数乍迟。中毒洪大，脉与病符。稍或微细，必倾其身。虫伤之脉，尺沉而滑。紧急莫治，虚小可怯。

中恶宜于紧细，以其邪气未深之故；反是则邪盛正衰，非其宜也。鬼祟出没不定，故脉有难追求。中毒脉见洪大，是与病应，以毒主阳故也。稍见微细，真气绝矣，岂其宜乎。虫伤脉多沉滑，以其虫伏于内者故耳。紧急固见伤甚而阴阳离隔，虚小亦恐真气已损，皆为有虑。

妇人之脉，尺宜常盛。右手脉大，亦属顺候。尺脉微迟，经闭三月，气血不足，法当温补。妇人尺脉微弱而濡，年少得之，无子之兆；长大得之，绝孕之征。因病脉涩，有孕难保。

妇人以血为主，故尺宜常盛，而右脉宜大。故尺迟则经必闭，微弱而涩，在有孕固不克保，况无孕乎。

崩漏不止，脉多浮动。虚迟者生，实数者死。疝瘕之脉，肝肾弦紧。小便淋闭，少阴弦紧。

崩漏不止，已属血动不归，再见实数，则肾真气已绝，所以不宜见也。疝瘕主于肝肾，故肝肾弦紧，是即疝瘕之征也。淋闭主于少阴，故少阴弦紧，亦是淋闭之见也。

妇人有子，阴搏阳别。少阴动甚，其胎已结。滑疾不散，胎必三月。但疾不散，五月可别。阳疾为男，阴疾为女。女腹如箕，男腹如斧。

寸为阳，尺为阴，阴脉既已搏指，而与阳寸之脉迥然各别，是即有子之征。心为手少阴经，心主血，若胎已内结，则少阴之脉，势必往来流利，厥厥如豆之动。疾即数类，滑而且数，按之不散，是其精血已聚，故有三月之胎。滑诊不见，而但疾而不散，是其骨肉已成，脉无滑气，故有五月之胎。阳疾为男，阴疾为女，以阳主男阴主女故耳。女胎如箕，男胎如斧，以箕圆象地象阴，斧方象天象阳故耳。阳疾阴疾，统上下表里左右而言，不拘于左右分也。

妊娠之脉，实大为宜。沉细弦急，虚涩最忌。半产漏下，脉宜细小。急实断绝，不祥之兆。凡有妊娠，外感风寒。缓滑流利，其脉自佳。虚涩燥急，其胎必堕。胎前下利，脉宜滑小。

若见疾涩，其寿必夭。

妊娠脉宜实大，以其内实故也。沉细弦急，皆为真损胎堕之兆，最为切忌。半产漏下，脉见细小，是与病应。若胎漏既绝，脉又急实，真气已离，岂能生乎。妊娠感冒，脉宜流利，以其胎气未损故耳。虚涩燥急，是于胎气有损，故不宜见。有胎下利，脉宜滑小，而忌疾涩，以疾则气已离，以涩则血已伤故也，故以滑小为正。

临产之脉，又宜数滑。弦细短数，最属不利。产后沉小，微弱最宜。急实洪数，岐黄莫治。新产伤阴，血出不止。尺不上关，其命即丧。新产中风，热邪为殃。浮弱和缓，与病相当。小急弦涩，顷刻身亡。

临产脉乱滑数，是即胎动之应。若弦细短数，则于胎中有损，最为不利。产后胎儿已下，肚腹空虚，实数不与症应，故曰不治。新产出血不止，尺不上关，元气下脱，不死何待。至于中风脉见和缓，内气未动，故曰相当。如至小急弦涩，则内气已绝，无复生矣。

男子久病，当诊于气。脉强则生，脉弱则死。女子久病，当诊于血。脉弱则死，脉强则生。

久病则真气多损，故诊强弱以辨生死。但男子则当以气为诊，以男主于气也；女人则当以血为诊，以女主于血故也。右寸脉强，则气未损，故曰可生；左寸脉旺，则血未竭，故曰不死。

斑疹之脉，沉而且伏。火盛于表，阳脉浮数。热盛于里，阴脉实大。痘疹弦直，或沉细迟。汗后欲解，脉泼如蛇。伏坚尚可，伏弦堪嗟。

斑疹脉见沉伏，以毒本未伸泄故耳，仍须以脉数实辨其属表属里。痘疹最宜外出，不宜内伏，故弦直细迟犹可升托，即伏不弦，犹可内解。若至伏弦，则毒内入已深，不能外出，所以堪嗟。

痈疽未溃，脉宜洪大。及其已溃，洪大始戒。肺痈已成，寸数而实。肺痿之脉，数而无力。肺痈色白，脉宜短涩。浮大相逢，气损无失。肠痈实热，滑数可必。沉细无根，其死可测。

未溃属实，洪大宜矣。溃后则虚，而脉犹见洪大，岂其宜乎。肺痈已成，寸实无虑，以脓在肺未除故也。肺痿则肺叶焦痿，脉数无力，亦所应见。惟肺痈几作，肺气虚损，其色应白，则脉亦当短涩，方与症应；若见浮大，知是气损血失，贼邪乘金，最非吉兆。肠痈本属实热，必得滑数，方云无事；若见沉细，是谓无根，丧期在即。

奇经八脉，不可不察。直上直下，尺寸俱牢。中央坚实，冲脉昭昭。胸中有寒，逆气里急。疝气攻心，支满溺失。

奇经者，不在十二正经之列，故以奇名。直上直下，弦长相似，尺寸俱牢，亦兼弦长，中央坚实，是明胸中有寒，故见逆气里急之症。如疝气攻心，正逆急也。支满，胀也。溺失者，冲脉之邪干于肾也。

直上直下，尺寸俱浮。中央浮起，督脉可求。腰背强痛，风痫为忧。

直上直下，则弦长矣；尺寸俱浮，中央亦浮，则六部皆浮，又兼弦长矣；故其见症皆属风象。大抵风伤卫，故于督表见之；寒伤营，故于冲里见之。

寸口丸丸，紧细实长。男疝女瘕，任脉可详。

寸口者，统寸关尺三部而言，非专指寸一部也。丸丸，动貌。紧细实长，因寒实于其内而见也。男疝女瘕，即所谓苦少腹绕脐，下引阴中切痛也。

寸左右弹，阳跷可决。或痫或痉，病苦在阳。尺左右弹，阴跷可别。或痫或瘛，病苦在阴。关左右弹，带脉之讯。病主带下，腹胀腰冷。

左右弹，紧脉之象也。阳跷主阳络，故应于寸而见浮紧而细。阴跷主阴络，故应于尺而见沉紧。带脉状如束带，在人腰间，故应于关而见浮紧。紧主寒，故三脉皆见寒症。如阳跷则或见为厥仆倒地，身软作声而痫，或筋缓而伸为瘈，盖痫动而属阳，阳脉主之。阴跷则或见为语言颠倒，举止错动而癫，或筋急而缩为瘛，盖癫静而属阴，阴脉主之。带则病发腰腹，而有腹胀腰冷带下之症矣。

尺外斜上，至寸阴维。其病在里，故苦心痛。尺内斜上，至寸阳维。其病在表，故苦寒热。

从右尺手少阳三焦，斜至寸上手厥阴心包络之位，是阴维脉也。从左尺足少阴肾经，斜至寸上手太阳小肠之位，是阳维脉也。二脉皆载九道图中。斜上不由正位而上，斜向大指，名为尺外；斜向小指，名为尺内。二脉一表一里，在阴维主里，则见心痛；阳维主表，则见寒热是也。

脉有反关，动在臂后。别由列缺，不干证候。

反关本于有生之初，非病脉也，故曰不干证侯。其脉不行寸口，由列缺络入臂后手阳明大肠之经。以其不顺行于关，故曰反关。凡见关上无脉，须令病人覆手以取方见。

经脉病脉，业已昭详。将绝之形，更当度量。心绝之脉，如操带钩。转豆燥疾，一日可忧。

经曰：脉来前曲后居，如操带钩，曰心死。前曲者，谓轻取则坚强而不柔。后居者，谓重取则牢实而不动。如持革带之钩，全失冲和之气。但钩无胃，故曰心死。转豆者，即经所谓如循薏苡子累累然，状其短实坚强，真脏脉也。又曰：心绝，一日死。

肝绝之脉，循刀责责。新张弓弦，死在八日。

经曰：真肝脉至，中外急如循刀刃。又曰：脉来急益劲，如新张弓弦，曰肝死。又曰：肝绝，八日死。

脾绝雀啄，又同屋漏。一似流水，还如杯复。

旧诀曰：雀啄连来四五啄，屋漏少刻一点落。若流水，若杯复，皆脾绝也。经曰：脾绝，四日死。

肺绝维何，如风吹毛。毛羽中肤，三日而号。

经曰：如风吹毛，曰肺死。又曰：真肺脉至，如以毛羽中人肤。皆状其但毛而无胃气也。又曰：肺绝，三日死。

肾绝如何，发如夺索。辟辟弹石，四日而作。

经曰：脉来如夺索，辟辟如弹石，曰肾死。又曰：肾绝，四日死。旧诀云：弹石硬来寻即散，搭指散乱如解索。正谓此也。

命脉将绝，鱼翔虾游。至如涌泉，莫可挽留。

旧诀云：鱼翔似有又似无，虾游静中忽一跃。经云：浑浑革至如泉涌，绵绵其去如弦绝。皆死脉也。

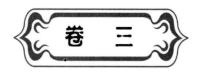

汪昂订十二经脉歌

绣按：十二经络，皆为人身通气活血之具。其脉周流岐别，不可不为辨论，以究病情之起端，邪气之胜复，气血之盈亏，则临症索病，自有其枢，而不为其所惑矣，此经络歌义之不容忽也。玩书有言，直行为经，旁行为络，一似经络之义，业已尽是。讵知人身经络，其理推究靡穷，有可分论而见其端者，有可合论而得其意者。其分论而见，盖以经起中焦，常随营气下行而上；络起下焦，恒附营气上行而下。经起中焦，则经气之上升，实有过于其络；络起下焦，则络气之下降，实有越于其经。故经多以气主，而络多以血主也。经主于气，故凡外邪之入，多于经受，而络常处于后；络主于血，故凡经邪之满，转溢于络，而络始得以受。是以经常处实，络常处虚。络得由经而实，而络亦不得以虚名也。经因受邪最早，故症多以寒见，而脉亦寸浮而紧；络因受邪稍缓，故症多因热成，而脉常见尺数而涩。经则随行上下，邪本易受，而开发最易；络则邪伏隐僻，邪即难入，而升散维艰。即经有言络处经外，邪入先自络始；然既由络入经，而经流连不散，则邪又溢于络，而见缠绵不已，故经与络又各自病。是其各别之势，有不相混如此。以经络通同而论，则经与络，虽各本子脏气之受，然究不越人身

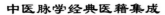

大气以为鼓运，故能流行不悖。设非大气磅礴，则彼盛此衰，生气有阻，其何以为长养元气之自乎。此其会通之妙，又有不容或忽如此。是以初病多责于经，久病多责于络。久病而再流连不解，则又多责于经之奇。以故仲景著为《伤寒论》法，多以经传立解。孙思邈著为《千金》等书，多以络病久病立说。即今姑苏叶天士，祖孙思邈，作为《临症指南》集，亦以久病活络为要，皆与经络不悖。第其经穴众多，其中错综分行，自非纂诵，难以记忆。因阅汪昂《本草备要》所订古本歌诀，颇有便世，用是附载以为采择，非惟初学得此，可以诵习；即老医得此，亦可以为临症之一助也。

太阴肺经

手太阴肺（脉）中焦起，下络大肠（肺与大肠相表里）胃口行（胃之上脘即贲门），上隔属肺从肺系（即喉管），横从腋下臑内紫（膊下对腋处名臑，音柔），前于心与心包脉（行少阴心主之前），下肘循臂骨上廉（臑尽处为肘，肘以下为臂），遂入寸口上鱼际（关前动脉为寸口。大指后肉隆起处名为鱼。鱼际，其间穴名），大指内侧爪甲根（少商穴止）。支络还从腕后出（臂骨尽处为腕），接次指交阳明经（大肠）。此经多气而少血，是动则为喘满咳（肺主气），膨膨肺胀缺盆痛（肩下横骨陷中名缺盆，阳明胃经穴），两手交瞀（音茂）为臂厥。肺所生病咳上气，喘渴（金不生水）烦心（心脉上肺）胸满结（脉布胸中），臑臂之内前廉痛，为厥或为掌中热（脉行少阴心主之前，掌心劳宫穴，属心包），肩背痛是气（盛）有余（络脉交于手，上肩背），小便数（而）欠（便频而短）或汗出（肺主皮毛），气虚亦痛（肩背寒痛）溺色变（母病及子），少气不足以报息（肺虚）。

手阳明大肠经

手阳明经大肠脉，次指内侧起商阳（本经穴名），循指上廉出合谷（俗名虎口穴），两骨（两指歧①骨间）两筋中间行（手背外侧，两筋陷中，阳溪穴），循臂入肘（外廉）行臑外（廉），肩髃（音隅，肩端两骨）前廉柱骨傍（上出膀胱经之天柱骨，会于督脉之大椎），会此（六阳经皆会于大椎，故经文云上出于柱骨之会上）下入缺盆内（肩下横骨陷中），络肺下膈属大肠（相为表里）。支从缺盆上入颈，斜贯两颊下齿当，挟口人中（鼻下沟溜）交左右，上挟鼻孔尽迎香（本经穴终，交足阳明）。此经血盛气亦盛，是动齿痛颈亦肿。是主津液病所生（大肠主津），目黄（大肠内热）口干（无津）鼽衄动（鼽，音求，鼻水。衄，鼻血），喉痹（金燥）痛在肩前臑，大指次指痛不用（不随人用，皆经脉所过）。

足阳明胃经

足阳明胃（脉）鼻颊起（山根），下循鼻外入上齿，环唇侠口交承浆（下唇陷中），颐后大迎颊车里（腮下为颔，颔下为颐，耳下为颊车。大迎，颔下穴名），耳前发际至额颅，支循喉咙缺盆入，下膈属胃络脾宫（相为表里），直者下乳侠脐中。支（者）起胃口循腹里，下行直合气街逢（即气冲），遂由髀关（抵伏兔）下膝膑（挟膝两筋为膑，一曰膝盖），循胫（外廉下）足跗（足面）中指通。支从中指入大指，厉兑之厉经尽矣（交足太阴）。此经多气复多血，振寒呻欠（呻吟呵欠）而颜黑，病至恶见火与人（血气盛而热甚），忌闻木声心惕惕（阳明土恶木也），闭户塞牖欲独处，甚则登高（而歌）弃衣（而）走，贲（奔）响腹胀（脉循腹里，水火相

---

① 歧：原作"岐"，径改。

激而作声）为骭厥（足胫为骭），狂疟温淫及汗出（阳明法多汗），鼽衄口㖞并唇胗（音轸，唇疡。脉挟口环唇），颈肿喉痹（循颐循喉）腹水肿（土不制水），膺乳（膺窗、乳中、乳根，皆本经乳间穴）膝膑股伏兔（膝上六寸肉起处），骭外足跗上皆痛，气盛热在身以前（阳明行身之前），有余消谷（善饥）溺黄甚，不足身以前皆寒，胃中寒而腹胀壅。

足太阴脾经

太阴脾（脉）起足大趾，循趾内侧白肉际，过核骨后（孤拐骨。张景岳曰：非也，即大指后圆骨）内踝前（胫旁曰踝），上腨（音善，足肚也。一作踹，音短，足跟也。然经中二字通用）循胫膝股里，股内兼廉入腹中，属脾络胃（相为表里）上膈通，挟咽连舌（本，舌根也）散舌下，支者从胃（上膈）注心宫。此经血少而气旺，是动即病舌本强（上声），食则呕出胃脘痛，心中善噫（即嗳）而腹胀，得后与气（大便嗳气）快然衰（病衰），脾病身重（脾主肌肉）不能（动）摇，瘕泄（瘕积泄泻）水闭及黄疸（脾湿），烦心心痛（即胃脘痛）食难消（食不下），强立股膝内多肿（脾主四肢），不能卧因胃不和。

手少阴心经

手少阴心（脉）起心经，下膈直络小肠承（相为表里），支者挟咽系目系，直者（从）心系上肺腾，下腋循臑后廉出，太阴（脉）心主（心包）之后行（行二脉之后），下肘循臂（内后廉）抵掌后，锐骨之端（掌后尖骨）小指停（少冲穴，交手太阳）。此经少血而多气，是动咽干（少阴火，脉挟咽）心痛应，目黄胁痛（系目出胁）渴欲饮，臂臑内（后廉）痛掌热蒸。

手太阳小肠经

手太阳经小肠脉，小指之端起少泽（本经穴），循手（外侧）上腕（臂骨尽处为腕）出踝中（掌侧腕下锐骨为踝），上臂骨（下廉）出肘内侧，两筋之间臑（外）后廉，出肩解（脊旁为膂，膂上两角为肩解）而绕肩胛（肩下成片骨），交肩之上入缺盆（肩下横骨陷中），直络心中循嗌咽，下膈抵胃属小肠（小肠与心为表里）。支从缺盆上颈颊，至目锐眦入耳中（至本经听宫穴）。支者别颊复上䪼（音拙，目下），抵鼻至于目内眦（内角），络颧交足太阳接，嗌痛颔肿（循咽循颈）头难回（不可以顾），肩似拔兮臑似折（出肩循臑），耳聋目黄肿颊间（入耳至眦上颊）。是所生病为主液（小肠主液），颈颔肩臑肘臂（外廉）痛。此经少气而多血。

足太阳膀胱经

足太阳经膀胱脉，目内眦上额交巅，支者从巅入耳（上）角，直者从巅络脑间，还出下项循肩膊（肩后之下为膊），挟脊（去脊各一寸五分，行十二俞等穴）抵腰循膂旋（脊旁为膂），络肾正属膀胱腑（相为表里），一支贯臀入腘传（从腰中下挟脊，行上中次下髎等穴，入腘委中穴，膝后曲处为腘），一支从膊别贯胛（膂肉为胛），挟脊（去脊各三寸，行附分、魄户、膏肓等穴）循髀（髀枢，股外为髀）合腘行（与前入腘者合），贯腨（足肚）出踝（胫旁曰踝）循京骨（本经穴，足外侧赤白肉际），小指外侧至阴（穴）全（交足少阴）。此经少气而多血，头痛脊痛腰如折，目似脱兮项似拔，腘如结兮腨如裂，痔（脉入肛）疟（太阳疟）狂癫疾并生（"癫狂篇"亦有刺太阳经者），鼽衄（太阳经气不能循经下行，上冲于脑而为鼽衄）目黄而泪出，囟项背腰尻腘腨（尻，苦高切），病若动时皆痛彻。以上病皆经脉所过。

足少阴肾经

足肾经脉属少阴，斜从小指趋足心（涌泉穴），出于然骨（一作谷，足内踝骨陷中）循内踝，入跟（足后跟）上腨腘内（廉）寻，上股（内）后廉直贯脊（会于督脉长强穴），属肾下络膀胱深（相为表里）。直者从肾贯肝膈，入肺挟舌（本）循喉咙。支者从肺络心上，注于胸（膻中）交手厥阴（心包经）。此经多气而少血，是动病饥不欲食（腹内饥而不嗜食），咳唾有血（脉入肺故咳。肾主唾，肾损故见血）喝喝喘（肾气上奔），目䀮（瞳子属肾）心悬（脉络心，水不制火）坐起辄（坐而欲起，阴虚不宁），善恐（心惕惕）如人将捕之（肾志恐），咽肿舌干兼口热（少阴火），上气（肾水溢而为肿）心痛或心烦（脉络心），黄疸（肾水乘脾，或为女劳疸）肠澼（肾移热于脾胃大肠，或痢或便血）及痿（骨痿）厥（下不足则上厥），脊股后廉之内痛，嗜卧（少阴病，但欲寐）足下热痛切。

手厥阴心胞经

手厥阴经心主标，心包下膈络三焦（心包与三焦为表里），起自胸中（膻中）支（者）出胁，下腋三寸循臑（内）迢，太阴（肺）少阴（心）中间走，入肘下臂两筋超（掌后两筋横纹陷中），行掌心（劳宫穴）从中指出（中冲穴），支从小指次指交（小指内之次指，交三焦经）。是经少气原多血，是动则病手心热，肘臂挛急腋下肿，甚则支满在胸胁，心中憺憺时大动，面赤目黄笑不歇①，是主脉所生病者（心主脉），掌热心烦心痛掣（皆经脉所过）。

---

① 自"肘臂"至"不歇"共28个字，原为小字，据《汤头歌诀》后附《十二经脉歌》改为大字。

手少阳三焦经

手少阳经三焦脉，起手小指次指间（无名指关冲穴），循腕（表手背）出臂（外）之两骨（天井穴），贯肘循臑外上肩，交出足少阳（胆）之后，入缺盆布膻中传（两乳中间），散络心包而下膈，循属三焦表里联（三焦与心包为表里）。支从膻中缺盆出，上项出耳上角巅，以屈下颊而至䪼，支从耳后入耳（中）缘，出走耳前（过胆经客主人穴）交两颊，至目锐眦（外角）胆经连（交足少阳）。是经少血还多气，耳聋嗌肿及喉痹（少阳相火），气所生病（气分三焦心胞皆主相火）汗出多（火蒸为汗），颊肿痛及目锐眦，耳后肩臑肘臂外，皆痛废及小次指（小指次指不用）。

足少阳胆经

足少阳脉胆之经，起于两目锐眦边，上抵头角下耳后，循颈行手少阳前（三焦），至肩却出少阳后，入缺盆中支者分，耳后入耳（中）耳前走，支别锐眦下大迎（胃经穴，在颔前一寸三分动脉陷中），合手少阳抵于䪼（目下），下加颊车下颈连，复合缺盆下胸（贯）膈，络肝属胆表里萦（相为表里），循胁里向气街出（挟脐四寸动脉），绕毛际入髀厌横（横入髀厌，即髀枢），直者从缺盆下腋，循胸季胁过章门（胁骨下为季胁，即肝经章门穴），下合髀厌（即髀枢）髀阳外（循髀外行太阳阳明之间），出膝外廉外辅（骨，即膝下两旁高骨）缘，下抵绝骨出外踝（外踝以上为绝骨，少阳行身侧，故每言外），循跗（足面）入小次指间，支者别跗入大指，循指歧骨出其端（足大指本节后为歧骨交肝经）。此经多气而少血，是动口苦（胆汁上溢）善太息（木气不舒），心胁疼痛转侧难，足热（足外反热）面尘体无泽（木郁不能生荣），头痛颔痛锐眦痛，缺盆肿痛亦肿胁，马刀侠瘿颈腋生（少阳疮疡坚而不溃），汗出（少阳相

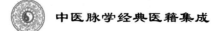
火）振寒多疟疾（少阳居半表半里，故疟发寒热，多属少阳），胸胁髀膝（外）胻绝骨，外踝皆痛及诸节（皆经脉所过）。

足厥阴肝经

足厥阴肝脉所终，大指之端毛际丛（起大敦穴），循足跗上（廉）上内踝（中封穴），出太阴后（脾脉之后）入腘中（内廉），循股（阴）入毛（中）绕阴器，上抵小腹挟胃通，属肝络胆（相为表里）上贯膈，布于胁肋循喉咙（之后），上入颃颡（咽颡，本篇后又云络舌本）连目系，出额会督顶巅逢（与督脉会于巅百会穴）。支者复从目系出，下行颊里交环唇。支者从肝别贯膈，上注于肺乃交宫（交于肺经）。是经血多而气少，腰痛俯仰难为工（不可俯仰），妇少腹痛男㿗疝（脉抵小腹环阴器），嗌干（脉络喉咙）脱色面尘蒙（木郁），胸满呕逆及飧泄（木克土），狐疝遗尿（肝虚）或闭癃（肝火）。

汪昂奇经脉歌

绣按：奇经八脉，前人论之详矣。考诸时珍有言：八脉阳维起于诸阳之会，由外踝而上行于卫分；阴维起子诸阴之交，由内踝而上行于营分；所以为一身之纲维也。阳跷起于跟中，由外踝上行于身之左右；阴跷起于跟中，循内踝上行于身之左右；所以使机关之跷捷也；督脉起于会阴，循背而行于身之后，为阳脉之总督，故曰阳脉之海；任脉起于会阴，循腹而行于身之前，为阴脉之承任，故曰阴脉之海。冲脉起于会阴，夹脐而行，直冲于上，为诸脉之冲要，故曰十二经之海。带脉则横围于腰，状如束带，所以总约诸脉者也。是故阳维主一身之表，阴维主一身之里，以乾坤言也。阳跷主一身左右之阳，阴跷主一身左右之阴，以东西言也；督主身后之阳，任冲主身前之阴，以南北言也；带脉横束诸脉，以六合言也。又考张洁古有云：跷者，捷疾也。二脉起于足，使人跷捷也。阳跷在肌肉之上，阳脉所行，通贯六腑，主持诸表，故名为阳跷之络；阴跷在肌肉之下，阴脉所行，贯通五脏，主持诸里，故名为阴跷之络。观诸所论八脉，虽在十二经络之外，因别其名为奇，然亦可为正经正络之辅。盖正经犹于地道之沟渠，奇经犹于沟渠外之湖泽。正经之沟渠不涸，则奇经之湖泽不致甚竭；正经之沟水既满，则奇经之湖泽必溉。所以昔人有云：脏气安和，经脉调畅，八脉之形无从而见，即经络受邪不致满溢，与奇经无预。若经络之邪热既满，势必溢于奇经。如天雨降下，沟渠满溢，滂霈妄行，流于湖泽之意，正自相符。且诸经皆为脏腑所配，此则自为起止，不与正经之例相同，故奇经又为十二经之约束。是以伤寒之邪，有从阳维而始传次三阳，有从阴维而始传次三阴。并脏气内结，邪气外溢，竟从奇经先受。然此由邪入内，而不于奇是留，非若十二经热满之必见有溢奇之日也。时珍云：医而知乎八脉，则十二经十五络之大旨得；仙而知乎八脉，则龙虎升降玄牝幽微之窍妙得。又曰：医不知此，罔探病机；仙不知此，难安炉鼎。旨哉斯言，录此以为医之一助。

任脉起于中极底（脐下四寸，穴名中极。任脉起于其下二阴之交会阴之穴。任由会阴而行腹，督由会阴而行背），以上毛际循腹里（行中极穴），上于关元（脐下三寸穴名）至咽喉，上颐循面入目是（络于承泣）。冲（脉）起气街并少阴（肾脉），挟脐上行胸中至（任脉当脐中而上，冲脉挟脐旁而上。以上并出《素问·骨空论》）。冲为五脏六腑海（冲为血海），五脏六腑所禀气。上渗诸阳（经）灌诸精（上出颃颡），从下冲上取兹义（故名冲）。亦有并肾下行者，注少阴络气街出，阴股内廉入腘中（膝后曲处），伏行骭骨内踝际，下渗三阴（肝脾肾）灌诸络，以温肌肉至跗指（循足面下涌泉入足大指。此段出《灵枢·逆顺肥瘦》篇）。督（脉）起少腹骨中央，入系廷孔（女人阴廷溺孔之端，即窈漏穴）络阴器，合篡（二阴之交名篡）至后别绕臀，与巨①阳络（太阳中络）少阴比（与膀胱、肾二脉相合），上股（内后廉）贯脊属肾行，上同太阳起（目）内眦，上额交巅络脑间，下项循肩（膊内）仍挟脊，抵腰络肾（此督脉并太阳而行者）循男茎（男子阴茎），下篡亦与女子类，又从少腹贯脐中（央），贯心入喉颐及唇（环唇），上系目下中央际，此为并任（此督脉并任脉而行者）亦同冲（脉）。大抵三脉同一本（冲任督三脉皆起于会阴之下，一原而三歧，异名而同体），《灵》《素》言之每错综（《灵枢·五音五味》篇：冲脉、任脉，皆起于胸中，上循背里。是又言冲任行背。故经亦有谓冲脉为督脉者。古图经有以任脉循背者谓之督。自少腹直上者谓之任，亦谓之督，今人大率以行身背者为督，行身前者为任，从中起者为冲。然考任督二经所行穴道，一在身前，一在身后，而冲脉居中，则无穴道，似当以此说为正）。督病少腹（上）冲心痛，不得前后（二便不通）冲疝攻（此督脉为病同于冲脉者），其在女子为不孕（冲为血海，任主胞络），嗌干（脉循咽喉）遗尿及痔癃（络阴器，合篡间。此督脉为病同于冲任者）。任病男疝（内结七疝）女瘕带（带下瘕聚即妇人之疝），冲病里急气逆冲（血不足故急，气有余故逆。此段出《素问·骨空论》。督者，督领诸经之脉也。冲者，其气上冲也。任者，女子得之以任养也）。跷（阴跷脉）乃少阴（肾）之别脉，起然骨后（足内踝大骨之下，照海穴）至内踝，直上阴股入阴间，上循胸入缺盆过，出人迎前（胃经，颈旁动脉）入顿（颧）眦（目内眦，睛明穴），合于太阳阳跷和（阳跷脉始于膀胱经之中脉穴，足外踝下陷中。此段出《灵枢·脉度》篇）。此皆《灵》《素》说奇经，带及二维未说破。

---

① 巨：原作"臣"，据《汤头歌诀》后附《奇经八脉歌》改。

新增脉要简易便知

浮　如水漂木。主表实，亦主里实虚。

沉　重按乃得（在筋骨间）。主里实，亦主里虚。

数　一息六至。主实热，亦主虚寒。

迟　一息三至。主虚寒，亦主实热。

长　指下迢迢（上至鱼际，下至尺泽）。主气治，亦主阳盛阴虚。

短　两头缩缩（寸不通鱼际，尺不通尺泽）。主气损，亦主中窒。

大　应指满溢（长而无力）。主邪盛，亦主正虚。

小　三部皆小（指下显然）。主气虚，亦主内实。

洪　来盛去悠（既大且数）。主热极，亦主内虚。

微　按之模糊（若有若无，浮中沉皆是）。主阴阳气绝，亦主邪实。

实　举指愊愊（举按皆强）。主热实，亦主寒实。

虚　豁然浮大（浮见）。主气血空虚。

紧　劲急弹手（弹如转索）。主寒闭，亦主表虚。

缓　来去和缓。主无病，亦主实热虚寒。

濡　如絮浮水（浮见）。主气衰，亦主外湿。

弱　小弱分明（沉见）。主气虚，亦分阴阳胃气。

芤　按之减小（浮沉皆有，中取减小）。主血虚。

弦　端直而长（浮沉皆见）。主木盛土衰，亦看兼脉。

滑　往来流利（数见）。主痰饮，亦主气虚不统。

涩　往来艰涩（迟见）。主血虚，亦主寒湿热闭。

动　两关滑数如珠。主阴阳相搏。

伏　着骨始得（较沉更甚）。主邪闭，亦分痰火寒气。

促　数时一止。主阳邪内陷。

结　迟时一止。主气血渐衰，亦主邪结。

革　浮取强直，按之中空。主精血虚损。

牢　沉取强直搏指（沉伏之间）。主寒实。

疾　一息七八至。主阳亢，亦主阳浮。

细　细如蛛丝。主气虚，亦主热结里虚。

代　止歇有时。主气绝，亦主经隧有阻。

散　来去不明。主气散。

督　轻取弦长而浮（六脉皆见）。主风伤身后总摄之阳，故脊强不能俯仰。

冲　按之弦长坚实（六脉皆是）。主寒伤身前冲要之阴，故气逆里急。

任　紧细而长（六脉形如豆粒）。主寒伤身前承任之阴，故少腹切痛。

阳维　右尺内斜至寸而浮。主邪伤一身之表，故寒热不能自持。

阴维　左尺外斜至寸而沉。主邪伤一身之里，故心痛失志。

阳跷　两寸左右弹浮紧细。主邪伤左右之阳，故腰背苦痛。

阴跷　两尺左右弹沉紧细。主邪伤左右之阴，故少腹切痛。

带脉　两关左右弹滑而紧。主邪伤中腰带束之处，故腰腹痛。

有力　久按根底不绝（非坚劲搏指）。主病无害，亦防气逆。

有神　光泽润滑（稳厚肉里，不离中部）。主病治，亦防痰蓄。

胃气　脉缓和匀（意思悠悠）。主病愈，亦忌谷食减少，寸口脉平。

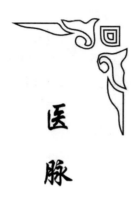

医脉摘要

清·萧涣唐 撰

王　冠
赵俐黎　校注
孟　闯

内容提要

　　清·萧涣唐撰。二卷。约成书于清宣统三年（1911 年）。后刊入《三三医书》。萧涣唐，字廉泉，庐陵（今江西吉安）人。卷上主要从外感、内伤、脏腑、伤寒六经病证等方面辨别疑似证候，卷下为验舌诊脉之法，末附时方歌、药性赋二篇。

　　本次整理，以《三三医书》本为底本。

目 录

第
五
辑

第五辑

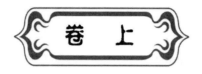

发热辨

伤寒发热，多兼恶寒，有仲景成法可循。惟杂病发热，颇类伤寒，不可不辨。凡脉数，发热，头痛而身不痛，右脉或紧或滑而左脉平和者，伤食也。夏月，四肢发热，身体沉重，胸膈烦闷，但不恶风，不头痛者，湿热相搏也；一身尽痛、发热日晡时①剧者，风湿也；身热而烦，但头不痛，脉不浮紧，不恶寒者，虚烦也。春夏之交，发热而渴，或微恶寒，左脉大于右者，温病也；身热，头痛，自汗，多眠，阳脉浮数，阴脉濡弱者，风温也。夏月，脉虚，身热而喘乏者，伤暑也；四肢发热，口唇干燥，烦闷不宁而身不热者，脾热也。每日晡时，憎寒壮热、脉数盛而有痛处者，痈毒始发也。（原注：又有夜间发热，天明则退，或自汗出者，乃血发热，热在荣分，故不作渴，也宜清荣之剂。）

太阳为先天之主阳，其热发于荣卫，故一身手足壮热。阳明乃太阳少阳相合之阳，其热发于肌肉，故蒸蒸发热。少阳为半表半里之阳，其热发于腠理，时开时合，故往来寒热。此三阳发热之分也。太阴为至阴，无热可发，因为胃行津液以灌四旁，故得主四肢而发热于手足，所以太阴伤寒，手足自温；太

---

① 日晡时：指申时，下午 3~5 时。

阴中风，四肢烦疼耳。少阴为封蛰之本，若少阴不藏，则坎阳无蔽，故有始受风寒，而脉沉反发热者，或始无表热，八九日来热入膀胱，致一身手足尽热者。厥阴当两阴交尽一阳初生，其伤寒也，有从阴而先厥后热者，有从阳而先热后厥者，或阳进而热多厥少，或阳退而热少厥多或阴阳和而厥与热相应。此三阴发热之分也。

伤寒发热，得汗则解。若汗出而热不退，或为风，或为湿，或风湿相搏，或风温不解，切勿专用发表之药。初病时之热，为虚实热，或表实或里实也。大病后之热，为虚热，或阳虚或阴虚也。

潮热辨

潮热有作有止，如潮水之来，不失其时。若每日申酉时发热，此阳明胃实也，宜下之。若潮热于寅卯，则属少阳；潮热于巳午，则属太阳，宜分别治之。

有潮热似疟、胸膈痞塞、背心疼痛、气弱、脉弦，服补药不效者，此痰饮随气而潮，故热亦随饮而潮也，宜涤痰之剂。

有气口脉滑，当薄暮发热，明日复止者，此内有宿食也，宜消食之剂。

有阴虚发热，夜热而朝退者，或产后下血过多，或内伤失血不止也，宜养阴而兼清火。

小儿发热辨

心热者，额上先赤，心烦，心痛，掌中热而哕，或壮热饮水，巳午时甚。肝热者，左颊先赤，便难，转筋，寻衣捻物，多怒多惊，四肢困倦，寅卯时甚。脾热者，鼻上先赤，怠惰嗜卧，身热，饮水遇夜益甚。肺热者，右颊先赤，手掐眉目喘咳，寒热饮水，日酉热甚。肾热者，颏下先赤，两足热甚，骨节如虫蚀热甚，不能起于床，夜间益甚。仍当辨其虚实：实则面赤，气粗，口燥唇肿，作渴饮冷，大小便难，或掀衣露体，烦啼暴叫，仰面而卧，睡不露睛，手足指热；虚则面色青白，恍惚神缓，口中虚冷，嘘气软弱，喜热恶寒，泄泻多尿，或乍凉乍温，怫郁①惊惕，夜出虚汗，屈体而卧，睡露睛，手足指冷。大抵阴虚则内热，阳盛则外热。以手轻按之则热，重按之不热，此皮毛血脉之热，热在表也；重按之筋骨之分则热，轻按则不热，此筋骨之热，热在里也；不轻不重按之而热，此肌肉之热，热在表里之间也。壮热者，肢体大热，热不已则发惊痫；温热者，肢体微热，热不已则发惊搐。壮热恶风寒，表之虚热也；不恶风寒表之实热也。壮热饮汤，为津液亏，里之虚热也；壮热饮水，为内火炽，里之实热也。

恶寒辨

发热恶寒发于阳，无热恶寒发于阴。病人身大热反欲近衣者，热在皮肤，寒在骨髓也；身大寒反不欲近衣者，寒在皮肤，热在骨髓也。

阳乘阴者，腰以下至足热、腰以上寒，宜栀子豆豉汤吐以升之，或用升阳散火汤以达之。若阴气上争，心腹满者，死。阴乘阳者，腰以上至头热、腰以下寒，桂苓丸以导之。若阳气上争，得汗者，生。（原注：阳邪陷入阴分，阴邪上干阳位二层，为辨

---

① 怫郁：郁闷不舒。

证关键。)

内伤恶寒，得暖便减。外感恶寒，絮火不除。恶寒者，周身毛窍被寒遏郁，不得阳气以卫外，故皮毛洒淅，虽向火覆被，不能御其寒也。人身八万四千毛窍，太阳卫外之气也。若病在太阳之气，则通身恶寒。从头项而至背脊，太阳循行之经也。若病在太阳之经，则背恶寒。恶寒之外，又有身寒，着衣重复而身尚冷，乃三焦火热之气不能温肌肉也，急温之、灸之。

背恶寒者，背为阳气行道，或阴邪凝滞，或阳极似阴，故恶寒也。若寒邪在里，口中和而背恶寒者，属少阴证，宜附子汤；阳邪陷内，口燥渴而背恶寒者，属阳明证，宜人参白虎汤。若心下有留饮，背寒冷如掌大者，宜十枣汤。若湿痰凝聚背心，时有一块冷者，宜苓桂苍术甘汤加半夏、南星、芥子。

寒热辨

阳盛则热，阴盛则寒。重寒则热，重热则寒。（原注：热极生寒，寒极生热，所谓亢则害也。）

阳虚则外寒，阴虚则内热。阳盛则外热，阴盛则内寒。

风气客于皮肤之间，内不得通，外不得泄，腠理开则洒然，寒闭则热。而闷其寒也则减饮食，其热也则消肌肉，使人怢慄而不能食，名曰寒热。

往来寒热少阳证。寒热相因，小柴胡。如疟，寒热三五发，太阳麻桂等汤除。

伤寒伤风辨

（原注：风伤卫，卫主气，阳也。寒伤荣，荣主血，阴也。）

伤寒郁而后发热，伤风初起热即发。伤寒肢冷脉浮紧，伤风肢温浮缓脉。伤寒恶食汗涕无，伤风能食汗涕出。（原注：风为阳邪，寒为阴邪。）风寒相因相离少，三阳俱有恶寒风，恶风属阳法从表，三阴恶寒不恶风。

自汗

（原注：汗出而表不解者，或为风邪未尽，或为风湿相搏。）

自汗在太阳，为风邪，桂枝汤证也；在阳明，为热越，白虎承气汤证也。若表虚自汗者，宜玉屏风散；阴虚盗汗者，宜当归六黄汤。

头汗

（原注：邪盛则汗，必热。阳脱则汗，必冷。）

头为诸阳之会，瘀热在里，不能发越，故热蒸于头，但头汗出也。有发热而头汗者，宜清理湿热。有水结而头汗者，宜温散水气。若火邪疫邪而头汗者，或白虎汤清之，或承气汤下之。惟虚阳上脱，汗出如珠者，不治。

手足汗

四肢者，诸阳之本，胃主四肢。今热聚胃中，逼其津液旁达于四肢，故手足濈濈然汗出也，宜急下之。若虚寒已极，手足出冷汗者，宜四逆汤。

发汗有二法，湿邪用香燥药发汗，即以去湿燥病，用滋润药滋水，即以作汗。凡脉微，汗冷如膏，手足厥逆而舌润者，亡阳也，宜温药救阳；脉洪，汗热不黏，手足温和而舌干者，亡阴也，宜凉药救阴。（原注：止热汗，用浮小麦一两、大枣七枚，水煎服。）

头痛

头痛少阳盛两边，太阳连项厥阴巅，阳明在额眼眶甚，太少二阴痛亦连。

三阴经皆有头痛、身必发热，各随其经治之。若无热，干呕，吐涎沫而头痛者，厥阴经证也，宜吴茱萸汤；若疫证头胀痛如破者，胃家邪实，气不下降也，宜承气汤；若痰厥头痛者，时重时轻，宜半夏白术天麻汤。

外感头痛，痛甚不休；内伤头痛，乍痛乍止。昼痛暮止者，气虚也；暮痛昼止者，血虚也。

身痛

身痛而发热无汗者，表实也，宜麻黄汤。身痛而不能转侧者，风湿也，宜桂枝加附子汤。身痛如被杖者，阴证也，宜四逆汤。身痛而脉迟者，血虚也，宜黄芪建中汤。若劳伤，身痛，脉虚，体倦者，宜补中益气汤。

头重

（原注：浊阴寒湿之邪，上干清阳之位，故使人头重。）

太阳项强恶寒，而头重不能举者，表邪也，宜汗之。若阴阳易病，眼中生花者，宜烧裈散。若杂病，百节解散者，宜补剂。若湿痰随气上升而头重者，宜涤痰利湿。

头眩

上虚则眩。头旋者，为眩运；头昏者，为眩冒。有因风、因痰、因火、因虚之不同。

项强

项背几几（音殊）强太阳，脉浮无汗葛根汤；有汗桂枝添葛入，脉沉瓜蒌桂枝方；结胸项强如柔痉，大陷胸丸下必康；但见少阳休汗下，小柴去（半）夏入（瓜）蒌良。

痉

痉病汗多血液伤，恶寒身热脉弦长，颈项强急面目赤，头摇口噤背反张。

咽痛　咽痒

咽痛有二，脉浮数、面赤、吐浓血而咽痛者，阳毒证也；脉沉迟、手足冷、或吐利而咽痛者，少阴证也。咽痒亦有二，或实火上攻，或虚火上冲，随证治之。

耳聋

耳暴聋者，邪传少阳之经也。未汗者，宜和解；已汗者，宜养阴。若脱精而耳聋者，虚极之候也，宜补中益气汤合六味地黄汤治之。

胸胁满

邪气传里必先胸，由胸引胁少阳经。胸满桂枝加杏仁，胁满宜和小柴平。干呕潮热胸胁满，大柴加硝两解行。

心下痞满　结胸　脏结

不应下而下之，实邪留结，则硬满而痛，为结胸（宜陷胸汤）。虚邪留滞，则硬满而不痛，为痞气（宜泻心汤）。热微而头汗者，水结胸也（宜半夏茯苓汤）。漱水不欲咽者，血结胸也（宜桃仁承气汤）。若未下而胸满者，邪尚在表也，宜小柴胡汤加枳桔。若状如结胸、舌苔白滑、饮食如故、时时下利者，脏结也，难治，宜用温散之剂。

阳证痞硬为热痞，大黄黄连泻心汤。汗出恶寒寒热痞，附子泻心芩连黄。

腹满

（原注：满而可按者，为虚满；而不可按者，为实。）

腹满而痛者，为里实，当下之，宜承气汤。腹满时减者，为虚寒，当温之，宜参夏朴姜甘草汤。若吐利而腹满者，属太阴证，宜理中。（原注：藏寒生满病。）

小腹满

（原注：脐下为小腹，小腹左右为少腹。）

脐下满而小便利者，畜血也；小便不利者，畜水也。若厥逆尿白者，阴寒凝结也，宜桂附吴萸。（原注：肾虚，则寒动于中，当温之。）

烦躁

烦出于心，阳盛而内热也。躁出于肾，阳浮而外热也。太阳有不汗出之烦躁，宜大青龙汤。阳明有心下硬满之烦躁，宜大承气汤。少阴有吐利厥逆之烦躁，宜吴茱萸汤。若汗下之后身无大热，脉沉微而昼日烦躁者，阳虚也，宜附子干姜汤。若不烦而躁，面赤身热，欲入水而不能饮水者，阴盛格阳也（原注：戴阳证），宜白通加人尿猪胆汁汤（原注：冷服）。惟结胸证具而烦躁、恶寒踡卧而烦躁者，不治。

不得眠

（原注：凡病喜仰卧者，实热；喜合面卧者，虚邪；喜向里卧者阴证。）

夜以阴为主，阳不入阴，故烦躁不得眠也。或汗后而心血大虚，或热甚而神气不宁，或新愈而阴气未复，各随见证治之。又有胆气虚而不眠者，宜枣仁汤；胃不和而不眠者，宜半夏秫米汤。（原注：开目欲见人者，阳证也。闭目不欲见人者，阴证也。目中不了了，睛不和，目赤、目黄、目眩，皆热证。瞪目直视，目胞陷下，戴眼反折，皆难治。）

欲寐

（原注：足太阳之筋，为目上纲。足阳明之筋，为目下纲。热甚而目不开者，筋纵也。寒甚而目不瞑者，筋急也。）

阳虚则欲寐，脾亏则嗜卧。汗出、身重而鼾睡者，风温也。唇黑、声哑而多眠者，狐惑也。若汗下之后，身凉、脉静而酣睡者，荣卫和也。

懊憹

懊憹者，心中郁闷也。或表邪内陷，或余热未清，或汗下之后水火不交，当随证治之。

衄血

（原注：阳经热甚，迫血妄行，而上出于鼻也。）

阳明衄血热在里，太阳衄血热瘀经。太阳头痛目瞑兆，阳明漱水不咽徵。衄后身凉知作解，不解犀角地黄清。未衄表实麻黄汗，里热犀角益连芩。

哕　噫气

哕与干呕相似，其声浊而长。盖因胃气本虚或汗下太过，胃中虚冷；或恣饮冷水，水寒相搏，理中汤加半夏丁香主之。噫气者，中焦不和，不能消谷，故气逆不降也，宜香砂六君子汤；兼痞硬者，宜代赭旋覆汤。（原注：连声哕者，属中焦。声断续，时微时甚者，属下焦。）

呃逆

（原注：呃逆从脐下起者，肾气虚寒也。在胸臆间者，胃热上冲也。）

呃逆者，气由腹中上冲，其声连续也。有热逆而呃者，以柿蒂枇杷叶（原注：二味烧灰存性，竹茹汤调下）治之。有寒逆而呃者，理中汤加丁香、半夏主之。若水停者，宜分利。食积者，宜消导。火盛者，宜凉膈。痰壅者，宜开豁。惟久病作呃，乃除中之候，不治。

喘　短气

喘息喝喝数张口，短气似喘不抬肩。促难布息为实证，短不续息作虚观。表喘桂麻加杏朴，里喘承气陷胸丸。水气正苓加葶苈，痰喘苏葶二陈全。

呕吐

（原注：朝食暮吐，脾寒也。食入即吐，胃热也。吐清水者，为寒。吐痰涎酸水者，为热。）

有声无物曰干呕，有物无声曰吐，有声有物曰呕吐，多由表邪传里、里气上逆也。有胃热而呕吐者，脉弦数、口燥渴是也。有胃寒而呕吐者，脉弦迟、手足冷是也。有水饮而呕吐者，先渴后呕，呕而复渴是也。若太阳汗出而干呕者，宜桂枝汤；少阴下利而干呕者，宜四逆汤；厥阴吐涎沫而干呕者，宜吴茱萸汤。

口渴

三法伤津胃燥干，阳往乘阴渴亦然。渴欲饮水少少与，莫使停留饮病干。太阳尿少五苓散，阳明大渴白虎先。少阳证具心烦渴，小柴去半加粉添。

若邪热聚胃，耗其津液，以致口燥舌干者，宜急下。若汗下太过，竭其津液，以致口燥咽干者，宜救阴。

悸

（原注：火邪惊悸者，宜桂枝汤去芍药，加龙骨、牡蛎。）

悸者，心中筑筑然，动而不能自安，即怔忡也。有水停心下，心火畏水而不能安者，宜半夏茯苓汤。有发汗过多，液去心虚而无依者，宜归脾汤。

振

振者耸然动摇，由汗、吐、下后，气血大虚也，或以真武汤温之，或以人参养荣汤补之。

战慄

身动为战，心惕为慄，阴阳相争之象也。正气胜而战者，得汗则解。阴气盛而慄者，助阳为急。

发黄

湿热发黄头汗出，小便不利渴阳明。素有寒湿发汗后，黄从湿化太阴经。阳色鲜明阴色暗，太阳血蓄并狂生，表实麻翘赤小豆（原注：加甘草、杏仁、姜、枣、名麻黄连翘赤小豆汤），里实栀子大黄茵（原注：加黄柏、甘草，名栀子大黄汤），阴黄茵陈入四逆，便溏尿秘茵五苓。环口黧黑柔汗（原注，冷汗也）死，体若烟薰阳绝征。

发狂

（原注：阳邪并于阳，则狂。阴邪并于阴，则颠①。）

神昏胃热重阳狂，或用三承（气汤）或三黄（石膏汤）。蓄血发狂小便利，少腹满痛属太阳。阳明蓄血大便黑，其人如狂而喜忘。劫汗惊狂频卧起，参（白）薇龙（骨）牡（蛎）茯神良。

发癍 （附痧疹）

（原注：斑疹邪在血络，只宜轻宣凉解，误用升提则衄；或厥，或呛咳，或昏痉，用壅补则霉乱。）

伤寒疹斑失汗下，感而即出时气然。表邪伏郁荣卫分，外泛皮肤血热缠。痧白疹红如肤粟，癍红如豆片连连。红轻赤重黑多死，淡红秽暗毒宜宣，化斑白虎去粳米（加元参犀角），热甚三黄石膏煎。（原注：咽喉肿痛者，宜射干、牛蒡子、连翘、玄参。）

谵语　郑声

（原注：谵语而直视者、喘满者、下利者、脉短者，均不治。）

---

① 颠：通"癫"。本义为精神错乱，言语行为失常。

谵语为实声长旺,乱言无次数更端。郑声为虚声短细,频言重复更呢喃。实主热邪宜清解,虚为神散独参煎。

胃有燥屎则谵语,邪热盛极亦谵语。大便秘而谵语者,宜大承气汤。大便通而谵语者,宜三黄栀子汤。大下血而谵语者,宜补血汤。温病谵语,宜清荣汤。(原注:伤寒谵语,舍燥屎,无他证。温病谵语,有因燥屎,有因邪陷心包。)

循衣摸床　撮空

一为阳明热极,宜承汤①。然脉实则可下,虚则难治也。一为汗下伤阴,宜独参汤。然小便利则生,不利则死也。若久病见此,乃神散之候,即死。

瘛疭

瘛者,筋脉急,急则引而缩也。疭者,筋脉缓,缓则纵而伸也。伸缩不已,名曰瘛疭②,俗谓之搐。乃风痰为病也,故颠痫证多有之。

拘急

有发热、头痛、身疼而四肢拘急者,为表证。无身热头痛而倦卧不伸、四肢拘急者,为阴证。若汗下后,筋惕肉𥆧而见拘急不仁者,乃气血虚弱,不能荣养筋脉也。

---

① 承汤:承气汤属。

② 瘛疭(chì zòng):亦作"瘈疭""瘯疭"。指手足伸缩交替,抽动不已的病症。《伤寒明理论》卷三:"瘛者,筋脉急也;疭者,筋脉缓也。急者则引缩,缓者则纵而伸。或缩或伸,动而不止者,名曰瘛疭。"

郁冒

郁者，郁结而气不舒；冒者，昏冒而神不清，多虚寒证也。若瘟疫蓄热内迫而郁冒欲死者，宜下之；新产恶露不行而郁冒难禁者，宜行血。

怫郁

此证多因汗不彻，阳气郁于肌肤，故蒸于头面，时赤时不赤也，宜微汗之。

摇头

欲言而头摇者，里痛也。口噤而头摇者，痉病也。若直视摇头者，难治。

自利

三阳下利则身热；太阴下利则手足温；少阴、厥阴下利，则身凉无热。大抵协热利者，脐下必热，渴欲饮水，发热，脉数，泄下黄赤也；协寒利者，脐下必寒，自利不渴，恶寒，脉微，泄下清谷也。

不大便

胃热津耗者，宜下之。汗后津竭者，宜导之。若瘥后食多，胃气难运而不大便者，消导为主；病后血少，肠胃燥结而不大便者，滋润为先。

小便不利

（原注：点滴俱无者，为癃闭。）

阴虚则小便难，宜六味地黄汤（去山萸，加白芍）。膀胱热则小便不利，宜五苓散。

小便数

小便频数者，肾与膀胱俱虚，而客热乘之也。虚则不能制水，热则水道必涩。

遗溺

肾虚则膀胱之气不约，故小便出而不自知也。若热甚、神昏而遗尿者：当清心解热；阴寒厥逆而遗溺者，当温肾固气。惟直视遗溺，为肾绝不治。

厥逆

手足寒冷为四逆，冷至肘膝为厥，由阳气内陷，不与阴气相顺接也。始发热，渐至壮逆不厥者，为阳厥，必喜水饮，溺赤，口干，脉沉而数也，宜白虎汤、承气汤。始不发热而厥者，为阴厥，必喜火熨，阴缩，爪青，脉沉而迟也，宜四逆汤。若小儿之病又有食滞而厥者，宜消食；痰闭而厥者，宜豁痰。

阳气衰于下则为寒厥，阴气衰于下则为热厥。凡阴厥胫冷则臂上冷，便利不渴，身倦嗜卧，神志尚清；阳厥则胫冷而臂不冷，狂乱谵妄，神志昏愦。

筋惕肉瞤

过汗伤液，阳气大虚，筋肉失养，故惕然而跳、瞤然而动也，宜真武汤。

蓄血

蓄血者热结血瘀，故少腹急满也。太阳蓄血，小便必利；阳明蓄血，大便必黑，其人如狂，善忘，桃仁承气汤主之。（原注：瘟疫蓄血去桂枝，加黄连、黄芩、黄柏、栀子、丹皮。）

热入血室

（原注：此证日轻夜重，谵语亦在夜间，由邪入阴分也。）

妇人伤寒中风，遇经水适来，邪随而入，或经水适断，血热而结，其证寒热如疟，甚则谵语，宜小柴胡汤加生地、芍药、丹皮。

狐惑

（原注：其证卧起不安、恶闻食臭、默默欲眠、声哑者，宜甘草泻心汤；咽干者，苦参水外洗之；食肛者，雄黄烧烟熏之；脓成者，宜赤小豆当归散。）

虫蚀下部，为狐。下唇有疮，其咽干，虫蚀其脏，为惑。上唇有疮，其声哑，由热深食少、肠胃空虚、三虫举而求食也。其证目闭神倦、面色无常，桃仁槐子治之。

漱水不欲咽

一为邪热作衄，一为瘀血停留。若阴盛格阳，虚火上炎而假渴者，宜白通加人尿猪胆汁汤。（原注：阳明经热，故欲漱水；热不在胃，故水不下咽。经中热甚，则迫血妄行，故必作衄。）

饥不欲食

胃气虚而客热在胸，故饥而不欲食也。若吐蛔者，宜乌梅丸。

百合病

（原注：脉必微散。）

病后余邪百合成，先察溺时头痛情。起居饮食不自主，药投吐利似神灵。汗后百合知母润，下后百合滑（石代）赭清，吐后百合卵黄补，发热百合滑石平，阴虚百合生地汁，渴用花粉牡蛎并。

发颐

伤寒颐毒郁热成，失于汗下耳后生。红焮热痛宜消散，反此神昏命必倾。

食复劳复

新愈脏腑皆不足，卫荣肠胃未通和，多食过劳复生热，枳实栀子六黄瘥。（脉）浮（有表当）汗（脉）沉（有里当）下（无表里证当用）小柴解，燥呕竹叶石膏科，气虚补中益气主，阴亏六味倍参多。

阴阳易女劳复

大病新瘥，男女交合，互相传者，为阴阳易。但男病者，为女劳复。其证少腹绞痛、肢节解散、头重不举、眼中生花，男子则卵缩入腹，妇人则痛引阴中，俱用烧裈散或竹皮汤治之，得小便利、阴处肿退为愈。（原注：一用韭根一握，煎水送下五苓散，便利则愈。）

蛔厥

（原注：吐蛔虫而厥也。蛔色赤而活者，属胃热，犹可治之；蛔色白而死者，属胃败，不治。）

凡人胃脘忽痛忽止、身上乍热乍凉、面色时赤时白、六脉倏乱倏静、口中吐沫不食者，便是蛔厥之候，由胃虚邪盛、寒热错杂，宜乌梅丸。

干呕

太阳干呕，则有头痛发热。少阳干呕，则有胸满胁痛。水气干呕，则有胁下引痛。若阴寒干呕，则外无表证，但脉沉肢厥，或吐涎沫，或下清谷，各随所见证治之。

戴阳

阳邪不解而面赤者，为怫郁，必脉浮而手足温。虚阳上浮而面赤者，为戴阳，必脉虚而足胫冷。一宜桂枝汤小和之，一宜白通汤急温之，或加人尿猪胆汁为引。

合病

三阳合病口不仁，腹满身重转侧难。谵语遗尿面垢汗，白虎生津益气原。太阳少阳（合病）芩芍草，太阳阳明（合病）葛根（汤）煎，少阳阳明（合病）表里急，大柴胡汤两解焉。

两感证

（原注：表里俱病也。）

一日太阳少阴病，头痛口干渴而烦。二日阳明太阴病，满不欲食身热谵。三日少阳厥阴病，耳聋囊缩舌焦卷。水浆不入神昏冒，六日气尽命难全。

阳证阴证辨

阳证身轻气高热，目睛了了面唇红，热烦口燥舌干渴，爪甲红兮小便同（赤红）。阴证身重息短冷，目不了了色不红，无热欲卧厥吐利，小便白兮爪甲青。

阳证似阴

（原注：身虽冷而不欲近衣，神虽昏而气色光亮，脉必沉滑有力，乃假阴证也。）

阳盛格阴身肢厥，恶寒烦渴大便难。（脉）沉滑爪赤小便赤，汗（之）下（之）清（之得）宜阴自完。

凡热极失于汗下，阳气亢闭，反兼胜己之化于外，或手足厥逆，或身冷如冰，血凝青紫成片，脉沉而伏甚则闭绝，似阴证矣。但烦渴、谵语、咽干、唇裂、舌苔黄黑、心腹痞满、小便短赤、大便燥结，知为内热。

阴证似阳

（原注：身虽烦躁而引衣自覆，口虽燥渴而漱水不下，脉必沉细无力，乃假阳证也。）

阴盛格阳色浅赤，发热不渴厥而烦，下利尿清爪青白，（脉）

浮微通脉（四逆汤以）复阳还。

凡阴盛于内，逼其浮游之火于外，面赤、烦躁、咽痛、身热、大便阴结、小便淡黄、惊惶不定、时常郑声，似阳证矣。但脉沉微而迟、渴欲饮水而不能饮，知为内寒。

太阴阳明见证

（原注：足太阴脾，足阳明胃。）

少阴、阳明俱属土，同主中州，病则先形诸腹。阳明为阳土，阳道实，故病则胃家实而非满。太阴为阴土，阴道虚，故病则腹满而不能实也。凡风、燥、热为阳邪，多犯阳明；寒与湿为阴邪，多犯太阴。阳邪犯阳，则饮食而不呕；阴邪犯阴，则不能食而吐。阳邪犯阳，则不大便；阴邪犯阴，则自利。

伤寒温病辨

（原注：伤寒伤人身之阳，故喜辛温甘温苦热，以救其阳；温病伤人身之阴，故喜辛凉甘寒甘咸，以救其阴。）

伤寒由毛窍而入，自下而上，始足太阳。寒为阴邪，阴盛必伤阳，故首郁遏太阳经中之阳气，而为头痛、身热等证。温病由口鼻而入，自上而下，始手太阴。温为阳邪，阳盛必伤阴，故首郁遏太阴经中之阴气，而为咳嗽、自汗、口渴、头痛、身热、尺热等证。（原注：伤寒之邪自表传里，温热之邪自里达表。）

气盛身寒，得之伤寒。气虚身热，得之伤暑。

中寒中暑中风辨

中寒卒然倒仆如中风者，乃严寒之气卒犯少阴，而厥逆无脉，此阳气大虚，不胜阴寒厉气也，必口鼻气冷而无痰声。中暑卒然晕倒如中风者，乃酷暑之气鼓运其痰，壅塞心包，此肾水素亏不胜时火燔灼也，必喘乏而无痰声。若中风卒倒，则必手足搐引，痰声壅塞于喉中，甚则如拽锯，于中风门求治法。

六腑病证歌

阳明胃病，腹胀面热，当心而痛，牵引两胁，食饮不下，气阻咽嗌。大肠病证，与胃相及，肠鸣濯濯①，感寒即泄，当脐而痛，不能久立。小肠有病，小腹拘牵，腰脊疼痛，控引睾丸，耳前肩上，独热独寒。三焦病状，腹气不宣，实则癃闭，小腹尤坚，水溢而胀，决导失官。病在膀胱，肩上独热，小腹偏肿，痛而不息，以手按之，欲使弗得。胆病唾多，喜发太息，口苦嗌干，呕出宿汁，心下澹澹，恐人捕获。

五脏病证辨

心藏神，神有余则笑不休，不足则悲。肺藏气，气有余则喘咳上逆，不足则泄利少气。肝藏血，血有余则怒，不足则恐。脾藏形，形有余则腹胀、经溲不利，不足则四肢不用（原注：脾主四肢）。肾藏志，志其余则腹胀飧泄（原注：肾者胃之关），不足则厥。（原注：亦有脾虚而腹胀者，多因病，或误服攻下之药而成。）

肝脉有病，其外证面青、好洁、善怒，其内证脐左有动气，按之牢若痛。其病四肢满，闭淋溲，便难，头痛，目眩，耳聋，颊肿，胁下痛引小腹。

---

① 濯濯：象声词。

心脉有病，其外证面赤、口干、善笑，其内证脐上有动气，按之牢若痛。其病烦心，心痛，掌中热而哕哓，胸胁支满，两臂内痛膺背肩胛间痛，胁下与腰相引而痛。（原注：心火并于肺则喜。）

脾脉有病，其外证面黄、善噫、善思、善味，其内证当脐上有动气，按之牢若痛。其病腹胀满，食不消，体重，节痛，怠惰嗜卧，四肢不收，肠鸣飧泄，行善瘛，脚下痛。

肺脉有病，其外证面白、善嚏、悲愁不乐、欲哭，其内证脐右有动气，按之牢若痛。其病喘咳洒淅，寒热汗出，嗌干，肩背痛，尻、阴、股、膝、髀、腨、足皆痛。（原注：肺火并于肝则悲。）

肾脉得病，其外证面黑、善恐欠，其内证脐下有动气，按之牢若痛。其病逆气小腹急痛，泄而下重，足胫寒而逆，腹大胫肿，寝汗出，意不乐。

好哭者，肺病。好歌者，脾病。好狂者，心病。好叫呼者，肝病。好呻吟者，肾病。

心病者，舌短、颧赤。肝病者，眦青。脾病者，唇黄。肺病者，喘息鼻张。肾病者，颧与颜黑。

肝热小便黄，身热惊且狂，肢烦胁满痛，不得安卧床。（原注：肝热右颊先赤。）

心热痛在心，善呕头痛频，烦闷意不乐，面赤无汗蒸。（原注：心热面颜先赤。）

脾热先头重，颜青项颊痛，心烦腹满泄，欲呕身热纵。（原注：脾热鼻先赤。）

肺热舌黄苔，喘咳皮毛寒，痛走胸膺背，身热汗自来。（原注：肺热右颊先赤。）

肾热痛先腰，身热苦渴焦，腑疫足下热，项痛懒言嘲。（原注：肾热两颐先赤。）

忧愁恐惧则伤心，形寒饮冷则伤肺，堕坠盛怒则伤肝，饮食劳倦、汗出当风则伤脾，坐卧湿地、入房过度则伤肾，此正脏所伤也。（原注：久视伤血，久卧伤气，久坐伤肉，久立伤骨，久行伤筋，是谓五劳所伤。）

肺心有邪，其气留于两肘；肝有邪，其气留于两腋；脾有邪，其气留于两髀①；肾有邪，其气留于两腘。此八虚者，机关之室，真气血脉之所过也。邪气恶血住留，则伤经络骨节。机关不利，则屈伸不便。

饮食饱甚，汗出于胃。惊而夺精，汗出于心。持重远行，汗出于肾。疾走恐惧，汗出于肝。摇体劳苦，汗出于脾。（原注：汗虽为心之液，然五脏皆有汗也。）

色多青，则痛。多黑，则痹。黄赤，则热。多白，则寒。五色皆见，则寒热也。

胃中热，则消谷，令人悬心善饥，脐以上皮热。肠中热，则出黄如糜，脐以下皮寒。胃中寒，则腹胀。肠中寒，则肠鸣飧泄。胃寒肠热，则胀而且泻。肠寒胃热，则疾饥、小腹痛胀。

大肠有寒者，便多鸭溏；有热者，便浊垢。小肠有寒者，下重便血；有热者，病痔。诸疮痛痒，皆属于心。诸风掉眩，皆属于肝。诸湿肿满，皆属于脾。诸气愤郁，皆属于肺。诸寒收引皆，属于肾。

心气虚则悲，实则笑不休。肝气虚则恐，实则怒。脾气虚则四肢不用。五脏不安，实则腹胀经溲不利。肺气虚则鼻塞少气，实则胸满喘喝。肾气虚则厥，实则胀。

---

① 髀：大腿，亦指大腿骨。

内伤外感辨

伤于情欲、饮食，为内伤。伤于风寒、暑湿，为外感。内伤发热，时热时止；外感发热，热甚无休。内伤恶寒，得暖便解；外感恶寒，絮火不除。内伤头痛，乍痛已歇；外感头痛，连痛不停。内伤则手心热甚，外感则手背热甚。内伤则口淡无味，外感则鼻塞不通。内伤则气口脉盛，多属不足，宜温、宜补、宜和；外感则人迎脉盛，多属有余，宜汗、宜吐、宜下。盖左人迎主表，右气口主里；内伤则右脉大于左，外感则左脉大于右也。

时疫论

时疫之邪，皆由湿土郁蒸秽气升腾而发。人触之者，从口鼻入募原而至阳明之经，脉必右盛于左。盖湿土之邪，以类相从，故犯胃最先也。初感一二日内，邪犯募原，但觉背微恶寒，头额晕胀，胸膈痞满，手指痠麻，此为时疫之报使。至三日以后，邪乘表虚而外发，则有昏热、头汗、咽肿、发斑之患，邪乘里虚而内陷，或挟饮食，则有呕逆、痞满、嘈杂、失血、自利、吐蛔之患。若其人平素津枯，兼有停滞，则有谵语、发狂、舌苔黄黑、大便不通之患；平日阴虚，则有头面赤热、足膝逆冷、至夜发热之患；至于呃哕、冷汗、喘乏、烦扰、痉疭等证，皆由误治所致也。大抵疫疠之邪，自阳明中道随表里虚实而发，不循经络传次，且邪气内伏，不能一发便尽。有得汗热除，二三日复热如前者；有得下里和，二三日复见表热者；有表和复见里证者，皆余邪未尽耳。（原注：疫证最忌肉食，病虽小愈，食肉必复发热变证。）

肝风论

　　肝为风木之脏，相火内寄，体阴用阳，其性刚。主动主升，全赖肾水以涵之，血液以濡之，肺金清肃下降之，令以平之，中宫敦阜之土气以培之，遂其条达之性，自无风燥之患。倘精液有亏，肝阴不足，血燥生热，风阳上升，窍络阻塞，头目不清，眩晕跌仆，甚则瘛疭厥矣。是宜缓肝之急以息风，滋肾之液以驱热，如虎潜丸、侯氏黑散、地黄饮子、滋肾丸、复脉等方加减。若思虑烦劳，风阳内扰，则荣热心悸，惊怖不寐，胁下动跃，治以酸枣仁汤、补心丹加减，清荣热而敛心神。若因动怒郁勃，风火痰交炽，则宜二陈龙荟，甚至木旺克土，呕逆不食，法用泄肝安胃，生地、阿胶、牡蛎、二冬、山茱、桑叶、丹皮、麻仁、茯苓、归、芍、菊花、竹沥、姜汁之类，择而用之可也。

阴阳为病

　　人身一阴阳也。阴平阳秘，精神乃治。阴气从足上行至头，而下行从臂至指端；阳气从手上行至头，而下行至足。阴根于阳，阴病极，则并伤其阳；阳病极，则并伤其阴。阳虚者，阴必走；阴虚者，阳必荡。阳虚则外寒，阴虚则内热。阳盛生外热，阴盛生内寒。（原注：阳气不行，阴气乃结。）

　　阳受风气，风为阳邪也。阴受湿气，湿为阴邪也。阳病者，上行极而下；阴病者，下行极而上，故伤于风者，上先受之（原注：风为天气，极则下行）；伤于湿者，下先受之。（原注：湿为地气，极则上行。邪于阳则狂，邪入于阴则痹。抟阳则为癫，抟阴则为瘖。）

　　阴盛则阳病，阳盛则阴病。阳胜则热，阴胜则寒。寒极生热，热极生寒。

阳气起于足五指之表。阳脉者，集于膝下而聚于膝上，故阳气衰阴气盛，则从五指至膝上寒，是为寒厥。阴气起于足指之里。阴脉者，集于足下而聚于足心，故阴气衰阳气盛，则足下热，是为热厥。

阳胜则身热腠理闭，喘粗为之俯仰，汗不出，齿干，以烦冤腹满死，耐冬不耐夏。阴胜则身寒，汗出（原注：阳虚不能卫外也）身常清，数慄而寒，寒则厥，厥则腹满死，能夏不能冬。

六气为病

风胜则动，热胜则肿，燥胜则干，寒胜则浮（原注：寒变为热，神气乃浮），湿胜则濡泻。

冬伤于寒，春必病温。春伤于风，夏生飧泄①。夏伤于暑，秋必痎疟。秋伤于湿，冬生咳嗽。

寒伤形，热伤气，形伤则肿，气伤则痛。

邪气盛则实，精气夺则虚。清气在下，则生飧泄；浊气在上，则生膜胀。

因于寒，起居如惊神，气乃浮。因于暑，自汗，烦则喘喝，静则多言，体若燔炭，汗出而散。因于湿，首如裹（原注：头目昏重也）。湿热不攘，大筋软短，为拘；小筋弛长，为痿。因于气，为肿。

脾胃论

胃为戊土，属阳。脾为己土，属阴。胃为阳腑，宜通。脾为阴脏，宜藏。人之纳食主胃，运化主脾。脾升则健，下陷则

---

① 飧泄：又名水谷利。以泻下完谷不化为特征。

病矣。胃降则和，上逆则病矣。盖太阴湿土，得阳始通，故脾喜干燥也；阳明燥土，得阴自安，故胃气柔润也。仲景急下存津，其治在胃；东垣大升阳气，其治在脾，脾陷者，宜补中益气汤、升阳益胃汤、理中汤；胃燥者，宜玉竹、石斛、麦冬、沙参、麻仁、甘蔗之类。

病后补虚有二法，一补脾，一补胃。如疟痢后，脾气衰弱，饮食不能运化，宜补其脾；伤寒后，胃中津液久耗，新者未生，宜补其胃。补脾用补中、六君子等汤；补胃用二冬、生地、阿胶、梨汁、甘蔗之类。

凡外感之邪久，必归阳明。邪重而有食，则结成燥矢，三承气汤[①]主之；邪轻而无食，则凝为热痰，泻心汤主之，仍视证为加减。

伤寒六经定法

太阳经证

（原注：太阳为寒水之经，主周身之气，又主皮毛，而为肤表之第一层，故风寒必首伤太阳也。太阳病欲解，时从至巳未上。）

太阳之为病，脉浮、头痛、项强，而恶寒。若发热、汗出、脉缓、恶风、鼻鸣、干呕者，风中太阳之肌腠也，宜桂枝汤。若发热、身痛、脉紧、无汗、呕逆而喘者，寒伤阳之肤表也，宜麻黄汤。若无汗而烦躁者，宜大青龙汤。若干呕而咳（原注：有水气），宜小青龙汤。若项背强几几、无汗、恶风者，宜葛根汤。若八九日不解，寒热如疟，面热身痒，以不得小汗故也，

---

① 三承气汤：大、小承气及调胃调气汤。

宜桂枝麻黄各半汤。若服桂枝汤得汗后，形如疟，日再发者，余邪未解也，宜桂枝二麻黄一汤。

太阳腑证

（原注：表邪不去，必入于里。膀胱为表中之里也。）

太阳证，脉浮、口渴、烦躁、不得眠、小便不利、水入即吐者，膀胱蓄水证也，宜五苓散。若脉沉、面赤、其人如狂、小腹硬满、小便自利者，膀胱蓄血证也，宜桃仁承气汤。

太阳变证

（原注：汗下失宜，或虚其阳，则从少阴。阴化之证，多以大阳少阴为表里也。或伤其阴，则从阳明阳化之证，多以大阳阳明递相传也。）

太阳病发汗太过，遂漏不止，其人恶风、小便难、四肢微急、难以屈伸者，宜桂枝汤加附子。

发汗太过，其人仍发热、心下悸、头眩、身𥆦动、振振欲擗地者，真武汤主之。

不应下而下之，续得下利清谷、身疼痛者，先宜四逆汤以救里，后宜桂枝汤以解表。

太阳证误下，遂协热而利、心下痞硬、表里不解者，桂枝理中汤主之。（原注：理中汤加桂枝。）

病发热，头痛，脉反沉，若汗之不差，身体疼痛，当救其里，宜四逆汤。大汗、大下利而厥冷者，亦宜四逆汤。

发汗后病不解，反恶寒者，虚故也，宜芍药甘草附子汤。不恶寒，但热者，实也，宜调胃承气汤。

太阳病误下之，微喘者，表未解也，桂枝汤加厚朴、杏仁主之。

太阳病下之后，脉促、胸满者，汗出微恶寒者（原注：阳虚也），宜桂枝去芍药加附子汤。

本桂枝证医反下之，利遂不止、脉促者，表未解也。喘而汗出者，葛根芩连甘草汤主之。

发汗后，无大热而喘者，麻黄杏仁石膏甘草汤主之。

发汗后，身疼痛脉沉迟者，桂枝汤加人参主之。（原注：此荣卫虚也。）

发汗过多，其人叉手冒心、心下悸、欲得按者，归芍桂枝甘草汤主之。（原注：此汗伤心液也。）

发汗后，腹胀满者，厚朴、生姜、半夏、甘草、人参汤主之。（原注：此汗伤脾气也。）

发汗后，其人脐下悸，欲作奔豚，黄芩桂枝甘草大枣汤主之。（原注：此汗伤肾气也。）

伤寒若吐若下后，心下逆满、气上冲胸、起则头眩、脉沉紧、发汗则动经、身为振振摇者，苓桂术甘汤主之。（原注：此汗吐下伤肝脏也。）

误服桂枝汤，汗出不解、大烦大渴、脉洪大者，人参白虎汤主之。

吐下后，七八日不解、表里俱热、时时恶风、大渴而烦、舌上干燥、欲饮水数升者，人参白虎汤主之。

伤寒不大便六七日，头痛、有热、外不解，由于内不通也。下之，里和而表自解矣。与承气汤，病人烦热，汗出则解。又如疟状，日晡所发热，属阳明也。脉实者，宜下之，与承气汤；脉虚者，宜发汗，与桂枝汤。

发汗后，心下痞硬、干噫食臭、胁下有水气、腹中雷鸣、下利者，水停上焦也，宜生姜泻心汤。若误下，而泻利不止、心下痞硬、干呕心烦者，水火不交也，宜甘草泻心汤。

病发于阳而反下之，热入于里，从心至小腹硬满而痛不可近，脉迟者，为大结胸，宜大陷胸汤。若结止在心下、按之始痛、脉浮滑者，宜小陷胸汤。若寒实结胸、无热证者，宜三物白散。若心下痞硬、痛引胁下、干呕短气、汗出不恶寒者，水气在中焦也，宜十枣汤。

汗吐下后，虚烦不眠、胸中窒滞，甚则反覆颠倒、心中懊忄农，栀子豆豉汤主之。呕者，加生姜。少气者，加甘草。若烦而腹满、卧起不安者，栀子、枳实、厚朴汤主之。若大下之后，身热微烦者，水火不交也，栀子、干姜汤主之。

伤寒六七日，发热微恶寒、支节疼痛、微呕、心下支结、外证未去者，柴胡桂枝汤主之。若汗下之后，胸胁微结、小便不利、渴而不呕、往来寒热、头汗心烦者，柴胡桂枝干姜汤主之。

汗吐下后，心下痞硬、噫气不除者，旋覆花代赭石汤主之。

太阳证诸方歌

桂枝汤治太阳风，芍药甘草姜枣同，桂麻相合名各半，太阳如疟此为功。麻黄汤中用桂枝，杏仁甘草四般施，发热恶寒头项痛，伤寒服此汗淋漓。大青龙汤桂麻黄，杏草石膏姜枣藏，太阳无汗兼烦躁，风寒两解此为良。小青龙汤治水气，喘咳呕哕渴利慰，姜桂麻黄芍药甘，细辛半夏兼五味。葛根汤内麻黄襄，二味加入桂枝汤，邪入经输因无汗，有汗加葛去麻黄。五苓散治太阳腑，白术泽泻猪茯苓，膀胱化气添官桂，利便消暑烦渴宁；除桂名为四苓散，无寒但渴服之灵。猪苓汤除桂与术，加入滑阿渴热平。桃仁承气五般奇，甘草硝黄桂枝随，热结膀胱小腹胀，如狂蓄血最相宜。生姜泻心草连苓，半夏干姜大枣参，除却人参倍甘草，甘草泻心虚热平。大陷胸汤大黄硝，甘遂为末二味调；小陷胸汤治小结，黄连半夏瓜蒌饶。三物白散巴豆熬，贝母桔梗倍用饶，白汤和服一钱七，膈上必吐膈下消。十枣汤治水气痞，芫花甘遂大戟与，三皆研末枣汤和，中焦水饮力能去。柴胡桂枝干姜汤，花粉牡蛎芩草襄，已经汗下胸胁满，寒热渴烦宜此方。旋覆代赭用人参，半夏草姜大枣临，重以镇逆咸软坚，痞硬噫气力能禁。

阳明经证

（原注：阳明主里，外候肌肉，内候胃中。阳明病欲解，时从申①至戌上。）

何谓阳明经证？曰身热、目痛、鼻干、不得眠、脉浮长、不恶寒、反恶热是也。若兼头痛恶寒，是太阳证未罢也，宜葛根汤；若无头痛恶寒，但见壮热口渴者，是已罢太阳，为阳明经本证也，宜白虎汤。

何谓阳明腑证？曰潮热谵语、手足腋下濈濈然②汗出、腹满痛、大便硬是也。

本太阳证治之失法，亡其津液，致太阳之标热合阳明之燥气，脾中精液为其所烁而穷约，谓之脾约，其证小便数、大便硬，此太阳阳明也，宜麻仁丸。

本少阳证治之失法，亡其津液，致少阳之火邪乘胃热而转属阳明，大便为难，此少阳阳明也，宜蜜煎猪胆汁导之。

病人阳气素盛，或有宿食，外邪传入，遂归胃腑，此正阳阳明也，宜三承气汤下之。

阳明下证

（原注：阳明证有呕多者，有硬满止在心下者，有阳气怫郁于表而面

---

① 申：申时，下午3时至下午饭时。
② 濈濈（jí jí）然：形容汗出连绵不断的样子。

赤者，俱不可下。）

伤寒六七日，目中不了了、睛不和、大便难、身微热者，急下之；阳明病发热汗多者，急下之；发汗不解、腹满痛者，急下之，俱宜大承气汤。若汗后而蒸蒸发热、吐后而腹胀满者，宜调胃承气汤。若汗吐下后，亡其精液、微烦、小便数、大便硬者，宜小承气汤。

阳明证诸方歌

白虎汤用石膏煨，知母甘草粳米陪，益以人参生津液，躁烦热渴舌生苔。大承气汤用芒硝，枳实大黄厚朴饶（原注：加人参、熟地，名黄龙汤）；去硝名为小承气，痞硬谵狂在上焦（小承气汤）；益以羌活名三化（汤），中风闭实服之消（小承气汤）；若加芍药麻仁杏，脾约便难服之高。

调胃承气硝黄草，甘缓微和将胃保，不用枳朴伤上焦，中焦燥实服之好。

少阳经证

（原注：少阳主半表半里，不可汗下，法宜和解。少阳病欲解，时从寅至辰上。）

少阳之为病，口苦、咽干、目眩、脉弦是也。若寒热往来、胸胁苦满、默默不欲食、心烦喜呕，为虚火证，宜小柴胡汤。若心中痞硬、郁郁微烦、呕不止者，为实火证，宜大柴胡汤。呕而误下、痞满不痛者，宜半夏泻心汤。

胸中有热而欲呕、胃中有寒而腹痛者，宜黄连汤。

邪已入里、胆火下攻于脾而自利者，宜黄芩汤。胆火上逆于胃而为呕者，宜黄芩汤加半夏、生姜。（原注：以上四证，皆寒热相搏于中也。）

少阳证诸方歌

小柴胡汤和解供，半夏人参甘草从，更用黄芩生姜枣，少阳百病此为宗。大柴胡汤用大黄，枳实芍芩半夏将，煎加姜枣表兼里，妙法内攻并外攘。半夏泻心干姜草，芩连人参与大枣，误下少阳发热呕，痞满心烦服之巧。黄连汤内用干姜，半夏人参甘草藏，更入桂枝兼大枣，寒热平调呕痛亡。黄芩汤里甘芍枣，少阳下利火邪扰，呕益生姜与半夏，胆邪上逆能治疗。

太阴经证

（原注：太阴为湿土，纯阴之脏也。太阴病欲解，时从亥至丑上。）

太阴邪从阴化之证，腹满吐食、自利、不渴、手足自温、脉沉迟是也，理中汤主之。不愈，宜四逆辈。（原注：凡利则津液下注，多见口渴，惟太阴湿土之病不渴。大阴邪从阳化之证，发汗后不解，腹痛，急下之，宜大承气汤；腹满时痛时止者，桂枝汤加芍药主之；大实痛者，桂枝汤加大黄主之。）

太阴证方歌

理中汤主理中乡，甘草人参术黑姜；吐利腹痛阴寒盛，或加附子总扶阳。 （原注：理中汤加黄连、茯苓，名连理汤，治伤暑渴泻。）

少阴经证

（原注：肾中水火同具，邪伤其经，或从水化，或从火化，故有寒热二证。少阴病欲解，时从子至寅上。）

何谓少阴之邪从水化而为寒？曰：脉沉细而微、但欲寐、背恶寒、口中和、腹痛下利清谷、小便白是也，用回阳法治之。

手足厥冷、吐利、小便复利、下利清谷、脉微欲绝者，宜四逆汤。若内寒外热、面赤咽痛，或干呕利止、脉不。出、汗出脉微而厥者，宜通脉四逆汤。（原注：假热证宜细认，于脉微、肢厥处辨之。）

少阴下利脉微者，宜白通汤。利不止、厥逆无脉、干呕而烦，白通加入尿猪胆汁汤主之。汗下后不解，烦躁者，茯苓四逆汤主之。

少阴病至四五日，腹痛、小便不利、四肢重肿、自下利，此水气也，宜真武汤。

少阴病得之二三日，口中和、背恶寒者，宜附子汤。若脉沉、手足寒、一身骨节痛者，亦宜附子汤；上吐下利、手足逆冷、烦躁欲死者，吴茱萸汤治之。

何谓少阴之邪从火化而为热？曰：脉沉细而数、但欲寐、内烦外躁、或不卧、口中热、下利清水、小便赤是也，用救阴法治之。

少阴病二三日，火逆咽痛者，宜甘草桔梗汤。若咽中伤生疮、不能言语、声不出者，苦酒汤主之。若寒郁咽中痛者，半夏散主之。若下利、咽痛、胸满心烦者，猪肤汤主之。（原注：猪肤四两，水煎，去渣，加白蜜半盏、米粉二钱，熬匀，服。）

少阴病得之二三日以上，心中烦不得卧，黄连阿胶汤主之。

少阴下利六七日，咳而呕渴、心烦不得眠者，猪苓汤主之。

少阴腹痛，小便不利、下利便脓血者，桃花汤主之。

少阴病四逆，或咳，或悸，或小便不利，或腹中痛，或泄利下重者，四逆散主之。

少阴病得之二三日，口燥咽干者，急下之；六七日腹胀不大便者，急下之；自利清水色纯青、心下痛、口干燥者，急下之，俱宜大承气汤。（原注：此少阴急下三证也。）

少阴证诸方歌

四逆汤中姜附草，三阴厥逆太阳沉；或益姜葱参芍桔，通阳复脉力能任。白通姜附与葱白，或加人尿猪胆汁；热因寒用妙义深，阴盛格阳厥无脉。茯苓四逆人参草，附子干姜同煎好；已经汗下仍烦躁，用此回阳病自了。真武汤壮肾中阳，茯苓术芍附生姜；少阴腹痛有水气，悸眩瞤惕保安康。附子汤中术茯苓，人参芍药共煎斟；少阴身疼骨节痛，手足厥寒六脉沉。吴茱萸汤人参枣，重用生姜温胃好；阳明寒呕少阴利，厥阴头痛皆能保。少阴脉沉反发热，麻黄附子细辛汤；若二三日无里证，麻黄附子甘草汤。苦酒汤将半夏煎，一枚鸡子用黄添，半夏散兼桂枝草，水煎冷服寒郁痊。黄连阿胶救阴伤，芩芍加入鸡子黄，桃花汤用干姜米，赤石脂末调服良。

厥阴经证

（原注：厥阴为木之脏，从热化者多，从寒化者少，以木中有火故也。厥阴病欲解，时从丑至卯上。）

厥阴之为病，消渴，气上撞心，心中疼热，饥而不欲食，食则吐蛔，下之利不止。吐蛔而厥者，乌梅丸主之。久利手足厥寒、脉微欲绝者，当归四逆汤主之。吐下格阳，欲饮即吐者，干姜黄连黄芩人参汤主之。厥逆腹痛、泄利下重者，宜四逆散。热利下重、欲饮水者，白头翁汤主之。（原注：白头翁三钱，黄柏二钱，黄连一钱，秦皮钱半。）

脉滑而厥、欲饮水数升者，宜白虎汤。脉结代、心动悸者，宜炙甘草汤。

伤寒阳脉涩阴脉弦，法当腹中急痛，先与小建中汤；不瘥者，小柴胡汤主之。伤寒厥而心下悸者，当先治水，宜茯苓桂

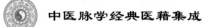
枝甘草生姜汤。

厥阴证诸方歌

乌梅丸用细辛桂（枝），人参附子椒姜配，黄连黄柏及当归，温脏安蛔寒厥退。当归四逆桂枝芍，细辛甘草木通著，再加大枣治厥阴，脉细阳虚由血弱。内有久寒加姜茱，发表温中通脉络。

四逆散中用柴胡，芍药枳实甘草扶，此是阳邪成厥逆，养阴泻热在通疏。

炙甘草汤桂枝参、麦冬生地大麻仁，姜枣阿胶加酒服，心虚脉代结如神。

小建中汤芍药多，桂姜甘草大枣和，加入饴糖补中气，阴虚腹痛服之瘥。（原注：小建中汤加黄芪，名黄芪建中汤，治里虚脉急；加当归，名当归建中汤，治血虚。）

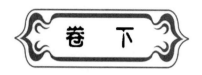

望面色

额属心火；颐属肾水；左颊肝木；右颊肺金；鼻居中央，脾土是应。青是肝邪，白为肺病，赤乃心热，黄主脾败（原注：凡面色黄中见青者，肝木乘脾土也，宜平肝扶脾）。若见黑色，肾损可虑。色周于面者，辨其有神无神；色分于部者，审其相生相克。暗淡者，病从内生；紫浊者，邪从外受；憔悴者，郁多；瘦黄者，病久；山根①明亮，乃为欲愈之疴；环口黑黧，休医，已绝之肾（原注：色青为痛，色黑为劳，色赤为风，色黄为便难，色鲜明有留饮）。至如舌卷，囊缩，口张，唇反，发直，齿枯，手撒，目盲，声如鼾睡，口吐白沫，或直视而遗尿，或眉倾而爪脱，或阳绝而汗出如珠，或脾败而泄利无度，皆不治之证也。（原注：惟热证齿燥者，尚可清、可下而愈。）

色青白者风邪，风甚则手足瘛疭。色青黑者寒痛，寒极则舌卷、囊缩。发热头痛而面赤者，阳气怫郁也。烦渴多汗而面赤者，阳明热甚也。足冷面赤者，戴阳也。午后颧赤者，虚火也。白主气虚，多是脱血之候。黑为肾病，半系阴寒之征。黄为脾土正色，须有赤白相兼。黄而明者，湿热也；黄而暗者，

---

① 山根：指山脚，相术“十三部分”之一，即鼻梁。

湿寒也。

望舌

（原注：凡舌肿、重舌、木舌，皆热甚也。舌硬、舌强、舌卷、舌短缩，皆危证也。若舌出数寸，舌边如锯齿者，不治。）

舌为心苗连脾经，红润淡黄病不生，白苔表证黄黑里，（黑）干裂热邪（黑）润耗精。

白苔者邪伤气分，胸中有寒也。宜发表和解，不宜攻下。若白苔而燥渴者，温热病也；白苔如积粉①者，时疫证也。邪入胃腑，则白苔中黄；邪传少阴，则白中变黑。白苔兼两路黄者，合病也；白中兼两路黑者，夹阴也。白苔多而黄黑苔少、滑润而不燥渴者，表证多也；黑苔多而白苔少，或生芒刺干燥者，里证多也。或尖白根黄，或白根黑，或中心黄黑而滑润，边白，皆半表半里证也。又有伤寒坏病，厚白而燥裂者，邪耗津液也；胃阳素虚，纯白而苔滑者，膈有寒饮也。惟白苔厚如煮熟色者，由里挟寒物留滞不散，心脾气亏而肺气乘之也，用枳实理中汤，间有生者。

黄苔者，阳明腑实也。黄而湿者，热尚浅，不宜便攻。黄而燥者，热已深，可以用下。若黄而生芒刺黑点，甚至瓣裂者，乃热极液干，下证尤急也；有根黄而边尖白、短缩不能伸出者，痰饮夹食也，小承气汤加生姜半夏主之。有苔厚而中青紫、纹裂而舌不干者，阴证夹食也，大承气合附子汁下之（原注：此温下法也）。黑苔，乃少阴肾色。黑而焦裂者，火极似炭之热苔也，宜下之。黑而滑润者，水来克火之寒苔也，当温之。若汗下伤

---

① 积粉：积粉苔，常见于瘟疫、内痈等病，即秽浊湿邪与热毒相结而成。

阴、神昏耳聋、舌虽黑而无积苔者，此津枯血燥也，宜炙甘草汤或六味合生脉散。若夏月中暑，脉虚、口渴、舌中黑而边红润者，此时火燔灼也，宜白虎汤加人参竹叶。（原注：津枯，舌黑而无积苔者，可用温病中之复脉汤。）

灰黑色者，足三阴互病。如以青黄和入黑中，则为灰色也，始由白黄苔而灰黑，或生芒刺、黑点、纹裂干燥者，下证也；淡灰色中起深黑重晕者，温病热病也，宜凉膈散、双解散治之。若初病便见灰色，舌润无苔，此内有寒食，水饮蓄血也，当随证治之。又有感冒夹食，屡经汗下、消导，二便已通，而舌上灰黑未退、润而不燥者，此津液过伤、虚火上炎之象也，急宜养阴。（原注：此证不知而再下，即死。大抵传经热证，灰黑干苔者，皆当攻下泄热，直中三阴。灰黑无苔者，当温经散寒。）

舌红者，心之正色也。红极而鲜，为湿热蕴于心胃及瘟疫热毒内盛也，宜解毒汤、白虎汤。红中有白苔者，夹寒也；红中夹两路灰苔者，温热夹食也；红中有黑苔者，热毒入少阴也；红极有黄黑芒刺者，热毒入腑也；红极有紫黑斑及遍身发斑者，阳毒入心也；红中有紫疮、白疱、裂纹、星点者，皆火炎之象也。惟舌柔嫩如新生，望之似润而实燥涸者，由汗下太过，津液耗竭也，急服生津等药。

紫色者，酒色伤寒或热瘀血分也。深紫而赤者，是阳热酒毒宜用苦寒药解之。淡紫而青润者，是肝肾阴寒，宜吴萸四逆汤温之。若紫中有红斑，或干黄，或灰黑，或短缩者，宜凉膈散。若全紫而干，如煮热猪肝者，难治。

霉酱色苔者，夹食伤寒也，由食填太阴，郁遏中焦，不得发越，久之，盦而成酱色矣。其证腹满、时痛者，桂枝汤加枳朴橘半。因冷食者，加炮姜；痛甚者，加大黄。（原注：霉黄苔舌，由湿热郁滞中宫。）

蓝苔色者，肝脏纯色也。病经汗下，胃气伤极，心火无气，脾土无依，则肺金不生，肝木无制，侮于脾土，故苔色如靛①，不治之证。如略见蓝纹而不甚深者，为木受金伤，脏气未绝，脉不沉涩而微弦者，小柴胡汤去黄芩，加炮姜、肉桂主之。

望目

目喜开者，为阳。目喜闭者，为阴。眼胞渐肿，为有水。目下灰色，为寒饮。目痛，属阳明表证。目赤，为经络热甚。目不了了者，阳明腑实也。目无精光者，肾气素虚也。目瞑、鼻燥而漱水者，阳盛欲衄也。目黄、头汗而恶食者，湿将发黄也。凡目暗、目瞪、目反、目正圆直视、戴眼反折，皆难治。

望鼻

鼻头色青、腹中冷痛者（原注：木克土也），死。鼻头色微黑者，有水气；色白者，亡血；色赤者，为风；色黄者，胸膈有寒，谷气不化，而有痰积也；色黑枯者，为劳。鼻流清涕者，伤寒也。鼻鸣干呕者，伤风也。鼻孔干而脉浮数者，欲衄也。鼻息鼾而语难出者，风温也。鼻孔扇动，为肺风。鼻如烟煤，为阳毒。

望唇

唇赤而焦者，脾热。唇赤而肿者，胃热。青黑者，为阴寒。

---

① 靛：蓝色和紫色混合而成的一种颜色。

淡白者，为气虚。唇口有疮，为狐惑。唇上燥裂，为热在肌肉。唇齿俱焦黑者，急下之。若唇吻反青，环口黧黑，张口如鱼，出气不复，唇口动颤不止，及人中反者，皆死证也。

闻声

声音清朗不异平时者，虽病易愈。声重鼻塞者，伤风也；声如瓮中出者，中湿也。语言迟涩者，风痰也。言将终乃复言者，气短也。骂詈不避亲者，神乱发狂也。出言懒怯，先轻后重，是内伤中气也。出言壮厉，先重后轻，是外感邪盛也。诊时攒眉呻吟，苦头痛也；呻吟不能行起，腰足痛也；叫喊以手按心中，脘痛也；诊时吁气者，郁结也；纽而呻者，腹痛也；形羸声哑、痨瘵①，之不治者，咽中有肺花疮也；暴哑者，风痰伏火、或暴怒叫喊所致也；坐而气促，痰火病也；久病气促，危证也。诊时独言独语，首尾不应，神伤也；新病呃逆，非火即寒也；久病呃逆，胃气欲绝也。（原注：病人语声寂寂然，喜惊呼者，骨节间病；语声暗暗然，不彻者，心膈间病；其声啾啾然，细而长者，头中病。）

问证

一问起自何日，二问恶寒与发热，三问头痛身腰痛，四问曾否伤食物，五问四肢冷与温，六问呕逆渴不渴，七问胸紧或腹痛，八问二便通与塞，九问口味何所宜，十问喜怒劳忧郁。

---

① 痨瘵：病名。见《世医得效方·大方脉杂医科》。即劳瘵，是指具有传染性的慢性消耗性疾病，或称"肺痨"。

若诊妇女再精详，须问月信①行与歇。问而懒答或点头，不是耳聋即虚怯。

《素问》《灵枢》脉要

人一呼脉再动，一吸脉亦再动，呼吸定息，脉五动，闰以太息，命曰平人（原注：呼出心与肺，吸入肝与肾。一呼脉行三寸，一吸脉行三寸，日夜一万三千五百息）。一呼一动、一吸一动、曰少气（原注：《脉诀》以为败脉，《难经》以为离经脉）。一呼脉三动，一吸脉三动，曰躁（原注：躁动即数脉之状）。尺热，曰病温（原注：尺阴寸阳，阴阳俱热）。尺不热，脉滑，曰病风；脉涩，曰痹（原注：滑为阳盛，涩为血少）。一呼脉四动以上者（原注：《脉诀》以为脱脉，《难经》以为夺精脉），脉绝不至者，脉乍疏乍数者，脉无胃气者（原注：无和缓之象），皆主死。春脉如弦。春脉者肝也，东方木也，万物之所以始生也，故其气来轻软而滑。端直以长，曰弦。弦软如揭长竿末梢，曰肝平；弦实如循长竿，曰肝病；弦劲如新张弓弦，曰肝死（原注：肝死脏浮之弱，按之如索不来，或曲如蛇行者，死）。夏脉如钩。夏脉者心也，南方之火也，万物之所以盛长也，故其气来盛去衰，曰钩。累累如贯珠，曰心平；喘喘连属，其中微曲，曰心病；前曲后居，如操带钩，曰心死（原注：真心脉至坚而抟。如循薏苡子②，曰死。心死脏浮之实，如麻豆，按之益躁疾者，死）。秋脉如浮。秋脉者肺也，四方金也，万物之所以收成也，故其气来急去散，轻虚以浮，曰浮。浮缓如落榆荚，曰肺平；浮涩如循鸡羽，曰肺病；浮虚如风吹毛，曰肺死（原注：肺死脏浮之虚，按之弱如葱叶、下无根者，死）。冬脉如营。冬脉者肾

---

① 月信：月经。
② 薏苡子：薏苡仁。

也，北方水也，万物之所以合藏也，故其气来沉以抟，曰营。累累如钩，按之而坚，曰肾平；来如引葛，按之益坚，曰肾病；发如夺索，辟如弹石，曰肾死（原注：肾死脏浮之坚，按之乱如转丸，益下入尺者，死）。脾脉者土也，孤藏以灌四旁者也，和柔相离，如鸡践地，曰脾平；实而盈数，如鸡举足，曰脾病；如鸟之喙，如屋之漏，如水之流，曰脾死（原注：脾死脏浮之大坚，按之如覆杯洁洁，状如摇者，死）。五脏皆禀气于胃藏气，不能自致于手太阴，必因于胃气乃至于手太阴而行诸经，故脉以胃气为本。（原注：脉来和缓为有胃气。）

脉从阴阳，病易已；逆阴阳，病难已（原注：阳病见阳脉，阴病见阴脉，为顺；阳病见阴脉，阴病见阳脉，为逆）。春夏而脉沉涩，秋冬而脉浮大。或春得秋脉，夏得冬脉，秋得夏脉，冬得长夏脉，命曰逆四时，病难已。风热而脉静，泄而脱血，脉实，病在中；脉虚，病在外；脉涩坚者，皆难治。春不沉，夏不弦，冬不涩，秋不数，是谓四塞。（原注：己虽专旺，而母气已绝。）

经脉为里（原注：直行经隧之里），支而横者为络，络之别者为孙。络经脉不可见其虚实也，以气口知之。（原注：气口一名寸口，乃百脉之大要会也。）

饮食入胃，游溢精气，上输于脾。脾气散精，上归于肺。肺朝百脉，输精于皮毛，通调水道，下输膀胱。

脉者血之府也，长则气治，短则气病，数则烦心，大为病进。上（原注：寸口也）盛，则气高；下（原注：尺中也）盛，则气胀。代则气衰，细则气少，涩则心痛（原注：血少也）。脉至如涌泉，去如弦绝，均不治。（原注：右气口急，脉大而数者，中下热而涌，为涌疝。越人。）

邪气盛则实，精气夺则虚。气热脉满是谓重实，滑则从，涩则逆也。尺寸皆虚，是谓重虚，滑则生，涩则死也。肠澼便

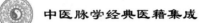

血，身热则死，寒则生；肠澼下沫，脉沉则生，浮则死（原注：痢疾忌身热脉浮）；肠游下脓血，脉悬绝则死，滑大则生。癫疾之脉，大滑自已，小坚不治。消瘅病久，脉实大者可治，悬小坚者不治。

脉沉而坚者，病在中；浮而盛者，病在外。小弱以涩者，久病；浮滑而疾者，新病。脉急者，曰疝瘕①。少腹痛，脉滑曰风，脉涩曰痹；缓而滑曰热中，盛而紧曰胀。脉一日一夜五十营（原注：昼行阳二十五度，夜行阴二十五度），以营五脏之精。五十动而不一代者，五脏皆受气也；四十动一代者，一脏无气；三十动一代者，二脏无气；二十动一代者，三脏无气；十动一代者，四脏无气；不满十动一代者，五脏无气，预之短期。

腹胀身热而脉大者，腹鸣而满、四肢清、泄而脉大者，衄不止而脉大者，咳且溲血脱形、脉小以劲者，咳且身热脱形、脉小以疾者，皆逆脉也，不过十五日而死。腹大胀、四末清、脱形、泄甚，一逆也；腹胀，便血，其脉大，时绝，二逆也，咳且溲血，形肉脱，脉搏三逆也；呕血，胸满引背，脉小而疾，四逆也；咳呕，腹胀，飧泄，其脉绝，五逆也。如是者，即死。

热病而脉静者，汗已出而脉盛躁者，病泄而脉洪大者，著痹、肉破身热、而脉偏绝者，淫而夺形、色白身热、下血衄者，寒热夺形、脉坚搏者，皆为逆脉。

内热甚而脉反不鼓，是阳盛格阴于外也；内寒而脉反鼓甚是阴盛格阳于外也，是谓脉匠相反。（原注：脉大而实，其来难者，是厥阴之动，疝气客于膀胱，小腹肿也。越人。）

---

① 疝瘕：病名。多由寒邪与脏气相搏，结聚少腹，气积而痛和（或）伴有小便出血的病证。

诊候

诊法：常以平旦、饮食未进、气血未乱，乃可诊有过之脉。察之有纪，从阴阳始。始之有经，从五行生。生之有度，四时为宜。持脉有道，虚静为保。春日浮，如鱼之游在波；夏日在肤，泛泛乎万物有余；秋日下肤，蛰虫将去；冬日在骨，蛰虫周密。尺外以候肾，尺里以候腹（原注：左尺兼主小肠、膀胱、前阴之病，右尺兼主大肠、后阴之病。喻嘉言云：小肠当候于左尺，大肠、膀胱当候于右尺）；左关以候肝膈，右关以候脾胃；左寸候心与膻中；右寸候肺与胸中。（原注：寸主上焦，以候咽喉；关主中焦，以候膈中；尺主下焦，以候腹中。）

浮取之而脉沉，心腹有积也；沉取之而脉浮，身有热也（原注：沉之而大坚、浮之而大紧者，病主在肾）。上部盛而下无（原注：阳气升而不降也），腰足清也；下部盛而上无（原注：阳气降而不升也），头项痛也；按之至骨，脉气少者，腰脊痛而身有痹也。

脉分三部（原注：寸关尺也），有九候（原注：浮中沉也），必先度其形之肥瘦（原注：肥人脉常沉，瘦人脉常浮），以调其气之虚实（原注：肥人血实气虚，瘦人气实血虚）。形盛、脉细、少气不足以息者，危；形瘦、脉大、胸中喘满者，死；形气相得者，生；三五不调者病，独小者病，独大者病，独疾者病，独热者病，独寒者病，独沉伏者病。九候皆沉细弦绝者，死；皆盛躁喘数者，死；乍疏乍数、乍迟乍疾者，死；九候虽调、形肉已脱者，死；目内陷者，死。（原注：肾脉涩而不联属者，月事不下。）

脉浮而滑，谓之新病。脉小以涩，谓之久病。

尺肤热甚、脉盛躁者，病温也；盛而滑者，病且出也；尺肤寒、脉小者，泄、少气。

《难经》脉法

关以前者阳之动，浮过而直上鱼者，为溢。此阴乘阳位，为外关内格也。病主外热而液汗不通，内寒而腹满吐食。关以后者阴之动，沉过而直入尺者，为覆。此阳乘阴位，为内关外格也。病主内热而大小便闭，外寒而手足厥冷，均主死。

浮者、长者、滑者，阳也；沉者、短者、涩者，阴也。浮之损小、沉之实大者，阴盛阳虚也；沉之损小、浮之实大者，阳盛阴虚也。（原注：大概脉浮紧者表邪，脉沉实者里邪。）

至脉从下而上，损脉从上而下。一损皮毛，皮聚而毛落；二损血脉不荣脏腑；三损肌肉，肌肉消瘦，饮食不能为肌肤；四损于筋，筋缓不能自收持；五损于骨，骨痿不能起于床。损其肺者，益其气：损其心者，调其荣卫；损其脾者，调其饮食，适其寒温；损其肝者，缓其中；损其肾者，益其精。

一呼三至、一吸三至，为新病。前大后小、即头痛目眩。前小后大，即腹满气短。

一呼四至、一吸四至，为病甚。脉洪大者，苦烦满；沉细者，腹中痛；滑者，中热；涩者，中湿。

一呼五至、一吸五至，其人当困若；乍大乍小者，难治。

一呼一至、一吸一至，名曰损。人虽能行，犹当著床，血气皆不足故也。

一呼六至、一吸六至，及再呼一至、再吸一至，皆死脉也。

上部有脉，下部无脉，其人当吐不吐者，死；上部无脉，下部有脉，犹有生机。

病积聚者，脉结若伏。假令脉结伏者内无积聚，脉浮结者外无痼疾，或有积聚而脉不结伏，有痼疾而脉不浮结，为脉不应病，难治。

脉居阴部而反阳脉见者，为阳乘阴脉。虽时沉涩而短，此谓阳中伏阴也。脉居阳部而反阴脉见者，为阴乘阳脉。虽时浮滑而长，此谓阴中伏阳也。

重阳者狂，重阴者癫，脱阳者见鬼，脱阴者目盲。

病若闭目不欲见人，当得肝脉强急而长，反得肺脉浮涩而短者，死也。

病若开目而渴、心下牢者，脉当紧实而数，反得沉濡而微者，死也。

病若吐血、衄①血者，脉当沉细而反浮大而牢者，死也。

病若谵语妄言，身当有热，脉当洪大而反手足厥冷、脉沉细而微者，死也。

病若大腹而泄，脉当微细而涩，反紧大而滑者，死也。（原注：此五条俱脉证相反。）

《金匮》脉法节录

病人脉浮者在前，其病在表；浮者在后其病在里。若前后俱浮，则表里兼病也。（原注：关前为阳，表病主阳也。关后为阴，里病主阴也。）

风令脉浮，寒令脉急（原注：急即紧之象）。雾伤皮腠，湿流关节，食伤脾胃，风伤皮毛，热伤血脉，极寒伤经，极热伤络。

经脉动惕者，久而成痿。

夫脉当取太过不及。阳脉微，阴脉弦，即胸痹而痛。所以然者，上焦阳虚而阴邪乘之也。

---

① 衄衄（qiú nù）：病名。指鼻流清涕或鼻腔出血的病证。

趺阳脉微弦，法当腹满。不满者，必便难，两胠疼痛。此虚寒欲从下而上也，当以温药服之。（原注：此弦脉，寒从内生，阴邪不散，则阴窍不通，故便难。）

寸脉弦者，即胁下拘急而痛其人啬啬①恶寒也。（原注：此弦脉，寒从外至。）

脉数而紧乃弦。状如弓弦，按之不移。脉数弦者，当下其寒。脉紧大而迟者，必心下坚痞；脉大而紧者，阳中有阴，可下之。（原注：下之当以温药。）

夫病人饮水多，必暴喘满。凡食少饮多，水停心下，甚者，则悸；微者，短气；脉双弦者，寒也，皆大下后里虚。脉偏弦者，饮也。

脉得诸沉，当责有水。身体肿重、面目鲜泽、水病脉出者，死。

脉沉细而附骨者，积也。

脉诀歌

浮脉木漂水上如，迟风数热紧寒居。浮而有力为表实，无力而浮是表虚。水行润下脉来沉，筋骨之间软滑匀。沉迟寒痛沉数热，水蓄气凝是病因。迟来一息至惟三，阳不胜阴气血寒，是司脏病多冷痛，莫把涩虚一例看。数脉一息六至间，阴微阳盛必狂烦，浮为表热沉里热，惟有儿童作吉看。滑脉如珠替替然，往来流利却还前，浮滑多痰沉宿食，如脉调时有孕焉。涩脉短滞往来艰，散止依稀应指间，男主伤精而损血，女非胎病即经难。（原注：如雨沾沙，如刀刮竹，曰涩。）

---

① 啬啬（sè sè）：肌体畏寒收缩貌。

虚脉无涯类谷空，举之迟大按之松，脉虚身热为伤暑，自汗惊悸又怔忡。实脉指间幅幅①强，浮沉皆得大而长，或为阳毒或积食，谵语频频更发狂。长脉迢迢大小匀，反常为病似牵绳，若非阳毒癫痫病，即是阳明热势深。短脉惟寻尺寸中，两头缩缩气不松，浮为血涩沉为痞，寸主头疼尺腹痛。脉来洪盛去还衰，满指滔滔应夏时，病主阴虚阳热甚，若兼泻痢必难医。（原注：洪数俱大而洪有力，微细俱小而微无力。）

微脉轻微瞥瞥乎，按之欲绝有如无，男为劳极气虚候，女作崩中带下医。举如转索切如绳，脉象因之得紧名，总是寒邪来作寇，内为腹痛外身疼。缓脉四至最从容，柳梢袅袅飐轻风，浮缓伤风项背强，沉缓伤湿痿痹同。芤形外实中央空，软而浮大类如葱，火犯阳经血上溢，热侵阴络下流红。弦脉迢迢端直长，肝经木旺土应伤，弦迟寒痛弦数热，疟疾阴疝总难当。（原注：弦为阴为寒。）

革脉形如按鼓皮，芤弦相合脉寒虚，女人半产并崩漏，男子营虚或梦遗。牢脉常居沉伏间，长而实大又微弦，此属寒凝多腹痛，革虚牢实本相悬。濡脉浮细按须轻，水面浮棉力不禁，或为血虚或受湿，急宜温补救真阴。弱来无力按之柔，柔细而沉不见浮，阳陷入阴气血损，恶寒发热骨痿休。（原注：寸弱阳虚，关弱胃虚，尺弱阴虚。）

散似杨花散漫飞，去来无力至难齐；产为生兆胎为坠，久病逢之不必医。细脉如丝应指来，多因劳损卫荣衰，虚人虚证原为顺，吐衄得之生可回。伏脉推筋著骨寻，指下裁动隐然深；伤寒欲汗阳将解，厥逆脐疼证属阴。动脉摇摇数在关，无头无尾豆形圆；阳动汗多阴动热，为痛为惊不得安。促脉数而时一

---

① 幅幅：胀满的样子。此指实脉指下盈实感。

止，此为阳热欲亡阴，三焦郁火炎炎盛，急服清凉脉自平。结脉缓而时一止，独阴偏盛欲亡阳，浮为气滞沉为积，汗下分明在主张。动而中止不能还，复动因而作代观。此是脏衰难应指，休将促结一例看。（原注：促结之止无定数，代则如期而止。）

七绝脉歌

雀啄连来三五啄（肝绝），屋漏半日一点落（胃绝），弹石硬来寻即散（肾绝），搭指散乱如解索（脾绝），鱼翔似有亦似无（心绝），虾游静中一跳跃（大肠绝），更有釜沸涌如羹（肺绝），且占夕死不须药。

妇人脉法

（原注：女子左关弦长而出鱼际者，血盛、思男之候也。）

妇人两尺盛于两寸，常也。若肾脉沉涩，或肝脉沉紧者，经闭不调也。尺脉微迟，为居经，月事三月一下，血气不足也。尺大而旺、搏指有力者，孕也。三部浮沉相等、无他病而经停者，亦孕也（原注：两寸浮大、两关滑利、两尺滑实而带数，此胎脉也）。左寸动滑，左尺实大，为男；右寸动滑，右尺实大，为女（原注：寸动男，尺动女。寸口滑实为男，尺中滑实为女。两寸俱滑实，为双男。两尺俱滑实，为双女。左寸右尺俱滑实，为一男一女）。若体弱之妇，尺内按之不绝，便是有子。月断病多，六脉不病，亦为有子。妇人不月，脉滑而代者，两月胎息也；滑疾而散者，胎已三月也；重手按之滑疾不散者，五月也；妊娠脉实大者，吉；沉细者，难产；脉革者，坠胎；离经者，产期。

小儿脉法

　　小儿五岁以下，气血未盛，经脉未充，无以别其脉象，故以食指络脉之形于外者察之。食指第一节寅位，为风关；第二节卯位，为气关；第三节辰位，为命关。以男左女右为则。纹色紫曰热，红曰伤寒，青曰惊风，白曰疳疾，淡黄隐隐为无病，黑色曰危。在风关为轻，气关为重，命关为危。脉纹入掌为内钩纹，弯内为风寒，弯外为食积。及五岁以上，乃以一指取寸关尺之处。常以六至为率，加则为热，减则为寒，皆如诊大人法。小儿脉乱、身热、汗出、不食、食即吐出，为变蒸。四末独冷，鼓㑈①恶寒，面赤气和，涕泪交至，必为痘疹。半岁以下，于额前眉端发际之间，以名中食三指候之，食指近发为上，名指近眉为下，中指为中。三指俱热，外感于风，鼻塞咳嗽；三指俱冷，外感于寒，内伤饮食，发热吐泻。食中二指热，主上热下寒；名中二指热，主夹惊；食指热，主食滞。

小儿惊纹主病歌

　　指纹何故忽然浮？邪在皮肤未足愁。腠理不通为表证，急行疏解汗之瘳。（原注：纹直而细者，为虚寒少气，难愈。粗而色显者，为邪干正气，易治。纹中有断续如流珠形者，为宿食。）

　　若见关纹渐渐沉，须知入里病方深。莫将风药轻相试，合向阳明证里寻。身安定见红黄色，红艳多从寒里得，淡红隐隐本虚寒，莫把深红认为热。关纹见紫热之征，青色为风木所称，

---

　　①　鼓㑈：亦作"鼓慄"，震惊，战栗。

伤食紫青痰气逆，三关青黑祸难胜。指纹淡淡亦堪惊，总是先天禀赋轻。脾胃本虚中气弱，切防攻伐损胎婴。关纹涩滞甚因由，邪遏阴荣卫气留。食郁中焦痰热炽，不行推荡更何求。纹形弓反里，咳嗽感寒因。纹形弓反外，热痰夹食惊。流珠与长珠，伤食腹痛频。如枪或如针，热痰风不宁。来蛇有湿热，呕逆成疳积。去蛇伤饮食，渴烦而吐泻。形乱如鱼骨，惊痰身发热。形分如水字，饮食有停滞。透关射指中，风热痰结胸。透关直射甲，肝旺脾受克。

名医脉论

凡内伤证，左脉常细而涩，右脉多浮而大（原注：疟病之脉，亦两手不一）。盖阳气下陷，不能生阴，故血枯而左脉细涩；脾胃亏损，不能生金，故气虚而右脉浮大。（张石顽①）

凡虚损证脉浮大者，属阳虚；细数者，属阴虚。芤为失血。若两手俱芤，中有一部独弦者，为有瘀蓄未尽，当去其瘀；若见数大者，为火旺；弦数者，为骨蒸，均难治。（张石顽）

虚损转潮热、泄泻，脉短数者，为无胃气，不治；脉小而数者，亦不治。

尺中弦急者，必因房劳发热，若关尺俱弦细而急者，不治。

脉微者薄也，为阳气虚不能卫其外，宜通脉四逆汤；细者小也，为阴血虚不能荣其中，宜当归建中汤。（陈修园）（原注：尺脉微者为里急，禁汗，禁下。）

妇女之脉，两尺涩而不连属者，闭经之象也。

肺气素虚之人，及久嗽伤肺者，偶有感冒微发热、头疼，

---

① 张石顽：张璐（1617—约1699年），字路玉，晚号石顽老人，江南长州（今江苏苏州）人，明末清初医家。

脉必浮大而虚，切忌服发散药。一发则肺气耗散，不能安卧，只须葱白豆豉汤足矣。

凡脉乍大乍小、时沉时浮者，乃血气虚而随火用事也，宜归脾加减调之。

风寒之脉，左手浮大而紧。温病之脉，右手浮大而数。

凡房劳而眩晕者，左脉涩，而右手关尺必浮弦而长。（萧廉泉）

凡左手寸关浮缓而弦、余脉如常者，乃上部有风热也。

左寸浮大而散，右寸浮涩而短；左关弦软而长，右关缓大而软；两尺沉滑而搏，皆平脉也。

浮脉要尺中有力，为先天肾水可恃，发表无虞。沉脉要右关有力，为后天脾胃可凭，攻下无虞。（盛启东）

六部脉中，有少冲和之气者，即是病脉。或反见他脏之脉，是本脏气衰，而他脏之气乘之也。如脾胃虚损，则肝木乘之，故肝强脾弱，右关脉必弦也。（石顽）

贵人脉，常清虚流利。富人脉，常和滑有神。贱者之脉，多壅浊。贫者之脉，多寒涩。先富贵而后贱，则气郁血衰，脉必不能流利和滑也。（石顽）

富贵之人恒劳，心肾精血内戕，病脉多虚，纵有表里客邪，不胜大汗大下，全以顾虑元气为主。贫贱之人藜藿充肠，风霜切体，筋骸素惯疲劳，脏腑多系坚固，即有病苦忧劳，不能便伤神志，一以攻发为先。（石顽）

肥人肌肉丰厚，胃气沉潜，初感风寒，未得即见表脉，但鼻塞声重，涕唾稠黏即是风寒所伤。若虽鼻塞声重，而咳痰不出，极力咯之，乃得一线黏痰，甚则咽腭肿胀者，乃风热也。瘦人肌肉浅薄，胃气外泄，即发热头痛，脉来浮数，多属于火，但于辛凉发散之中当顾其阴。（石顽）

西北之人，惯受风寒，素食煤火，外内坚固，所以脉多沉实，一切表里诸邪，不伤则已，伤则必重，非大汗大下不能中病。滇粤之人恒受瘴热，惯食槟榔，表里疏豁，所以脉多微数，按之少实，搏有风寒只宜清解，不得轻用发散。江南之人禀赋最薄，脉多不实，且偏属东方木，火最盛，故温病为多，搏发热身痛，不可大发其汗，只宜轻剂解肌。（石顽）

新病虽各部脉脱，中部存者，是有胃气，可治。久病而右手关尺软弱，按之有神，可卜精血之未艾，他部虽危，治之可生；若尺中弦急，按之搏指，或细弱脱绝者，不治。（石顽）

下指浮大，按久索然者，正气大虚之象。下指濡弱，久按搏指者，里病表和之象。下指微弦，按久和缓者，久病问安之象。大抵病人之脉，下指虽见乏力，或弦细不和，按至十余至渐和者，必能收功。若下指似和，按久微涩，不能应指，或渐觉弦硬者，必难取效。（石顽）

凡温热病，脉以数盛有力为顺，细小无力为逆。得汗后，脉不衰，反盛躁，尤逆也。六阳之脉，偏于浮大，其沉候，即在常脉之中候，非沉候，全无也。六阴之脉，偏于沉细，其浮候，即在常脉之中候，非浮候，全无也。（费晋卿）

脉大而无力，为阳虚。脉散而无力，有阴虚。（薛立斋）

凡脉弱而停至者，乃内伤之证，急宜补气血以调之，缓则不治。（萧廉泉）

费晋卿脉法歌

脉乃命脉，气血统宗。气能率血，气行血从。
右寸为肺，所以主气；百脉上通，呼吸所击。
左寸为心，生血之经；一气一血，赖以养形。

其在右关，脾胃属土，仓廪之官，水谷之府。

其在左关，肝胆之部，风阳易动，不宜暴怒。

右尺合门，釜下之火，日用必需，是可补助。

左尺肾水，性命之根，与右尺火，并号神门。

部位既明，当知脉象；切脉之时，不宜孟浪。

以我中指，先按关上，前后二指，寸尺相向。

脉有七诊，浮中及沉，左右判别，上阳下阴。

九候之法，即浮中沉，三而三之，分部推寻。

别有一种，名曰斜飞，尺则犹是，寸关相违。

更有一种，正位全无，反出关后，大象模糊。

男脉左大，女脉右盛；男子寸强，女子尺胜。

脉应四时，递相判别，春弦夏洪，秋毛冬石。

五脏之脉，各部分见，先能知常，方能知变。

心脉浮大，肺脉浮涩，肝脉沉弦，肾脉沉实。

脾胃之脉，和缓得中，右尺命火，与心脉同。

临诊脉时，虚心静气，虚则能精，静则能细。

以心之灵，通于指端，指到心到，会悟参观。

脉来太过，外感为病；脉来不及，内伤之证。

人之大气，积于胸中，呼吸出入，上下流通。

呼出之气，由心达肺；吸入之气，肝肾相济。

呼吸定息，迟数可别，一息四至，和平之极；

五至为常，亦无差忒；三至为迟，迟乃寒结；

二损一败，不可复活；六至为数，数即病热；

七至为疾，热甚危急；若八九至，阳竭阴绝。

浮脉在上，轻按即得，肌肤之间，百不失一。

沉脉在下，主里主阴，按至筋骨，受病最深。

浮沉迟数，脉之大端，四者既明，余脉详看。

大纲秩然，条目宜审，滑涩虚实，亦为要领。

浮脉上泛，如水漂木，轻取即得，重按不足。

芤脉如葱，轻平而空，浮沉俱有，但虚其中。

如按鼓皮，其名曰革，中沉俱空，阳亢阴竭。

肌肉之下，其脉为沉，重按乃得，病发于阴。

弦大而沉，厥名曰牢，气凝血结，浊阴混淆。

沉极为伏，三候如无，气机闭塞，真阳已孤。

迟脉为寒，气凝血滞，若损与败，不可复治。

迟而一止，其名曰结，气血错乱，兼主冷积。

结虽时止，至数无常。代则有定，气血消亡。

数脉气热，其阴必虚，若因风火，则为有余。

热甚则疾，一息七至，八九为极，烦冤而死。

数而一止，其脉为促，多主肺痈，郁热阳毒。

滑脉主痰，亦主诸气，气盛痰多，往来流利。

动脉如豆，多见于关，若在寸尺，阴阳两悭。

涩为血少，往来涩滞，血不养气，艰难而至。

虚脉如何？往来无力，浮中如常，沉候亏缺。

濡脉浮小，如水漂棉，轻取无力，重按豁然。

微脉更虚，有无之间，气血亏损，病势颠连。

散脉无定，涣而不收，元气将败，如水浮沤。

弱脉在下，似弦非弦，沉细而软，不宜壮年。

细则更沉，如发如丝，行于筋骨，虚寒可知。

短脉气病，见于寸尺，不能满部，真阳遏抑。

实脉之来，三候有力，更大于牢，邪滞郁结。

洪脉上涌，与洪水同，泛泛不已，热盛于中。

大脉较阔，来刚去柔，正虚邪盛，病进可忧。

弦脉劲直，如张弓弦，木旺克土，痰饮连绵。

弦而弹转，其脉为紧，为寒为痛，浮沉宜审。

寸尺之脉，有时而长，过于本位，毗阴毗阳。

惟有缓脉，悠悠扬扬，是为胃气，见之吉祥。

别有一种，怠缓近迟，血虚气弱，积湿可知。

一切病证，不外三因，何证何脉，辨之贵真。

不能殚述，自可引伸；神而明之，存乎其人。

附：时方歌

补可扶弱之剂（歌十首，方二十四）

四君子汤中和义，参术茯苓甘草比，益以（半）夏陈（皮）名六君（子汤），祛痰补气阳虚饵。除却半夏名（五味）异功（散），或加（木）香砂（仁）胃寒使。脾虚泄泻宜七味（白术散），藿（香干）葛木香四君子。（原注：四君子加黄芪、山药，名正元丹。）

补中（益气汤人）参草术归陈，芪得升（麻）柴（胡）用更神；劳倦内伤功独擅，阳虚外感亦堪珍。

血虚身热有奇方，须用当归补血汤，五倍黄芪归一分，真阴潘布在扶阳。

一切气虚保元汤，芪外参内草中央，加（肉）桂能生命门气，痘疮灰陷与清浆。四物（汤生）地归芍药芎，血家百病此方通。八珍合入四君子，气血平调补化工。益以黄芪兼肉桂，十全大补（汤）补方雄。去芎加（五）味陈（皮）远志，人参养荣（汤）法建中。（原注：四物汤加参芪，名圣愈汤。）

天王补心（丹）元（参）丹（参人）参，生地（天麦）二冬柏子仁，远志枣仁归五味，茯苓桔梗朱砂寻。

六味地黄（丸）山萸肉，丹皮泽泻苓山药，火衰附子肉桂加（名桂附八味丸），水亏黄柏知母著（名知柏地黄丸）。劳嗽（加）五味名都气（丸），八仙长寿（丸）麦（冬五）味酌。桂附八味加车（前牛）膝，丸名肾气蛊胀作。（原注：桂附八味丸加玄参、芍药，名十味地黄丸，治上热下寒。）

归脾汤用术参芪，归草茯神远志随，酸枣木香龙眼肉，煎加姜枣益心脾。

托里十宣（散）参芪芎，桂心白芷（厚）朴防风，甘桔（梗）当归酒调服，疡痛脉弱赖之充。

阴盛阳虚汗自流，肾阳欲脱附（子人）参求（名参附汤），脾阳遏郁术和附（名术附汤），若卫阳虚芪附投（名芪附汤）。（原注：术附汤加姜、枣、甘草，名近效白术汤。）

重可镇逆之剂 （歌七首，方八）

磁朱丸最构阴阳，神曲能俾谷气昌，内障黑花聋并治，若医癫痫有奇长。（苏子）降气汤中苏半（夏生）姜；前（胡）陈（皮茯）苓朴草沉香，风寒咳嗽痰涎喘，肺气不行宜此方。

（朱砂）安神丸剂在清凉，归草朱（砂黄）连生地黄，昏乱怔忡时不寐，操存须令守此乡。

四磨汤治七情侵，乌药参槟（榔）及黑沉（香），磨汁微煎调逆气，虚中实证此方寻。

镇纳浮阳黑锡丹，硫黄入锡结成团，胡芦（巴破）故纸（小）茴沉（香）木（香），（肉）桂附金铃肉蔻丸。

镇阴煎用熟地甘，附（子肉）桂牛膝泽泻兼，全真一气（汤入）参（麦）冬（五）味，附术（熟）地牛（膝）降火炎。

二加龙骨治虚劳，男子失精女梦交；牡蛎白薇兼附子，（白）芍甘（草生）姜枣去浮嚣。

轻可去实之剂 （歌十七者，方十九）

人参败毒（散）茯苓草，枳（壳）桔柴前（胡）羌独（活川）芎，薄荷少许姜三片，时行感冒有奇功。去参加入防（风）荆芥，荆防败毒（散）消热风；若入连翘金银花，连翘败毒（散）治疮痈。（原注：本方加陈米，名仓廪散。）

九味羌活（汤，一名冲和汤）用防风，细辛苍（术白）芷与川芎，黄芩生地同甘草，三阳解表益姜葱。

参苏饮内用陈皮，枳壳前胡半夏随，干葛木香甘桔茯，内伤外感此方奇。

香（附）苏饮内草陈皮，汗顾阴阳用颇奇，荆芥芎防（风）秦芃蔓（荆子），解肌轻剂虚人宜。

钱氏升麻葛根汤，芍药甘草合成方，阳明发热兼头痛，下利发癍痘疹良。（原注：升麻葛根汤加人参、秦芃、桂枝、白芷、防风、葱白，治中风口眼㖞斜，名秦芃升麻汤。）

藿香正气（散）大腹苏，芷桔二陈（汤）术朴俱，加入枣姜和胃土，感伤岚瘴力能驱。

五积散治五般积，麻黄苍（术白）芷芍归芎，枳桔桂姜甘茯薄，陈皮半夏益姜葱。

小续命汤桂（枝）附芎，麻黄参芍杏防风，薄荷半夏归甘草，风中诸经以此通。四时合病在三阳，柴葛解肌（汤）柴葛羌，白芷桔芩膏芍草，利减石膏呕（加）半姜。

苍耳散中用薄荷，辛夷白芷四般和，姜葱调服疏肝肺，清升浊降鼻渊瘥。

川芎茶调散荆防（风），（细）辛芷薄荷甘草羌，目昏鼻塞风攻上，正偏头痛悉平康（一加僵蚕、菊花）。

葛根汤内麻黄襄，二味加入桂枝汤，二阳合病自下利，无汗恶风项背强。

鸡鸣散是绝奇方，苏叶吴萸桔梗（生）姜，（木）瓜橘槟（榔）煎冷服，肿浮脚气效彰彰。

普济消毒（饮）板蓝根，翘荷甘桔与玄参，僵蚕马勃牛蒡子，荆芥银花鲜苇烹。

辛凉平剂银（花连）翘散，桔梗薄荷豆豉淡，竹叶牛（蒡）甘荆芥穗，清肃上焦温热减。

升阳散火（汤）羌柴防，参苓加入升葛汤，胃虚食冷脾阳郁，发热恶寒此剂良。

二陈（汤）平胃（散）威灵仙，柴苓青皮槟（榔生）姜添，无汗（加）麻黄头痛（加白）芷，湿寒疟疾此方先。

宣可决壅之剂 （歌三首，方五）

稀涎汤用皂（角）半（夏白）矾，卒中风痰姜汤添，更有通关（散细）辛皂末，吹来得嚏生可还。

逍遥散用当归芍，柴苓术草加姜薄，取郁除蒸功最奇，调经八味（逍遥散粉）丹（皮山）栀著。

真人活命（饮）金银花，防芷归陈草节加，贝母天花兼乳没，穿山皂刺酒煎嘉①。

通可行滞之剂 （歌五首，方六）

导赤（散）生地与木通，草稍竹叶四般攻；口糜茎痛兼淋沥，泻火功归补水中。

五淋散用草栀仁，归芍灯心赤茯苓，热入膀胱便不利，调行水道妙通神。

---

① 嘉：佳。

溺癃①不渴下焦枯，知（母黄）柏同行肉桂扶，丸号通关能利水，又名滋肾补阴虚。

六一散中滑石甘，夏天中暑渴兼烦，益元（散）再入朱砂研，泻北玄机在补南。抑木和中（汤）白蒺藜，郁金二术青陈皮，当归砂半茯苓朴，佛手檀香木香随。

泄可去闭之剂 （歌五首，方六）

（干）姜（巴）豆大黄备急丸，专攻闭痛及停寒，更疗中恶人昏倒，阴结垂危得此安。

温脾（汤）桂附与干姜，朴草同行佐大黄，泄泻流连知痼冷②，温通并用效非常。

防风通圣（散）大黄硝，荆芥麻黄栀芍翘，甘桔芎归膏滑石，薄荷芩术解三焦。（原注：加人参、熟地、黄柏、黄连、羌活、独活、天麻、全蝎、细辛，名驱风至宝丹，治诸风热。）

凉膈（散芒）硝黄栀子翘，黄芩甘草薄荷饶，再加竹叶调蜂蜜，膈上如焚一服消。

失（笑）散蒲黄及五灵（脂），血迷心窍酒煎斟，山楂一味（童）便（饴）糖入，独圣（散）功专疗血停。

滑可去著之剂 （歌七首，方七）

初痢多宗芍药汤，芩连归草桂（枝）槟（榔木）香，血多地榆槐花入，寒益黑姜热大黄。

隐君遗下滚痰方，礞石（滚痰丸）黄芩及大黄，少佐沉香为引导，顽痰怪证力能匡。

---

① 溺癃：欲解不解，屡出而短少。
② 痼冷：寒气久伏于身体某一经络、脏腑，形成局部的寒证，经久不愈。

地黄饮子少阴痱，桂附苁苓薄荷（山）萸，麦（冬五）味远（志昌）蒲巴战斛，舌暗足废此方宜。

妄行独语病如狂，无热脉浮已地汤，防己防风桂枝草，汁和生地疗风飚。

脾缓中风解语汤，舌强不语用羌防，天麻桂附羚羊角，甘草枣仁竹沥姜。

催生保产（无忧散）有良方，朴艾归芎荆芥羌，芪芍菟丝枳贝草，生姜煎服子母康。（朴艾七分，芨芥八分，枳壳六分，川贝一钱，归芎钱半，菟丝一钱四分，羌草五分，芍钱二分，姜三片，催生去艾加红花七分。）

侯氏黑散菊花芩，参术归芎姜桂（枝细）辛，防风牡蛎矾苓桔，为散填空酒服灵。

涩可固脱之剂（歌九首，方十）

火炎盗汗六黄汤，二地芩连柏与当，倍用黄芪偏走表，苦坚妙用敛浮阳。

卫阳不固汗洋洋，急用黄芪附子汤，止汗又传微汗出，玉屏风散术芪防。

下血淋漓治颇难，济生遗下乌梅丸，僵蚕炒研乌梅捣，醋下几回病即安。

真人养脏（汤）木香诃（子），肉蔻当归粟壳多，术芍桂参甘草共，脱肛久痢即安和。

斗门原有秘传方，黑豆干姜芍药良，甘草地榆罂粟壳，痢门逆证总堪尝。

四神（丸）故纸与吴萸，肉蔻除油五味须，大枣生姜同煮烂，五更肾泻火衰扶。

金锁固精（丸）芡莲胡，龙骨牡蛎沙蒺藜，连粉糊丸盐酒下，涩精秘气止滑遗。妄梦遗精封髓丹，砂仁黄柏草和丸，盐汤调下交水火，封固肾藏梦魂安。

甲乙归藏（汤治隔宵难睡）夜交藤，龙齿柴（胡类醋炒）薄柏子仁，生地芍归真珠母，枣沉夜合花丹参。

湿可润燥之剂（歌三首，方三）

救肺汤中杏石膏，人参甘草与阿胶，枇杷（脂）麻麦（冬）干桑叶，解郁滋干拯肺劳。

琼玉膏中生地黄，参苓白蜜炼膏尝，肺枯干咳虚劳证，金水相滋效倍彰。

生脉（散）麦冬五味参，保肺清心治暑淫，气少汗多兼口渴，病危脉绝急煎斟。

燥可去湿之剂（歌六首，方九）

平胃散中苍术朴，陈皮甘草四般药，除湿散满驱瘴岚①，调味诸方从此扩。或合二陈（汤名平陈汤）或五苓（散名胃苓汤），硝黄麦（芽神）曲均堪著，若合小柴（胡汤）名柴平（汤），煎加姜枣除食疟。

葛花解酲（汤）木香砂（仁），二苓参术蔻仁加，神曲干姜陈泽泻，温中利湿酒伤瘥。

五皮饮用五般皮，陈茯姜桑大腹奇，或用五加易桑白，脾虚腹胀此方宜。

二陈汤中半夏陈，益以茯苓甘草神，利气调中兼去湿，诸凡痰饮此为珍。

萆薢分清（饮）石菖蒲，草梢乌药智仁扶，或益茯苓盐少

---

① 瘴岚：山林间的瘴气。

许，遗精白浊化为无。腰疼如带五千钱，肾著汤方古所传，甘草茯苓干姜术，补脾行水是真诠。

寒能胜热之剂（歌十三首，方十五）

泻白（散）桑皮地骨皮，甘草粳米四般宜。秋伤燥令成痰嗽，火气乘金此法奇。甘露（饮）二冬二地均，枇杷（叶黄）芩枳（壳石）斛茵陈，合和甘草平虚热，口烂龈糜吐衄珍。

（吴）茱（一分）连（六分）六一左金丸，肝郁胁疼吞吐酸，更有痢门通用剂，（木）香（黄）连丸子服之安。

温胆汤方本二陈（汤），竹茹枳实合和匀，不眠惊悸虚烦呕，日暖风和木气伸。

龙胆泻肝（汤木）通泽柴，车前生地草归偕，栀芩一派清凉品，湿热肝邪力可排。

当归芦荟（丸）黛栀将，木麝二香及四黄（黄芩、黄连、黄柏、大黄），龙胆共成十一味，肝经实火此丸攘。

犀角地黄（汤）芍药丹（皮），血升胃热火邪干，斑黄阳毒皆堪治，或益柴芩总伐肝。

四生丸用叶三般，艾（叶侧）柏（叶皆用鲜）鲜荷（叶大）生地斑，共捣成团入水化，血随火降一时还。

黄连解毒汤四味，黄柏黄芩栀子备，燥狂大热呕不眠，吐衄斑黄均可使。若云三黄石膏汤，再益麻黄及豆豉，此系伤寒温毒盛，三焦表里相兼治。

清骨散用银柴胡，胡连秦艽鳖甲符，地骨青蒿知母草，骨蒸痨热保无虞。

竹叶石膏汤人参，麦冬半夏与同斟，甘草生姜兼粳米，暑烦热渴脉虚寻。

地骨皮散四物（汤）兼，益以丹皮合三钱，阴虚火旺骨蒸热，滋肾清肝治不眠。

清营汤用玄丹参，犀角黄连竹叶心，生地麦冬银翘入，暑温谵语急煎斟。

热可制寒之剂 （歌四首，方四）

回阳救急（汤）用六君，桂附干姜五味群，加麝三厘猪胆汁，三阴寒厥见奇勋。

益元（汤）艾附与干姜，麦（冬五）味知（母黄）连参草将，葱白童便为引导，内寒外热是奇方。

三生饮用（天南）星附（子川）乌，三皆生用木香扶，加参对半扶元气，卒中痰迷服之苏。

扶阳助胃（汤）吴茱萸，附（子肉）桂干姜芍陈皮，草蔻①智仁甘（草）白术，虚寒上逆胃痛除。

附：《药性赋》三篇

庐陵　萧涣唐廉泉氏　撰

甘性药类 （凡六十种）

（黄芪）达表补虚，（白术）健脾燥湿，（地黄）有滋肾填髓之功，（人参）擅养阴生津之益。（甘草）解毒而和中，（饴糖）益荣以止渴，助脾固肾（山药）为良，利水宁心（茯苓）难得。（龙骨）降逆而安神，（鹿茸）益精而生血，补中益气多服（鹿胶），消痞软坚无如（鳖甲）。（天门冬）除湿清火，能疗偏枯。（麦门冬）

---

① 草蔻：草豆蔻。

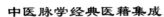

润燥生津，兼通络脉，镇心宜用（朱砂），定魄还须（珀琥），（黑芝麻）润肺通肠，（赤石脂）燥湿除热。补脾益胃，久食（黄精）解毒，调中共推（白蜜），固肾者（续断），强阴者（苁蓉）。（石斛）益脾清肺，（葳蕤）除热祛风，（使君子）消积健脾，（蒲公英）散肿治痈，（乌梅）敛肝而清热，（扁豆）下气以和中。养血安胎（阿胶）为最，软坚敛汗（牡蛎）有功。（白石英、紫石英）温中无异，（菟丝子、覆盆子）益髓相同。（牛膝）治痿，（龟板）益阴，（杞子）滋肾，（枣仁）宁心，（杜仲）能健腰膝，（琐阳）最壮骨筋。（土茯苓）治痈解毒，（山茱肉）敛火涩精。消毒祛风（银花）为上，安中益气（大枣）堪珍，（苡仁）理拘挛而除湿，（柏实）养心气而平惊。明目养肝，（益母、蒺藜）俱重，壮阳起痿，（葫芦、巴戟）同称。（猪苓）利水，（羊藿）益阴。补心脾者（益智），涩精气者（金樱）。（桑螵蛸）之固肾，（骨碎补）之强筋。（五味）则肺气能敛，（木瓜）则脚气可平。（龙眼肉）补心神，暂时见效。（何首乌）止血脱，久疟宜寻。

辛性药类（凡八十二种）

散风先用（白芷），发汗无如（麻黄），追风者（羌活、独活），降气者（沉香、木香）。（葛根）退大热而升胃气，（细辛）散逆邪而理湿伤。（苏叶）疏畅肺脾，（梗）宽中而（子）下气；（桂枝）调和荣卫，（肉桂）达下而（桂心）通阳。（天麻）有除湿祛风之效，（升麻）擅解毒辟疫之长。发汗祛寒须加（葱白），散邪止呕必用（生姜），（桔梗、杏仁）泻肺邪而喘止，（防风、荆芥）舒肝郁而痛亡。欲疗肢节之拘挛，（秦艽）为上；若治腰膝之痹痛，（狗脊）最良。（薄荷）散风消肿，浮于头面，（香薷）清暑定霍，乱于中脏。（附子）回阳，（半夏）降逆，（故纸）温肾助脾，（干姜）逐寒去湿，（橘皮）行气而消痰，（青皮）破滞而散结。（吴萸、川椒）俱能下气温中，（神曲、砂仁）总是理脾消食。（藿香）止呕而辟邪，（丁香）调中而除哕。（白蔻、肉蔻）并温胃阳，（麦芽、谷芽）皆消肠积。（艾叶）暖中而安胎，（芥子）豁痰而舒胁。（枳壳、香附）散郁滞以何难，（厚朴、槟榔）除胀满而有益。润燥除湿者（贝母），祛风燥痰者（南星）。（当归）养血清火，（川芎）活血调精。（麝香）通窍而治痫，（虎骨）辟邪而镇惊。（天仙藤）疏气活血，（地肤子）利便通淋。（远志）安心神能益智慧，（菖蒲）开心窍兼出声音。（红花）破血气之滞，（乌药）散恶气之侵。利窍开关（皂角、木通）异用，下气行水，（腹皮、防己）并称。（牵牛）则气肿能下，（僵蚕）则肝风可平。行血散瘀药宜（泽兰、胡索），明目退翳，草取（木贼、谷精）。（茴香）治疝气，（辛夷）治鼻渊，（苍术）燥湿发汗，（灵脂）散血通肝。（旋覆花）气结能下，（款冬花）喘咳能安。（没药、乳香）活血而消肿痛，（芜荑、芦荟）杀虫而治惊肝。久疟非（常山）不截，冷积非（巴豆）不痊，是皆辛温之味，实司攻散之端。

苦性药类（凡九十二种）

（黄连）泻心经之邪，（黄芩）除肠胃之热。（知母）降火而滋阴，（黄柏）清热而燥湿。（瓜蒌）能解胸膺，（花粉）最生津液。（桃仁、茜草）治心腹之血瘀，（芒硝、大黄）荡脏腑之热积。达少阳而平寒热，（柴胡）无双；清阳明而止渴烦，（石膏）第一。（芍药）则行血平肝，（丹皮）则除热散结。利湿消水，（车前、泽泻）同功，解毒清心，（连翘、苦参）得力。（丹参）能去心邪，（紫菀）惟下气逆，（龙胆草）能伐肝邪，（马兜铃）专散肺郁。欲清头目而降下，须用（菊花）；若通经络以去烦，无如（竹沥）。（竹茹）清胃火，（桑皮）泻肺金，（槐花）去邪疗痔，柏（叶）凉血益阴，（瞿麦）逐膀胱湿热，（篇蓄）治黄疸热淋。血热在下焦，（地榆）

可去；水湿归脏腑，（大戟）能平。（茅根、芦根）清胃热而呕止，（通草、灯草）降心火而下行。（羚羊角）清热明目，（夏枯草）散结消瘿。（鹤虱、雷丸）能杀虫而消积，（牛黄、蝉蜕）最治痫而镇惊。退骨蒸者（青蒿），解毒者（紫草）。（蒲黄）能散血瘀，（滑石）最利水道。（青黛）则肝热能消，（白薇）则血厥可疗。行消肿者，（甘遂、芫花）；润下软坚者，（昆布、海藻）。辟邪解毒，（犀角）通灵。蠲痹祛风，（豨莶）最妙。（三棱、莪术）俱有伐肝之功，（郁金、姜黄），均为引血之草。（山楂）之消肉食，（钩藤）之治痫惊，（前胡）宽中下气，（萆薢）去浊分清。泻肺气者（葶苈），祛头风者（蔓荆）。（元参）散火而滋肾，（沙参）益肺而清心。（竹叶）则除烦解渴，（栀仁）则引热下行。（白头翁）主治热痢，（青葙子）最清肝经。（五加皮）祛风活血，（五倍子）敛汗涩精。（茵陈）治黄疸，在除湿而清热，（诃子）止滑泻，能敛肺以开音。（桑寄生）养血安胎，腰痛需用；（杜牛膝）散血解毒，喉痹急寻。（秦皮）解热痢之毒，（小麦）除烦渴之嗟，（天竺黄）最清心气，（地骨皮）专泻肾邪。（郁李仁）散结有效，（枇杷叶）下逆堪夸。（穿山甲）善通经络，（威灵仙）主治痹麻。（荜茇）温中而下阴气，（良姜）暖胃而散寒邪，喉肿咽干，急须（豆根、牛蒡），肝热目翳，快用（决明、蒙花）。（代赭石）之清心益肾并用，（乌贼骨）之和血除湿亦嘉。

上《药性赋》三篇，宗《神农本草》而添考唐宋诸家之说，举其用而不及其体，便读也。欲明其体，则有《本草经》在。（廉泉识）

补遗（凡十种）

阿魏消肉积，血竭散血瘀。

冰片通窍散血，樟脑去湿杀虫。

三七散血定痛，赤小豆散血治痈。

浮萍涤水止痒，蛇床子止痒杀虫。

明矾杀虫除湿，藜芦吐风痰治痫。

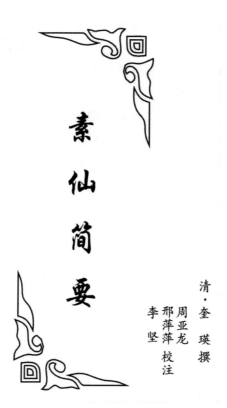

素仙简要

清·奎 瑛 撰

周亚龙
邢萍萍 校注
李 坚

内容提要

清·奎瑛撰。四卷。成书于道光二十二年（1842 年）。奎瑛，号素仙，长白（今吉林）人。满族。全书分为药性、脉诀两编。药性按平、温、寒、热分类记述；脉诀简述诊脉各法，并介绍了四诊有关内容。叙述简略，为医学入门书。诚如其"自序"所说："药性取其简明，诊候揭其要旨。酌古准今，参互考订。平居读之，可期理法贯通；临证施之，不致攻补差谬。使为师者必由是而教，为弟子者必由是而学，盖为医家初学之津梁也。"

本次整理，以清道光二十四年甲辰（1844 年）明道堂刻本为底本。

目　录

第
五
辑

序

医之为道，其义深，其旨博，故不有出人之智，不足以造达精微；不有执中之明，不足以辨正毫厘。是在天资高妙者，方可以学医；博极①群书者，方可以语医也。今同旗太医院左院判②奎素仙公，天分既高，师古复细，盖其学深识人情之理，而又能融会百家之义，其于格物致知③，穷理尽性之道，非可以与方技同类而轻量之也。昔范文正公④有言：不为良相，当为良医。乃知有圣君不可无良相，良医之权又与良相等。今素仙公可谓医之良者也，所著《简要》一书，辑而成帙⑤，请序于余。余详加翻阅，触类引伸，实足以启迪后人，先生济世之心深且远矣。顾学者非其素习，一旦欲尽通前人之说，岂不甚难？今得句梳字栉⑥，一目了然，而又荟萃古人切要之旨，卷帙无多，所赅甚博，在见闻未多者，固当奉为圭臬⑦。自今以后，家传户诵，素仙之造福于天下者不小，而造福于千万世者胡可量哉！

---

① 极：原作"集"，据石竹山房本改。极，尽之意。
② 院判：太医院长官的副职。
③ 格物致知：格，推究；致，求和。探究事物原理而从中获得知识。
④ 范文正公：即范仲淹，谥号"文正"。
⑤ 帙：线装书的函套。此指书册。
⑥ 句梳字栉（zhì）：栉，梳子和篦子的总称，意为密集排列，逐字句仔细推敲。
⑦ 圭臬（niè）：指圭表。比喻准则或法度。

余获此编，大喜大快①，既为之序②，遂捐资付之剞劂③，以广其传④。

岁次道光壬寅⑤冬月前任兵部尚书都察院右都御史
总督湖广等处地方提督军务兼理粮饷莲舫弟嵩孚拜撰

---

① 大喜大快：此后石竹山房本有"冀速其传"四字。
② 既为之序：石竹山房本作"遂为序之"。
③ 剞劂（jī jué）：雕刻，此指刻书。
④ 捐资……其传：石竹山房本作"而赞其刻之"。
⑤ 壬寅：以下石竹山房本作"仲春世裘一等男爵陕西西安府知府愚弟贵麟顿首拜撰"。

崔　序①

医家古未有书，有之，自《灵枢》《素问》始，尔后如《甲乙》《难经》《病源》《外台》《千金》，殆如重规叠矩，凡数十家，而以仲景《伤寒》括其总要焉。宋元以降，名医代起，而求其指归，不外仲景之旨。然博而不精者，固有之矣；精而不粹者，亦所难免。我朝之徐灵胎，固一代之巨擘也，即如所著《洄溪医案》《医学源流论》，几于家弦而户诵②之矣。然继此而求如灵胎其人，亦罕睹矣，此名医之所以不易见也。顷③，夏竹斋兄手一编见示，则长白奎公之《素仙简要》也。余三复读之，爱其深入《灵》《素》《伤寒》之阃奥④，而以简易出之，令世之读其书者可一望而知医理之所在，而不致为庸医所惑，是足取也。盖自名医不作，庸医遂以不学者乱先圣之法，世之慎重其生者，知庸医之难任，而又卒不得良医以济之，而先圣之法，遂至为世诟病，而医道乃凌夷⑤而不可问矣，可叹也！甚愿以此书救其不逮⑥，庶几⑦不致以生人者杀人，而先圣之法遂以庸医泯也。乃喜而为之叙。

甲寅岁重阳后一日止园崔永安撰序并书于沪上

---

① 崔序：此序据石竹山房本补。
② 家弦而户诵：谓家喻户晓。典出《诗经·郑风·子衿·毛传》。
③ 顷：近日。
④ 阃（kǎn）奥：喻学问、事理的精微深奥。
⑤ 凌夷：衰落，衰败。
⑥ 不逮：不及。
⑦ 庶几：也许可以。

自　序

　　或有问于予曰：古人云医，小道也。又云人而无恒，不可以作巫医。何谓也？予应之曰：所谓有恒者，因其任重也；所谓小道者，言其工贱也。人之所系，莫大乎生死。王公卿相，圣贤豪杰，可以旋转乾坤，而不能保无疾病之患，一有疾病，不得不听之医者，而生杀惟命矣。夫一人系天下之重，而天下所系之人，其命又悬于医者，下而一国一家所系之人，更无论矣，其任不已重乎！而独是其人者，又非有爵禄道德之尊，才高学广之誉，既非世之所隆，则其自视，亦不过为衣食之计，虽一介之微，招之而立至，其业不已贱乎！任重则托之者，必得伟人；工贱而业之者，必无奇士。故有恒之士，因小道耻与同侪，有所不为；无知之徒，此重任反掌生杀，有所不能窥。人情相逼，势出于相违，此千古之两端。是以良医代乏，而道因之日坠也。故曰：必有真人，而后有真知；必有真知，而后有真医。医之为道，岂易言哉！若夫寻方逐迹，龊龊庸庸①，椒、硫杀疥，葱、薤散风，谁曰非医也？而缁衣黄冠②，总称释道，矫言伪行，何匪③儒流？是泰山之与邱垤④，河海之与行潦，固不可同日语也。又若阴阳不识，虚实误攻，心粗胆大，执拗偏庸，非徒无益，而又害之之徒，殆又椒、硫、葱、薤之不若小道之称，且不可当，又乌足以言医道哉？不因子之问，

---

　　①　龊龊庸庸：龊龊，拘谨、谨小慎微的样子。庸庸，微小，平庸。
　　②　缁衣黄冠：谓僧尼的服装、道士之冠。此指僧尼与道士。
　　③　匪：同"非"。
　　④　邱垤：小土山。

予先已有所憾，因述"人情论"于集中，古人立言之意，不亦宜乎！问者唯唯而退。予时方辑《简要》，因悉次是语，以冠篇首，诚不自知其无当，望高明之家教之。

素仙奎瑛题于明道堂之悦心书室

自　序

　　夫医虽小道，实天下苍生性命所关，非诸末技之可比也。考医之书，肇自轩岐《素问》《灵枢》二书，垂训千古。其后续有《汤液》《难经》、仲景诸书，无微不阐，无蕴不宣。自唐宋以来，名家百氏方书灿陈，炳若星日①，治疗之法可谓备矣。惟药性、诊候二书，指不胜屈，其大者卷帙浩繁，难于遍观诵读，小者又阙略而未尽精微，均为未善。且间有自相牴牾，反足惑人者。余尝忧之，不揣谫陋，博考经籍，采摭群言，汇辑二编。药性取其简明，诊候揭其要旨。酌古准今，参互考订。平居读之，可期理法贯通；临证施之，不致攻补差谬。使为师者必由是而教，为弟子者必由是而学，盖为医家初学之津梁也。至于深造之士，当于全书而究心焉。余髫龄②肄业，留心医术，迄登仕版，邀禄天家，上自王公，下及士庶，延请招致，日无虚暇，所投方剂，幸少贻误。适庚子③春月，奉诏保和圣躬④，进方安愈，即蒙恩擢任太医院左院判之职。感荷殊荣，自惭非分，由是日夕倍加兢惕，图展报效之微忱⑤，深愧测海之浅见，

---

　　①　炳若星日：炳若日星，意为光明如同日月星辰。
　　②　髫（tiáo）龄：幼年。髫，古代小孩头上，泛指孩童。
　　③　庚子：道光二十年（1840年）。
　　④　奉诏保和圣躬：石竹山房本作"圣躬违和，召令诊视"八字。
　　⑤　微忱：微薄的心意。

用敢竭尽鄙诚①，谨抒医诀，以就正于有道②云尔。

时大清道光二十二年岁次壬寅春月

太医院左院判奎瑛谨序

---

① 竭尽鄙诚：鄙，谦辞；诚，真心。平胆竭诚奉上我的一片真心。

② 有道：有德才的人。

凡　例

本草、诊候，全书词繁义奥，论述诚难，若徒尚词华，必支离蔓衍。是编之作，参《灵》《素》《汤液》以成书，发挥经旨，不事虚文，惟在简当易明。间附汉唐以来诸家所论，有足补经义未及者，亦采一二。但资初学便读，因仿节录之，以裨实用，非敢妄为苟简也。

《神农本草》三卷，三百六十种，分上、中、下三品；梁陶弘景增药一倍，随品附入；唐宋重修，各有增附，或并或退。今通列为四性，凡五百六十四种，各以类从，初学读之，一览可知，庶几章句贯通，则蕴奥自见，正不必高为议论，而卑视训诂之辞也。

是集所载，皆中正和平，诸事①所共取，人世所常用。至于药味幽僻，采制艰难，及出奇好异之说，言虽出自古人，与理相背者，概不选录。

望闻问切，古圣称为神圣下巧，盖医之首务。经云：能合色脉，可以万全。又云：闻其声，而知其人之疾苦；问其苦欲，而知其病之所在。是虽圣人，不能舍此以为法也，而况后学乎！今取望闻问切，上合《灵》《素》之言，拟成章句，集为一编。学者熟习谙练，临证之时，自有得心应手之妙。

药性、诊候二书，医家必须熟读。书不熟则理不明，理不

---

① 事：石竹山房本作"书"。

明则见识不真，至于临证游移，漫无定法，难以奏效。是集统会经义，由博返约，用便搜求，使学者易于记诵，实从前未有之编，亦可以为医林中行远升高之一助耳。有识之士，当不以愚言为狂谬也。

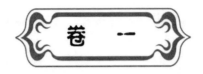

平性药品

平药总括，味淡性平。

白芍和肝益肺，敛汗止痛以安胎；赤芍泻肝散瘀，理疝除瘕消目赤。陈皮调中快膈，顺气消痰，宣通五脏；青皮开郁破滞，消胀散痞，疏泄肺肝。香附利三焦，解六郁，理气必用；当归益肝脾，调荣卫，治血无遗。石斛退虚热滋阴，能平胃气；远志（批：远志苗名小草）治迷惑惊悸，可益心神。天门冬润燥滋阴，治肺痿肺痈，咳吐脓血；麦门冬清心润肺，止咳嗽生津，解热除烦。甘菊花明目清眩，平肝制木之用；枇杷叶清肺和胃，消痰降气之施。荷叶、莲房性平而止诸血；荆沥、竹沥润燥专化痰涎。牛膝下气治腰膝，而通虚淋；木瓜驱湿理脚气，可医转筋。益母草（批：益母草一名茺蔚）、泽兰叶疗经产之病；密蒙花、石决明治目科之疾。钓藤①钩治惊痫抽搐，兼止眩晕；羚羊角能明目截风，可治拘挛。金银花（批：金银花一名忍冬藤）疗痈疽疥癣，清热解毒之剂；蒲公英（批：蒲公英一名黄花地丁）消乳痈肿核，利水通淋之需。水葱导湿热利膀胱，能医泄泻；马勃清肺热治咽痛，可敷诸疮。玉簪根（批：玉簪根一名白鹤仙根）有

---

① 钓藤：即钩藤。

刮骨取牙之力，金盏草为肠痔下血之需。水仙根能涂吹乳，茉莉花可入茗汤。椿根皮涩肠止血，有断下之功；榆白皮滑胎利窍，有治淋之用。槟榔消食行痰，攻坚去胀；厚朴宽胸散满，平胃调中。柴胡（批：柴胡一名芸胡）宣畅气血，清邪热和解表里；葛根表出痘疹，治飧泻发汗解肌。薄荷散风清热，治惊痫之疾；萆薢驱风去湿，治遗浊之症。地骨皮清肺中伏热，退烧止嗽；牛蒡子（批：牛蒡子一名鼠黏子，又名恶实）散诸肿疮疡，消疹利咽。夏枯草缓肝消瘿，止目珠之痛；蔓荆子祛风凉血，治头痛之疾。牡丹皮（批：牡丹皮一名百两金）定①惊痫瘛疭，凉血通经，吐衄必用之药；天花粉治痰热燥渴，降火润肺，排脓消肿之施。灯心降心火，清除肺热；荷梗调中气，通畅胸膈。宽胸下气，消胀散痞，枳壳缓而枳实速也。补虚退热，破瘀生新，大蓟先而小蓟次之。（批：大小蓟一名野红花）瓜蒌②仁润肺清火，止嗽之用；车前子（批：车前子一名芣③苢）利水止泻，明目之施。贝母清痰止嗽而润心肺，桔梗宽胸抑肺而利咽喉。地榆疗崩漏肠风血痢，石韦治淋症通利膀胱。木耳、蓼实为止血之剂；红曲、苏木为行血之施。败酱医产后腹痛，恶露不止；酸浆治咳嗽咽痛，烦热堪除。鸡血藤能活血行血，医癥瘕等症；鸡冠花治尿血便血，疗崩带诸疾。地锦止下部诸血，地衣敷阴上粟疮。大腹皮、豆蔻皮消胀治水肿；预知子、蓇葖子益气去癥瘕。紫花地丁解毒消肿，王不留行（批：王不留行一名金盏银台）下乳催生。白鲜皮除湿热，专理风痹；地肤子（批：地肤子一名扫帚）治诸淋，可洗疥疮。土茯苓驱风湿之药，天仙藤治子肿之疴。芦根降火而止呕哕，棕榈泻热而止诸血。芙蓉花调涂痈肿，马

---

① 定：石竹山房本作"治"。
② 瓜蒌：原作"菰蓏"，据石竹山房本改。
③ 芣：原作"茎"，据石竹山房本改。

齿苋（批：马齿苋一名五行草）捣敷诸疮。天竺黄豁痰清热，客忤惊痫之剂；水杨柳发斑快疹，痘疮不起之施。白及有补肺之功，白蔹有敛疮之用。杜牛膝（批：杜牛膝一名天名精，又名地松①）治乳蛾喉痹，凌霄花（批：凌霄花一名紫葳）破癥瘕去瘀。葫芦皮、茯苓皮②外肿内胀之药；女桢子③（批：女桢子一名冬青）、枸杞子肝虚肾损之资。楮实助阳，楮皮能消浮肿；桑枝舒筋，桑叶能去风湿。以丹参功同四物，用葳蕤（批：葳蕤一名玉竹）可代参芪。蒲黄利小便，消瘀止痛；卷柏破癥瘕，行血通经。桑白皮泻肺火，痰嗽肿喘之药；桑寄生助筋骨，风湿痿痹之需。百部、兜铃清肺热，治痰嗽喘促；昆布、海藻疗五膈④，治癫疝瘿瘤。莪术（批：莪术一名广茂⑤）医痃癖⑥，止心腹诸痛；姜黄（批：姜黄一名宝鼎香）平肝气，治气胀血积。郁金（批：郁金一名草麝香）能治血住痛，三棱可破气除坚。血竭（批：血竭一名麒麟竭）散瘀生新，为和血之用；没药消肿止痛，有理气之能。马蔺子消痰理疝，透骨草活血舒筋。虎耳草煎汁专滴聤耳，鹿角菜浸化用以梳髻。冬葵子滑胎利窍，医水肿狐疝；薏苡仁健脾渗湿，治脚气肺痈。石榴皮有涩肠固下之力，枳椇子有除烦解酒之功。薤白治胸痹泻痢，谷芽能开胃和中。白扁豆消暑除湿，医肿胀泻痢；淡豆豉发汗解肌，治烦躁懊憹。冬瓜皮消除水肿，莱菔子宽畅胸膈⑦。荞麦面实肠胃，动风发病；豆黄卷疗筋挛，行瘀

---

① 地松：石竹山房本作"地菘"。

② 茯苓皮：石竹山房本作"赤苓皮"。

③ 女桢子：即女贞子。

④ 五膈：即忧膈、气膈、食膈、寒膈、饮膈五种膈证，参见《外台秘要》卷八。又可见忧膈、思膈、怒膈、恐膈、吾膈的总称，见《三因极一病证方论》卷八。

⑤ 茂：原作"茂"，据文义改。

⑥ 痃癖：病名。脐腹偏侧或胁肋部时有筋脉攻撑急痛的病证。见《外台秘要》卷十二，因气血不和，经络阻滞，食积寒凝所致。

⑦ 冬瓜皮……胸膈：石竹山房本作"莱菔子宽胸利气，冬瓜仁明目和肝"。

去湿。麦芽助胃消食，除胀回乳之用；浮麦养阴止汗，骨蒸劳热之施。山查①（批：山查一名山里红）消积健脾行气，神曲克食化饮调中。萝卜（批：萝卜一名莱菔）宽胸②化痰，治咳嗽吞酸之症；山药（批：山药一名薯蓣）健脾理肺，疗滑肠泻痢之疾。消痰壅以白果（批：白果一名银杏），行瘀血以桃仁。菠菜滑肠，能发腰痛；竹笋利水，通畅胸膈。水芹和血止带，蘑菇益胃化痰。黄瓜除烦而利水，紫菜开胃以消瘿。芡实（批：芡实一名鸡头子）有补脾固涩之力，麻仁有滋燥润肠之能。赤小豆敷疮疡，能消水肿；冬瓜仁退翳障，可治肠痈。陈廪米医霍乱吐泻，杵头糠治膈气塞噎。糯米发痘止汗，粳米有除烦止渴之功；黄豆清胃解毒，黑豆有补肾明目之用。百合润肺宁心而止嗽，秋梨清热解渴以消痰。大枣和百药，健脾润肺；杏仁止咳嗽，降气行痰。莲子固肠健脾，治浊止泻之剂；莲蕊涩精止血，清心通肾之需。榧实杀虫有效，绿豆解毒无疑。海松仁润大肠，荔枝核治癫疝。乌梅解毒杀虫，涩肠而敛肺；桑椹聪耳明目，入肾以滋阴。菱米消暑安中之品，藕节养心止血之资。西瓜解暑利便醒酒，甜瓜除烦清热生湿。柿干去肠风，润肺以宁嗽；荸荠治反胃，清热以安中。甘蔗润燥止呕，橄榄利咽清火。白糖和中，黑糖活血。佛手止痛，香橼缓肝。柿蒂止呃逆，柿霜治口舌疮痛；橘核止疝痛，橘叶能消散乳痈。饴糖润肺和脾，藕粉调中顺气。冬瓜、丝瓜利便能消浮肿，鲤鱼、鲫鱼行水可益胃中。麦麸醋拌蒸，能祛寒止痛；茄根水渍煮，可薰③洗冻疮。百沸汤（批：百沸汤一名太和汤）助阳气活络之用，阴阳水④定霍乱吐泻之施。

---

① 山查：即山楂。
② 宽胸：石竹山房本作"宽中"。
③ 薰：同"熏"。
④ 阴阳水：指凉水和开水或井水和河水合在一起的水。

齑水解毒化饮，浆水①止渴除烦。急流水②通利二便，回澜③水宣吐痰涎。无根水④解热烦，洗足止衄；腊雪水除瘟疫，抹痱为良。地浆治腹痛泻痢，夏冰解热甚昏迷。金有安神治痫之用，银为镇怯降逆之施。铅（批：铅一名水中金）能坠痰，铅丹（批：铅丹一名黄丹）熬膏必用；铁能解药，铁落狂怒为宜。自然铜去折伤，散瘀止痛；密陀僧染髭须，止血杀虫。铁锈⑤治赤游肿痛，铜绿能导吐风痰。朱砂（批：朱砂一名丹砂）镇心肝，有定惊辟邪之验；琥珀安魂魄，有通塞治淋之功。珊瑚退小儿麸翳，宝石拭入目灰尘。铅粉（批：铅粉一名胡粉，又名锡粉）能拔毒生肌，青空治青盲内障。磁石（批：磁石一名吸铁石）通耳明目，惊痫为良；礞石下气平肝，利痰必用。石燕止肠风带淋之症，石蟹除目生障翳之疾。白石英以润肺，紫石英以和肝。代赭石（批：代赭石一名土朱）调逆气止抽搐，镇惊有验；炉甘石点翳障消云蒙，治目为良。浮石（批：浮石一名海石）清肺降火，痰嗽可止；蓬砂⑥化痰清热，喉痹能通。古文钱疗跌扑伤损，沙石淋痛之症；白瓷器治汤泡火灼，目生翳膜之疾。赤石脂、禹余粮止崩治泻，功专固下；花乳石、无名异⑦化痰止痛，并治金疮。白矾涤痰坠浊，敷阴蚀阴挺，胆矾有涌吐之功；食盐导痰润下，治积饮喘逆，青盐有补肾之用。龙骨涩肠固精，敛汗定喘；龙齿镇心安魂，止痛定惊。龟板补心益肾，治崩漏泻痢产难及伤寒阴虚不能作汗；鳖甲理肺和肝，疗咳嗽癥痕诸症及骨蒸劳瘦

---

① 浆水：酸浆。
② 急流水：指湍急的水流。
③ 回澜：回旋的波涛。
④ 无根水：也叫天水，泛指雨水。
⑤ 锈：原作"绣"，据义改。
⑥ 蓬砂：硼砂。
⑦ 无名异：一种结核状的软锰矿石，入药能止痛生肌。

寒热往来。蛤蚧有止嗽定喘之用，蛤粉有固肠敛汗之功。珍珠收口生肌，云碔①补中下气。乌鲗骨（批：乌鲗骨一名海螵蛸）行瘀住崩，能通血脉；穿山甲溃痈排脓，性善通经。五楷子②止嗽止血而敛汗，瓦楞子行瘀行血以消痰。蝉蜕治夜啼，退目翳疮疡瘾疹；僵蚕涤胎垢，利咽喉消风化痰。牡蛎消瘰疬，有涩精敛汗固肠之用；蟾蜍贴痈疽，有杀虫疗疳退热之功。露蜂房治惊痫而起阴痿，蟹爪甲消瘀血能下死胎。鸡肫皮③（批：鸡肫皮一名鸡内金，又名腽胫）除热止烦，能消水谷；牛皮胶（批：牛皮胶一名黄明胶）化痰宁嗽，可治肠风。白蜡续筋接骨，黄蜡止痛生肌。蜂蜜调荣益卫，润燥和中之品；阿胶滋阴和血，安胎止痢之资。桑虫治痘疮不起，蚕砂能驱风胜湿。桑螵蛸有益精固肾之力，雄蚕蛾有强阳不倦之功。蚕茧专医消渴，象皮善治金疮。蝼蛄（批：蝼蛄一名土狗）治十种水病，蜘蛛涂瘰疬结核。蛤蟆有通乳壮阳之力，蜣螂为消胀利便之施。蛇蜕（批：蛇蜕一名龙子衣）医产难目翳，猬皮涂五痔肠风。童便引火下行以滋阴，发炭（批：发炭一名血余）消瘀通经止诸血。金汁除烦热而解温毒，秋石润三焦降火滋阴。牛肉补脾，用牛乳以润燥；羊肉益气，用羊血以解毒。鸡冠血治中恶惊忤，猪尾血治痘疮倒靥。海参调中醒脾，燕窝益气滋阴。鸭肉能补虚劳，鸡肉性善温中。胡麻（批：胡麻一名芝麻，又名巨胜子）润燥，麻油有消肿毒之功；猪蹄通乳，胆汁有导大便之用。鸡矢治蛊胀，鸡子益气补血；驴尿治反胃，马尿杀虫破癥。凡二百九十种，平性之药，与病相宜者用之。

---

① 云碔：云母。

② 五楷子：五倍子。

③ 鸡肫（zhūn）皮：即鸡内金。

温性药品

温药总括，味甘性温。

人参通血脉，益精神，大补元气；沙参补肝脾，止劳嗽，专理肺虚。炙甘草益三焦元气，解百毒，协和诸药，生用而泻心火；炙黄芪补脾胃温中，生肌肉，排脓内托，生用而固表虚。黄精（批：黄精一名戊己芝）安五脏，补中益气之用；半夏（批：半夏一名守田）和脾胃，止呕化痰之施。熟地黄补血滋阴，理胎产百病；何首乌（批：何首乌一名九真藤）添精益髓，治痈肿诸疾。白茯苓有补脾除湿之力，赤茯苓有治肿通淋之功。覆盆子、菟丝子（批：菟丝子一名金丝草）益精固肾，能医阴痿；海桐皮、五加皮驱风胜湿，可治拘挛。白术消痰燥湿，有补脾安胎之用；苍术除湿和胃，有解郁治痿之功。五味子收肺气，滋肾水，敛汗而定喘嗽；山茱萸安五脏，通九窍，固精专益肾肝。艾叶理气血，驱寒湿，调经安胎，止崩治带，以之熨灸，能透诸经；续断通血脉，理筋骨，崩带胎漏，腰痛肠风，施之外科，可消痈痔。杜仲补胎漏胎堕，腰膝痠痛之剂；红花能活血破血，消肿润燥之需。金樱膏固精秘气，圆眼肉①葆血养心。诃子敛肺固肠，医喘嗽泻痢；蕤仁消风散热，能明目生光。秦艽养血荣筋，退虚热疗风寒湿痹；乌药调中理气，疏胸腹治一切气疾。甘草梢治淋浊茎中作痛，甘草节医疮疡清热解毒。酸枣仁治胆虚不眠，敛汗宁心之用；柏子仁能安神益智，滋肝悦脾之施。史君子②除热健脾，医小儿百病；罂粟壳涩肠敛肺，治疼痛诸疾。狗脊强筋健骨，治脚弱腰痛之症；茯神养神益智，医惊怯健忘之疾。

---

① 圆眼肉：即龙眼肉。
② 史君子：即使君子。

葳灵仙①驱风湿肿胀，宣疏五脏，性极快利；延胡索治气滞血凝，内外诸痛，其效甚速。苍耳子（批：苍耳子一名羊负来）清头目可治鼻渊，刘寄奴治金疮功专破血。石楠叶利筋骨，脚气风痹之药；稀莶草②（批：稀莶草一名黏糊草）强腰膝，冷痛麻痹之资。桂心止九种心痛，松节驱骨节风湿。旱莲草疗肠风下血，没石子能固气涩精。谷精草有明目退翳之功，白芥子有利气豁痰之力。桐叶沐头风而生发，楸叶敷痛肿以消毒。茵芋理风湿拘挛痹痛，紫菀治咳逆润肺消痰。石菖蒲利窍发音，除痰而开心孔；天南星（批：天南星一名虎掌）治风散血，降痰可治惊痫。刺蒺藜散肝风益精明目，沙蒺藜补肾气止带固精。款冬花止咳治嗽，寒热虚实皆可施用；旋覆花（批：旋覆花一名金沸草）下气行水，痰结坚痞噫气并除。白药子消瘿止血，黄药子解热除痰。茜草（批：茜草一名血见愁）消瘀通经，能行血止血；三七（批：三七一名金不换）散瘀止血，治金疮杖疮。木贼（批：木贼一名茎草）解肌散火，可退目翳；芜荑杀虫化痞，能去风湿。百草霜专消积止血，伏龙肝（批：伏龙肝一名灶心土）治吐衄呕哕。缩砂消胀散痞，有快气醒脾安胎之用；肉果（批：肉果一名肉豆蔻）暖胃调中，有逐冷涩肠止泻之功。骨碎补疗肾虚久泄，荜澄茄医反胃吐食。木香疏肝脾升降诸气，沉香（批：沉香一名沉水香）坠痰涎止痛和中。樟瑙③（批：樟脑一名韶脑）辟蛀虫，除湿滞脚气之疾；冰片（批：冰片一名龙脑香）通诸窍，敷咽鼻口目之症。安息香辟邪，诸痛可止；零陵香润发，下痢堪医。甘松香消胀止痛，松脂香活血排脓。苏合香开郁结，有辟恶之用；降真香（批：降真香一名紫藤香）治金疮，有止血之能。檀香（批：檀香一

---

① 葳灵仙：即威灵仙。
② 稀莶草：即豨莶草。
③ 樟磠：即樟脑。石竹山房本作"樟脑"。

名旃檀）利胸膈，开胃理气；杉木治脚气，消胀散风。乳香（批：乳香一名薰陆香）活血调气，能止诸痛；阿魏消积杀虫，兼化癥瘕。山奈①暖中止痛，松脂化毒生肌。皂角吐痰涎，搐鼻作嚏；皂刺达患处，溃散痈疽。桂枝调和荣卫，解肌止汗，胁痛胁风并治；麻黄专入肺经，发汗散风，喘哮咳逆兼医。芎劳②开六郁，润燥调经，引少阳之药；荆芥（批：荆芥一名假苏）清头目，利咽解毒，愈产后之风。藿香开胃止呕，医霍乱吐泻；香薷调中退热，专清暑利湿。天麻治诸风掉眩，平肝理气；白芷疗目昏头痛，消肿排脓。浮萍洗涤疮疡而发汗，紫苏解肌发表以宽中。苏子有润肺消痰之用，苏梗为开胃顺气之施。羌活治伤寒中风，兼除目赤；独活医痉痫湿痹，善理伏风。藁本治头痛连脑，辛夷（批：辛夷一名木笔花）疗鼻塞鼻渊。前胡理肺消痰，止喘哮痰嗽；防风去风胜湿，除上焦风邪。升麻表疹消斑，泻痢崩带兼治；细辛宣风通窍，咽鼻口目皆医。狼毒能涂干癣，莨菪可治折伤。生姜祛寒发表，有畅胃开痰止呕之力；胡荽通窍辟恶，有透表痧疹痘疮之功。蒜能开胃辟瘟，而达诸窍；葱能解肌通气，可熨阴毒。香蕈发痘疹，治溲浊不禁；小茴医寒疝，专理气调中。醋（批：醋一名苦酒，又名醯）有散瘀消食之用，酒为遣兴行药之资。白花蛇截惊，医中风瘫痪；乌梢蛇定搐，能透骨搜风。五灵脂治血症心腹之痛，豭鼠矢③疗伤寒阴易之疾。獭肝除传尸鬼疰之症，鹿角有消肿散热之功。望月砂④疗五疳，治痘后生翳；左盘龙⑤解阴毒，涂人马疥疮。人牙起痘疮倒靥，

---

① 山奈（nài）：姜科，多年生宿根草本植物。
② 芎劳（xiōng qióong）：即川芎。
③ 豭（jiā）鼠矢：雄鼠粪。豭，雄性；矢，"屎"的古字。
④ 望月砂：野兔的干燥粪便，性味辛寒，能去翳明目，解毒杀虫。
⑤ 左盘龙：即鸽粪，以野鸽粪为良。

人乳润五脏调中。紫河车治虚损劳极，大补气血；裈裆末疗伤寒阴易，腹痛舌出。凡一百三十二种，温性之药，于病相符者用之。

寒性药品

寒药总括，味苦性寒。

大黄（批：大黄一名将军）下燥结，除瘀热，其用走而不守；芒硝破积聚，泻实热，可使推陈致新。栀子清心肺之热，治吐衄五黄五淋；黄芩泻三焦之火，除脾湿退热安胎。犀角清心，除胃中大热，谵语发斑之用；黄连凉血，退上焦火邪，肠澼泻痢之需。石膏（批：石膏一名寒水石）入三焦，清火解肌而消烦渴；滑石（批：滑石一名画石）通六腑，荡热生津兼治暑湿。元明粉①有润燥破结之力，元精石有清热治目之功。木通利小便，导诸经湿热；猪苓入膀胱，治烦渴懊憹。山豆根清肺热，专理咽痛；龙胆草平肝火，兼治目疾。知母滋阴治烦热，有理肺之用；黄柏润燥泻膀胱，有治痿之能。大青治狂热发斑，白薇医中风身热。青黛除五脏之郁火，苦参利三焦之湿热。胡黄连治五心烦热，可理疳疾；白头翁（批：白头翁一名野丈人）疗热毒血痢，能医齿痛。元参（批：元参一名黑参）明目利咽，散浮游之火；连翘排脓消肿，治疮疡之疾。生地黄（批：生地黄一名地髓）滋阴退阳，疗惊悸，能调和诸血；侧柏叶养阴清热，去风痹，治一切血疾。泽泻利湿行水，有聪耳明目之功；竹茹清热除烦，有凉血开胃之用。茵陈治黄疸，发汗利水；防己医脚气，去热除湿。郁李仁疗水肿癃急之药，马鞭草为通经破血之施。胡桐泪②清火

---

① 元明粉：即玄明粉。

② 胡桐泪：又名胡桐律。为杨柳科杨属植物胡杨的树脂流入土中，多年后形成的产物。苦、咸，寒，归肺、胃经。清热解毒，化痰软坚。

能利咽喉，芭蕉根消渴可医血胀。紫草凉血，治痘疮热毒之用；青蒿清火，退骨蒸虚热之资。槐花止诸血，能薰洗外痔；槐实润肝燥，疗五痔肠风。青葙子（批：青葙子一名草决明）明目镇肝，治青盲障翳；决明子除风清热，去一切目疾。通草（批：通草一名通脱木）治五淋专清肺热，萹蓄（批：萹蓄一名道生草）医热淋而利膀胱。秦皮止崩治痢，木槿清燥润肠。白茅根除伏热，止吐衄诸血；淡竹叶解燥渴，清心脾热烦。射干（批：射干一名乌扇）泻实火消积痰，治喉痹咽痛；瞿麦利小肠治热淋，能明目通经。茶有消食清上之功，墨有涂痈止血之用。苦楝子（批：苦楝子一名金铃子）利膀胱，疝气要药；海金沙治五淋，茎痛尤良。常山（批：常山一名蜀漆）引吐行水，专治诸疟；葶苈定喘止嗽，破气消积。蔷薇根漱口疮齿痛，土瓜根能破血通经。鹤虱治蛔啮腹痛，漏芦能下乳排脓。贯众行血消瘀，浸水中饮之，辟时行瘟疫；雷丸消积化滞，和麻酱服之，杀肠胃诸虫。橡壳止肠风崩中带下，槐枝洗下部肿痒诸疾。乌臼木①通肠利水，孩儿茶止血收湿。急性子破积块下胎之药，山茨菇②敷痈疮疔肿之需。甘遂、大戟（批：大戟一名下马仙）、芫花（批：芫花一名头痛花），行水攻决而性峻；荛花③、泽漆（批：泽漆一名猫儿眼睛）、商陆（批：商陆一名章柳），水肿胀满而用同。藜芦、瓜蒂导痰涎，入口则吐；硇砂、轻粉破积聚，到胃则行。牛黄有清心解热定惊痫之功，熊胆有平肝明目涂五痔之效。地龙（批：地龙一名白颈蚯蚓）清热治温，兼理脚气；田螺除烦止渴，善解瘟毒。五谷虫④

---

① 乌臼木：即乌桕木。为大戟科乌桕属植物乌桕的根皮或树皮。

② 山茨菇：即山慈姑。

③ 荛花：为瑞香科植物荛花的花蕾。辛、苦，寒，有毒，泻水逐饮，消坚破积。主治痰饮，咳逆上气，水肿，癥瘕痃癖。

④ 五谷虫：即粪蛆。

小儿疳疾之药，夜明砂目盲障翳之施。土蜂窝醋和，涂肿毒嫩痛；蚯蚓泥油调，治足臁烂疮。斑蝥猘犬①毒，兼通石淋；地胆行经血，能下死胎。虻虫破血，水蛭消癥。人中黄解脏腑实热，人中白治鼻衄牙疳。凡九十种，寒性之药，脉证属热者宜之。

热性药品

热药总括，味辛性热。

附子治三阴伤寒，中寒中风，呕哕泻痢，霍乱转筋，一切沉寒痼冷，乌头功同而稍缓；肉桂补命门相火，益阳消阴，胁满腹痛，厥逆泄泻，功专祛寒胜湿，官桂味薄而力微。天雄专补下焦，侧子②充达四肢；干姜逐寒邪而发表，炮姜除胃冷而温经。吴茱萸解郁驱寒，治呕逆吞酸，阴毒腹痛；益智子③温中补火，止泻痢呕哕，秘气固精。蛇床子强阳益阴，治阴痿囊湿，阴痛阴痒，可服可浴；肉苁蓉补髓强筋，治五劳七伤，腰膝冷痛，补血补精。白豆蔻暖胃顺气，有化食宽膨止呕之用；草豆蔻（批：草豆蔻一名草果）除痰开郁，有消胀燥湿截疟之功。白附子引药上行，治面上百病；草乌头性毒至峻，能搜风胜湿。良姜医胃脘冷痛，荜茇治虚冷肠鸣。破故纸（批：破故纸一名补骨脂）治肾虚泄泻，补阳壮火；巴戟天疗脚气水肿，温散风湿。仙灵脾（批：仙灵脾一名淫羊藿）补肝肾，治麻木不仁之症；千年健强筋骨，疗拘挛痿痹之疾。胡椒暖胃快膈，治阴毒腹痛；川椒润肺除痰，漱口齿诸疾。牵牛（批：牵牛一名黑丑）小毒，逐水除痰，通下焦之郁遏；巴豆性烈，消积化痞，主脏腑之沉寒。

---

① 猘（zhì）犬：狂犬。
② 侧子：乌头子根之小者或生于附子旁的小颗子根。
③ 益智子：即益智仁。

第
五
辑

腽肭脐（批：腽肭脐一名海狗肾）助阳而起阴痿，胡芦巴暖肾兼治
疝瘕。锁阳有兴阳养筋之力，仙茅有补肾助火之功。胡桃（批：
胡桃一名核桃）润肠而温肺，韭子治浊而固精。钟乳（批：钟乳一
名鹅管石）强阳益阴，补虚助火；雄黄消积化聚，治疟杀虫。麝
香治卒中诸风诸气，有开关通窍之力；丁香（批：丁香一名鸡舌
香）温脾胃止吐止呕，为暖阴壮阳之资。鹿茸生精养血，补一
切虚损劳伤；虎骨健骨追风，理周身拘挛痹痛。阳起石治阴痿
精乏，子宫虚冷；石硫黄补命门真火，暖胃温脾。芥末温肺，
涂麻痹疮毒；大茴暖肾，治七疝阴肿。椒目消肿胀，专行水道；
附尖①治癫痫，善吐风痰。续随子（批：续随子一名千金子）性峻，
能下恶滞；蓖麻子有毒，可以拔涂。木鳖子消肿追毒，大风子
敷癣治疥。全蝎治口眼㖞斜，惊痫抽搐；蜈蚣疗脐风撮口，杀
虫堕胎。石灰杀疮虫，能蚀恶肉；干漆破瘀血，可去坚结。凡
五十二种，热性之药，脉证属寒者宜之。

"药物众多，各一其性，宜否万殊，难以尽识，用者不得其
要，未免多误。兼之《本草》所注，又皆概言其能，凡有一长，
自难泯没，惟是孰为专主，孰为兼能，孰者利于②此而不利于
彼，学者昧其真性，而惟按图以索骥，所以用多不效，益见用
药之难矣。"③ 余集诸药品，分拟平、温、寒、热四章，然药性，
一物多有兼主十余病者，是编主治之理，皆经验心得之法，博
采偏长，期于确切，言畅意晰，字少义多，作者颇费苦心，读
者详之。本草一书，惟李氏《纲目》著论精详，可谓补前人之
未备，为后学之指南，博学之士，细心而统会之可也。

---

① 附尖：又称乌头附子尖，为乌头母根或子根上的尖角。
② 于：原作"如"，据石竹山房本及《景岳全书》卷一改。
③ 药物……难矣：语出《景岳全书》卷一。

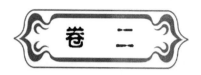

气味阴阳

"阴阳应象论"① 曰：积阳②为天，积阴③为地，阴静阳躁。阳生阴长，阳杀阴藏。阳化气④，阴成形⑤。阳为气，阴为味。味归形，形归气，气归精，精归化。精食气，形食味，化生精，气生形。味伤形，气伤精，精化为气，气伤于味。阴味出下窍，阳气出上窍；清阳发腠理，浊阴走五脏；清阳实四肢，浊阴归六腑。味厚者为阴，薄者为阴中之阳；气厚者为阳，薄者为阳中之阴。味厚则泻⑥，薄则通；气薄则发泻⑦，厚则发热。辛甘发散为阳，酸苦涌泻为阴，咸味涌泻为阴，淡味渗泻为阳。六者或收或散，或缓或急，或润或燥，或软或坚，以所利而行之，调其气使之平也。⑧

又，"六节脏象论"曰：草生五色，五色之变，不可胜

---

① 阴阳应象论：指《素问·阴阳应象大论》。

② 阳：清阳之气。

③ 阴：浊阴之气。

④ 气：指无形而能够使生命萌发、长养的能量。

⑤ 形：指有形的万物。

⑥ 泻：《素问·阴阳应象大论》作"泄泻"。下文"发泻""涌泻"同。

⑦ 发泻：发泄，谓气向外发散。

⑧ 辛甘……平也：语出《素问·至真要大论》。

视①；草生五味，五味之美，不可胜极。嗜欲不同，各有所通。天食②人以五气，地食人以五味。五气入鼻，藏于心肺，上使五色修明，音声能彰。五味入口，藏于肠胃，味有所藏，以养五气，气和而生，津液相成，神乃自生。又曰：形不足者，温之气；精不足者，补之以味。③

又，夫药有温热寒凉之气，辛甘淡酸苦咸之味，升降浮沉之相互，厚薄阴阳之不同。一物之内，气味兼有；一药之中，理性具焉。或气一而味殊，或味同而气异，然用药之道，惟在精其气味，识其阴阳，则药味虽多，可得其要矣。凡气味之辨④，则诸气属阳，诸味属阴。气本乎天，气有四，曰温热寒凉是也。温热者，天之阳；寒凉者，天之阴。天有阴阳，风寒暑湿燥火，三阴三阳，上奉之也。味本乎地，味有六，曰辛甘淡酸苦咸是也。辛甘淡者，地之阳；酸苦咸者，地之阴。地有阴阳，金木水火土，生长化收藏，下应之也。气味薄者，轻清成象，本乎天者，亲上也。气味厚者，重浊成形，本乎地者，亲下也。阳主升而浮，阴主沉而降。辛主散，其行也横，故能解表；甘主缓，其行也上，故能补中；苦主泻，其行也下，故可去实；酸主收，其性也敛，故可治泻；淡主渗，其性也利，故可分清；咸主软，其性也沉，故可导滞。用纯气者，用其动而能行；用纯味者，用其静而能守。有气味兼用者，和合之妙，贵乎相成；有君臣相配者，宜否之机，最嫌相左。既欲合宜，尤当知忌，先避其害，后用其利，一味不投，众善俱弃。故欲表散者，须远酸寒；欲降下者，勿兼升散。阳旺者当知忌温，

---

① 胜视：全部分清，胜尽全部。
② 食（sì）：供养，养育。
③ 形不……以味：语出《素问·阴阳应象大论》。
④ 辨：原作"变"，据《景岳全书》卷一改。

阳衰者沉寒毋犯。上实者忌升，下实者忌秘；上虚者忌降，下
虚者忌泻。诸动者再动即散，诸静者再静即灭。甘勿施于中满，
苦勿施于假热，辛勿施于燥热①，咸勿施于伤血，酸木最能克
土，脾气虚者少设。阳中还有阴象，阴中复有阳诀。使能烛②此
阴阳，则药理虽玄，岂难透彻？③

五味药性

岐伯曰：木生酸，火生苦，土生甘，金生辛，水生咸④。辛
散，酸收，甘缓，苦坚，咸软。毒药攻邪，五谷为养，五果为
助，五畜为益，五菜为充，气味⑤合而服之，以补精益气。此五
味各有所利，四时五脏病随五味所宜也。⑥又曰：阴之所生，本
在五味，阴之五宫⑦，伤在五味。⑧五味者，虽口嗜而欲食之，
必自裁制，使勿过焉，过则伤其正也。又曰：圣人春夏养阳，
秋冬养阴，以从其根，二气常存。

五色五味五气五行内合脏腑

凡药，色青味酸气燥，性属木者，皆入足厥阴肝、足少阳
胆经。色赤味苦气焦，性属火者，皆入手少阴心、手太阳小肠

---

① 燥热：《景岳全书》卷一作"热燥"。
② 烛：洞悉。
③ 阳主……透彻：语出《景岳全书》卷一。
④ 木生……生咸：语本《素问·阴阳应象大论》。
⑤ 气味：性味，指不同的性味的五谷、山果等。
⑥ 毒药……宜也：语出《素问·脏气法时论》。
⑦ 五宫：指五脏。
⑧ 阴之……五味：语出《素问·生气通天论》。

经。色黄味甘气香，性属土者，皆入足太阴脾、足阳明胃经。色白味辛气腥，性属金者，皆入手太阴肺、手阳明大肠经。色黑味咸气腐，性属水者，皆入足少阴肾、足太阳膀胱经。十二经中，惟手厥阴心包络、手少阳三焦经无所主，其经通于足厥阴、少阳。厥阴主血，诸药入肝经血分者，并入心包；少阳主气，诸药入胆经气分者，并入三焦。命门相火，散行于胆、三焦、心包络，故入命门者，并入三焦。此诸药入诸经之部分也。

五色入五脏

凡药，青属木入肝，赤属火入心，黄属土入脾，白属金入肺，黑属水入肾。此五色之义也。

五味入五脏

凡药，酸属木入肝，苦属火入心，甘属土入脾，辛属金入肺，咸属水入肾。此五味之义也。

五行相克

酸伤筋，辛胜酸；苦伤气，咸胜苦；甘伤肉，酸胜甘；辛伤皮毛，苦胜辛；咸伤血，甘胜咸。[①] 此五行相克之义也。

---

① 酸伤……胜咸：语本《素问·阴阳应象大论》。

五味所能

凡药，酸者能涩能收，苦者能泻能燥能坚，甘者能补能和能缓，辛者能散能润能横行，咸者能下能软坚，淡者能利窍能渗泄。此五味之用也。

五味所伤

多食咸，则脉凝涩而变色；多食苦，则皮槁而毛拔；多食辛，则筋急而爪枯；多食酸，则肉胝胎①而唇揭；多食甘，则骨痛而发落。② 此五味之所伤也。

五脏所苦所欲③

肝苦急，急食甘以缓之，以酸泻④之；肝欲散，急食辛以散之，以辛补之。心苦缓，急食酸以收之，以甘泻之；心欲软，急食咸以软之，以咸补之。脾苦湿，急食苦以燥之，以苦泻⑤之；脾欲缓，急食甘以缓之，以甘补之。肺苦气逆，急食苦以泻之，以辛泻之；肺欲收，急食酸以收之，以酸补之。肾苦燥，急食辛以润之，以咸泻之；肾欲坚，急食苦以坚之，以苦补之。

---

① 肉胝胎（zhī zhòu）：谓皮肉厚而皱缩，嘴唇高而翻出。胝，皮肉厚。胎，"皱"的异体字，意为揭、掀起、翻起。

② 多食……发落：语本《素问·五脏生成》。

③ 五脏所苦所欲：此段语本《素问·脏气法时论》。

④ 泻：指用收涩法治疗。"顺其性为补，反其性为泻"。肝木喜异辛散而恶酸收，故辛为补而酸为泻也。

⑤ 泻：原作"泄"，据石竹山房本改。

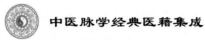

此五脏补泻之义也。

五脏补泻

人之五脏，应五行金木水火土，子母相生。经曰：虚则补其母，实则泻其子。① 又曰：子能令母实②。假如肝乃心之母，心虚当补肝；脾乃心之子，心实当泻脾。余经仿此。此五行相生，子母相应之义也。

升降浮沉

凡药，轻虚者浮而升，重实者沉而降。味薄者升而生，气薄者降而收，气厚者浮而长，味厚者沉而藏，味平者化而成，气厚味薄者浮而升，味厚气薄者沉而降，气味俱厚者能浮能沉，气味俱薄者可升可降。酸咸无升，辛甘无降，寒无浮，热无沉，轻虚者浮而升③。

五运六淫用药式

厥阴司天，风淫所胜，平以辛凉，佐以甘苦，以甘缓之，以酸泻之；少阴司天，热淫所胜，平以咸寒，佐以苦甘，以酸收之；太阴司天，湿淫所胜，平以苦热，佐以酸辛，以苦燥之，以淡泄之；少阳司天，火淫所胜，平以酸冷，佐以苦甘，以酸收之，以苦发之，以酸复之；阳明司天，燥淫所胜，平以苦温，

---

① 虚则……其子：语本《难经·六十九难》。
② 子能令母实：语出《难经·七十五难》。
③ 轻虚者浮而升：语出吴仪洛《本草从新》。

佐以酸辛，以苦下之；太阳司天，寒淫所胜，平以辛热，佐以甘苦，以咸泻之。

厥阴在泉，风淫于内，治以辛凉，佐以苦，以甘缓之，以辛散之；少阴在泉，热淫于内，治以咸寒，佐以甘苦，以酸收之，以苦发之；太阴在泉，湿淫于内，治以苦热，佐以酸淡，以苦燥之，以淡泻①之；少阳在泉，火淫于内，治以咸冷，佐以苦辛，以酸收之，以苦发之；阳明在泉，燥淫于内，治以苦温，佐以②甘辛，以苦下之；太阳在泉，寒淫于内，治以甘热，佐以苦辛，以咸泻之，以辛润之，以苦坚之。③ 李时珍曰："司天主上半年，天气司之，故六淫谓之所胜，上淫于下也，故曰平之。在泉主下半年，地气司之，故六淫谓之于内，外淫于内也，故曰治之。"④

君臣佐使

帝曰：方制君臣，何谓也？岐伯对曰：主病之谓君，佐君之谓臣，应臣之谓使，非上中下三品之谓也。⑤ 东垣曰："为君者最多，为臣者次之，佐者又次之。"⑥ 药之于症，所主同者为等分。

---

① 泻：石竹山房本及《素问·至真要大论》并作"泄"。

② 苦温佐以：原脱，据《素问·至真要大论》补。

③ 厥阴……坚之：语本《素问·至真要大论》。以苦坚之，用味苦之药坚阴。

④ 司天……治之：语出《本草纲目》卷一。

⑤ 帝曰……之谓也：语本《素问·至真要大论》。非上中下三品之谓也，即这不是把药物分为上、中、下三品的意思。

⑥ 为君……又次之：语出王好古《汤液本草》卷上。

七方

七方者，大、小、缓、急、奇、偶、复也。岐伯曰：气有多少，形有盛衰，治有缓急，方有大小。又曰：病有远近，证有中外，治有轻重，近者奇之，远者偶之，汗不以奇，下不以偶，补上治上制以缓，补下治下制以急。近而偶奇，制小其服；远而奇偶，制大其服。大则数少，小则数多，多则九之，少则二之。奇之不去则偶之，偶之不去则反佐以取之。所谓寒热温凉，反从其病也。① 素仙曰：大方者，分两大而顿服之，肝肾及下部之病者宜之，取其迅急而下走。小方者，分两小而频服之，心肺及在上之病者宜之，取其易散而上行。缓方者，治主宜缓，缓则治其本也。急方者，治客宜急，急则治其标也。奇方者，单方也，有独用一物之奇方，有药合阳数，一三五七九之奇方也。偶方者，有两物相配之偶方，有古之二方相合之偶方，有药合阴数，二四六八十之偶方也。复方者，再也，重也。所谓十补一泻，数泻一补也，经云："奇之不去则偶之，是谓重方。"②

十剂

徐之才③曰：药有宣、通、补、泻、轻、重、滑、涩、燥、

---

① 气有……病也：语本《素问·至真要大论》。

② 奇之……重方：语出《素问·至真要大论》。用奇方治疗而病情未愈时，就再用偶方治疗，称为"重方"。

③ 徐之才：北齐医家，字士茂，丹阳（今江苏镇江）人，著有《药对》《徐王方》等。

湿，此十者，药之大体也。如宣可去壅，通可去滞，补可去弱，泻可去闭，轻可去实，重可去怯，滑可去着，涩可去脱，燥可去湿，湿可去枯。东垣曰：药有十剂，今详之，惟寒热二剂，何独见遗，如寒可去热，热可去寒，今补此二种，以尽厥①旨。

六失八要

宗奭②曰：病有六失，失于不审，失于不信，失于过时，失于不择医，失于不识病，失于不知药③。六失有一，即为难治。又有八要，一曰虚，二曰实，三曰冷，四曰热，五曰邪，六曰正，七曰内，八曰外也④。《素问》言：凡治病察其形气色泽，观人勇怯骨肉皮肤，能知其性，以为诊法。若患人脉病不相应，即不得见其形，医止据脉供药，其可得乎？今富贵之家，妇人居帷幔之内⑤，既无望色之神，听声之圣，不能尽切脉之巧，未免详问，病家厌繁，以为术疏，往往得药不服。是四诊之术，不得其一矣，可谓难也，呜呼！

六不治

淳于意⑥曰病有六不治：骄恣不论于理，一不治；轻身重财，二不治；衣食不适，三不治；阴阳脏气不定，四不治；形

---

① 厥：其。

② 宗奭：即寇宗奭，宋代医家，著《本草衍义》等。

③ 失于不知药：原脱，据《本草衍义》卷一补。

④ 病有……外也：语本《本草衍义》卷一。

⑤ 其可……之内：原脱，据石竹山房本补。

⑥ 淳于意：西汉医家，齐国临菑（今山东临淄）人。《史记·扁鹊仓公列传》载其"诊籍"。

第
五
辑

赢不能服药，五不治；信巫不信医，六不治。①

制药

嘉谟②曰：制药贵在适中，不及则功效难求，太过则气味反失。火制四：煅、煨、炙、炒也。水制三：浸、泡、洗也。水火共制二：蒸、煮也。酒制升提，姜制发散，入盐走肾而软坚，用醋注肝而住痛，童便制除劣性而降下，米泔制去燥性而和中，乳制润枯生血，蜜制甘缓益元。陈壁土制，借土气骤补中焦；麦麸皮制，抑酷性勿伤上膈。乌豆甘草汤渍，并解毒致令平和。羊酥猪脂涂烧，或渗骨容易脆断。去穰者免胀，抽心者除烦③。诸子宜炒，皆因口闭而未发生；诸仁宜碎，恐发生太过而纵其性。此制法各有所宜也。

汤散丸法

东垣曰：汤者荡也，去大病用之。散者散也，去急病用之。丸者缓也，舒缓而治之也。㕮咀者古制也，古无铁刃，以口咬细，煎汁饮之，则易升易散而行经络也。凡治至高之病加酒煎，去湿以生姜，补元气以大枣，发散风寒以葱白，去膈上痰以蜜。细末者，去胃中及脏腑之积。气味厚者，白汤调；气味薄者，煎之和滓服。去下部之痰，其丸极大而光且圆，治中焦者次之，治上焦者极小。稠面糊，取其迟化直至中下；或酒或醋，取其

---

① 六不治：石竹山房本此下有"六者有一，则难治也"八字。

② 嘉谟：即陈嘉谟，明代医家，字廷采，号月朋，西乡石墅（今属安徽）人，著有《医学指南》《本草蒙筌》等。

③ 制药……除烦：语本《本草蒙筌·总论》。

收散之义也。去湿者，丸以姜汁稀糊，取其易化也。滴水丸，又易化；炼蜜丸者，取其迟化而气行经络也；蜡丸，取其难化而旋旋①取效，或毒药不伤脾胃也。②

又，元化③曰：病有宜汤者，宜丸者，宜散者，宜下者，宜汗者，宜吐者。汤可以荡涤脏腑，开通经络，调品④阴阳；丸可以逐风冷，破坚积，进饮食；散可以去风寒暑湿之邪，散五脏之结伏，开肠利胃。可下而不下，使人心腹胀满烦乱；可汗而不汗，使人毛孔闭塞闷绝而终；可吐而不吐，使人结胸上喘，水食不入而死⑤。

诸药泻诸经火

黄连泻心火，栀子、黄芩泻肺火，白芍泻脾火，柴胡、黄连泻肝胆火，知母泻肾火，木通泻小肠火，黄芩泻大肠火，石膏泻胃火，柴胡、黄芩泻三焦火，黄柏泻膀胱火⑥。

药味相反

相反之药记须熟，半蒌贝蔹及攻乌，藻戟遂芫反甘草，诸参辛芍远藜芦，郁金牵牛反巴豆，牙硝三棱亦不符，官桂石脂难并用，硫黄芒硝各相殊，人参不和五灵脂，蜜陀僧亦怕狼毒，

---

① 旋旋：缓缓，陆续，逐渐。
② 汤者……胃也：语本《汤液本草》卷二。
③ 元化：即华佗，东汉后期医家，沛国谯（今安徽亳县）人。事见《后汉书》《三国志》。
④ 调品（diào pǐn）：调理，调和。
⑤ 病有……而死：语本《中藏经》卷中。
⑥ 黄连……胱火：语本《珍珠囊补遗药性赋》卷一。

丁香莫与郁金见，犀角不顺草川乌，食蟹之时须忌柿，葱韭与蜜不相服，水银砒霜连必叛，鲇鱼荆芥不同途。

妊娠忌服

妊娠忌服名不同，乌头附子配天雄，槐角牛膝薏苡米，芫花大戟与三棱，桃仁红花兼瞿麦，干姜半夏共南星。肉桂麦芽冬葵子，通草茅根野葛轻，丹皮皂荚苏木入，牵牛常山巴豆逢，藜芦干漆蟹爪甲，水银硇砂赭雌雄，麝香牛黄并蝉蜕，芫蝥胆蛭与虻虫。

论药

王好古曰：四时总以芍药为脾剂，苍术为胃剂，柴胡为时剂，以十一经皆取决于少阳，为发生之始故也。凡用纯寒纯热之药，及寒热相杂，并宜用甘草以调和之。

又，药之为物，各有形、性、气、质，其入诸经，有因形相类者（如连翘似心而入心，荔枝核似睾丸而入肾之类），有因性相从者（如属木者入肝，属水者入肾，润者走血分，燥者入气分，本乎天者亲上，本乎地者亲下之类），有因气相求者（如气香入脾，气焦入心之类），有因质相同者（如药之头入头，干入身，枝入肢，皮行皮，又如红花、苏木汁似血而入血之类），自然之理，可以意得也：

又，药有以形名者，人参、狗脊之类是也；有以色名者，黄连、黑参之类是也；有以气名者，稀莶、香薷之类是也；有以味名者，甘草、苦参之类是也；有以质名者，石膏、石脂、归身、归尾之类是也；有以时名者，夏枯、款冬之类是也；有以能名者，何首乌、骨碎补之类是也①。

又，一药之为用，或地道不真，则美恶迥别；或市肆饰伪，则气味全乖；或收采非时，则良莠异质；或头尾误用，则呼应不灵；或制治不精，则功力大减。用者若不加察，归咎于药之罔效，譬之兵不精练，何以荡寇克敌，适以覆众舆尸②也。治疗之家，其可忽诸？③

又，时珍曰：药有相须者，同类而不可离也；相使者，我之佐使也；相恶者，夺我之能也；相畏者，受彼之制也；相反者，两不可合也；相杀者，制彼之毒也。④ 此异同之义也。

又，"凡药根之在土中者，半身以上则上升，半身以下则下降。药之为枝者达四肢，为皮者达皮肤，为心为干者内行脏腑。质之轻者上入心肺，重者下入肝肾。中空者发表，内实者攻里。枯燥者入气分，润泽者入血分，此上下内外，各以其类相从也。"⑤

法则

夫用药之法，贵乎明变。如风会⑥有古今之异，地气有南北之分，天时有寒暑之更，禀赋有壮弱之殊。人有贵贱少长，病当别论；症有新久虚实，理当别药。盖人心如面，各各不同，惟其心不同，脏腑亦异，若以一药通治众人之病，其可得乎？然用药之际，勿好奇，勿执一，勿轻妄，勿迅速。须慎重精详，

① 药有……是也：语出《本草备要·药性总义》。
② 覆众舆尸：喻指失败。覆，灭亡。舆尸，以车运尸。典出《周易·师卦》。
③ 一药……忽诸：语本《本草备要·药性总义》。
④ 药有……毒也：语本《本草纲目·神农本草经名例》。
⑤ 凡药……从也：语出《本草备要·药性总义》。
⑥ 风会：风气，时尚。

第
五
辑

图融活变。诊脉必须用心，临证在乎细审，不妨沉会，以施必妥。

又，病在胸膈以上者，先食后服药；病在心腹以下者，先服药而后食；病在四肢血脉者，宜空腹而在旦；病在骨髓者，宜饱满而在夜。①

又，欲疗病，先察其源，先候病机。五脏未虚，六腑未竭，血脉未乱，精神未散，服药必活。若病已成，可得半愈；病势已过，愈将难痊。②

又，药性有宜丸者，宜散者，宜水煮者，宜酒渍者，宜膏煎者，亦有一物兼宜者，亦有不可入汤酒者，并随药性，不得违越。③

约取《素问》粹言

素仙曰：气味有厚薄，性用有躁静，治体有多少，力化有浅深。正者正治，反者反治，用热远热，用寒远寒，用凉远凉，用温远温，发表不远热，攻里不远寒。不远热则热病至，不远寒则寒病至。治热以寒，温而行之；治寒以热，凉而行之；治温以清，冷而行之；治清以温，热而行之。木郁达之，火郁发之，土郁夺之，金郁泻④之，水郁折之。气之胜也，微者随之，甚者制之；气之复也，和者平之，暴者夺之。高者抑之，下者举之，有余折之，不足补之，坚者削之，客者除之，劳者温之，结者散之，留者行之，燥者濡之，急者缓之，散者收之，损者

---

① 病在……在夜：语出《神农本草经》卷一。
② 欲疗……难痊：语本《神农本草经》卷一。
③ 药性……违越：语出《神农本草经》卷一。
④ 泻：石竹山房本及《素问·至真要大论》并作"泄"。

益之，逸者行之，惊者平之，吐之汗之，上之下之，补之泻之，摩之浴之，针之灸之，久新同法。又曰：逆者正治，从者反治，热因寒用，寒因热用，塞因塞用，通因通用，必伏其所主而先其所因，其始则同，其终则异，可使破积，可使溃坚，可使气和，可使必已。又曰：诸寒之而热者取之阴，热之而寒者取之阳，所谓求其属以衰之也。①

素仙法则

原夫补气自然生血，气药过于血药，反至销铄②真阴。补血不能生气，补阴过于补阳，亦能克害元神。痰随气上，降痰先须利气；痰生脾弱，化痰先须实脾。一水不补，则二火不熄；元气不充，则邪气不消。逐痰太过，必致伤脾；泻火太过，必致伤胃。脾伤则肿胀泄泻，胃伤而寒呕不食。开气用温药，顺其性也，更有气盛上冲，非寒不制；泻火用凉药，制其性也，如其火极上炎，非热不堕。火壅咽喉，不宜下逐；气滞腰膝，犹可升提。脾虚而肺必亏，补脾须兼补肺；心弱而脾必病，养心当兼养脾。风从上始，用汗剂而平者，此风因雨静之意；湿从下起，投风药而愈者，此湿以风干之理。水利而渴消，若欲治渴，尤忌逐水；气清则血生，若欲理气，当禁补血。春夏主乎寒凉，秋冬济于温热。伐实补虚，引经为要；修方进药，禁忌宜知。大黄、芒硝，一切克伐之剂，利于西北，勿骤施于东南寒弱之人；苍术、半夏，诸凡香烈之药，宜于东南，勿轻加于西北风燥之地。其间气运不齐，未可执一而论。男子须养阴

---

① 气味……之也：语本《素问·至真要大论》。

② 销铄：熔化，消除。

降火，妇女要理气调经。辛苦之人病，清利为先；膏粱①之子病，滋补为上。治久病先扶元气，攻急症暂伐余邪。治病不顾真元，非探本之论；用药不虑将来，岂明理之儒？此又功用之要旨，不可不知也。

人情论②

经云：诊可十全，不失人情。愚谓人情，为医家最一难事。而人情之说有三：一曰病人之情，二曰旁人之情，三曰同道人之情。所谓病人之情者，有素禀之情，如五脏各有所偏，七情各有所胜。阳脏者偏宜于凉，阴脏者偏宜于热，耐毒者缓之无功，不耐毒者峻之为害，此脏气之有不同也。有好恶之情者，不惟饮食有憎爱，抑且举动皆关心，性好吉者危言见非，意多忧者慰安云③伪，未信者忠告难行，善疑者深言则忌，此性情之有不同也。有富贵之情者，富多任性，贵多自尊。任性者自是其是，真是者反成非是；自尊者遇士或慢，自重者安肯自轻，此交际之有不同也。有贫贱之情者，贫者衣食不能周，况乎药饵？贱者焦劳不能释，怀抱可知，此调摄之有不同也。又若有良言甫信，谬说更新，多歧亡羊，终成画饼，此中无主而易乱者之为害也。有最畏出奇，惟求稳当，车薪杯水，宁甘败亡，此内多惧而过慎者之为害也。有以富贵而贫贱，或深情而挂牵，戚戚④于心，心病焉能心药，此得失之情为害也。有偏执者，曰吾乡不宜补，则虚者受其祸；曰吾乡不宜泻，则实者被其伤。

---

① 膏粱：膏，肥肉；粱，细粮。以膏粱为食，比喻生活富足。
② 人情论：此节语出《类经》卷五。
③ 安云：原作"云安"，据《类经》卷五乙转。
④ 戚戚：忧伤、忧惧的样子。

夫十室且有忠信，一乡焉得皆符？此习俗之情为害也。有参术入唇惧补，心先否①塞；硝黄沾口畏攻，神即飘扬。夫杯影亦能为祟，多疑岂法之良？此成心之情为害也。有讳疾而不肯言者，终当自误，有隐情而不敢露者，安得其详？并尚有故隐病情，试医以脉者，使其言而偶中，则信为明良；言有弗合，则目为庸劣。抑孰知脉之常体，仅二十七，病之变象，何啻千万？是以一脉所主非一病，一病所见非一脉。脉病相应者，如某病得某脉则吉；脉病相逆者，某脉值某病则凶。然则理之吉凶，虽融会在心，而病之变态，又安能以脉尽言哉？故知一知二知三②，神圣谆谆于参伍；曰工曰神曰明，精详岂独于指端？彼俗人之浅见，固无足怪，而士夫之明慧，亦每有蹈此弊者。故忌望闻者，诊无声色之可辨；忌③详问者，医避多言之自惭。是于望闻问切，已舍三而取一，且多有并一未明，而欲得夫病情者，吾知其必不能也。所以志意未通，医不免为病困，而朦胧猜摸，病不多为医困乎？凡此皆病人之情，不可不察也。

　　所谓旁人之情者，如浮言为利害所关，而人多不知检。故或为自负之狂言，则医中有神理，岂其能测？或执有据之凿论，而病情多亥豕④，最所难知。或操是非之柄，则同于我者是之，异于我者非之，而真是真非，不是真人不识。或执见在之见，则头痛者之救头，脚疼者之救脚，而本标纲目，反为迂远庸谈。或议论于贵贱之间，而尊贵执言，何堪违抗？故明哲保身之士，宁为好好先生。或辨析于亲疏之际，而亲者主持牢不可拔，虽

---

　　① 否（pǐ）：通"痞"。郁结，阻滞不通。
　　② 知一知二知三：是说对于色、脉、皮肤所反映的病证只知从问诊这第一个方面去把握是一般的技术熟练的医生，知道从切诊这第二个方面去把握便是智慧超群的医生，只有知道从望诊这第三个方面去把握才是技术精巧而又智慧明达的医生。
　　③ 忌：石竹山房本及《类经》卷五作"恶"。
　　④ 亥豕（hài shǐ）：亥、豕二字篆文相似，容易混淆，此喻病情之真伪。

真才实学之师，亦当唯唯而退。又若荐医，为死生之攸系，而人多不知慎。有或见轻浅之偶中而为之荐者，有意气之私厚而为之荐者，有信其便便①之谈而为之荐者，有见其外饰之貌而为之荐者，皆非知之真者也。又或有贪得而荐者，阴②利其酬；关情而荐者，别图冀望。甚有斗筲③之辈者，妄自骄矜，好人趋奉，薰莸④不辨，擅肆品评，誉之则盗跖⑤可为俊杰⑥，毁之则鸾凤可为鸱鸮，洗垢索瘢，无所不至，而怀真抱德之士，必其不佯。若此流者，虽其发言容易，忻戚⑦无关，其于淆乱人情，莫此为甚。多至⑧明医有掣肘之去，病家起刻骨之疑，此所以千古是非之不明，总为庸人扰之耳。故竭力为人任事者，岂不岌岌其危哉！凡此皆旁人之情，不可不察也。

所谓同道人之情者，尤为闪烁，更多隐微。如管窥蠡测⑨，醯鸡⑩笑天者，固不足道，而见偏性拗，必不可移者，又安足论？有专恃口给者，牵合支吾，无稽信口，或为套语以诳人，或为甘言以悦人，或为强辩以欺人，或为危词以吓人，俨然格物君子，此便佞⑪之流也。有专务人事者，典籍经书，不知何

---

① 便便：巧言利口，擅长辞令。

② 阴：私下。

③ 斗筲（shāo）：指斗与筲，喻微小。比喻气量狭小和才识短浅。

④ 薰莸：香草和臭草，喻善恶、贤愚、好坏等。典出《左传·僖公四年》。

⑤ 盗跖：旧史载为春秋时大盗，姓柳下，名跖。

⑥ 俊杰：喻才智杰出的人。

⑦ 忻戚：喜悲，犹悲喜。

⑧ 至：导致。《类经》卷五作"致"。

⑨ 管窥蠡测：管，竹管；蠡，贝壳做的瓢。从竹管里看天，用瓢测量海水。比喻对事物的观察和了解狠狭窄，很片面。

⑩ 醯鸡：即蠛蠓，虫名。古人以为是酒醋上的白霉变成。醯，原作"醢"，据石竹山房本改。

⑪ 便佞（pián nìng）：指能言善辩，满足虚荣心的人。

物，道听途说，拾人唾余，然而终日营营①，缘风求售，不邀自至，儇媚②取容，偏投好者之心，此阿谀之流也。有专务奇异者，腹无藏墨，眼不识丁，乃诡言秘授，伪造仙传，或假异端以疗疾病，或托神鬼以乱经常，最觉新奇，动人甚易，此欺诈之流也。有务饰外观者，夸张侈口，羊质虎皮③，不望色，不闻声，不详问，一诊而药；若谓人浅我深，人愚我明，此粗俗孟浪之流也。有专务排挤者，阳若同心，阴为浸润。夫是曰是，非曰非，犹避隐恶之嫌；第以死生之际，有不得不辩者，固未失为真诚之君子。若以非为是，以是为非，颠倒阴阳，掀翻祸福，不知而然，庸庸不免，知而故言，此其良心已丧，谗妒之小人也。有贪得无知，藐人性命者，如事已疑难，死生反掌，斯时也，虽在神明，未必其活，故一药不敢苟，一着不敢乱，而仅仅冀于挽回，忽遭若辈，求速贪功，谬妄一投，中流失楫，以致必不可救，因而嫁谤自文，极口反噬，虽朱紫或被混淆，而苍赤何辜受害，此贪幸④无知之流也。有道不同不相为谋者，意见各持，异同不决，夫轻者不妨少谬，重者难以略差。故凡非常之病，非非常之医不能察，用非常之治，又岂常人之所知？故独闻者不侔于众，独见者不合于人，大都行高者谤多，曲高者和寡。所以一齐之傅，何当众楚之咻⑤？直至于败，而后群然退散，付之一人，则事已无及矣，此庸庸不揣之流也。又有久习成风，苟且应命者，病不关心，惟利是视。盖病家既不识医，则偿赵偿钱；医家莫肯任怨，则惟苓惟草。或延医务多，则互

---

① 营营：指追求奔逐。

② 儇（xuān）媚：巧佞诌媚。

③ 羊质虎皮：比喻外表装作强大而实际上很胆小。典出《法言·吾子》。

④ 贪幸：贪求侥幸。

⑤ 一齐……之咻：此喻势孤力单，观点或意见支持的人很少。典出《孟子·滕文公下》。傅，教育，教导；咻，吵，乱说话。

为观望；或利害攸关，则彼此避嫌。故爬之不痒，挝之不痛，医称稳当，诚然得矣。其于坐失机宜，奚堪耽误乎？此无他，亦惟知医者不真，而任医者不专耳。《诗》云：发言盈庭，谁执其咎？筑室于道，不溃于成①。此病家医家近日之通弊也。凡若此者，孰非人情？而人情之详，尚多难尽，故孔子曰恶紫之夺朱也，恶郑声之乱雅乐也，恶利口之覆邦家者②。然则人情之可畏，非今若是，振古如兹③矣。圣人以不失人情为戒，而不失二字最难措力。必期不失，未免迁就，但迁就则碍于病情，不迁就则碍于人情。有必不可迁就之病情，而复有不得不迁就之人情，其将奈之何哉？甚矣！人情之难言也。故予发此，以为当局者详察之备。设彼三人者，倘亦有因余言而各为儆省④，非惟人情不难于不失，而相与共保天年，同登寿域之地，端从此始，惟明者鉴之。

---

① 发言盈庭……不溃于成：形容意见纷纷，但得不出一致的结论。语本《诗经·小雅·小旻》。溃，通"遂"。

② 恶紫……家者：喻以异端充正理。语本《论语·阳货》。紫，杂色。朱，正色也；郑声，淫靡之声；覆，倾覆。

③ 振古如兹：历来如此，自古以来就是这样。

④ 儆省：使人觉悟，反省。

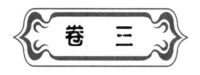

诊候四言诀①

望闻问切，医法之先。神圣工巧，万举万全。望以目察，闻以耳占。问以言审，切以指参。明此四诊，识病根源。学如贯通，理自豁然。

望者何谓？略举其端。五行五色，留意观瞻。木形色苍，体瘦肢长。金形洁白，方正为良。水形润黑，圆肥必昌。火形明赤，尖露为常。土形黄亮，敦厚端方。太阴情状，聪明不仁。贪得性吝，嫉妒在心。少阴情状，博学不纯。奸险情偏，寡和无亲。太阳情状，气魄轩昂。自专自用，志傲性狂。少阳情状，自恃己长。器小易盈，行止虚张。得阴阳正，和平之人。孝悌为本，忠恕居心。喜怒中节，与物皆春。谦谦君子，蔼蔼吉人。

天有五气，食人入鼻，藏于五脏，上华面颐②。肝青心赤，脾脏色黄。肺白肾黑，五脏之常。脏色为主，时色为客。春青夏赤，秋白冬黑。长夏四季，色黄常则。客胜主吉，主胜客凶。色脉相合，青弦赤洪，黄缓白浮，黑沉乃平。已见其色，不得其脉，相生则吉，相克则凶。新病脉夺，其色不夺，久病色夺，其脉不夺。新病易已，色脉不夺，久病难治，色脉俱夺。

---

① 诊候四言诀：此篇语本《医宗金鉴》卷三十四。
② 颐：面颊，腮。

第
五
辑

色见皮外，气①含皮中，内光外泽，气色相融。有色无气，不病命顷，有气无色②，虽困不凶。

左颊部肝，右颊部肺，额心颏肾，鼻脾部位。部见本色，深浅病累，若见他色，按法推类。庭阙鼻端，高起直平，颧颊蕃蔽③，大广丰隆。骨骼明显，寿享遐龄，骨骼陷弱，易受邪攻。

黄赤风热，青白主寒，青黑为痛，甚则痹挛。㿠白脱血，微黑水寒，萎黄诸虚，颧赤劳缠。沉浊晦暗，内久而重，浮泽明显，外新而轻。其病不甚，半泽半明，云散易治，抟聚④难攻。

善色不病，于义诚当，恶色不病，必主凶殃。五官陷弱，庭阙不张，蕃蔽卑小，不病神强。母乘子吉，子乘母凶，相生者吉，相克者凶。面黄有救，目赤疹疡，眦黄病愈，睛黄疸黄。色生于脏，各命其部。

神藏于心，外候在目，光晦神短，了了神足。面目之色，各有相当，交互错见，皆主身亡。闭目病阴，开目病阳，朦胧热盛，时瞑⑤衄伤。阳绝戴眼，阴绝目盲，气脱眶陷，睛定神亡。

舌苔之色，临症须明，形见于外，先病于中。白滑主表，热邪尚轻，风多宜散，热多宜清。黄厚主里，热邪已重，热盛宜凉，滞盛宜攻。焦涩干黑，更宜斟酌。大渴频饮，滞盛居多，不渴汗出，津液内夺。舌短神昏，难期必瘥，胎死腹中，舌黑

---

① 气：原作"色"，据石竹山房本改。
② 色：原作"气"，据石竹山房本改。
③ 蕃蔽：指两颊外侧和耳门部位。
④ 抟（tuán）聚：集聚之意。
⑤ 瞑（míng）：日落，黄昏时。

色脱。伤寒温病，必验其舌，一切杂症，加意琢磨。

望色既审，五音当明，声为音本，音以声通。声之余韵，音遂以名，宫商角徵，并羽五声。舌居中发，喉音正宫，极长下浊，沉厚雄洪。开口张腭，口音商成，次长下浊，铿锵肃清。撮口唇音，极短高清，柔细透彻，尖利羽声。舌点齿音，次短高清，抑扬咏越，徵声始通。角缩舌音，条畅正中，长短高下，清浊和平。

喜心所感，忻散之声。怒心所感，忿厉之声。哀心所感，悲嘶之声。乐心所感，舒缓之声。敬心所感，正肃之声。爱心所感，温和之声。

五声之变，变则病生。肝呼而急，心笑而雄，脾歌以漫，肺哭促声，肾呻低微，色克则凶。

好言者热，懒言者寒。言壮为实，言轻为虚。言微难复，夺气可知。谵妄无伦①，神明已失。

失音声重，内火外寒。疮痛而久，劳哑使然。哑风不语，虽治必难。讴歌失音，不治亦痊。

望闻既备，问证知名。详察不紊，得病之情。问其所病，新久异同。尝贵后贱，命曰脱营。先富后贫，命曰失精。服过药饵，致误须明。里症误汗，下厥上竭。表症②误下，痞气结胸。误补格阴，误泻格阳。误吐伤胃，误刺伤经。

问其寒热，以定阴阳。有汗无汗，虚实自彰。喜眠不眠，热盛神亡。欲饮不饮，有弱有强。能食不食，外感内伤。虚热烦渴，饮少思温。实热燥渴，频饮思寒。食多气少，火化新痊。食少气多，脾肺两愆。喜冷有热，喜热有寒。寒热虚实，轻重细参。小便长短，赤涩黄白。大便通闭，气味清浊。头身痛苦，

---

① 伦：原作"论"，据石竹山房本改。
② 症：原作"正"，据石竹山房本改。

何部居多？胸腹之间，气道如何？七情所困，心病折磨，非医可愈，内省当瘥。

百病之常，旦慧昼安，夕加夜甚，正邪进退。潮作①之时，精神为贵，神爽者生，神衰者累。昼剧而热，阳旺于阳，夜剧而寒，阴旺于阴。昼剧而寒，阴上乘阳，夜剧而热，阳下陷阴。昼夜寒厥，重阴重阳②，昼夜烦热，重阳无阴③。昼寒夜热，阴阳交错。

脉之呻吟，病者常情。摇头而言，护处必疼。三言三止，言謇为风。召医至榻，不盱不惊。或告之痛，并无苦容。咽唾呵欠，皆非病征。色脉相合，诈病欺蒙。三者既备，玩索④则通。再详脉义，妙理自明。

夫脉之义，气行血中。鼓舞筑动，如水与风。昼夜流行，百骸贯通。气如橐籥，血如波澜，血脉气息，上下循环。凡诊脉时，令仰其掌，掌后高骨，是名关上。关前为阳，关后为阴，阳寸阴尺，左右推寻。持法轻重，体有瘦胖，指分疏密，臂有短长。

右寸肺胸，左寸心膻，右关脾胃，左肝膈胆。三部三焦，两尺两肾，左小膀胱，右大肠认。命门属肾，生气之原，人无两尺，必死不痊。

男子之脉，左大为顺。女子之脉，右大为顺。男尺恒虚，女尺恒实。

关前一分，右食左风，右为气口，左为人迎。

脉有七诊，曰浮中沉，上下左右，消息求寻。又有九候，

---

① 作：原作"坐"，据《医宗金鉴》卷三十四改。
② 重阳：石竹山房本同，《医宗金鉴》卷三十四作"无阳"。
③ 重阴：石竹山房本同，《医宗金鉴》卷三十四作"无阴"。
④ 玩索：体味探求。

即浮中沉，三部各三，为举按寻。每候五十，方合于经，右脉候右，左脉候左。病随所在，不病者否。

五脏本脉，各有所专。浮在心肺，沉在肾肝。脾胃中州，浮沉之间。左寸之心，浮大而散。右寸之肺，浮涩而短。肝在左关，沉而弦长。右关属脾，脉象和缓。肾命两尺，沉滑而濡。

四时平脉，缓而和匀，春弦夏洪，秋毛冬沉。太过实强，病生于外，不及虚微，病生于内。饮食劳倦，诊在右关，有力实强，无力虚看。

凡诊病脉，平旦为准。虚静宁神，调息细审。一呼一吸，合为一息。脉来四至，贵乎有神。此名为缓，气血调匀。五至为闰，候以太息。七至为疾，病势难期。一败二损，八极九脱。四者若见，性命难活。三至为迟，迟则为冷。六至为数，数即热证。转迟转冷，转数转热。

迟数既明，浮沉须别。浮脉法天，清轻在上，轻举皮毛，如水漂木。沉脉法地，渊泉在下，重按筋骨，如绵裹沙。浮沉迟数，辨内外因，外因于天，内因于人。天有阴阳，风雨晦明，人喜怒忧，思悲恐惊。浮表沉里，迟寒数热，脉理浩繁，四者总括。

其余脉象，又当审详。触类引伸，各有形状。滑脉如珠，展转替替。涩往来难，如雨沾沙。虚至无力，豁豁然空。实至有力，愊愊①然强。长则迢迢，如循长竿。短则缩缩，不能满部。洪脉极大，来盛去衰。微脉极软，若有若无。紧来有力，转索无常。芤至中空，有边无中。缓脉四至，往来甚匀。弦脉端直，如张弓弦。芤弦相合，其名曰革。似沉似浮，实大曰牢。濡脉浮细，按之无有。弱脉沉细，举手全无。散脉不齐，散漫

---

① 愊愊（bì bì）：胀满的样子。此指实脉指下盈实感。

不收。细脉如丝，细直常有。伏脉沉极，着骨推寻。动脉如豆，数见于关。数止复来，其脉为促。缓止复来，其名为结。动而中止，不能自还，因而复动，代脉为然。

一脉一形，各有主病，脉象相兼，则见诸证。浮阳主表，风淫六气。有力表实，无力表虚，浮迟表冷，浮缓风湿，浮濡伤暑，浮散虚极，浮洪阳盛，浮大阳实，浮细气少，浮涩血虚，浮数风热，浮紧风寒，浮弦风饮，浮滑风痰。沉阴主里，七情气食。沉大里实，沉小里虚，沉迟里冷，沉缓里湿，沉紧冷痛，沉数热极，沉弦痰饮，沉滑痰食，沉伏痰①郁，沉涩血凝②。迟寒主脏，阴冷相干，有力寒痛，无力虚寒。数热主腑，火邪为殃，有力实热，无力劳伤。滑司③痰饮，女或有胎。涩主内伤，气血将亡。虚主诸虚，实主诸实。长则气治，短则气病。洪主火盛，微主内虚。紧为寒痛，芤为血伤。缓脉为平，缓大为风，缓滑宿食，缓细脾湿。弦脉主饮，木侮脾经，寒热胀痛，须分重轻。革伤精血，有证难医。牢必癥瘕，随见可知。濡主阴虚，弱主阳竭，细为虚损，散为虚极。伏沉着骨，霍乱吐泻。动数在关，惊痛与崩。促脉主热，火盛亡阴。结脉主寒，疝瘕劳疸。代脉为病，气血虚衰，妊娠若见，三月之胎。

脉之主病，有宜不宜，阴阳逆顺，吉凶可推。中风之脉，却喜浮迟，坚大急疾，其凶可知。风伤于卫，浮缓有汗。寒伤于营，浮紧无汗。暑伤于气，身热脉虚。湿伤于血，身肿脉缓。伤寒热病，脉喜浮洪，沉微涩小，证反必凶。汗后脉静，身凉则安，汗后脉躁，热甚必难。阳证见阴，命必危殆，阴证见阳，虽困无害。劳倦伤脾，脉当虚弱，自汗脉躁，死不可却。疟脉

---

① 痰：石竹山房本作"气"，《医宗金鉴》卷三十四作"闭"。

② 血凝：《医宗金鉴》卷三十四作"痹气"。

③ 司：原作"思"，据石竹山房本及《医宗金鉴》卷三十四改。

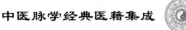

自弦，弦迟多寒，弦数多热，代散则难。泄泻下利，沉小滑弱，实大浮数，发热则恶。呕吐反胃，浮滑者昌，沉数细涩，结肠者亡。霍乱之候，脉代勿惊，厥逆无脉，其证必凶。嗽脉多浮，浮濡易治，沉伏而紧，死期将至。喘息抬肩，浮滑是顺，沉涩肢寒，均为逆证。火热之证，洪数为宜，微弱无神，根本脱离。骨蒸发热，脉数而虚，热而涩小，必殒其躯。劳极诸虚，浮濡微弱，土败双弦，火炎细数。失血诸证，脉必见芤，缓小可喜，数大堪忧。蓄血在中，牢大却宜，沉涩而微，速愈者稀。三消之脉，数大者生，细微短涩，应手堪惊。小便淋闭，鼻色必黄，实大可医，涩小知亡。癫乃重阴，狂乃重阳，浮洪吉象，沉急凶殃。痫宜浮缓，躁急者虚，浮阳沉阴，滑痰数热。头眩心悸，有火有痰，有力为实，无力虚看。喉痹之脉，浮洪者生，沉伏涕下，厥逆者凶。头痛之脉，浮大为虚，风寒痰火，脉必相依。腰痛之脉，挫闪必弦，浮缓风湿，沉细虚寒。脚气有四，寒热风湿，实大而洪，病势难医。痿主肺虚，足难任地，兼热者实，主虚者细。风寒与湿，合而为痹，脉若沉弦，必兼乎气。心腹之痛，其类有九，细迟速愈，浮大延久。疝属肝病，脉必弦急，牢急者生，弱急者死。黄疸湿热，洪数便宜，不妨浮大，微涩难医。五脏为积，六腑为聚，实强可生，沉细难愈。外肿内胀，脉宜沉实，微细无力，喘逆难医。中恶腹胀，紧细乃生，浮大为何？邪气已深。鬼祟之脉，左右不齐，乍大乍小，乍数乍迟。痈疽未溃，脉宜洪大，及其已溃，缓滑最宜。肺痈已成，寸数而实。肺痿之症，数而无力。痈痿色白，脉宜短涩，数大相逢，气损血失。肠痈实热，滑数相宜，沉细无根，其死可期。

妇人有子，阴搏阳别，少阴动甚，其胎已结。滑疾而①散，

①　而：原作"不"，据《医宗金鉴》卷三十四改。

胎必三月，按之不散，五月可别。左疾为男，右疾为女，俱疾双产，孕乳是主，女腹如箕①，男腹如釜②。欲产之脉，其至离经，水下乃产，未下勿惊。新产之脉，小缓为吉，实大弦牢，有证必凶。小儿之脉，七至为平。周岁之内，虎口纹灵。

经脉病脉，业已昭详，将绝之脉，异乎寻常。心绝之脉，如操带钩，转豆躁疾，一日死忧。肝绝之脉，循刃责责③，新张弓弦，死在八日。脾绝④雀啄，又同屋漏，覆杯水流，四日死候。肺绝维何？如风吹毛，毛羽中肤，三日难逃。肾绝伊何？发如夺索，辟辟弹石，四日凶作。命脉将绝，鱼翔虾游，至如涌泉，莫可挽留。

脉有反关，动在臂后，别由列缺，不干证候。

趺阳之脉，又名冲阳，胃经之动，足面陷中。太溪之脉，内踝跟中，肾经之动，可决死生。岐黄脉法，候病死生，太素脉法，阴阳贵清。清如润玉，至数分明，浊脉如石，模糊不清。小大贫富，涩滑穷通，长短寿夭，缓急吉凶。望闻问切，诊候贯通，四法俱备，大概详明。细心统会，庶几可宗，穷理尽性，达乎至诚。

二十七脉名形状⑤

浮脉（阳），举之有余，按之不足（《脉经》），如微风吹鸟背上毛，厌厌聂聂⑥，如循榆荚（《素问》），如水漂木（崔氏），如

---

① 箕（jī）：一种器具。
② 釜：古代的一种锅。
③ 责责：急劲貌。
④ 绝：原作"脉"，据《医宗金鉴》卷三十四改。
⑤ 二十七脉名形状：此篇语本《濒湖脉学》。
⑥ 厌厌聂聂：翩翩之状，浮薄而流利。形容脉象微弱。

捻葱叶（黎氏）。

沉脉（阴），重手按至筋骨乃得（《脉经》），如绵裹砂，内刚外柔（杨氏），如石投水，必极其底。

迟脉（阴），一息三至，去来极慢（《脉经》）。

数脉（阳），一息六至（《脉经》），脉流薄疾（《素问》）。

滑脉（阳中阴），往来前却流利，展转替替然①，如珠之应指（《脉经》），漉漉②如欲脱。

涩脉（阴），细而迟，往来难，短且散，或一止复来（《脉经》），参伍不调（《素问》），如轻刀刮竹（《脉诀》），如雨沾沙（通真子），如病蚕食叶。

虚脉（阴），迟大而软，按之无力，隐指豁豁然空（《脉经》）。

实脉（阳），浮沉皆得，脉大而长，微弦③，应指愊愊然（《脉经》）。

长脉（阳），不大不小，迢迢自若（朱氏），如循长竿梢④为平，如引绳，如循长竿为病（《素问》）。

短脉（阴），不及本位（《脉诀》），应指而回，不能满部（《脉经》）。

洪脉（阳），指下极大（《脉经》），来盛去衰（《素问》），来大去长（通真子）。

微脉（阴），极细而软，按之如欲绝，若有若无（《脉经》），细而稍长（戴氏）。

紧脉（阳），来往有力，左右弹人手（《素问》）。如转索无常

---

① 替替然：交替往来。比喻滑脉应指如珠往来流利。
② 漉漉：流水的样子。
③ 弦：《脉经》卷一作"强"。
④ 循长竿梢：《濒湖脉学》作"揭长竿末梢"。

（仲景），数如切绳（《脉经》），如纫箄①线（丹溪）。

缓脉（阴），去来小驶②于迟（《脉经》），一息四至（戴氏），如丝在经，不卷其轴，应指和缓，往来甚匀（张太素），如初春杨柳舞风之象（杨玄操③），如微风轻飐柳梢（滑伯仁）。

芤脉（阳中阴），浮大而软，按之中央空，两边实（《脉经》），中空外实，形如慈葱。

弦脉（阳中阴），端直以长（《素问》），如张弓弦（《脉经》），按之不移，绰绰如按琴瑟弦（巢氏），状如筝弦（《脉诀》），从中直过，挺然指下（《刊误》）。

革脉（阴），弦而芤（仲景），如按鼓皮（丹溪）。

牢脉（阴中阳），似沉似伏，实大而长，微弦（《脉经》）。

濡脉（阴），极软而浮细，如帛在水中，轻手相得，按之无有（《脉经》），如水上浮沤。

弱脉（阴），极软而沉细，按之乃得，举手无有（《脉经》）。

散脉（阴），大而散，有表无里（《脉经》），涣漫不收（崔氏），无统纪，无拘束，至数不齐，或来多去少，或去多来少，涣散不收，如杨花散漫之象（柳氏）。

细脉（阴），小于微而常有，细直而软，若丝线之应指（《脉经》）。

伏脉（阴），重按着骨，指下裁动（《脉经》），脉行筋下（《难经》④）。

动脉（阳），乃数脉见于关，上下无头尾，如豆大，厥厥⑤

---

① 箄（pái）：古代一种竹制的捕鱼具，大筏子。
② 驶：当作"駃"，同"快"。《濒湖脉学》正作"快"。
③ 杨玄操：原作"杨悬操"，据《濒湖脉学》改。
④ 难经：石竹山房本及《濒湖脉学》并作"《刊误》"。
⑤ 厥厥：跳动貌。

动摇。

促脉（阳），来去数，时一止复来（《脉经》），如蹶之趋，徐疾不常。

结脉（阴），往来缓，时一止复来（《脉经》）。

代脉（阴），动而中止，不能自还，因而复动（仲景），脉至还入尺，良久方来（吴氏）。

辨脉法①

辨脉者，辨别诸脉象之名也。法者，诸脉部位、至数、形状、相类、相反，别之各有其法也。夫部位者，如浮、中、沉，上下之部位是也；至数者，如迟三至、数六至之至数是也；形状者，如滑流、涩滞之形状是也；相类者，如弦与紧、滑与动之相类是也；相反者，如浮与沉、虚与实之相反是也。

皮肤取而得之，谓之浮；筋骨取而得之，谓之沉。此以脉之上下部位而得名者也，是则凡脉因部位而得名，皆统乎浮沉矣。如浮而无力，谓之濡；沉而无力，谓之弱；浮而极有力，谓之革；沉而极有力，谓之牢。浮中沉俱有力，按之且大，谓之实；浮中沉俱无力，按之且大，谓之虚；浮中沉极无力，按之且小，似有似无，谓之微；浮中沉极无力，按之且大，涣散不收，谓之散。浮沉有力，中取无力，谓之芤；按之至骨，推寻始得，谓之伏。此皆以部位兼形状相反而得名者也。

一息三至，谓之迟；一息六至，谓之数。此以脉之至数而得名者也，是则凡脉因至数而得名，皆统乎迟数矣。如一息四至，谓之缓；一息七至，谓之疾；数时一止，谓之促；缓时一

---

① 辨脉法：此篇语本《医宗金鉴》卷十六。

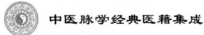

第
五
辑

止，谓之结；至数不乖，动而中止，不能自还，须臾复动，谓
之代。此皆以至数兼相类而得名者也。

流利如珠，谓之滑；进退艰难涩滞，谓之涩。此以脉之形
状而得名者也，是则凡脉因形状而得名，皆统乎滑涩矣。如脉
形粗大，谓之大；脉形细小，谓之小；来去迢迢，谓之长；来
去缩缩，谓之短；来盛去衰，谓之洪。其形如豆，动摇不移，
谓之动；状类弓弦，按之端直且劲，谓之弦；较弦则粗，按之
左右弹指，谓之紧。此皆以形状兼相类相反而得名者也。此辨
脉之大概也。

诊者于此详究，则进乎法矣。今以浮、沉、迟、数、滑、
涩六脉，别之以为纲；以大、小、虚、实诸脉，辨之以为目。
务使阴阳标本，虚实寒热，心中有据，指下无差，庶心手相得，
而辨症处方，自无错谬矣。

持脉法①

持脉之要有三：曰举，曰按，曰寻。轻手循之曰举，重手
取之曰按，不轻不重，委而曲之②曰寻。初持脉，轻手候之，脉
见皮肤之间者，阳也，腑也，亦心肺之应也。重手得之，脉附
于肉下者，阴也，脏也，亦肝肾之应也。不轻不重，中而取之，
其脉应于血肉之间者，阴阳相适，中和之应，脾胃之候也。若
委曲寻之，而若隐若见，则阴阳伏匿之脉也。

---

① 持脉法：诊脉。此篇语本《景岳全书》卷六。
② 委而曲之：《景岳全书》卷六作"委曲求之"。

脉神①

脉者，血气之神，邪正之鉴也。有诸中，必形诸外。故血气盛者脉必盛，血气衰者脉必衰，无病者脉必正，有病者脉必乖。矧②人之病，无过表里寒热虚实，只此六字，业已尽之。然六者之中，又惟虚实二字为最要。盖凡以表里寒热之症，无不皆有虚实，既知表里寒热，而复能以虚实二字决之，则千病万病，可以一贯矣。且治病之法，无逾攻补。用攻用补，无逾虚实。欲察虚实，无逾脉息。虽脉有二十七③名，主病各异，然一脉能兼诸病，一病能兼诸脉，其中隐微，大有玄秘，正以诸脉中亦皆有虚实之变耳。言脉至此，有神存焉，倘不知要，而泛焉求迹，则毫厘千里，必多迷误。故予特表此义，有如洪涛巨浪中，则在乎牢执柁④干，而病值危难处，则在乎专辨虚实，虚实得真，则阴阳标本，万无一失。其或脉有疑似，又必兼症兼理，以察其孰客孰主，孰缓孰急，能知本末先后，是即神之至也矣。

脉贵有神

夫不病之脉，不求其神，而神无不在也。有病之脉，必当求其神之有无。假如浮沉迟数之脉，故为表里寒热也，四者之中，有力无力，以分虚实，其虚实之中，贵乎有神。有神之脉，

---

① 脉神：此篇语本《景岳全书》卷五。
② 矧（shěn）：况且、亦之意。
③ 二十七：《景岳全书》卷五作"二十四"。
④ 柁：同"舵"。

如按绵中之砂；无神之脉，竟指下如绵矣。脉如有神，虽困可起，汗攻温清之法，斟酌施用。无神之脉，百无一生，药饵岂可妄投？无论轻重缓急之症，诊候之际，不可大意忽诸。

浮沉迟数①

脉有浮沉迟数，诊有提纲大端②。浮而无力为虚，有力为邪所搏。浮大伤风兮，浮紧伤寒；浮数虚热兮，浮缓风湵。沉缓滑大兮多热，沉迟紧细兮多寒。沉实须知积滞，沉弦气病奄奄。沉迟有力，疼痛使然。迟弦数弦兮，疟寒疟热之辨；迟滑洪滑兮，胃冷胃热之愆。数而有痛，恐发疮疡，若兼洪滑，热甚宜凉。阴数阴虚必发热，阳数阳强多汗黄。

七情九气③

脉有七情之伤，而为九气之列。怒伤于肝者，其脉促而气上冲；惊伤于胆者，其气乱而脉动掣；过于喜者伤于心，故脉散而气缓；过于思者伤于脾，故脉短而气结；忧伤于肺兮，脉必涩而气沉；恐伤于肾兮，脉当沉而气怯；若脉促而人气消，因悲伤而心系④掣；伤于寒者脉迟，其为人也气收；伤于热者脉数，其为人也气泻⑤。

---

① 浮沉迟数：此篇语本《景岳全书》卷五。
② 大端：指主要的部位、重要的端绪、大概。
③ 七情九气：此篇语本《景岳全书》卷五。
④ 心系：原作"人系"，据《景岳全书》卷五改。即心与肺联系的脉络。
⑤ 泻：《景岳全书》卷五作"泄"。

危机脉象①

　　脉见危机者死，只因指下无神。不问何候，有力为神，按之则隐，可见无根。盖元气之来，力和而缓；邪气之至，力强而峻。弹石硬来即去，解索散乱无绪，屋漏半日而落，雀啄三五而住，鱼翔似有如无，虾游进退难遇。更有鬼贼，虽如平类，土败于木，真弦可畏。是以危机，因无胃气，诸逢此者，见机当避。

---

　　① 危机脉象：此篇语本《景岳全书》卷五。

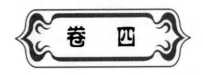

《内经》脉义

诊法常以平旦①

黄帝问曰：诊法何如？岐伯对曰：诊法常以平旦，阴气未动，阳气未散，饮食未进，经脉未盛，络脉调匀，气血未乱，故乃可诊有过之脉。切脉动静，而视精明，察五色，观五脏有余不足，六腑强弱，形之盛衰，以此参伍，决死生之分。

呼吸至数②

黄帝问曰：平人③何如？岐伯对曰：人一呼脉再动，一吸脉亦再动，呼吸定息脉五动，闰以太息④，命曰平人。平人者，不病也。常以不病调病人，医不病，故为病人平息以调之为法。人一呼脉一动，一吸脉一动，曰少气。人一呼脉三动，一吸脉三动而躁，尺⑤热曰病温，尺不热脉滑曰病风，脉涩曰痹。人一

---

① 诊法常以平旦：平旦，清晨。此篇语本《素问·脉要精微论》。
② 呼吸至数：此篇语本《素问·平人气象论》。
③ 平人：平常人。
④ 闰以太息：指一次较长的呼吸。闰，余也；太息，长的呼吸。
⑤ 尺：尺肤部位。

呼脉四至以上曰死，脉绝不至曰死，乍疏乍数曰死。

七诊①

帝曰：何以知病之所在？岐伯曰：察九候独小者病，独大者病，独疾者病，独迟者病，独热者病，独寒者病，独陷下者病。

脉合四时阴阳规矩②

帝曰：脉其四时动奈何？知病之所在奈何？知病之所变奈何？知病乍③在内奈何？知病乍在外奈何？请问此五者，可得闻乎？岐伯曰：请言其与天运转大也。万物之外，六合④之内，天地之变，阴阳之应。彼春之暖，为⑤夏之暑；彼秋之忿，为冬之怒。四变之动，脉与之上下⑥，以春应中规，夏应中矩，秋应中衡，冬应中权。是故冬至四十五日，阳气微上，阴气微下；夏至四十五日，阴气微上，阳气微下。阴阳有时，与脉为期，期而相失，知⑦脉所分，分之有期，故知死时。微妙在脉，不可不察。察之有纪，从阴阳始；始之有经，从五行生；生之有度，四时为宜。补泻⑧勿失，与天地如一，得一之情⑨，以知死生。

---

① 七诊：指独小、独大、独疾、独迟、独热、独寒、独陷下七种病候。此篇语本《素问·三部九候论》。

② 脉合四时阴阳规矩：此篇本《素问·脉要精微论》。

③ 乍：忽然。

④ 六合：上、下、东、南、西、北这六个方位之间的"六合"。

⑤ 为：发展，转为。

⑥ 上下：谓盛衰消长，升降沉浮。

⑦ 知：原作"如"，据《素问·脉要精微论》改。

⑧ 泻：泻法，这里是用泻法治疗。

⑨ 得一之情：得人与天地如一之理。情，原作"精"，据《素问·脉要精微论》改。

是故声合五音，色合五行，脉合阴阳。

是故持脉有道，虚静为保①。春日浮，如鱼之游在波；夏日在肤，泛泛乎万物有余；秋日下肤，蛰虫将去；冬日在骨，蛰虫周密，君子居室。故曰：知内者按而纪之，知外者终而始之。此六者，持脉之大法。

诸脉证诊法②

夫脉者，血之府也。长则气治，短则气病，数则烦心，大则病进，上盛则气高，下盛则气胀，代则气衰，细则气少，涩则心痛。浑浑③革至如涌泉，病进而色弊④，绵绵其去如弦绝，死。

粗大者，阴不足阳有余，为热中也。来疾去徐，上实下虚，为厥巅疾；来徐去疾，上虚下实，为恶风⑤也。故中恶风者，阳气受也。有脉俱沉细数者，少阴厥也；沉细数散者，寒热也；浮而散者为眴仆⑥。诸浮不躁者，皆在阳，则为热；其有躁者在手。诸细而沉者，皆在阴，则为骨痛；其有静者在足。数动一代者，病在阳之脉也，泄及便脓血。诸过者切之，涩者阳气有余也，滑者阴气有余也。阳气有余为身热无汗，阴气有余为多汗身寒，阴阳有余则无汗而寒。推而外之，内而不外，有心腹积也；推而内之，外而不内，身有热也。推而上之，上而不下，腰足清也；推而下之，下而不上，头项痛也。按之至骨，脉气

---

① 保：通"宝"。可贵，特别重要。朱骏声《说文通训定声·孚部》："保，假借又为宝。"

② 诸脉证诊法：此篇语本《素问·脉要精微论》。

③ 浑浑：言脉气浊乱也。

④ 色弊：气色衰敝。

⑤ 恶风：疬风。

⑥ 眴（xuàn）仆：眩晕仆倒。

少者，腰脊痛而身有痹也。

真脏脉见者死①

真肝脉至，中外急，如循刀刃责责然②，如按琴瑟弦，色青白不泽，毛折乃死；真心脉至，坚而搏，如循薏苡子累累然③，色赤黑不泽，毛折乃死；真肺脉至，大而虚，如以毛羽中人肤，色白赤不泽，毛折乃死；真肾脉至，搏而绝④，如指弹石辟辟然⑤，色黑黄不泽，毛折乃死；真脾脉至，弱而乍数乍疏，色黄青不泽，毛折乃死。诸真脏脉见者，皆死不治也。

黄帝曰：见真脏曰死，何也？岐伯曰：五脏者皆禀气于胃，胃者五脏之本也。脏气者，不能自致于手太阴，必因于胃气，乃至于手太阴也，故五脏各以其时，自为而至于手太阴也。故邪气胜者，精气衰也，故病甚者，胃气不能与之俱至于手太阴，故真脏之气独见，独见者病胜脏也，故曰死。帝曰：善。

精明五色⑥

夫精明五色者，气之华也。赤欲如白⑦裹朱，不欲如赭⑧；白欲如鹅羽，不欲如盐；青欲如苍璧⑨之泽，不欲如蓝⑩；黄欲

① 真脏脉见者死：此篇语本《素问·玉机真脏论》。

② 责责然：锐利可畏的样子。

③ 累累然：连续不断的样子。形容脉象短而坚实。

④ 搏而绝：搏手或转索欲断之脉象。

⑤ 辟辟然：形容脉象沉而坚，如以指弹石之感。

⑥ 精明五色：此篇语本《素问·脉要精微论》。

⑦ 白：通"帛"。一种丝织品。朱骏声《说文通训定声·豫部》："白，假借为帛。"

⑧ 赭：代赭石，色赤而紫。

⑨ 苍璧：青色的玉石。

⑩ 蓝：草名，色为靛青。

如罗裹雄黄，不欲如黄土；黑欲如重漆色，不欲如地苍①。五色精微象见矣，其寿不久也。夫精明者，所以视万物，别黑白，审短长。以长为短，以白为黑，如是则精衰矣。

能合脉色可以万全②

夫脉之小大滑涩浮沉，可以指别；五脏之象，可以类推；五脏相音③，可以意识；五色微诊，可以目察。能合脉色，可以万全。赤脉之至也，喘④而坚，诊曰有积气在中，时害于食，名曰心痹，得之外疾，思虑而心虚，故邪从之。白脉之至也，喘而浮，上虚下实，惊，有积气在胸中，喘而虚，名曰肺痹，寒热得之，醉而使内⑤也。青脉之至也，长而左右弹，有积气在心下支胠，名曰肝痹，得之寒湿，与疝同法，腰痛足清头痛。黄脉之至也，大而虚，有积气在腹中，有厥气⑥，名曰厥疝，女子同法，得之疾使四肢汗出当风。黑脉之至也，上坚而大，有积气在小腹与阴，名曰肾痹，得之沐浴清水⑦而卧。

---

① 地苍：膏黑色的田土。

② 能合脉色可以万全：此篇语本《素问·五脏生成》。

③ 相音：之音。日本森立之："相与之古音甚相近。相音或之音讹，则与五脏之象正相切对。"

④ 喘：比喻脉来急迫、急促。

⑤ 使内：房事。

⑥ 厥气：厥逆之气、逆气。

⑦ 清水：冷水、凉水。

《难经》脉义

寸口动脉①

十二经中皆有动脉，独取寸口，以决五脏六腑死生吉凶之法，何谓也？然：寸口者，脉之大会，手太阴之脉动也。人一呼脉行三寸，一吸脉行三寸，呼吸定息，脉行六寸。人一日一夜，凡一万三千五百息，脉行五十度周于身，漏水下百刻，荣卫行阳二十五度，行阴亦二十五度，为一周也，故五十度复会于手太阴。寸口者，五脏六腑之所终始，故法取于寸口也。

脉有尺寸②

脉有尺寸，何谓也？然：尺寸者，脉之大要会也。从关至尺是尺内，阴之所治也；从关至鱼际是寸口内，阳之所治也。故分寸为尺，分尺为寸。故阴得尺中一寸，阳得寸内九分③，尺寸终始一寸九分，故曰尺寸也。

脉有太过不及阴阳相乘覆溢关格④

脉有太过，有不及，有阴阳相乘，有覆有溢，有关有格，

---

① 寸口动脉：此篇语本《难经·一难》。

② 脉有尺寸：此篇语本《难经·二难》。

③ 阴得……九分：徐大椿曰："关以下至尺泽皆谓之尺，而诊脉则止候关以下之一寸；关以上至鱼际皆谓之寸，而诊脉止候关以上之九分，故曰尺内一寸，寸内九分。"

④ 脉有……关格：此篇语本《难经·三难》。

何谓也？然：关之前者，阳之动也，脉当见①九分而浮，过者法曰太过，减者法曰不及。遂上鱼②为溢，为外关内格，此阴乘之脉也。关以后者，阴之动也，脉当一寸而沉，过者法曰太过，减者法曰不及。遂入尺为覆，为内关外格，此阳乘之脉也。故曰覆溢，是其真脏之脉③，人不病而死也。

脉有阴阳之法④

脉有阴阳之法，何谓也？然：呼出心与肺，吸入肾与肝；呼吸之间，脾受谷味也，其脉在中。浮者阳也，沉者阴也，故曰阴阳也。

心肺俱浮，何以别之？然：浮而大散者，心也。浮而短涩者，肺也。肝肾俱沉，何以别之？然：牢而长者，肝也；按之濡，举指来实者，肾也。脾主中州⑤，故其脉在中，是阴阳之法也。

脉有一阴一阳，一阴二阳，一阴三阳；有一阳一阴，一阳二阴，一阳三阴。如此之言，寸口有六脉俱动耶？然：此言者，非有六脉俱动也，谓浮沉长短滑涩。浮者阳也，滑者阳也，长者阳也；沉者阴也，短者阴也，涩者阴也。所谓一阴一阳者，谓脉来沉而滑也；一阴二阳者，谓脉来沉滑而长也；一阴三阳者，谓脉来浮滑而长，时一沉也。所谓一阳一阴者，谓脉来浮而涩也；一阳二阴者，谓脉来长而沉涩也；一阳三阴者，谓脉

---

① 见：原脱，据《难经·三难》补。

② 鱼：鱼际。

③ 真脏之脉：亦称败脉、绝脉，乃疾病危重期出现的无胃、无神、无根的脉象。

④ 脉有阴阳之法：此篇语本《难经·四难》。

⑤ 中州：中焦。

来沉涩而短，时一浮也。各以其经所在，名病逆顺也。

脉有轻重①

脉有轻重，何谓也？然：初持脉，如三菽②之重，与皮毛相得者，肺部也。如六菽之重，与血脉相得者，心部也。如九菽之重，与肌骨③相得者，脾部也。如十二菽之重，与筋平者，肝部也。按之至骨，举指来疾者，肾部也。故曰轻重也。

脉有阴阳虚实④

脉有阴盛阳虚，阳盛阴虚，何谓也？然：浮之损小，沉之实大，故曰阴盛阳虚；沉之损小，浮之实大，故曰阳盛阴虚，是阴阳虚实之意也。

六甲王脉⑤

经言少阳之至，乍大乍小，乍短乍长；阳明之至，浮大而短；太阳之至，洪大而长；太阴之至，紧大而长；少阴之至，紧细而微；厥阴之至，沉短而敦⑥。此六者，是平脉也，将病脉耶？然。皆王脉⑦也。

其气以何月，各王几日？然：冬至后，得甲子少阳王，复

---

① 脉有轻重：此篇语本《难经·五难》。

② 菽：《春秋·考异邮》谓"大豆曰菽"。文中三菽、六菽、九菽、十二菽，以其重量比喻按脉力度的比例。

③ 骨：《难经·五难》作"肉"。

④ 脉有阴阳虚实：此篇语本《难经·六难》。阴阳，指脉位的浅深。

⑤ 六甲王脉：此篇本《难经·七难》。六甲，印六个甲子周期。

⑥ 敦：厚道，笃厚。《脉经》卷五作"紧"。

⑦ 王脉：与时令相应的脉象。王，通"旺"。

得甲子阳明王，复得甲子太阳王，复得甲子太阴王，复得甲子少阴王，复得甲子厥阴王。王各六十日，六六三百六十日，以成一岁。此三阴三阳之王时日大要也。

寸口脉平而死①

寸口脉平而死者，何谓也？然。诸十二经脉者，皆系于生气之原。所谓生气之原者，谓十二经之根本也，谓肾间动气也。此五脏六腑之本，十二经脉之根，呼吸之门，三焦之原，一名守邪之神②。故气者，人之根本也，根绝则茎叶枯矣。寸口脉平而死者，生气独绝于内也。

何以别知脏腑病③

何以别知脏腑之病？然：数者腑也，迟者脏也。数则为热，迟则为寒。诸阳为热，诸阴为寒。故以别知脏腑之病也。

一脉十变④

一脉十变者，何谓也？然：五邪⑤刚柔相逢之意也。假令心脉急甚者，肝邪干心也；心脉微急者，胆邪干小肠也；心脉大甚者，心邪白干心也；心脉微大者，小肠邪白干小肠也；心脉缓甚者，脾邪干心也；心脉微缓者，胃邪干小肠也；心脉涩甚者，肺邪干心也；心脉微涩者，大肠邪干小肠也；心脉沉甚者，

---

① 寸口脉平而死：此篇语本《难经·八难》。
② 守邪之神：谓肾间动气也。具有保护机体、御邪防病的作用。
③ 何以别知脏腑病：此篇语本《难经·九难》。
④ 一脉十变：此篇语本《难经·十难》。
⑤ 邪：脏腑失调而为邪。

肾邪干心也；心脉微沉者，膀胱邪干小肠也。五脏各有刚柔邪，故令一脉辄变为十也。

脉不满五十动一止①

经言脉不满五十动而一止，一脏无气者，何脏也？然：人吸者随阴入，呼者因阳出。今吸不能至肾，至肝而还，故知一脏无气者，肾气先尽也。

绝脉反实②

经言五脏脉已绝于内，用针者反实其外；五脏脉已绝于外，用针者反实其内。内外之绝，何以别之？然：五脏脉已绝于内者，肾肝脉绝于内也，而医反补其心肺；五脏脉已绝于外者，心肺脉绝于外也，而医反补其肾肝。阳绝补阴，阴绝补阳，是谓实实虚虚，损不足而益有余。如此

脉色③

经言见其色而不得其脉，反得相胜之脉者，即死；得相生之脉者，病即自己。色之与脉，当相④参相应，为之奈何？然：五脏有五色，皆见于面，亦当与寸口尺内相应。假令色青，其脉当弦而急；色赤，其脉浮大而散；色黄，其脉中缓而大；色白，其脉浮涩而短；色黑，其脉沉濡而滑。此所谓五色之与脉

---

① 脉不五十动一止：此篇语本《难经·十一难》。

② 绝脉反实：此篇语本《难经·十二难》。绝，虚损不足。

③ 脉色：此篇语本《难经·十三难》。

④ 相：原脱，据《难经·十三难》补。

当参相应也。脉数，尺之皮肤亦数①；脉急，尺之皮肤亦急；脉缓，尺之皮肤亦缓；脉涩，尺之皮肤亦涩；脉滑，尺之皮肤亦滑。

五脏各有声色臭②味，当与寸口尺内相应，其不相应者病也。假令色青，其脉浮涩而短，若大而缓，为相胜；浮大而散，若小而滑，为相生也。

经言知一为下工，知二为中工，知三为上工。上工者十全九，中工者十全八，下工者十全六，此之谓也。

脉有损至③

脉有损至，何谓也？然。至之脉，一呼再至曰平，三至曰离经，四至曰夺精，五至曰死，六至曰命绝，此至④之脉也。何谓损？一呼一至曰离经，二呼一至曰夺精，三呼一至曰死，四呼一至曰命绝，此损之脉也。至脉从下上，损脉从上下也。

损脉之为病奈何？然。一损损于皮毛，皮聚而毛落；二损损于血脉，血脉虚少，不能荣于五脏六腑也；三损损于肌肉，肌肉消瘦，饮食不能为肌肤；四损损于筋，筋缓不能自收持；五损损于骨，骨痿不能起于床。反此者，至于收病也⑤。从上下者，骨痿不能起于床者死；从下上者，皮聚而毛落者死。

然⑥治损之法奈何？然。损其肺者，益其气；损其心者，调其荣卫；损其脾者，调其饮食，适其寒温；损其肝者，缓其中；

---

① 数：徐大椿曰"数者，一息六七至之谓。若皮肤则如何能数？此必传写之误，不然则文义且难通矣。"

② 臭（xiù）：气味。

③ 脉有损至：此篇语本《难经·十四难》。

④ 至：原作"死"，据《难经》卷四改。

⑤ 至于收病也：《难经本义》曰"当作'至脉之病也'，'于收'二字误。"

⑥ 然：《难经·十四难》无此字，疑衍。

损其肾者，益其精。此治损之法。

脉有一呼再至，一吸再至；有一呼三至，一吸三至；有一呼四至，一吸四至；有一呼五至，一吸五至；有一呼六至，一吸六至；有一呼一至，一吸一至；有再呼一至，再吸一至；有呼吸再至①。脉来如此，何以别知其病也？然：脉来一呼再至，一吸再至，不大不小曰平。一呼三至，一吸三至，为适得病，前大后小，即头痛目眩；前小后大，即胸满短气。一呼四至，一吸四至，病欲甚，脉洪大者，苦烦满；沉细者，腹中痛；滑者伤热；涩者中雾露②。一呼五至，一吸五至，其人当困，沉细夜加，浮大昼加，不大不小，虽困可治，其有大小者为难治。一呼六至，一吸六至，为死脉也，沉细夜死，浮大昼死。一呼一至，一吸一至，名曰损，人虽能行，犹当着床。所以然者，血气皆不足故也。再呼一至，再吸一至，名曰无魂，无魂者当死也，人虽能行，名曰行尸。

上部有脉，下部无脉，其人当吐，不吐者死。上部无脉，下部有脉，虽困无能为害。所以然者，譬如人之有尺，树之有根，枝叶虽枯槁，根本将自生。脉有根本，人有元气，故知不死。

四时平脉病脉死脉③

经言春脉弦，夏脉钩，秋脉毛，冬脉石，是王脉耶？将病脉也？然。弦、钩、毛、石者，四时之脉也。春脉弦者，肝东方木也，万物始生，未有枝叶，故其脉之采濡弱而长，故曰弦。

---

① 呼吸再至：《难经本义》曰"其曰呼吸再至，即一呼一至，一吸一至之谓，疑衍文也。"又，丁锦《难经阐注》作"呼吸不至"。

② 雾露：借指伤寒。

③ 四时……死脉：此篇语本《难经·十五难》。

夏脉钩者，心南方火也，万物之所茂，垂枝布叶，皆下曲如钩，故其脉之来疾去迟，故曰钩。秋脉毛者，肺西方金也，万物之所终，草木花叶，皆秋而落，其枝独在，若毫毛也，故其脉之来轻虚以浮，故曰毛。冬脉石者，肾北方水也，万物之所藏也，极冬之时，水凝如石，故其脉之来沉濡而滑，曰石。此四时之脉也。

如有变奈何？然。春脉弦，反者为病。何谓反？然。其气来实强，是谓太过，病在外；气来虚微，是谓不及，病在内。气厌厌聂聂，如循榆荚①曰平；益实而滑，如循长竿曰病；急而劲益强，如张弓弦曰死。春脉微弦曰平，弦多胃气少曰病，但弦无胃气曰死，春以胃气为本。

夏脉钩，反者为病。何谓反？然。其气来实强，是谓太过，病在外；气来虚微，是谓不及，病在内。脉来累累如环，如循琅玕②曰平；来而益数，如鸡举足者曰病；前曲后居，如操带钩曰死。夏脉微钩曰平，钩多胃气少曰病，但钩无胃气曰死，夏以胃气为本。

秋脉毛，反者为病。何谓反？然。其气来实强，是谓太过，病在外；气来虚微，是谓不及，病在内。其脉来蔼蔼③如车盖，按之益大曰平；不上不下，如循鸡羽曰病；按之萧索，如风吹毛曰死。秋脉微毛曰平，毛多胃气少曰病，但毛无胃气曰死，秋以胃气为本。

冬脉石，反者为病。何谓反？然。其气采实强，是谓太过，病在外；气来虚微，是谓不及，病在内。脉来上大下兑④，濡滑

---

① 榆荚：《难经·十五难》作"榆叶"。
② 琅玕（láng gān）：像玉珠的美石，比喻柔滑的脉象。
③ 蔼蔼：形容草木茂盛，众多的样子。
④ 兑：同"锐"。

如雀之喙①曰平；啄啄连属，其中微曲曰病；来如解索，去如弹石曰死。冬脉微石曰平，石多胃气少曰病，但石无胃气曰死，冬以胃气为本。

胃者，水谷之海，主禀，四时皆以胃气为本，是谓四时之变病，死生之要会也。脾者，中州也，其平和不可得见，衰乃见耳。来如雀之啄，如水之下漏，是脾衰之见也。

五脏脉证②

脉有三部九候，有阴阳，有轻重，有六十首③，一脉变为四时，离圣久远，各自是其法，何以别之？然：是其病有内外证。

其病为之奈何？然：假令得肝脉，其外证善洁，面青善怒；其内证脐左有动气，按之牢若痛；其病四肢满，闭淋，溲便难，转筋。有是者肝也，无是者非也。

假令得心脉，其外证面赤，口干，喜笑；其内证脐上有动气，按之牢若痛；其病烦心，心痛，掌中热而哕④。有是者心也，无是者非也。

假令得脾脉，其外证面黄，善噫，善思，善味⑤；其内证：当脐⑥有动气，按之牢若痛；其病腹胀满，食不消，体重节痛，怠惰嗜卧，四肢不收。有是者脾也，无是者非也。

假令得肺脉，其外证面白，善嚏，悲愁不乐，欲哭；其内证脐右有动气，按之牢若痛；其病喘咳，洒淅寒热。有是者肺

---

① 喙：特指鸟兽的嘴。原作"啄"，据《难经·十五难》改。
② 五脏脉证：此篇语本《难经·十六难》。
③ 六十首：指古代医经《奇恒》中所载的六十首诊法。
④ 哕（yuě）：干呕。
⑤ 善味：喜食重味。
⑥ 脐：此上原有"上"字，据《难经·十六难》删。

也，无是者非也。

假令得肾脉，其外证面黑，善恐、欠；其内证脐下有动气，按之牢若痛；其病逆气，小腹急痛，泄如①下重，足胫寒而逆。有是者肾也，无是者非也。

脉有生死②

经言病或有死，或有不治自愈，或③连年月不已，其生死存亡，可切脉而知之耶？然。可尽知也。诊病若闭目不欲见人者，脉当得肝脉强④急而长，而反得肺脉浮短而涩者，死也。病若开目而渴，心下牢者，脉当得紧实而数，而反得沉濡而微者，死也。病若吐血，复鼽衄血者，脉当沉细，而反得浮大而牢者，死也。病若谵言妄语，身当有热，脉当洪大，而反手足厥冷，脉沉细而微者，死也。病若大腹而泄者，脉当微细而涩，反紧大而滑者，死也。

三部九候⑤

脉有三部，部有四经⑥，手有太阴、阳明，足有太阳、少阴，为上下部，何谓也？然。手太阴、阳明金也，足少阴、太阳水也。金生水，水流下行而不能上，故在下部也。足厥阴、少阳木也，生手太阳、少阴火，火炎上行而不能下，故为上部。手心主、少阳火，生足太阴、阳明土，土主中宫，故在中部也。

---

① 如：而。
② 脉有生死：此篇语本《难经·十七难》。
③ 或：原作"病"，据《难经·十七难》改。
④ 强：《脉经》卷五作"弦"，义胜。
⑤ 三部九候：此篇语本《难经·十八难》。
⑥ 部有四经：谓十二经分属于左右寸、关、尺三部，每部左右共有四经。

此皆五行子母更相生养者也。

脉有三部九候，各何所主之？然。三部者，寸、关、尺也。九候者，浮、中、沉也。上部法天，主胸已①上至头之有疾也；中部法人，主膈下至脐之有疾也；尺为下部，法而应乎地，主脐下至足之有疾也。审而刺②之者也。

人病有沉滞久积聚，可切脉而知之耶？然。诊病在右胁有积气，得肺脉结，脉结甚则积甚，结微则气微。诊不得肺脉，而右胁有积气者，何也？然。肺脉虽不见，右手脉沉伏。其外痼疾同法耶？将异也？然。结者，脉来去时一止无常数，名曰结也。伏者，脉行筋下也。浮者，脉在肉上行也。左右表里，法皆如此。假令脉结伏者，内无积聚；脉浮结者，外无痼疾。有积聚脉不结伏，有痼疾脉不浮结，为脉不应病，病不应脉，是为死病也。

男尺恒虚女尺恒实③

脉有逆顺，男女有恒，而反者，何谓也？然：男子生于寅，寅为木，阳也。女子生于申，申为金，阴也。故男脉在关上，女脉在关下。是以男子尺脉恒弱，女子尺脉恒盛，是其常也。

反者，男得女脉，女得男脉也，其为病何如？然：男得女脉为不足，病在内。左得之病在左，右得之病在右，随脉言之也。女得男脉为太过，病在四肢。左得之病在左，右得之病在右，随脉言之，此之谓也。

---

① 已：《难经·十八难》作"以"。已，通"以"。

② 刺：《难经集注》曰："刺字当作次第之次。此是审三部各有内外，主从头至足之有疾也。故知刺字传文误也。"

③ 男尺恒虚女尺恒实：此篇语本《难经·十九难》。

脉有伏匿①

经言脉有伏匿，伏匿于何脏而言伏匿耶？然。谓阴阳更相乘，更相伏②也。脉居阴部，而反阳脉见者，为阳乘阴也；脉虽时沉涩而短，此谓阳中伏阴也。脉居阳部，而反阴脉见者，为阴乘阳也；脉虽时浮滑而长，此谓阴中伏阳也。重阳者狂，重阴者癫，脱阳者见鬼，脱阴者目盲。

形病脉不病③

经言人形病脉不病曰生，脉病形不病曰死，何谓也？然。人形病脉不病，非有不病者也，谓息数不应脉数也。此大法。

一脉变为二病④

经言脉有是动，有所生病。一脉辄变为二病者，何也？然。经言是动者，气也；所生病者，血也。邪在气，气为是动；邪在血，血为所生病。气主呴⑤之，血主濡之。气留而不行者，为气先病也；血滞而不濡者，谓血后病也。故先是动，后所生病⑥也。

---

① 脉有伏匿：伏匿，隐藏、躲藏。此篇语本《难经·二十难》。
② 阴阳……相伏：谓阳脉见于阴位（尺部），阴脉见于阳位（寸部），相互乘袭和隐藏。
③ 形病脉不病：此篇语本《难经·二十一难》。
④ 一脉变为二病：此篇语本《难经·二十二难》。
⑤ 呴（xǔ）：温煦。
⑥ 病：原脱，据《难经·二十二难》补。

脉度①

手足三阴三阳脉之度数，可晓以不？然。手三阳之脉，从手至头，长五尺，五六合三丈。手三阴之脉，从手至胸中，长三尺五寸，三六一丈八尺，五六三尺，合二丈一尺。足三阳之脉，从足至头，长八尺，六八合四丈八尺。足三阴之脉，从足至胸，长六尺五寸，六六三丈六尺，五六三尺，合三丈九尺。人两足跷脉，从足至目，长七尺五寸，二七一丈四尺，二五一尺，合一丈五尺。督、任脉，脉各长四尺五寸，二四八尺，二五一尺，合九尺。凡脉长一十六丈二尺，此所谓经脉长短之数也。

经脉十二，络脉十五，何始何穷也？然。经脉者，行血气，通阴阳，以荣于身者也。其始从中焦注手太阴、阳明，阳明注足阳明、太阴，太阴注手少阴、太阳，太阳注足太阳、少阴，少阴注手心主、少阳，少阳注足少阳、厥阴，厥阴复还注手太阴。别络十五，皆因其原，如环无端，转相灌溉，朝于寸口、人迎，以处百病而决死生也。

经云明知终始，阴阳定矣，何谓也？然。终始者，脉之纪也。寸口、人迎，阴阳之气，通于朝使②，如环无端，故曰始也。终者，三阴三阳之脉绝，绝则死，死各有形，故曰终也。

伤寒有五其脉不同③

伤寒有几？其脉有变不？然。伤寒有五，有中风，有伤寒，

---

① 脉度：此篇语本《难经·二十三难》。
② 朝使：谓会聚与流出。
③ 伤寒……不同：此篇语本《难经·五十八难》。

第
五
辑

有湿温，有热病，有温病，其所苦各不同。中风之脉，阳浮而滑，阴濡而弱。湿温之脉，阳濡而弱，阴小而急。伤寒之脉，阴阳俱甚①而紧涩。热病之脉，阴阳俱浮，浮之而滑，沉之散涩。温病之脉，行在诸经，不知何经之动也，各随其经所在而取之。

伤寒有汗出而愈，下之而死者；有汗出而死，下之而愈者，何也？然。阳虚阴盛，汗出而愈，下之即死；阳盛阴虚，汗出而死，下之而愈。

寒热之病，候之如何也？然。皮寒热者，皮不可近席，毛发焦，鼻槁，不得汗；肌寒热者，皮肤痛，唇舌槁②，无汗；骨发③寒热者，病无所安，汗注不休，齿本槁痛。

望闻问切④

经言望而知之谓之神，闻而知之谓之圣，问而知之谓之工，切脉而知之谓之巧，何谓也？然。望而知之者，望其五色，以知其病。闻而知之者，闻其五音，以别其病。问而知之者，问其所欲五味，以知其病所起所在。切脉而知之者，诊其寸口，视其虚实，以知其病在何脏腑也。经言以外知之曰圣，以内知之曰神，此之谓也。

---

① 甚：《难经·五十八难》作"盛"。

② 槁（gǎo）：枯干。

③ 骨发：《难经·五十八难》中"骨"下无"发"字。

④ 望闻问切：此篇语本《难经·六十一难》。

仲景脉论①

寸口，卫气盛名曰高，营气盛名曰章②，高章相搏名曰纲③。卫气弱名曰愮④，营气弱名曰卑，愮卑相搏名曰损。卫气和名曰缓，营气和名曰迟，迟缓相搏名曰强⑤。

师曰：脉，肥人责浮，瘦人责沉。肥人当沉，今反浮，瘦人当浮，今反沉，故责之。

问曰：东方肝脉，其形何似？师曰：肝者，木也，名厥阴，其脉微弦，濡弱而长，是肝脉也。肝病自得濡弱者，愈也。假令得纯弦脉者，死。何以知之？以其脉如弦直，此是肝脏伤，故知死也。南方心脉，其形何似？师曰：心者，火也，名少阴，其脉洪大而长，是心脉也。心病自得洪大者，愈也。西方肺脉，其形何似？师曰：肺者，金也，名太阴，其脉毛浮也。肺病自得此脉，若得迟缓者，皆愈，若得数者则剧。何以知之？数者，南方火，火克西方金，法当痈肿，为难治也。北方肾脉，其形何似？师曰：肾者，水也，名曰少阴，其脉沉滑，是肾脉也。肾病自得沉滑而濡者，愈也。

问曰：脉有相乘，有纵有横，有逆有顺，何谓也？师曰：水行乘火，金行乘木，名曰纵；火行乘水，木行乘金，名曰横；水行乘金，火行乘木⑥，名曰逆；金行乘水，木行乘火，名曰顺也。

---

① 仲景脉论：此篇语本《注解伤寒论》卷一。
② 章：同"彰"。有余之义。
③ 纲：疑为"刚"。刚强。张令韶曰："纲，宜作刚，刚强也。"
④ 愮（dié）：恐怯，恐惧、害怕。
⑤ 强：《伤寒论》卷一作"沉"。宜从。
⑥ 木：原作"水"，据石竹山房本及《伤寒论》卷一改。

问曰：何以知乘腑？何以知乘脏？师曰：诸阳浮数为乘腑，诸阴迟涩为乘脏也。

问曰：病有洒淅恶寒，而复发热者，何？答曰：阴脉不足，阳往从之；阳脉不足，阴往乘之。曰：何谓阳不足？答曰：假令寸口脉微，名曰阳不足。阴气上入阳中，则洒淅①恶寒也。曰：何谓阴不足？答曰：尺脉弱，名曰阴不足。阳气下陷于阴中，则发热也。

问曰：脉有阳结、阴结者，何以别之？答曰：其脉浮而数，能食，不大便者，此为实，名曰阳结也，期十七日当剧。其脉沉而迟，不能食，身体重，大便反硬②，名曰阴结也，期十四日当剧。

师曰：寸脉下不至关为阳绝，尺脉上不至关为阴绝，此皆不治，决死也。若计其余命生死之期，期以月节③克之也。

师曰：脉病人不病，名曰行尸，以无王气，卒眩仆不识人者，短命则死。人病脉不病，名曰内虚，以无谷神，虽困无苦。

又未知何脏先受其灾，若汗出发润，喘不休者，此为肺先绝也。脉浮而洪，身汗如油，喘而不休，水浆不下，形体不仁，乍静乍乱，此为命绝也。阳反独留，形体如烟薰，直视摇头者，此心绝也。唇吻反青，四肢絷习④者，此为肝绝也。环口黧黑，柔汗⑤发黄者，此为脾绝也。溲便失遗，狂言，目反直视者，此为肾绝也。

问曰：上工望而知之，中工问而知之，下工脉而知之，愿

---

① 洒淅：寒战的样子。
② 硬：原作"鞕"，据石竹山房本及《伤寒论》卷一改。
③ 月节：月令节气，指旧历一个月。
④ 四肢絷习：手足颤摇振动。
⑤ 柔汗：冷汗。

闻其说。师曰：病家人请云，病人苦发热，身体痛疼，人自卧，师到诊其脉，沉而迟者，知其差①也。何以知之？若表有病者，脉当浮大，今脉反沉迟，故知愈也。

师持脉，病人欠者，无病也。脉之呻者，病也。言迟者，风也；摇头言者，里痛也；行迟者，表强也；坐而伏者，短气也；坐而下一脚者，腰痛也；里实护腹，如怀卵物者，心痛也。

问曰：人恐怖者，其脉何状？师曰：脉形如循丝累累然②，其面白脱色也。人不饮，其脉何类？师曰：脉自涩，唇口干燥也。人愧者，其脉何类？师曰：脉浮而面色乍白乍赤。

问曰：脉有灾怪③，何谓也？师曰：假令人病，脉得太阳，与形证相应，因为作汤，比还送汤，如食顷，病人乃大吐，若下④利，腹中痛。师曰：我前来不见此症，今乃变异，是名灾怪。又问曰：何缘作此吐利？答曰：或有旧时服药，今乃发作，故名灾怪耳。

问曰：脉有残贼，何谓也？师曰：脉有弦紧浮滑沉涩，此六脉名曰残贼，能为诸脉作病也。

问曰：脉有阴阳，何谓也？答曰：凡脉大浮数动滑，此名阳也。脉沉涩弱弦微，此名阴也。凡阴病见阳脉者生，阳病见阴脉者死。

寸口诸微亡阳，诸濡卫虚，诸弱营虚⑤，诸紧为寒。诸乘寒者则为厥，郁冒不仁，以胃无谷气，脾涩不通，口急不能言，战而栗也。

---

① 差：同"瘥"。病愈。
② 累累然：连续不断的样子。形容脉象短而坚实。
③ 灾怪：祸患，灾难。
④ 下：原作"不"，据《注解伤寒论》卷一改。
⑤ 诸濡……营虚：《注解伤寒论》卷一作"诸濡亡血，诸弱发热"。

素仙笔述①

医不贵于能愈病，而贵于能愈难病。病不贵于能延医，而贵于能延真医。夫天下事，我能之，人亦能之，非难事也。天下病，我能愈之，人亦能愈之，非难病也。惟其事之难也，斯非常人之可知；病之难也，斯非常医所能疗。故必有非常之人，而后可为非常之事；必有非常之医，而后可疗非常之病。第以医之高下，殊有相悬，譬之升高者，上一层有一层之见，而下一层者不得而知之；行远者，进一步有一步之闻，而退一步者不得而知之。是以错节盘根，必求利器，阳春白雪，和者为谁？夫如是，是医之于医尚不能知，而矧夫非医者！昧真中之有假，执似是而实非。鼓②事外之口吻，发言非难；挠反掌之安危，惑乱最易。使其言而是，则智者所见略同，精切者已算无遗策，固无待其言矣。言而非，则大隳③任事之心，见机者宁袖手自珍，其为害岂小哉？斯时也，使主者不有定见，能无不被其惑而致误事者，鲜矣。此浮言之当忌也。又若病家之要，虽在择医，然而择医非难也，而难于任医。任医非难也，而难于临事不惑，确有主持，而不致朱紫混淆者之为更难也。倘不知此，而偏听浮议，广集群医，则骐骥④不多得，何非冀北驽群⑤？帷

---

① 素仙笔述：此篇语本《景岳全书》卷三。

② 鼓：原作"故"，据《景岳全书》卷三改。

③ 隳（huī）：毁坏。

④ 骐骥：良马。

⑤ 驽群：劣马。

幄有神策①，几见圯桥②杰竖？危急之际，奚堪庸妄之误投？疑
似之间，岂可纷纭之错乱？一着之谬，此生付之矣。以故议多
者无成，医多者必败。多，何以败也，君子不多也。欲辨此多，
诚非易也。然而尤有不易者，则正在知医一节耳。夫任医如任
将，皆安危之所关。察之之方，岂无其道？第欲以慎重与否观
其仁，而怯懦者实似之；颖悟与否观其智，而狡诈者实似之；
果敢与否观其勇，而孟浪者实似之；深浅与否观其博，而强辩
者实似之。执拗者若有定见，夸大者若有奇谋。熟读几篇，便
见滔滔不竭；道闻数语，谓非凿凿有据③？不反者，临涯已晚；
自是者，到老无能；执两端者，冀自然之得失；废四诊者，犹
瞑行之瞎马；得稳当之名者，有耽搁之误；昧经权之妙者，无
格致之明。凡此之法，何非征医之道？而征医之难，于斯益见。
然必曰小大方圆全其才，神圣工巧全其用，能会精神于相与之
际，烛微妙于幽隐之间者，斯足谓之真医，而可以当性命之任
矣。惟是皮质之难窥，心口之难辨，守中者无言，怀玉者不炫，
此知医之所以为难也。故非熟察于平时，不足以识其蕴蓄；不
倾信于临事，不足以尽其所长。使必待渴而穿井，斗而铸兵，
则仓卒之间，何所趋赖？一旦有急，不得已而付之庸劣之手，
最非计之得者。子之所慎，斋战疾，凡吾侪同有性命之虑者，
其毋忽于是焉。噫！惟是伯牙常有也，而钟期不常有④，夷吾常

---

① 策：《景岳全书》卷三作"筹"。
② 圯（yí）桥：指秦末张良与一老父相遇并受《太公兵法》之桥。事见《史
记·留侯世家》。
③ 据：《景岳全书》卷三作"凭"。
④ 伯牙……不常有：相传春秋时伯牙善弹琴，钟于期善听琴，曾从伯牙琴声
中揣其心志，后以喻知音难得。

有也，而鲍叔不常有①。此所以相知之难，自古苦之，诚不足为今日怪。倘亦有因余言而留意于未然者，又孰非不治已病治未病，不治已乱治未乱之明哲乎？惟好生者略察之！

---

① 夷吾……常有：夷吾，即管仲，春秋时齐国的政治家、哲学家、军事家，助齐桓公称霸。鲍叔牙善知人，曾向齐桓公举荐管仲，后以喻知人不易。

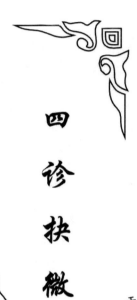

四诊抉微

清·林之翰 撰

于华芸 校注

内容提要

清·林之翰撰。八卷。成书于雍正元年（1723 年）。林之翰，字宪百（生卒年不详），号慎庵，别号苕东逸老。清代乌程（今浙江吴兴）人。《四诊抉微》全面总结了清以前有关四诊之成就，是较为系统讨论望、闻、问、切四诊法的诊断学专著，并附有小儿"指纹"和"虎口"的特殊观察方法。在编排上，打破了首列切诊的体例，以望为四诊之冠，使后学者认识到望闻问三诊的重要性。林氏认为"四诊为岐黄之首务，而望尤为切紧"，故冠"望诊"为四要之首。分"察五色""察五官""诊血脉""诊毛发""诊眉""诊项""诊爪甲""诊齿""诊诈病""诊绝证"以及"儿科望诊"等篇，记述详尽。切诊篇初论诊法之要，继析脉以胃气为主，详述部位、方法以及辨脉总论，并仿《濒湖脉学》的体例，列述 29 脉的形成、鉴别、主病等。书末"管窥附余"1 卷，并将书中重要部分编成四言歌诀，以便记诵。

本点校本以清雍正四年丙午（1726 年）玉映堂刻本为底本。

目 录

中医脉学经典医籍集成

第五辑

· 270 ·

柯　序

　　乌程林子宪百，著《四诊抉微》成，邮寄问序于余。余不知医，何以序林子之书为？虽然，余固不知医，余窃久知林子之志于医。盖林子为余桐岗徐夫子之族甥，昔年侍侧夫子，每向余啧啧道林子之医，少即专精笃嗜，博览群书，寒暑不辍；且遨游四方，遇岐黄宿硕名流，虚怀咨询，不弃一得。迨业成行世，远近敦请者，户外之屦恒满。林子志存济世，不计酬报，贵贱贫富，惟一体视。每遇疾病危急之家，诸医盈座，唯相向束手无策，或且唯唯诺诺，随人可否，林子独凭几出定见制方，病者立起死回生。以故夫子视学中州，日延林子至署，一时当路公卿，争聘无虚日，艺术之神，吾里士大夫迄今能道之。噫！林子之医，其学业彰彰若是，其所著述，不即可决其信今而传后哉！故不敢以不知医辞，而为之序。

固始柯乔年拜手题

乩 序

客问予曰：医可学乎？予应之曰：可。客又曰：予将究心于是数年，出而应世可乎？予哂之曰：谈何容易。医之一道，司生人之命。使仅如乡学，究诵药性，读《回春》，是直欲轻试人命，奚足言医？夫疗病者，必先审其症之源。凡夫脏脐、经络、阴阳、表里、虚实、血气，所病不外数者，而其中是是非非，纤毫疑似之间，皆在所必究，非具洞垣窥藏之能，则暗中摸索，误者多矣。虽然，症者证也。有症必有形，是证者也。所以业岐黄者，汲汲焉以诊手足。讲先贤往哲所盲胗脉尚矣，顾三指之下，而欲洞见一切，正戛戛其难之于焉。察其气色，以望为诊；辨其声音，以闻为诊；而所病之情形，有彼此不相知者，又不妨以所问诊之。如是而诊，微乎！微乎！然所诊如是，有不得其微者乎？林子之书，颜之曰《四诊抉微》，正此之谓也。夫四诊之说，前人已有言之者矣，非林子创之也。而林子特为之分其条目，别其类象，汇诸名家之论说，贯诸名家之旨趣，而更参一己之所得。其言简洁详明，使一览之下，若隋侯之珠，温峤之犀，无微不抉。付之剞劂，公之天下，业岐黄者，不当奉为宝筏耶？予甚悯世之操刀者之夥，亟取林子之出以示夫后学，兹于其固请，聊成数行，以为之序。

雍正丙午菊月下浣，梦梅居士降笔于戌水南玉映堂中

顾　序

　　尝念阴阳、律历、礼乐、兵刑，关忠孝大者，无出于医。故张子和著书名曰《儒门事亲》。以君父有疾，不审择而托之庸劣之手，与服许世子之药等耳，安得称忠孝？其时义亦大矣哉！论四序迁流，则有温肃寒燠之殊；语八方风土，则有刚柔厚薄之异；究七情六欲，则有委曲缠染之由；而于其间量天时，度地气，揣人心，赞化调元，功同良相者，殊非小补。然要之，审阴阳之虚实，别伤感之重轻，大约不离乎四诊者，近是。此观色、察言、辨证、视息之不可不详切而著明也。今余友林子宪百，系传入闽，流寓三吴，家成上者，五叶于兹。早岁颖异过人，已缵先人儒术，淹贯经史，好古能文；特以迂疏寡效，缘是学阐黄岐，理研《灵》《素》，历有年所，以故疏方济世，行药活人，殆指不胜屈。而其令嗣右王，亦箕裘克绍，仁术大行。将见杏林春遍，董奉不得专美于前；橘井云生，苏耽亦当让能于后。较之时下之稍通本草，略涉方经，辄试刀圭，肆行无忌者，余直当以林子乔梓，为吴下之李、张，浙中阅群书，广搜众说，参互考订，纂旧增新，明先贤所欲明，发前人所未发，勒成一书，公诸同好。俾世之行道者，于言色之察，证脉之辨，脏腑经络之间，洞如观火。非徒以晓之乡邑，亦将以昭示遐荒。讵仅以训诏儿孙，自能以嘉惠后学，博施济众，裨益良多，则是书之足以垂世而行远，当以余言为左卷因不揣谫陋，僭弁其简端云。

瑶邨弟顾耿光书于玉映堂中

陆 序

门乾坤定位，而大生产生庶类之研房天礼者，不获尽免于天高地厚之内。圣人洗心藏密，本吉区同惠之情，以补造化所不逮而著为医。炎帝亲尝百草，诸寒热温凉之性，轩岐特阐五胜六鹏、十二经络，与夫七情六欲、阴阳、虚实、表里等因，而立治之之法。由是张、刘、朱、李诸贤，各师其意，神明于规矩中，而论症论方等书大备。顾病在脏腑，从外而测平内，必望其色、审其音、辨其症、详其脉，而后有隔垣之见，则四诊实医之要也。古人论脉，虽有专书，尚多聚讼；至望、闻、问。每略焉而毋详，即或载一二遗论，大抵仅得夫浅者、粗者，而不能晰其精，故世之业医者，时有捍格之叹。余友林子宪百，稽古有获而游艺于医，技入于神，四方之全活者甚众。爱体天地好生之德，而扩民胞物与之怀，遍搜昔贤妙义，断以心裁，辑而成帙，名曰《四诊抉微》。理窥其奥，法极其周，直如明镜之鉴物，无一不照。学者读是书，而凡疑难棘手之症，皆得借其阐发，效其施治，了然于心目之间。济世之仁溥矣，则得以宜圣化而助元功者，其殆与《素》《难》后先辉映哉！

戌水同学第陆树珠顿首拜题

自 序

　　夫诣泰华者，非济胜之具，不能以登其巅。涉江汉者，非舟楫之用，未足以达其源。是以师旷不废律吕以作乐，般倕难舍绳墨以成器。在宗匠亦必借资于物，而成其工巧。技艺之士，又岂能舍规矩而成方圆者哉？余尝游于艺，因维医之为道，先哲往往比类于盐梅，此无他，以其调燮之功，与操鼎鼐者埒耳，上古有熊御极，咨询六臣，阐微穷奥，首重于诊；谆谆三复，亦以其审阴阳，察虚实，视表里，莫不由于此也。如临河问津，舍梁筏又乌能飞渡耶？然诊有四在，昔神圣相传，莫不并重。自典午氏以后，作述家崡①以脉称而略望闻问，后人因置而不讲，大违圣人合色脉之旨矣。殊不知望为四诊最上乘工夫，果能抉其精髓，亦不难通乎神明，闻问亦然，终是缺一不可。譬如人之行立坐卧，何者可废耶？余因不揣固陋，繙②绎往籍，搜剔先圣之微言，造诣期登于神圣，钩致往哲之精华，指趋希抵于工巧，取义理之精确而有据、明白易晓者，汇而成帙，间附一得之愚，颜之曰《四诊抉微》。出以问世，使后之习是业者，有所凭藉，庶足以操司命之权，而拯斯世之诸疾苦，或未必无小补云尔。

　　　　　　雍正元年嘉平月苕东逸老林之翰书于玉映堂中

---

　　① 崡：同"专"。
　　② 繙：同"翻"。

凡　例

　　四诊为岐黄之首务，而望尤为切紧。后贤集四诊者，皆首列切诊，而殿望闻问于后，简略而不能明辨，使后学视为缓务，置而不讲久矣。今余辑是编，先集经文，继附先哲之神髓，复分部而详之，于望遵《素》《难》之次序，用望为四诊之冠，欲学者，知所重而深求其义，则超上乘而进乎技，又何难哉？

　　望诊在儿科尤为切要。口不能言，古称哑科，以其无从发问，而穷诘病因，惟赖望色察纹以验证，实难事也。临证之际，啼号躁扰，亦难聆音声之清浊长短，以究病情；至于切脉，更为难言。从古相沿，小儿半岁之际，《心鉴》有按眉端之法，兼辨脉纹以断病；三岁以下，始以脉诊焉，然亦不过以一指按高骨，分其三部，定其息数而已，外此无可凭藉。至前人有谓小儿肌肤嫩薄，浮络易以呈形，以察虎口三关，为非是。必如其说，使业儿科者，何从下手而活幼乎？钱仲阳曰：小儿若凭寸口之浮沉，必横亡于孩子，盖亦有见。余因搜采小儿望诊而详其说，使来裔有所依倚而为之范，则非蛇足也。

　　聆声审音可察盛衰存亡，并可征中外情志之感。《乐记》云：其声噍以杀者，哀心之感；其声啴以缓者，乐心之感；其声发以散者，喜心之感；其声粗以厉者，怒心之感。情志动于中，而声应于外者，有若桴鼓之捷也。顾声音之道理亦渊深，义复宏邃，讵可不讲之有素乎？见先哲次于望而名之曰圣，洵非虚称，攻是业者，不可视为细务而忽略之。若能深自体察，则心领神会，超凡入圣之基，阶于此矣。（噍，音焦。杀，音帅，言音之燥涩而低怯。注云：噍则竭而无泽，杀则减而不降可见矣。啴，音

第五辑

阐，宽绰之音又纡缓也。）

　　问为审察病机之关键。病家皆讳疾忌医而不告医者，避嫌耻问而缄默，均失之矣。苏长公云：吾有病悉以告医者，不以困医为事，旨哉言乎。若不问则无以悉病之因，多问则病者生烦而取厌。即有能问者，而所问皆泛，亦与不问者等耳。近代惟张景岳先生著《十问》篇，详略得中，纲举目张，有体用兼赅之妙，可为后学之程式。余喜其切要，故录其全篇。学者果能熟玩而深思，则病之阴阳表里虚实，朗然炳照，已思过半矣。

　　切诊前人往往编成歌，以括其要，无非便初学之诵读，由浅入深也。诸家歌诀，未惬人意，惟李濒湖脉学，包括义理，可称美善，固为诸家之翘楚。余因取以弁之首，重抉往哲之精微，次第递附，前后互印，相得益彰。由是而深造，则何难登轩岐之堂奥，而入四氏之室哉？

　　卷中多采取四言诀附入，亦便初学之记诵使然也。

　　管窥附余于后者，以一己之臆见，或理有未当，欲质正于时贤，故不敢混厕先哲之嘉言，恐遗瑉砆①玉之讥，以取戾也。

---

　　①　瑉砆（wǔ fū）：亦作"瑉玞""碔砆"。似玉的石。

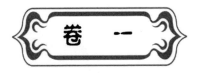

望诊

察形气

《素问·玉机真脏论》曰：凡治病察其形气色泽，脉之盛衰，病之新故，乃治之，无后其时。形气相得（形盛气盛，形虚气虚），谓之可治；色泽以浮（明也），谓之易已；形气相失，谓之难治（形盛气虚，气盛形虚）；色夭（晦恶也）不泽（枯焦也），谓之难已。

《素问·三部九候》云：形盛脉细，少气不足以息者危；形瘦脉大，胸中多气者死；形气相得者生；形肉已脱，九候虽调犹死。

《灵枢经》曰：形气不足，病气有余，是邪盛也，急泻之。形气有余，病气不足，急补之。形气不足，病气不足，此阴阳俱不足也，不可刺之，刺之则重不足，重不足则阴阳俱竭，血气皆尽，五脏空虚，老者绝灭，壮者不复矣。形气有余，病气有余，此阴阳俱有余也。急泻其邪，调其虚实。

慎庵按：邪盛正虚，当泻其邪，以扶正气。治若轻缓，迁延时日，使病邪日炽，真元日削，病必不治。今人多犯此。经文下一急字，最有关系，读者须着眼，毋轻看过。

东垣曰：病来潮作之时，精神增添者，是为病气有余；若精神困乏，是为病气不足。不问形气有余不足，只取病气有余不足也。夫形气者，形盛为有余，消瘦为不足。察口鼻中气，劳役如故，为气有余；若喘息气促气短，或不足以息，为不足，当泻当补，全不在此，只在病势潮作之时。精神困弱，语言无力，懒语者，急补之。

慎庵按：东垣言虽如此，然予尝见伤寒热病，热甚者，则热伤气，亦必精神困倦，语言无力，问之不答，此大实有羸状也，然必有大实热之脉证呈见，方是实证。东垣所云，亦必有虚寒之证脉可参。故审形气，又当以脉证合观，方得真实病情也。

凡人之大体为形，形之所充者气。形胜气者夭（肥白气不充），气胜形者寿（修长黑色有神）。

肥人多中风，以形厚气虚，难以周流，而多郁滞生痰，痰壅气塞成火而多暴厥①也。

瘦人阴虚，血液衰少，相火易亢，故多劳嗽。

形体充大，而皮肤宽缓者寿；形体充大，而皮肤紧急者夭。

形涩而脉滑，形大脉小，形小脉大，形长脉短，形短脉长，形滑脉涩，肥人脉细小、轻虚如丝，羸人脉躁，俱凶。

血实气虚则肥，气实血虚则瘦。肥者能寒不能热，瘦者能热不能寒（能，读耐）。

美髯而长至胸，阳明血气盈。髯少血气弱，不足则无髯。美髯者，太阳多血。

坐而下一脚者，腰痛也。

行迟者，痹也。或表强，或腰脚痛，或麻木风疾。里实护

---

① 暴厥：病名。因气逆于上，而致卒然昏厥，不省人事，脉来躁急如喘的严重病证。《素问·大奇论》："脉至如喘，名曰暴厥，暴厥者，不知与人言。"

腹如怀卵物者，心痛也。

持脉病人欠者，无病也。

《内经》云：阳引而上，阴引而下，则欠；阴阳相引，故曰无病，病亦即愈。

慎庵按：此只可指初病轻浅者言，若久病虚脱，呼欠连绵不已者，最为危候。服药后欠渐止者生，进者死，不可与此同日语也。

息摇肩者，心中坚；息引胸中上气者，咳；息张口短气者，肺痿吐沫。

掌中寒者，腹中寒；掌中热者，阴不足，虚火盛。

诊时病人叉手扪心，闭目不言，必心虚怔忡。

经云：仓廪不藏者，门户不要也；水泉不止者，膀胱不藏也。

头者，精明之府，头倾视深，精神将夺。

背者，胸中之府，背曲肩随，府将坏矣。

腰者，肾之府，转摇不能，肾将惫矣。

眼胞肿，十指头微肿者，必久咳。

察神气存亡

经曰：得神者昌，失神者亡。善乎神之为义。此死生之本，不可不察也。以脉言之，则脉贵有神。脉法曰：脉中有力，即为有神。夫有力者，非强健之谓，谓中和之力也。大抵有力中不失和缓，柔软中不失有力，此方是脉中之神。若其不及，即微弱脱绝之无力也，若其太过，即弦强真脏之有力也，二者均属无神，皆危兆也。以形症言之，则目光精采，言语清亮，神思不乱，肌肉不削，气息如常，大小便不脱，若此者，虽其脉有可疑，尚无足虑，以其形之神在也。若目暗睛迷，形羸色败，

第
五
辑

喘急异常，泄泻不已；或通身大肉已脱；或两手寻衣摸床；或无邪而言语失伦；或无病而虚空见鬼；或病胀满，而补泻皆不可施；或病寒热，而温凉皆不可用；或忽然暴病，即沉迷烦躁，昏不知人；或一时卒倒，即眼闭口开，手撒遗尿。若此者，虽其脉无凶候，必死无疑，以其形之神去也。再以治法言之，凡药食入胃，所以能胜邪者，必须胃气施布药力，始能温吐汗下，以逐其邪。若邪气胜，胃气竭者，汤药纵下，胃气不能施化，虽有神丹，其将奈之何哉？所以有用寒不寒，用热不热者，有发其汗而表不应，行其滞而里不应者，有虚不受补，实不可攻者，有药食不能下咽，或下咽即呕者。若此者，呼之不应，遣之不动，此以脏气元神尽去，无可得而使也。是又在脉症之外，亦死无疑者。虽然脉症之神，若尽乎此。然有脉重症轻，而知其可生者；有脉轻症重，而知其必死者，此取症不取脉也。有症重脉轻，而必其可生者；有症轻脉重，而谓其必死者，此取脉不取症也。取舍疑似之间，自有一种玄妙也。（《传忠录》。）

察五色

经曰：能合色脉，可以万全。精明五色者，气之华也。

《灵枢·五色》篇曰：其色粗以明，沉夭者为甚；其色上行者，病益甚（浊气方升，而色日增，日增者病日重）；其色下行如云撤散者，病方已（下行者，滞气散而色渐退，渐退者，病将已）。五色各有藏部，有外部，有内部也。色从外部走内部者，其病从外走内；其色从内走外者，其病从内走外。五色各见其部，察其浮沉，以知浅深；察其泽夭，以知成败；察其抟散，以知远近；视色上下，以知病处（粗，显也。抟，音团，聚也）。

合色脉诊病新久

《素问·脉要精微论》曰：征其脉小，色不夺者，新病也；征其脉不夺，其色夺者，此久病也；征其脉与五色俱夺者，此久病也；征其脉与五色俱不夺者，新病也。

张路玉曰：凡暴感客邪之症，不妨昏浊壅滞。病久气虚，祇宜瘦削清癯。若病邪方锐，而清白少神，虚羸久困，而妩媚鲜泽，咸非正色。五色之中，青黑黯惨，无论病之新久，总属阳气不振。惟黄色见于面目，而不至索泽①者，皆为向愈之候。

色脉之阴阳，阳舒而阴惨也。色清而明，病在阳分；色浊而暗，病在阴分。

张三锡曰：五脏六腑之精华，上彰于明堂。而脏腑有偏胜盈虚，若色若脉，亦必随而应之，但当求其有神，虽困无害。神者，色中光泽明亮是也。脉有胃气，同一理也。

丹溪曰：肥人湿多，瘦人火多，白者肺气虚，黑者肾气足。形色既殊，脏腑亦异。外症虽同，治法迥别。

《灵枢·邪气脏腑病形》篇曰：夫色脉与尺脉之相应也，如桴鼓影响之相应也，不得相失也。此亦本末根叶之出候也，故根死则叶枯矣。色脉形肉不得相失。色青者其脉弦，赤者其脉钩，黄者其脉代，白者其脉毛，黑者其脉石。其色见而不得其脉，反得其相胜之脉，则死矣；得其相生之脉，则病已矣。

察五官

《灵枢·五阅五使》篇曰：鼻者，肺之官也。目者，肝之官也。口唇者，脾之官也。舌者，心之官也。耳者，肾之官也。

---

① 索泽：时疫愈后，身体枯瘦，皮肤甲错者。

故肺病喘息鼻张，肝病者眦青，脾病者唇黄，心病者舌卷短颧赤，肾病者颧与颜黑。

部分内应五脏四言诀

（此即《五色》篇经文，《汇辨》① 编为歌诀，以便记诵。）

五脏六腑，各有部分。额主阙庭，上属咽喉，阙循鼻端，五脏之应。内眦挟鼻，下至承浆，属于六腑，表里各别。自颧下颊，肩背所主，手之部分。牙车下颐，属股膝胫，部分在足，脏腑色见，一一可征。庭者首面，阙上咽喉，阙中者肺，下极为心；直下者肝，肝左为胆。肝下属脾，方上者胃，中央大肠。挟大肠者，北方之肾，当肾者脐。面王②以上，则为小肠。面王以下，膀胱子处，更有枝节，还须详察。颧应乎肩，颧后为臂，臂下者手。目内眦上，属于膺③乳，挟绳（颊之外曰绳）而上，为应乎背。循牙车下，为股之应。中央者膝，膝下为胫，当胫下者，应在于足。巨分者股（口旁大纹处为巨分），巨屈（颊下曲骨）膝膑（膝盖骨也）。部分已精，须合色脉。五色外见，为气之华。白当肺辛，赤当心苦，青当肝酸，黄当脾甘，黑当肾咸。白则当皮，赤则当脉，青则当筋，黄则当肉，黑则当骨。五脏之色，皆须端满，如有别乡，非时之过。其色上锐，首空上向，下锐下向，左右如法。

凡邪随色见，各有所向，而尖锐之处，即其乘处，所进之方。故上锐者，以首面正气之空虚，而邪即乘之上向也。左右上下，皆同此法。

朱丹溪曰：容色所见，左右上下，各有其部。脉息所动，

---

① 《汇辨》：指《脉诀汇辨》，脉学著作。清·李延昰撰。

② 面王：人体部位名。即鼻准，俗称鼻头。

③ 膺（yīng）：胸。《说文解字》："膺，胸也。"

寸关尺皆有其位。左颊者，肝之部，以合左手关位；肝胆之分，应于风木，为初之气。额为心之部，以合于左手寸口；心与小肠之分，应于君火，为二之气。鼻为脾之部，合于右手关脉；脾胃之分，应于湿土，为四之气。右颊者，肺之部，合于右手寸口；肺与大肠之分，应于燥金，为五之气。颐为肾之部，以合于左手尺中，肾与膀胱之分，应于寒水，为终之气。至于相火，为三之气，应于右手，命门三焦之分也。若夫阴阳五行，相生相胜之理，当以合之色脉而推之也。

按：此所言"部分"，与《灵枢》微异。然今人论部，皆从此，故备之。

五色见于面审生死诀

"脉要精微论"曰：赤欲如帛裹朱，不欲如赭；白欲如鹅羽，不欲如盐；青欲如苍璧之泽，不欲如蓝；黄欲如罗裹雄黄，不欲如黄土，黑欲如重漆色，不欲如地苍。

"五脏生成篇"曰：生于心，如以缟裹朱；生于肺，如以缟裹红；生于肝，如以缟裹绀（深青杨赤色）；生于脾，如以缟裹栝蒌实；生于肾，如以缟裹紫。此五脏所生之外荣也。

慎庵按：缟，素绢也。裹以朱红绀黄紫之色于内，其光泽浅润辉映于外，犹面之气色，由肌肉内而透见于外，有神气之荣泽，故为平也。总之，审视面色之大法，喜鲜明润泽，而恶暗晦沉滞枯涩不明也。

又曰：青如翠羽者生，赤如鸡冠者生，黄如蟹腹者生，白如豕膏者生，黑如乌羽者生，此五色之见生也（以其鲜明润泽也）。

又曰：五脏之气色，见青如草兹者死，黄如枳实者死，黑如煤炲者死，赤如衃血者死，白如枯骨者死，此五色之见死也（谓其枯涩无神气也）。

潘硕甫曰：夫气由脏发，色随气华。如青黄赤白黑者，色也；如鹅羽、苍璧、翠羽、鸡冠等类，或有鲜明外露，或有光润内含者，气也。气至而后色彰，故曰欲，曰生。若如赭盐、黄土、漆、枳实等类，或晦暗不泽，或悴槁不荣，败色已呈，气于何有？故曰不欲，且曰死。由此观之，则色与气，不可须臾离也。然而外露者，不如内含，内含则气藏，外露则气泄，亦犹脉之弦钩毛石，欲其微，不欲其甚。如经云：以缟裹者，正取五色之微见，方是五脏之外荣，否则过于彰露，与弦钩毛石之独见而无胃气，名曰真脏者，何以异乎！

五色兼见面部诀

风则面青，燥则面枯，火则面赤，湿则面黄，寒则面黑，虚则面白。面黑阴寒，面赤阳热。青黑兼见，为风为寒为痛相值。黄白兼见，为虚为气，再者为湿。青白兼见，为虚为风为痛三者。

五色外见面部审虚实生死诀

《灵枢经》曰：诸阳之会，皆在于面，故面统属诸阳。

《中藏经》曰：胃热则面赤如醉人。

慎庵按：此乃足阳明胃经实热之证，方有此候。然有在经、在腑之分。外候再见身蒸热，汗大泄，口大渴，鼻燥唇干，齿无津液，脉必洪大而长，或浮缓，或浮洪而数，此在经热邪，当用白虎汤治之。若面热而赤甚，短气，腹满而喘，潮热，手足濈然[1]汗出，兼见痞满燥实坚硬拒按之证，脉不浮而反沉实，

---

[1] 濈（jí）然：濈，水外流之意。形容大汗淋漓不止的样子，系因胃肠热盛，邪热蒸迫汗液外泄所致。

或沉数，此热结在中，为阳明腑证，当下之，看热邪浅深，三承气汤选用可也。然胃中虚热，面亦发赤，第赤与热甚微，或隐或见，不若前经腑之实热，常赤不减，并无外证之可察为异耳，即外有身热亦微，不若前实证之炎歊也，脉浮濡而短弱，按之不鼓指，四君、六君选用治之。凡一切杂证虚热面赤，亦必用此消息之，自能无误。观面赤一症，有表里虚实戴阳，上下寒热之不同，不可不细为深察而明辨也。

寒郁面赤

《金匮直解》云：心主南方，属火而色赤。赤而为热，人所易知。有寒郁而赤者，经云：太阳司天，寒淫所胜，民病面赤，治以热剂。

《伤寒论》云：设面色缘缘正赤者，阳气怫郁在表，不得越，当解之、熏之。若发汗不彻，不足言，阳气怫郁不得越，当汗不汗，其人躁烦，不知痛处。

慎庵按：此乃感寒邪重，初郁在表，而先见面赤，按之必冷，以寒邪外束，卫阳亦郁，未能即热故也。久之从阳而化，身热面亦热矣。有如隆冬冲风而行，面如刀划，初入室时，按其而冷似冰，此即阳为寒郁之征也。稍定阳和一转，面反发热，同一理也。当此际，须静候缓治，勿妄投剂。始郁面赤，身未热时，宜细审脉症，勿误作虚治。然亦不难辨也。虚证面赤，必久病方见，不若实证一起便见也。当以麻黄汤发之。若发汗不彻而躁烦，桂枝加葛根。上热下寒，面赤而光；下热上寒，面赤而郁（晦滞也）。

慎庵按《医通》云：热发于上，阳中之阳邪也；热发于下，阴中之阳邪也。寒起于上，阳中之阴邪也；寒起于下，阴中之阴邪也。《脉经》云：阳乘阴者，腰以下至足热，腰以上寒，栀子豉汤，吐以升之。阴气上争，心腹满者死。阴乘阳者，腰以上至头热，腰以下寒，桂苓丸，利以导之。阳气上争，得汗者生。若杂证上热下寒，既济汤；兼大便秘，既济解毒汤；火不归源，八味丸；上寒下热，五苓散送滋肾丸；虚阳下陷者，加减八味丸。

里寒外热，面赤戴阳。

陶节庵曰：有患身热，头疼全无，不烦，便作燥闷，面赤，饮水不得入口，庸医不识，呼为热证，而用凉药，误死者多矣。殊不知元气虚弱，是无根虚火泛上，名曰戴阳证，以益元汤治之（益元汤中用黄连、知母，尚有可商）。

慎庵按：有一等禀赋阴虚，兼之酒色过度，平居或遇微劳，或行走急速，或饮食过热，面即发赤戴阳。戴阳者，谓阳气戴于首面也。凡若此者，皆因根基浅露，肾气不固，阳易升上故也。一遇外感，身热头疼，恶风寒，面即发赭。治者不可大发其表，以致喘汗不休，变证蜂起，病必加甚，或致不瘳。当用黄芪建中汤加丹皮，或玉屏风散合桂枝汤、参苏饮等方，审证轻重选用。先哲有云：虚人感冒不任发散者，用补中益气汤，加羌活、防风，治之无误。予常用逍遥散以代之，累效。此辅正驱邪之正法，前人言养正邪自除，正指此等证候而言，未可概执此言，以泛治他证也。再按：以上数方内，皆用芪、术，然宜生用，不必制炒。或问其义何居？曰：观诸家本草，芪、术皆云有汗能止，无汗能发。不知者，以为既能止，又何能发？殊不知生宜熟补，此用药之准则，又何疑焉。经云：辛甘发散为阳。二药味兼辛甘，生用亦能助阳升散，然终是甘胜于辛，其力缓。故前贤立方，于芪、术二味中，必配以升浮辛散风药一二品，由中达外，宣发卫阳，以解肤腠之虚邪。邪随药散，正亦无伤，岂不两得？若专用发表之剂，不顾元气之虚，邪气

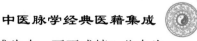
虽去，真气亦脱，虽竭力图救，亦难为力，可不戒慎？此专为虚人感冒当表者而言。若实证当表，自有三阳表证可察，随经用药解散，不必顾虑其虚，又未可与此例同日而语也。因论前方用药之义，故附见于此，并质宇内高贤。

《素问·刺热》篇曰：肝热病，左颊先赤；肺热病，右颊先赤；心热病者，颜先赤；脾热病者，鼻先赤；肾热病者，两颐先赤。

陈月坡曰：环目鼻而青，而两颊微红者，外畏寒内有热，筋骨酸疼也，肌肉之内，火邪抽掣而疼也。

又曰：炎暑令行，厚被盖卧，而微红汗出，口不渴者，虚寒为本，而热为假象也。

张路玉曰：赤属心，主三焦，深赤色坚，素禀多火也。赤而胭坚，营血之充；微赤而鲜，气盛有火；赤而索泽，血虚火旺。赤为火炎之色，只虑津枯血竭，亦无虚寒之患。大抵火形之人，从未有肥盛多湿者，即有痰嗽，亦燥气耳。又曰：面赤多热，而有表里虚实之殊。午后面赤为阴火，两颧赤色如装，为阴火亢极，虽愈必死。

《脉鉴》云：两颧时赤，虚火上炎，骨蒸劳瘵，鬼疰传尸，阴火炎颧，赤如桃花，名桃花疰。

此条劳瘵证中，方有此候，证在不治。

乔岳云：心经绝者，虚阳上发，面赤如脂，不久居也。

王叔和云：面赤如妆不久居，脂与妆同一训义，久病虚劳将坏之候，不治。与上戴阳证不同，戴阳面赤犹可治也。

经云：赤见两颧，大如拇指，病虽小愈，必将卒死（此指暴病者而言）。

肺病见赤，心火刑金，证为难治。

准头、印堂有赤气，枯夭者死，明润者生。

赤而黄，赤而青，为相生则吉；赤而黑，为相克则凶。

补遗 （见《脉鉴》）

颧上赤青唇带白，中风之疾恐难释。

赤虫游于目窠下，妇人产内定遭刑（孕妇目下赤色似虫形，必患产难）。

年寿眼堂横绛气，须知疝气与肠疼。

兰台庭畔①有红丝，定是遗精白浊人。

孕妇准头若发火，产中之厄必难逃。

妊娠沟洫②常青色，双生之喜可预决。

青色主病吉凶诀③

肝王东方，属木色青。风寒与痛，三者主病。怒亦色青，惊色相同。青而黑者，青色兼红，相生则喜；青而枯白，相克则凶。如脾病见青色，为木来克土，难治。

青为克贼之色，诸病皆忌单见，脾土部分，尤忌单见，其证必凶。

《脉经》曰：病人及健人，面忽如马肝色，望之如青，近之如黑者，死。一曰肝肾绝也。

黄色主病吉凶诀

脾王中央，属土而色黄。黄为湿为热为虚，而有明暗之分。挟热则色鲜明，挟湿则色昏滞，女劳酒疸则色昏黑。

---

① 兰台庭畔：一称"兰台廷尉"。兰台：相术家指鼻的左侧。《太清神鉴》卷二："准头主富贵贫贱，百事吉凶……左为兰台，右为廷尉。"

② 沟洫：洫（xù）：水沟。此指人中沟。

③ 诀：脱，据目录补。

张路玉曰：黄属脾胃，若黄而肥盛，胃中有痰湿也；黄而枯癯，胃中有火也；黄而色淡，胃本虚也；黄而色暗，津液久耗也。其虚实寒热之机，又当以饮食便溺消息之。

张三锡曰：黄白无泽，脾肺气虚；淡黄，脾胃伤，四肢痿弱，腹胀。

准头、印堂、年寿有黄气明润者，病退，及目睑黄，皆为欲愈。若黄而白，黄而红，相生则吉；若黄而青，相克则凶。长夏见黄则吉，若黄青则凶也。

《脉经》曰：病人面无精光若土色，不受饮食者，四日死。

陈月坡曰：面色黄者，此久病也。面黄唇白，病必虚泻；面黄唇红，脾之火也；面黄能食，病久内热；黄白而肿，食少虚极；天庭黄赤，上焦之热。

慎庵按：前人云黄色枯燥而夭，其症必死。此专指杂症久病者而言。若伤寒、温热病愈后，因火热烁阴，燥火发黄，色亦枯涩，治以凉润，因而得愈者多矣，又未可遽断以为死也。

白色主病吉凶诀

肺王西方，属金而色白。白为虚为寒，有悲愁不乐，则色白；有脱血、夺气、脱津液，则色白。

张路玉曰：白而淖泽①，肺胃之充也；肥白而按之绵软，气虚有痰也；白而消瘦，爪甲鲜赤，气虚有火也；白而夭然不泽，爪甲色淡，肺胃虚寒也；白而微青，或臂多青脉，气不能统血也。若兼爪甲色青，则为阴寒之证矣。白为气虚之象，纵有火色发热，皆为虚火，断无实热之理。

面白少神，手足冷者，虚泻胃弱。面色青白，寒胜兼虚，

---

① 淖泽（nào zé）：柔和滑润。《灵枢·五变》："肉不坚而淖泽。"

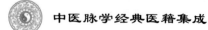

服药渐红，寒邪渐去，而变热也。面上白点，腹中虫积。如蟹爪路，一黄一白，食积何疑。面无血色，又无寒热，脉见沉弦，将必衄血。至若危候，太阳终者，其色亦白；少阳终者，其色青白。印堂年寿，白而光泽，见则为吉。白而兼黄，相生亦吉；白而兼赤，相克则凶也。

黑色主病吉凶诀

肾王北方，属水色黑。经云：肾病面黑如柴。究其主病，为寒、为痛，恐惧与忧，色亦相同。外有水症，其色亦黑。胃病颜黑，肾非专责。瘦人多火，面色苍黑，勿泥寒也。冬月面惨，伤寒已至。紫浊时病，面色黑惨，带紫色者，邪气方甚，寒多热少，夜不寐也。面色黑滞，惊怕不寐，邪气为害，内服药剂，外可镇也。上症如斯，亦有火壅，亦挟虚者，合脉与症，细为详别。面色黑滞，服药渐光，病邪已退，将欲愈也。危恶之候，亦须明白。少阴终者，其面必黑；太阴终者，皮毛及面，亦皆焦黑。黑色出庭，大如拇指，不病卒死。病人黑色，出于天中，下至年上，并及颧上，见则主死。《脉经》有云：病人首部，耳目鼻口，有黑气起，入于口者，为入门户，其病主死。准头、年寿、印堂三处，黑色枯夭，其病主死。心病见黑，亦主死也。大抵黑色见面多凶，凶则主死；黄色见面，多吉不死。

戴同甫曰：按明堂察色，入门户为凶。所谓门户者，阙庭，肺门户；目，肝门户；耳，肾门户；口，心脾门户。若有气色入者，皆死。白色见冲眉上，肺有病，入阙庭，夏死；黄色见鼻上，脾有病，入口者，春夏死；青色见人中，肝有病，入目者，秋死；黑色见颧上者，肾有病，入耳者，六日死；赤色见颐者，心有病，入口者，冬死。盖五脏五色，各入本脏门户，至被克之时，为死期之日也。

《脉经》云：病人卒肿，其面苍黑者死。

张路玉曰：苍黑属肝与肾。苍而理粗，筋骨劳勋①也，苍而枯槁，营血之涸也；黑而肥泽，骨髓之充也；黑而瘦削，阴火内戕也。苍黑为下焦气旺，虽犯客寒，亦必蕴为邪热，绝无虚寒之候也。

邹丹源曰：凡人病见青黑诸色者，多凶，惟黄为吉。王注云：黄为胃气，故面黄者不死，然亦必黄而有神，乃可。若久病枯黄，宁有生乎？

面目五色杂见生死诀

面黄目青，面黄目赤，面黄目白，面黄目黑，皆不死也。

凡此色脉之不死者，皆兼面黄，盖五行于土为本，而胃气之犹在也，故生。

面青目赤，面赤目白，面青目黑，面黑目白，面赤目青，皆死也。

此脉色之皆死也，以无黄色。若无黄色，则胃气已竭，故死。

《脉经》云：病人面青目黄，五日死。又云：病人面黄目青者，九日死，是为乱经。饮酒当风，邪入肾经，胆气泄，目则为青，虽有天救，不可复生。

喻嘉言曰：《内经》举面目为望色之要，盖以为中央土色。病人面目显黄色，而不受他色所侵者，则吉；面目无黄色，而惟受他色所侵者，则凶。虽目色之黄，湿深热炽，要未可论于死生之际也。

慎庵按：《脉经》二条，与经文相左，岂经文专指暴病者言，抑《脉经》责在久病，土败木贼之征，故主死耶。

———————————

① 勋（yì）：劳苦。

妇人女子活法全在望形察色论

张路玉曰：妇女深居闺阁，密护屏帏，不能望见颜色，但须验其手腕之色泽、苍白肥瘠，已见一班。至若肌之滑涩、理之疏密、肉之坚软、筋之粗细、骨之大小、爪之刚柔、指之肥瘦、掌之厚薄、尺之寒热，及乎动静之安危，气息之微盛，更合之以脉，参之以症，则血气之虚实，情性之刚柔，形体之劳逸，服食之精粗，病苦之顺逆，皆了然心目矣。

又曰：肌以征津液之盛衰，理以征营卫之强弱，肉以征胃气之虚实，筋以征肝血之充馁，骨以征肾之勇怯，爪以征胆液之淳清，指以征经气之荣枯，掌以征脏气之丰歉，尺以征表里之阴阳。

《脉鉴》云：色与脉，犹须分别生克。色脉相克者凶，色脉相生者吉。然犹有要焉，色克脉者，其死速；脉克色者，其死迟；色生脉者，其愈速；脉生色者，其愈迟。

察目部

《五法》云：目者，至阴也。五脏精华之所系，热则昏暗，水足则明察秋毫。如常而了然者，邪未传里也；若赤若黄，邪已入里矣；若昏暗不明，邪热乃在里烧灼，肾水枯涸，故目无精华，不能朗照，急用大承气汤下之，盖寒则目清，未有寒甚而目不见者也，是以曰"急下"。凡开目欲见人者，阳证也；闭目不欲见人者，阴证也；目瞑者，将衄血也（经云：阳气盛则瞋目，阴气盛则瞑目也）。白睛黄者，将发黄也；至于目反上视，瞪目直视，及眼胞忽然陷下者，为五脏已绝之症，不治。

慎庵按《内经》云：目内陷者死。乔岳曰：肺主眼胞，肺绝则眼胞陷。总之，五脏六腑之精气，皆上注于目，而为之精。

目陷，为五脏六腑之精气皆脱，又何必专指于肺耶？再按：闭目不欲见人为阴，然阳明热甚，热邪壅闭，及目赤肿痛羞明，皆闭目不欲见人，是又不可以闭目为阴也。经云：阳明是动，病至则恶人与火，欲独闭户牖而处是也。予尝阅历，二者皆应，临诊之际，必审察脉症，详辨虚实，庶无遁情。故不拘伤寒杂症，凡见直视、上视、斜视、眼如盲、眼小、目瞪等候，皆系五脏内败，阴阳绝竭，而征于外者，必死，不可轻许以治也。

凡目赤痛，必多羞明，此亦有二：热壅则恶热，明光能助邪热，故见明则躁也；血虚胆汁少，则不能运精华以敌阳光，故见明则怯也。

目不红不肿，但沙涩昏痛，乃气分隐伏之火，脾肺络有湿热，秋时多有此患，俗谓之"稻芒赤"，亦目曰"赤眼"。通用桑白皮散、玄参丸、泻肺汤、大黄丸。

《灵枢》曰：诊目痛，赤脉从上下者，太阳病；从下上者，阳明病；从外走内者，少阳病。（诊，视也。赤脉，赤筋也。）

乔岳曰：肝绝，则目涩欲睡。

张子和曰：目不因火则不病。白轮变赤，火乘肺也；肉轮赤肿，火乘脾也；黑水神光被翳，火乘肝与肾也；赤脉贯目，火自甚也。

又曰：圣人虽言目得血而能视，然血亦有太过不及也。太过，则脉壅塞而发痛；不及，则目耗竭而失明。

《脉经》云：病人肝绝，八日死。何以知之？面青但欲伏眠，目视而不见人，泣出如水不止。

王海藏曰：目能远视，责其有火，不能近视，责其无水，法当补肾，地黄、天冬、山萸。能近视，责其有水，不能远视，责其无火，法当补心，人参、茯神、远志。

又，能晓视，不能晚视，日出则明，日入则暗（俗名鸡盲），此元阳不足而胃气不升也，宜大补而升举其阳。旧方只用地肤、苍术之属，恐无益也。

凡无故而忽有此三病者，多丧明，不可轻也。

目病有恶毒者，为瘀血贯眼。初起不过赤肿，渐则紫胀，白珠皆变成血，黑珠深陷而隐小，此必于初起时，急针内脾、迎香、上星、太阳诸穴，以开导之；内服宣明丸、分珠丸、通血丸，迟必失明矣。

又有瞳神内，不见黑莹，但见一点鲜红或紫浊者，此为血贯瞳神，不但目不可治，恐其人亦不久也。又有白轮自平，而青轮忽泛起突出者，此木邪郁滞，随火胀起也，泻火必先伐木。

又有白轮连黑珠一齐突出者，或凝定不动，或渐出脱落，此风毒也，急于迎香、上星等处针之，失治必死。然予亦见有两目俱脱而不死者。

目有无故忽失明，此为气脱，非佳兆也，大剂参、芪主之。然《难经》云：脱阳者见鬼，脱阴者目盲。是又未可专恃参、芪也。然又有不同者，丹溪治一男子，忽目盲，其脉涩，谓有死血在胃，因数饮热酒故也。以苏木煎汤，调人参膏饮之。二日，鼻内、两手掌皆紫黑，此滞血行也。以四物加苏木、桃仁、红花、陈皮煎，调人参末，数服愈。

又一男子，忽目盲不见物，脉缓大，四至之上，重按则散而无力，此为受湿。用白术为君，黄芪、茯苓、陈皮为臣，稍佐以附子，十余剂愈。人能察其脉而辨其因，斯上工矣。

《汇辨》云：目赤色者，其病在心；色淡红者，心经虚热；白，病在肺；青，病在肝；黄，病在脾；黑，病在肾。黄而难名，病在胸中；白睛黄淡，肺伤泄痢；黄而且浊，或如烟熏，湿甚黄疸；黄如橘明，则为热多；黄兼青紫，脉来必芤，血瘀胸中；眼黑颊赤，乃系热痰；眼胞上下，有如烟煤，亦为痰病；

眼黑步艰，呻吟不已，痰已入骨，遍体酸疼；眼黑而黄，四肢痿痹，聚沫风痰，随在皆有。目黄大烦，脉大病进；目黄心烦，脉和病愈。目睛晕黄，衄则未止；目睛黄者，酒疸已成（故先哲云：目睛黄，非疸即衄。目黄而头汗，将欲发黄）。黄白及面，眼胞上下，皆觉肿者，指为谷疸，心下必胀。明堂眼下，青色多欲，精神劳伤，不尔未睡。目无精光，齿黑者，瘰疬。血脉贯瞳者，凶。一脉一岁，死期已终。目间青脉，胆滞掣痛；瞳子高大，太阳不足；病人面目，俱等无疴。眼下青色，伤寒挟阴；目正圆者，太阳经绝，痉病不治。色青为痛，色黑为劳，色赤为风，色黄溺难，鲜明留饮（鲜明者，俗名水汪汪也，俱指白珠）。目睛皆钝，不能了了，鼻呼不出，吸而不入，气促而冷，则为阴病；目睛了了，呼吸出入，能往能来，息长而热，则为阳病。

《素问·评热论》云：诸有水气者，微肿先见于目下也。

《灵枢·水胀》篇云：水始起也，目窠上微肿，如新卧起之状。

《素问·平人气象论》曰：颈脉动，喘疾咳，曰水；目内微肿，如卧蚕起之状，曰水。（目窠，目之下胞。）

《脉鉴》云：青若针横于目下（青色如针），赤连耳目死须知。目下五色筋疾现，魂归冥府不差移。

《玄珠》曰：上下睑肿者，脾气热也。一曰：脾之候在睑。睑动，则知脾能消化也；脾病，则睑涩嗜卧矣。又曰：脾虚则睑肿。朱丹溪曰：阳明经有风热，则为烂眼眶。（睑，音检，俗呼为眼胞，又名眼眶。霍乱大吐泻后，目陷，上下两睑青如磕伤，此土败木贼，不治。）

察鼻部

《五法》云：若伤寒鼻孔干燥者，乃邪热入于阳明肌肉之中，久之，必将衄血也。鼻孔干燥，黑如烟煤者，阳毒热深也。鼻孔出冷气，滑而黑者，阴毒冷极也。鼻息鼾睡者，风温也。鼻塞浊涕者，风热也。若病中见鼻煽张，为肺绝不治。一云：鼻孔扇张为肺风。

慎庵按：鼻扇①有虚实新久之分，不可概为肺绝也。若初病即鼻扇，多有邪热风火壅塞肺气使然，实热居多；若久病鼻扇喘汗，是为肺绝不治。

《经络全书》云：其在小儿，面部谓之明堂。《灵枢经》曰：脉见于气口，色见于明堂。明堂者，鼻也。明堂广大者寿，小者殆，况加疾哉？按：此语即相家贵隆准之说，然须视其面部何如耳。尝见明堂虽小，与面部相称者，寿可八十，不可执一论也。

病人鼻头明，山根亮，目眦黄，起色。

鼻头微黑，为有水气；色见黄者，胸上有寒；色白亡血；微赤非时，见之者死；鼻头色黄，小便必难（鼻头黄者，又主胸中有寒，寒则水谷不进，故主小便难也）；余处无恙，鼻尖青黄，其人必淋；鼻青腹痛，舌冷者死。鼻孔忽仰，可决短期。鼻色枯槁，死亡将及。鼻冷连颐，十无一生。（鼻者属土，而为肺气之所出入，肺胃之神机已绝，故枯槁而冷，安能活乎。）

乔岳曰：肺绝则无涕，鼻孔黑燥，肝逆乘之而色青。鼻塞涕流清者，邪未解也。痰清涕清，寒未去也。痰胶鼻塞，火之来也。

喻嘉言曰：仲景出精微一法，其要在中央鼻准，毋亦以鼻准，在天为镇星，在地为中岳，木金水火，四脏病气，必归于中土耶。其谓鼻头色青，腹中痛，苦冷者死。此一语，独刊千

_____

① 鼻扇：证名。即鼻孔煽张，指两鼻翼张合煽动。

古。盖厥阴肝木之青色，挟肾水之寒威，上征于鼻，下征于腹，是为暴病，顷之，亡阳而死矣。谓设微赤非时者死，火之色归于土，何遽主死？然非其时而有其气，则火非生土之火，乃克金之火，又主脏燥而死矣。

察唇部

赤肿为热，青黑为阴寒，鲜红为阴虚火旺，淡白为血虚。

《五法》云：唇者，肌肉之本，脾之华也。故视其唇之色泽，可以知病之浅深。干而焦者，为在肌肉，焦而红者吉，焦而黑者凶；唇口俱赤肿者，肌肉热甚也；唇口俱青黑者，冷极也。

《灵枢》曰：脾者，主为卫，使之迎粮①，视唇舌好恶，以知吉凶。故唇上下好者，脾端正；唇偏举者，脾偏倾；揭唇者，脾高；唇下纵者，脾下；唇坚者，脾坚；唇大而不坚者，脾脆。脾病者，唇黄；脾绝者，唇白而肿。

又曰：唇舌者，肌肉之本。足太阴气绝则脉不荣，脉不荣则肌肉软，肌肉软则舌萎、人中满，人中满则唇反，唇反者肉先死，甲笃乙死，木胜土也。

又曰：足阳明所生病者，口喝唇疹。

又曰：阳明气至则啮唇。

《中藏经》曰：胃中热则唇黑。唇色紫者，胃气虚寒也。

《玄珠》曰：上下唇皆赤者，心热也。上唇赤下唇白者，肾虚而心火不降也。

钱仲阳曰：肺主唇白，白而泽者吉，白如枯骨者死。唇白当补脾肺，盖脾者，肺之母也，母子皆虚，不能相荣，是名曰

---

① 迎粮：运化输布水谷精微。

怯，故当补。若深红色，则当散肺虚热。

《脉鉴》云：久病唇红定难疗。

《脉经》曰：病人唇肿齿焦者死。

又曰：病人唇青，人中反，三日死。

《鉴》云：唇青体冷及遗尿，背向饮食四日死。

察口部

《五法》云：口燥咽干者，肾热也。口噤难言者，风痉也。若病重，见唇口卷，环口黧黑，口张气直，或如鱼口，不能复闭。若头摇不止，气出不返者，皆不治也。

《中藏经》曰：小肠实则热，热则口疮。

《素问》曰：膀胱移热于小肠，膈肠不便，上为口糜（口生疮而糜烂也）。凡病唇口疮者，邪之出也；凡疟久，环口生疮者，邪将解而火邪外散也。

《脉鉴》云：五色口边绕巡死，恶候相侵命必亡。产母口边有白色，近期七五日中间。又云：口角白干病将至。

察耳部

经云：耳间青脉起者，掣痛。

《五法》云：耳者，肾之窍也。察耳之好恶，知肾之强弱。肾为人之根本，肾绝者，未有不死者也。故耳轮红润者生；或黄，或白，或黑，或青而枯者死；薄而白，薄而黑，或焦如炭色者，皆为肾败，肾败者，必死也。若耳聋，若耳中痛，皆属少阳，此邪正在半表半里，当和解之。若耳聋舌卷唇青，此属足厥阴，为难治也。

《脉鉴》云：命门（耳之下垂）枯黑骨中热，白肺黄脾紫肾殃。

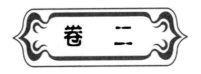

望诊

察舌部

《五法》云：舌者，心之窍也。脏腑有病，必见之于舌。若津液如常，此邪在表，而未传里也。见白苔而滑者，邪在半表半里之间，未深入乎腑也。见黄苔而干燥者，胃腑热甚而熏灼也，当下之。见舌上黑刺裂破，及津液枯涸而干燥者，邪热已极，病势危甚，乃肾水克心也，急大下之，十可一生。至于舌上青黑，以手摸之，无芒刺而津润者，此直中寒证也，急投干姜、附子。误以为热，必危殆矣。是舌黑者，又不可概以热论也。

白苔舌

《舌鉴》云：伤寒，邪在皮毛。初则舌有白沫，次则白涎、白滑，再次白屑、白疱，有舌中、舌尖、舌根之不同，是寒邪入经之微甚也。舌乃心之苗，心属南方火，当赤色，今反见白色者，是火不制金也。初则寒郁皮肤，毛窍不得疏通，热气不得外泄，故恶寒发热。在太阳经，则头痛身热，项背强，腰脊疼等症。传至阳明经，则有白屑满舌，虽症有烦躁，如脉浮紧者，犹当汗之。在少阳经者，则白苔白滑，以小柴胡汤和之。胃虚者，理中汤温之。如白色少变黄者，大柴胡，大、小承气，分轻重下之。白舌亦有死证，不可忽视也。

《正义》云：舌见白苔而滑者，此太阳少阳并病，如太阳未罢，可冲和汤，或香苏散，或桂枝汤；有懊侬者，栀子豉汤。

舌见白苔而干厚者，此太阳热病，过服寒药，或误饮冷水，抑遏其热而致也，先以姜、桂彻①其寒，而后以香苏散汗之。

舌见白苔而中微黄者，此太阳阳明合病也，如太阳未罢，双解散；如太阳已罢，选承气下之。

舌见白苔而外微黄者，必作泻，宜解毒汤；恶寒者，五苓散。

舌见白苔而尖微有刺者，此少阳阳明也，表未罢者，柴葛汤；表已罢者，选承气下之。津润者生，干枯者死。

舌见白苔而满黑刺者，此三阳合病也，里来实，柴葛汤加黄连；里已具，承气汤。津润者生，干枯者死。

舌见白苔而中有黑点者，此少阳阳明也，有表者，凉膈散合小柴胡汤；里已具，调胃承气汤；身有斑者，从斑治，化斑汤。

舌见白苔俱成细圈子者，曾见冬月伤寒呕恶，误服白虎汤，脉伏。

舌苔成圈如白豹纹，用正气散，加肉桂、丁香、炮姜，数服愈。

舌无白苔而冷滑，外证厥冷者，少阴也，四逆汤或理中汤。

舌见白苔而腻滑者，痰也，二陈汤主之。

舌上白苔在左者，阳明也，人参白虎汤主之。

---

① 彻：撤去，去除。

舌上白苔在右者，少阳也，小柴胡汤主之。

《舌鉴》云：白苔见于一边，无论左右，皆属半表半里，并宜小柴胡汤，左加葛根，右加茯苓。有咳嗽引胁下痛，而见此舌，小青龙汤；夏月多汗，自利，人参白虎。

《正义》云：舌上白苔，或左或右，而余见黄黑，外证下利，痛引小腹者，脏结①也。热盛者，桂枝大黄汤下之；无热，真武汤，十救二三。

舌上白苔在尖者，少阳也，小柴胡汤主之。

舌苔根白而尖红者，太阳少阳并病也，小柴胡加升麻。

舌白无苔而明淡，外证热者，胃虚也，补中益气汤主之。凡言苔者，有垢上浮是也。若无苔垢而色变，则为虚也。

慎庵按：《舌鉴》云：年高胃弱，虽有风寒，不能变热；或多服汤药，伤其胃气，所以淡白通明，似苔非苔也，宜补中益气汤加减治之。然于予观之，不止是也。此等舌，俗名镜面舌，多见于老弱久病之人，是津液枯竭之候。五液皆主于肾，尝用大剂生脉合六味治之，因而得生者多矣。

舌见白苔如煮熟之色，厚厚裹舌者，则饮冷之过也。脉不出者死，四逆汤救之。

《舌鉴》云：此心气绝而肺色乘于上也，始因食瓜果冰水等物，阳气不得发越所致，为必死候，用枳实理中，间有生者。

《舌鉴》云：白苔如积粉，此舌乃瘟疫初犯膜原也，达原饮。见三阳表证，随经加柴胡、葛根、羌活；见里证，加大黄。

白苔尖根俱黑，乃金水太过，火土气绝于内，虽无凶证，亦必死也。

白苔中见黑色两条，乃太阳、少阳之邪入于胃，因土气衰

---

① 脏结：出自《伤寒论》，症状与结胸证相似，但无发热烦躁。病者饮食如常，而时有腹泻，寸脉浮，关脉小细沉紧。系邪结于脏，阳虚而阴浊凝结。

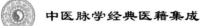

绝，故手足厥冷，胸中结痛也，理中汤、泻心汤选用。如邪结在舌根，咽嗌不能言者，死证也。

白苔中见灰色两条，乃夹冷食舌也。七八日后，见此舌而有津者，可治，理中、四逆选用；无津者，不治。如干厚见里证者，下之，得泻后，次日灰色去者安。

黄苔舌

《舌鉴》云：黄苔者，里证也。伤寒初病无此舌，传至少阳经，亦无此舌，直至阳明腑实，胃中火盛，火乘土位，故有此苔，当分轻重泻之。初则微黄，次则深黄，有火甚则干黄、焦黄也。其证有大热、大渴、便闭、谵语，痞结、自利，或因失汗发黄，或蓄血如狂，皆湿热太甚，小便不利所致。若目白如金，身黄如橘，宜茵陈蒿汤、五苓散、栀子柏皮汤等。如蓄血在上焦，犀角地黄汤；中焦，桃仁承气汤；下焦，代抵当汤。凡血证见血则愈，切不可与冷水，饮之必死。大抵舌黄，证虽重，若脉长者，中土有气也，下之则安。如脉弦下利，舌苔黄中有黑色者，皆危证也。

《正义》云：舌苔淡黄者，此表邪将罢而入里也，双解散主之；表未罢者，小柴胡汤合天水散；表已罢，大柴胡汤下之。

舌中心见黄苔者，此太阳阳明也，必作烦渴呕吐之证。兼有表者，五苓合益元；表证已罢，调胃承气汤下之。

舌见黄苔而滑者，此身已发黄，茵陈栀子汤、茵陈五苓散。

舌见黄苔而涩者，此必初白苔而变黄，正阳阳明也，太承气汤①下之。下后，黄不退者死；身有黄者，茵陈大黄汤。

舌上黄苔在尖者，此太阳阳明也。表未罢者，双解散；表

---

① 太承气汤：疑作"大承气汤"。

已罢者，调胃承气汤。其根红者为太阳，其根白者为少阳，其根黑者死候也。

舌上黄苔在根者，此邪传太阳也。身有黄者，茵陈大黄汤；身无黄者，凉膈散加硝黄；其尖白者，桂枝大黄汤；小便涩者，五苓加六一及木通，姜汁服。

又曰：根黄尖白，表少里多，宜天水一凉膈二合服之；脉弦者，防风通圣散。

舌黄而上有膈瓣，邪毒深矣，急下之。或发黄，或结胸，或痞气，或蓄血，俱有之，各随证下之。

舌上黄苔，双垂夹见者，正阳阳明也，大承气汤。

舌见黄苔而中有斑者，此身有斑也，化斑汤合解毒汤；无斑者，大承气汤主之；若见小黑点，是邪将入脏也，调胃承气汤下之，次进和解散，十救四五也。

舌见黄苔而中有刺者，此死候也。只宜调胃承气汤，二三下之。

慎庵曰：予阅历尝见有姜黄色舌苔，及淡松花色苔，皆津润而冷，是皆阳衰土败之征，必不可治。是又古人所未及言者，故补而录之。

黑苔舌

《舌鉴》云：舌见黑苔，最为危候。表证皆无此舌，如两感一二日间，见之必死。若白苔上中心渐渐黑者，是伤寒邪热传里之候；红舌上渐渐黑者，乃瘟疫传变，坏证将至也。盖舌色本赤，今见黑者，乃水来克火，水极似火，火过炭黑之理。然有纯黑，有黑晕，有刺，有膈瓣，有瓣底红，瓣底黑者。大抵尖黑犹轻，根黑最重，如全黑者，总神丹亦难疗也。

《准绳》云：纯黑之舌，有火极似水者，凉膈散；有水来克火者，附子理中汤。此虽死候，然有附子理中而愈者二人，不可便谓百无一生而弃之也。余谓黑而涩，凉膈；黑而滑，附子理中，亦死中求活之法。或问：火极而黑，何不用大承气汤？曰：病势已极，急攻必死，故反用凉膈，待阴稍生，阳稍缓，乃可攻也。

舌黑而满刺者，死候也，不治。

舌黑而中烂者，死候也，不治。(《正义》。)

舌根起黑苔者，此死候也，咽不结，可治，宜大承气汤。

《舌鉴》云：凡瓣底黑者，不可用药，虽无恶候，脉亦暴绝，必死不治。

刺底黑者，言刮去芒刺，底下肉色俱黑也。凡见此舌，不必辨其何经何脉，虽无恶候，必死勿治。

舌黑烂而频欲啮，必烂至根而死，虽无恶候怪脉，切勿用药。

满舌黑苔，干燥而生大刺，揉之触手而响，掘开刺底，红色者，心神尚在，虽火过极，下之可生。有肥盛多湿热人，感冒发热，痞胀闷乱，一见此舌，急用大陷胸丸，攻下后，以小陷胸汤调理。

舌见中黑，边白而滑，表里俱虚寒也。脉必微弱，证必畏寒，附子理中汤温之。夏月过食生冷，而见此舌，则大顺、冷香二汤选用。

两感一二日间，便见中黑边白厚苔者，虽用大羌活汤，恐无济矣。

《正义》云：五六日见之，大柴胡缓下之。

黄苔久而变黑，实热亢极之候，又未经服药，肆意饮食，而见脉伏，目闭口开，独语谵妄。医遇此证，必掘开舌苔，视瓣底红者，可用大承气汤下之。

舌边围黑，中有红晕者，乃邪热入于心胞之候，故有此色，宜凉膈合大承气汤下之。

舌苔中心黑厚而干，为热盛津枯之候，急用生脉散合黄连解毒汤以解之，此名"中焙舌"。

慎庵按：此舌宜用甘露饮加人参、黄连为妥，或生料人参固本丸，加牛膝、元参、知母、地骨皮。

舌中黑，无苔而燥，津液受伤，而虚火用事也，急宜生脉散合附子理中主之。

伤寒八九日，过汗，津枯血燥，舌无苔而黑瘦，大便五六日不行，腹不硬满，神昏不得卧，或时呢喃叹息者，炙甘草汤。

舌至干黑而短，厥阴而热极已深，或食填中脘，膜胀所致，用大剂大承气汤下之，可救十中一二。服后，粪黄热退则生，粪黑热不止者死。

舌黑有津，边红，证见谵语者，必表证时不曾服药，不戒饮食，冷物结滞于胃也。虚人，黄龙汤，或枳实理中加大黄；壮实者，用备急丸，热下之。夏月中暍①，多有此舌，以人参白虎汤主之。

慎庵按：此等舌，有大虚之候，宜合脉症，审慎而施也。

《正义》云：舌中心起黑苔者，此阳明瘟也，以大承气急下之。津滑者生，干涩者死。未伤饮食，可治；脉沉微者，难治。若黑色浅淡，尚有表证，双解散加解毒汤。

舌尖起黑苔者，此少阴瘟也，凉膈散、大柴胡选用；无下证者，竹叶石膏汤。

舌尖白二分，根黑一分，身痛恶寒，曾饮水者，五苓散；自汗渴者，白虎汤；下利者，解毒汤。

---

① 中暍：即中暑。《金匮要略·痉湿暍病脉证治》："太阳中热者，暍是也。"

舌苔黑晕二重，而中心红者，阳明传厥阴，热入心包也，大承气下之。

舌黑晕二条，而中灰色，乃热传少阴，解毒汤加大黄。

舌无苔而中心淡黑，冷而滑者，少阴寒证也，四逆汤。

凡见黑舌，须问曾食酸物及甜咸物否。能染成黑色，非因病而生也。然润而不燥，刮之即退为异耳。此等舌，惟虚证津润能染，若内有实热，舌即生苔而燥，又何能染及耶？若欲验视舌苔燥润，临诊先禁饮汤水，饮后恐难辨耳。

产后辨舌者，以心主血也。经云：少阴气绝，则血不行。故紫黑者，为血先死也。

凡舌起苔，须刮去，用薄荷汁或蔷汁拭之，再用生姜切平擦之，拭之即净而不复生，吉；拭之不去，即去而复生者，必凶也。（慎庵按：黑舌苔，须分燥润，及刮之坚松，以定虚实为要法。）

《正义》云：凡伤寒五六日以外，舌上无苔，即宜于杂病求之，不可峻攻而大下之。

视舌色虽有成见，亦必细察兼证及脉之虚实，不尔，恐有毫厘千里之谬。

慎庵按：黑苔舌有水竭津枯一候，不宜凉药，宜重用壮水①之剂。世多习而不察，率投苦寒，遗人大殃。殊不知脉虚数或微细，胸腹无胀满，口多错语，舌虽焦黑干枯，肿而生刺，乃真水衰竭，水不制火使然，大禁凉剂，惟以大剂生料六味地黄汤饮之。虚寒者，苔黑而松，加桂、附、五味子，则焦黑刺肿，涣若冰释。此皆予所屡见，用前法屡效，亲信无疑，故敢附笔于此。后之学者，慎之毋忽。

---

① 壮水：唐·王冰对于"诸寒之而热者取之阴"的注语，即是用滋阴壮水之剂，以抑制亢阳火盛的意思。

灰色舌

《正义》云：灰色即黑苔之轻者也，与黑同治。兼有表者，双解散；下利者，解毒汤；内实者，承气汤。但少阴寒证，亦见灰色，见在一二日者，无苔而冷滑是也，四逆汤主之；下利者，理中汤。

《舌鉴》云：灰色舌，有阴阳之异。若直中阴经者，则即时舌便灰黑而无积苔。若热传三阴，必四五日表证罢，而苔变灰黑也。有在根、在尖、在中者，有浑舌俱灰黑者。大抵传经热证，则有灰黑干苔，皆当攻下泄热。若直中三阴之灰黑无苔者，即当温经散寒。又有蓄血证，其人如狂，或瞑目谵语，亦有不狂不语，不知人事，面黑舌灰者，当分轻重以攻其血，切勿误与冷水，引领败血入心，而致不救也。

舌纯灰色无苔者，直中三阴而夹冷食也。脉必沉细而迟，不渴不烦者，附子理中、四逆汤救之。次日舌变灰中有微黄色者生，如渐渐灰缩干黑者死。

灰色见于中央，而消渴，气上冲心，饥不欲食，食即吐蛔者，此热传厥阴之候，乌梅丸主之。

土邪胜水，而舌见灰黑纹裂，凉膈、调胃，皆可下之，十中可救二三。下后渴不止，热不退者，不治。

舌根灰色而中红尖黄，乃肠胃燥热之证。若大渴，谵语，五六日不大便，转矢气者，下之；如温病、热病，恶寒脉浮者，凉膈、双解选用。

舌见灰黑色重晕，此瘟病热毒传三阴也。毒传内一次，舌即灰晕一层，毒盛故有重晕，最危之候，急宜凉膈、双解、解毒、承气下之。一晕尚轻，二晕为重，三晕必死，亦有横纹二三层者，与此重晕不殊。灰黑舌中，又有干刺，而见咽干口燥喘满，乃邪热结于少阴，当下之，然必待其转矢气者，方可下。若下之早，令人小便难。

已经汗解，而见舌尖灰黑，有宿食未消，或又伤饮食，邪热复之故，调胃承气汤下之。

舌尖灰黑，有刺而干，是得病后，犹加饮食之故。虽证见耳聋，胁痛，发热，口苦，不得用小柴胡，必大柴胡，或调胃承气加消导药，方可取效。

淡淡灰色，中间有滑苔四五点，如墨汁，此热邪传里，而有宿食未化也，大柴胡汤。

舌灰色而根黄，乃热传厥阴，而胃中复有停滞也。伤寒六七日，不利便发热，而利汗出不止者死，正气脱也。

舌边灰黑而中淡紫，时时自啮舌尖为爽，乃少阴气逆上，非药可活。

红色舌

《正义》云：凡黄黑白者俱有苔，红紫但有色而无苔也。舌见纯红者，此瘟疫将深之象也，谓之"将瘟舌"。用透顶清神散，吹鼻中取嚏，嚏即散义也。

舌中心见红者，此太阳症也，羌活汤汗之；有汗者，小柴胡加减。

舌尖倍红者，此太阳症也，羌活汤汗之；无表证者，五苓散。

舌红而中见紫斑者，将发斑也，玄参升麻汤；斑已见，化斑汤。舌淡红而中见红赤点者，将发黄也，茵陈五苓散。

舌红而尖起紫泡者，此心经热毒也，黄连泻心汤或解毒汤，加玄参、薄荷，兼服天水散。无尺脉者，不治；战栗者，亦不治。

舌红而碎裂如人字纹者，此阳明传热于少阴心也，凉膈散主之；内实者，承气汤。

舌淡红而碎裂如川字纹者，外症神昏，自利，用导赤散加黄连，再用生脉散加黄连、枣仁。

舌红而有刺者，此内有停积饮食也，承气汤下之。刮其刺，得净者生，不净者死。

舌红而内有黑纹数条者，乃阴毒结于肝经。肝主筋，故舌见如筋丝也。用理中合四逆汤温之，再参外证与脉施治。

舌红者而有重舌，或左或右者，此毒入心包也，须刺之，出其恶血，服黄连泻心汤。表未解者，防风通圣散，更以冰片点之。

舌红而胀大满口者，此少阴阳明俱有热毒也，急刺之，去其恶血，以绿袍散吹之，须加冰片，服泻心汤。

舌红而出血如衄者，此热伤心胞也，犀角地黄汤或四生丸。（慎庵按：此证，犀角地黄合四生，再加川黄连、生蒲黄，更效捷。）

舌红而硬强失音者，死候也。有痰者，胆星、橘、半等主之；内实者，可下之。尝论伤寒不语，属下证多；杂证不语，同中风治，用黄芪防风汤，或人参汤加竹沥，大抵多从痰治也。

舌红而碎烂如虫蚀者，少阴瘟毒也，小承气汤，二三下可愈。

舌红而吐弄者，此热在心脾也，安神汤主之。

舌红而痿软不能言者，此心脾虚极，或有痰也，死，不治。多加人参，可治。

舌红而战动难言者，此心脾虚也，汗多亡阳者有之，多加人参，可救。

舌红而干瘪者，虽能言，无恶候，亦必死，生脉散加减救之。

紫色舌

《正义》云：舌见纯紫色者，此酒毒也。有表者，升麻葛根汤。

舌见紫斑者，此酒毒也，身有斑者，黄连化斑汤，加葛根、青黛。

舌紫且肿厚者，此酒毒而又饮冷，壅遏其热也。外证烦躁，四逆，先进以理中丸，彻其在上之寒，次以承气汤下之，微有脉者，可治。

舌紫而中心带白者，酒毒在太阳也。有表者，葛根升麻汤。

舌紫而中心带黄者，酒毒在少阳也，柴葛汤主之。黄苔厚者，已入阳明也，加大黄下之。

舌紫而中心带赤者，酒毒在阳明也，柴葛加大黄、芒硝。

舌淡红而中见紫黑筋数道者，此厥阴真寒证也，外见四逆者，四逆汤救之。脉沉面黑者，不治。

蓝色舌

舌见蓝色者，肺气已绝，肝木独盛，来侵土位也。微蓝者，肺气犹在，可生；深蓝者，必死。宜大补肺脾，而制肝木也。

《舌鉴》云：若稍见蓝纹，犹可用温胃健脾，调肝益肺之药治之。如纯蓝色者，虽无他证，必死。

霉酱色舌

《舌鉴》云：霉酱色苔者，乃黄兼黑色，为土邪传水。证必唇口干燥，大渴，虽用下夺，鲜有得愈者。

《正义》云：舌生厚苔者，而如霉酱色者，此夹食伤寒也。

色淡者，生；色浓者，死。下之得通者，生；不得通者，死。

妊娠伤寒观面色舌色法

《正义》云：凡妊娠伤寒，必先固其苔，苔安病乃安。既察其脉，还审其色。面以候母，舌以候子，色泽则安，色败则死。《脉诀》云：面赤舌青细寻看，母活子死定应难。唇舌俱青沫又出，母子俱死总教挤。面青舌赤沫出频，母死子活定知真。申氏曰：亦有面舌俱白而死者，其色不泽，其症多恶也。

妊娠伤寒，舌色太赤，苔虽不死，须防其堕，急宜清热安苔，外用井底泥敷脐下。勿以舌赤苔伤而忽之也。

如舌苔太重而黄焦，里症全具而宜下，以四物汤合大柴胡汤下之，或以小承气汤合四物，加木香、砂仁可也。芒硝在所必忌。

如真寒证，面白舌白而宜温，则四物合炮姜、桂枝、木香、砂仁、人参、白术自可，取姜汁入酒饮之亦可，但附子在所必忌。

慎庵按：观舌为外诊要务，以其能辨虚实，别死生也。今见集四诊者，皆略而不载，亦系恨事。惟《脉理正义》载之，简要而详，予喜其先得我心之同然，故合《舌鉴》而删润之。

妊娠辨分男女外验有四

《原始》云：一，受孕后，身更轻快，更壮健，其性常喜，面色加红，是男胎也。因男性热倍于女，故苔能加母之热性，面发红色，更喜美好之饮食。若女胎则反是，因女之性冷故也。二，若胎是男，必四十日后即兆运动。女则运动迟，必在三月后矣。三，胎是男，则左肢之行工，愈觉轻便，左之乳体，必先高硬。四，胎是男，用行亦便于左。若女则必便于右也。

女人受孕内外皆有征验者七

《原始》云：眼懒看，俗谓"慈眼"也，眼变为微黄，一也；月经既止，厚气上升，头有昏眩，二也；心常闷躁，三也；易生厌烦，因内厚之气昏，故不喜事物，四也；体重懒行，五也；齿膝交疼，因苔火厚所致，六也；懒厌美好之物，反喜粗粝之品，及咸酸辛辣之味，七也。此因子宫凝闭，月信不行，故发不和之性，变平昔之嗜好，思不伦之食。或一月，或二三月即止者，因胎具百肢，头发已生，故至四月，则一切不和之性，悉反正矣。因胎渐大，能吸母液以资养，则子宫既无余液之厚气，故不和嗜好之性自无矣。

验胎贵贱寿夭法

妇人怀胎，凡男抱母，女背母。或上或下，为夭胎，或左或右，为寿胎。贵者，胎动必匀，自无毒病；贱者，胎乱动，母常有病。寿者，母必泰安；夭者，母多疾苦。男胎，母气足，神常清；女胎，母气不足，神多乱。母声清，生福寿之男；母声浊，生孤苦之子。

虚里跳动

《素问》曰：乳之下，其动应衣，宗气泄也。

《灵枢》云：五谷入于胃也，其糟粕、津液、宗气，分为三遂①，故宗气积于胸中，出于喉咙，以贯心膈而行呼吸焉。

《甲乙经》曰：胃之大络，名曰虚里。贯膈络肺，出于左乳

---

① 遂（suì）：道路。

下，其动应手，脉之宗气也。盛喘数绝者，则病在中。结而横，有积矣。绝不至，曰死。

顾英白曰：乳根二穴，左右皆有动气，经何独言左乳下？盖指其动之甚者耳，非左动而右不动也。其动应手，脉宗气也。《素问》本无二义，马玄台因坊刻之误，而为"应衣"。"应衣"者，言病人肌肉瘦弱，其脉动甚而应衣也，亦通。始读《素问》，则心窃疑之，至读《甲乙经》，而遂释然。

张介宾曰：虚里跳动，最为虚损病本，故凡患阴虚劳怯，则心下多有跳动及惊悸者，人但知其心跳，而不知为虚里之动也。其动微者，病尚浅；动甚者，病则甚。凡患此者，常以纯甘壮水之剂，填补真阴，活者多矣。

诊血脉

诊血脉者，多赤多热，多青多痛，多黑久痹，赤黑青色，多见寒热（血脉，即络脉，肌皮嫩薄者，视之可见）。经又曰：寒多则凝泣，凝泣则青黑；热多则淖泽，淖泽则黄赤，此皆常色，谓之无病。五色具见（杂见也）者，谓之寒热。臂多青脉，则曰脱血（络中血脱，故不红而多青）。

诊毛发

发枯生穗，血少火盛。毛发堕落，卫疏有风；若还眉堕，风证难愈。头毛上逆，久病必凶。经云：婴儿病，其头毛皆逆上者，必死。（血枯不荣，如枯草，不柔顺、劲直，小儿疳病多此，亦主有虫。然此以既病为言，若无病而见此候，亦非吉兆。）

诊额

凡诊时，切左，则以右手抵其额；切右，则以左手抵其额，

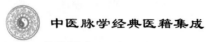

此眩晕也。

《脉经》曰：黑色出于额上发际下，直鼻脊两颧上者，主死在五日中。

诊日月角

《脉鉴》云：日角（在左眉上）主肝翠羽色，黑青伤冷及风寒。黄色肝虚须要补，白如秋季少平安。

月角（右眉上也）主胃四季看，胃气不和黄色见。黄兼赤色胃家热，紫色毒气积病缠。

胆胃（左右眉上）黑色春目疾，四季发青木旺刑。

诊眉

眉中色见青赤黑，远候还须半年期。近看三五七日内，忽然暴死更无疑。若然白色连眉目，知是皮肤肺疾微。黄色入目一年期，黑色从眉绕目悲。

诊项

项中，属膀胱经督脉之会。《灵枢》曰：邪气中于项，则下太阳。《素问》曰：邪客于足太阳之络，令人头项背痛。又曰：太阳所谓强上引背者，阳气太上而争也。强上，谓颈项禁强也。又曰：诸痉项强，皆属于湿。痉，强急也，太阳伤湿。李东垣曰：脊背项强，颈似折，项似拔者，此足太阳经不通行，以羌活汤主之。《素问》曰：厥头痛，项先痛，不可俯仰，腰脊为应，先取天柱，后取足太阳，又属厥阴肝经，（张鸡峰：肝主项背与臂膊）又属足少阴肾经。（《五脏绝歌》注曰：肾绝则天柱骨倒。）

诊爪甲

《脉经》曰：病人爪甲青者，死。又曰：爪甲白者，不治。

又曰：手足爪甲下肉黑者，八日死。《医灯续焰》云：爪甲下肉黑有瘀血，亦有下出能生者。又曰：手足爪甲青，或脱落，呼骂不休，筋绝，八日死。

诊齿

《脉经》曰：阴阳俱竭，其齿如熟小豆，其脉躁者，死。又曰：齿忽变黑，十三日死。《续焰》云：齿黄枯落，骨绝。

诊诈病

向壁而卧，闻医惊起而盼视①，二言三止，脉之咽唾，此为诈病。（若脉和平，当言此宜针灸数次，服吐下药可愈，欲以吓其诈，使彼畏惧，不敢言病耳。）

诊五脏绝证

肝脏

尸臭（病人臭气触人也）。《脉经》曰：尸臭者，不可治（《续焰》云：尸臭者，肝绝也）。

《续焰》云：唇吻反青，四肢漐②漐汗出者，肝绝（唇吻属脾，而青色属肝，木乘土，故曰反）。

《续焰》云：《难经》曰足厥阴气绝，则筋缩引卵与舌。厥阴者，肝也。肝者，筋之合也。筋者，聚于阴器，而络于舌本，故脉不荣，则筋缩急。筋缩急，则引卵与舌，故舌卷囊缩，此

---

① 盼（xì）：仇视；怒视。
② 漐（zhí）：出汗的样子。

筋先死，庚日笃，辛日死。（前目部爪甲二条，宜合看。）

心脏

《续焰》云：肩息，直视，心绝，立死。《脉经》云：汗出不流，舌卷黑者，死（按：汗乃心之液，舌乃心之苗，此心绝也）。阳反独留，形体如烟熏，直视，摇头，心绝（心脉挟咽系目，故直视者，为心绝之候）。

手少阴气绝，则脉不通。脉不通，则血不流。血不流，则色泽去，故面色黑如黧，此血先死，壬日笃，癸日死。

《脉经》云：病人手掌肿，无纹者，死。（《脉诀》云：心胞绝也）

乔岳曰：心绝则舌不能收，及不能语。

脾脏

环口黧黑，柔汗①发黄，脾绝。（水色凌土，冷汗身黄，脾真散越，足太阴气绝云云，见前唇部。病后喘泻，脾脉将绝。）

《脉经》云：病人脾绝，十二日死。何以知之？口冷，足肿，腹热，胪②肤胀，泄利不觉，出无时度，耳干，舌背肿，溺血，大便赤泄，肉绝，九日死。《续焰》云：口不合，脾绝。

肺脏

脉浮而洪，身汗如油，喘而不休，肺绝。

手太阴气绝，则皮毛焦。太阴者肺也，行气温于皮毛者也。故气不荣，则皮毛焦，而津液去；津液去，则皮节伤（皮上之

---

① 柔汗：又称油汗，即冷汗。

② 胪（lú）：肚腹。

纹）；皮节伤，则皮枯毛折（津液去而皮节平，毛无润养而折）；毛折者，则毛先死，丙日笃，丁日死。

声如鼾睡，肺绝。

肾脏

发直遗尿，齿枯目黄，面黑，腰欲折，自汗，肾绝，四日死。溲便遗失，狂言，目反直视，肾绝。

《脉鉴》云：脊痛腰重反覆难，此是骨绝五日看。（《脉经》曰：病人胃绝，五日死，何以知之？脊痛，腰中重，不可反覆。《刊误》曰骨绝。《脉经》曰胃绝。但脊与腰皆属肾病，故从《刊误》。）

足少阴气绝，则骨枯。少阴者，冬脉也，伏行而温于骨髓，故骨髓不温，则肉不着骨；骨肉不相亲，则肉濡而却；肉濡而却，故齿长而垢（齿龈肉退却，而齿则长垢也），发无润泽；无润泽者，则骨先死，戊日笃，己日死。

《脉鉴》云：耳目口鼻有血出，病为下厥上竭①亡（少阴经病，误发汗，动其阴血，则血妄行，死）。牙疳齿落并穿腮，肾水衰竭火焚死。

《中藏经》曰：肾绝，大便赤涩，下血不止，耳干，脚浮，舌肿，六日死。足肿，九日死。

六腑绝证

《脉鉴》云：眉倾胆绝七日丧，眉发冲起亦伤残。（《脉经》曰：病眉系倾者，七日死。又曰：病人眉与发冲起者，死。）

---

① 下厥上竭：病证名。指少阴病误用汗法的危候。《伤寒论·辨少阴病脉证并治》："少阴病，但厥无汗而强发之，必动其血，未知从何道出，或从口鼻，或从目出者，是名下厥上竭，为难治。"阳亡于下，称下厥；阴竭于上，称上竭。

《脉经》曰：病人小肠绝，六日死。何以知之？发直如干麻，不得屈伸，自汗不止也。

慎庵按：《脉经》又曰：发如干麻，善怒者，死。又曰：发直者，十五日死。又按：《中藏经》曰：筋绝，汗不止，不得屈伸者，六日死。发眉俱冲起者，死。发如麻，善怒不调者，死。发直者，十五日死。观两经相左，何所适从？但肝在志为怒，肝主筋而藏血，发乃血之余，今发干如麻，不能屈伸，是血枯燥失润而使然，肝血亏，则火炎上而善怒，上皆肝症也，似与小肠无涉，以症而论，当从《中藏经》为是，然愚之庸见，亦未敢遽以为是也，再俟博雅者正之。

《脉经》曰：大肠绝，死不治。何以知之？泄利无度，利绝则死。

肌肉不滑，唇反。

《脉鉴》云：脉浮而洪汗如油，水浆不入喘不休，形体不仁乍静乱，命绝医生无好手。

《内经》云：大则病进。脉浮而洪，邪气胜也。身汗如油，喘而不休，肺气绝也。水浆不入，胃气尽也。形体不仁，谓痛痒不知，荣卫绝也。《针经》曰：荣卫不和，故为不仁。争则乱，安则静，正与邪争，正负邪胜也。肺气脱，胃气尽，荣卫绝，邪独胜，故曰命绝也。

《脉经》云：卧遗尿不觉者，死。一曰：膀胱绝也。

诊阴阳绝证

阳气先绝阴后竭，其人身死必青色。阴气先绝阳后竭，身赤腋温心下热。（阳主热而色赤，阴主寒而色青，其人死而身色见青，是阴未离乎体，故曰阴气后竭也。若身赤，腋下温，心下热，则阳未离体也，故曰阳后竭也。）

三阴气俱绝，则目眩转目瞑。目瞑者，为失志；失志，则志先死，死即目瞑也（目不见也，脱阴者目瞑）。

六阳气俱绝，则阴阳相离。阴阳相离，则腠理泄，绝汗乃出，大如贯珠，转出不流，且占夕死，夕占旦死。

六腑气绝，足冷脚缩，五脏气绝，便利不禁，手足不仁。

《脉经》曰：病人五脏已夺，神明不守，声嘶者死。

毛焦面黑，直视目瞑不见，阴气绝。（阴阳俱绝，掣衣撮空，妄言者死。）

目眶陷，目系倾，汗出如珠，阳绝。

《内经》死症

经云：大骨枯槁，大肉陷下，胸中气满，喘息不便，其气动形，期六月死。真脏脉见，乃予之日期。（大骨、大肉，皆以通身而言。如肩脊腰膝，皆大骨也；尺肤臀肉，皆大肉也。肩垂、项倾、腰重，败者①，大骨之枯槁也。足肤既削，臀肉必枯，大肉之陷下也。陷下，皮肤干着肉间也。肾主骨，骨枯则肾败矣；脾主肉，肉陷则脾败矣；肺主气，气满喘息则肺败矣。气不归原，形体振动，孤阳外浮而真阴亏矣，三阴亏损，死期不出六月。六月者，一岁阴阳之更变也，若其真脏脉已见，则不在六月之例，可因克贼之日，而定其期矣。）

大骨枯槁，大肉陷下，胸中气满，喘息不便，内痛引肩项，期一月死。真脏见，乃予之期日。（内痛引肩项，病及心经矣，较前已甚，期一月死。一月者，斗建移而气易也。）

大骨枯槁，大肉陷下，胸中气满，喘息不便，内痛引肩项，身热，脱肉破䐃，真脏见，十月之内死。（破䐃者，卧久骨露而筋肉败也。䐃，劬允切，筋肉结聚之处也。启玄子曰：肘膝后肉如结块者。）

大骨枯槁，大肉陷下，肩髓内消，动作益衰，真脏来见，期一岁死。见其真脏，乃予之期日。（骨枯肉陷，脾肾已亏，兼之肩

---

① 败者：疑脱"膝"字。

髓内消，必死。)

大骨枯槁，大肉陷下，胸中气满，腹内痛，心中不便，肩项身热，破䐃脱肉，目眶陷，真脏见，目不见人，立死；其见人者，至其所不胜之时则死。

急虚，身中卒至，五脏绝闭，脉道不通，气不往来，譬于堕溺，不可为期，其脉绝不来。若人一息五六至，其形肉不脱，真脏虽不见，犹死也。

六经死症

瞳子高者，太阳不足；戴眼者，太阳已绝。此决生死之要。

太阳终者，戴眼，反折瘛疭①，其色白，绝汗乃出，出则死矣（绝汗，谓出汗如珠不流，复旋干也）。

目正圆，手撒，戴眼，太阳绝。

阳明终者，口目作动，善惊，妄言，色黄，其上下经盛，不仁则终矣。

循衣摸床，谵语（阳明绝），妄语错乱，及不语失音，热病犹可生。

少阳终者，耳聋，百节皆纵，目睘②（直视如惊貌）绝系，绝系一日半死。

太阴终者，腹胀闭，不得息，善噫善呕，呕则逆，逆则面赤，不逆则上下不通，不通则面黑，皮毛焦而终矣。

少阴终者，面黑，齿长而垢，腹胀，上下不通而终矣。

---

① 瘛疭（chì zòng）：亦作"瘈疭""瘛疭"。指手足伸缩交替，抽动不已的病症。《伤寒明理论》卷三："瘛者，筋脉急也；疭者，筋脉缓也。急者则引缩，缓者则纵而伸。或缩或伸，动而不止者，名曰瘛疭。"

② 目睘（mù qióng）：病证名。出自《素问·诊要经终论》。即两目睘睘直视，作彷徨惊眺状。睘：目惊。

厥阴终者，中热嗌干，善溺心烦，甚则舌卷，卵上缩而终矣。

补遗诸死证

《脉经》曰：足跗上肿，两膝大如斗者，十日死。又曰：病人脐肿反出者，死。阴囊及茎俱肿者，死。

《脉鉴》云：凡病人面之两颊腮陷下缩入者，病虽轻，不能即愈，若迟延日久而必死也。此法，凡伤寒及大病者，验之无不应也。凡久病腹皮甲错，着于背而成深凹者，不治，此肠胃干瘪故也。（新增。）

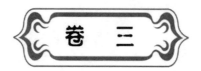

附：儿科望诊

病机

十岁以前，忽然面上如青纱盖定，后发际至印堂，不论病之深浅，有者六十日必死；若至鼻柱，一月须亡；更到人中，不过十日；其色盈面，即日哭伤。

额上青色：《素问》云心热者，颜先赤。心气合火，火有炎上，指象明候，故候于颜。

毛发黄色：《素问》云寒客于人，使人毫毛笔直，皮肤闭而为热。当是之时，可汗而解。

左脸赤色：身热脉弦。《素问》云：肝热病者，左脸先赤。肝气合木，木应春，南面正理之则，其左脸也。

右脸青色：呕逆多痰。《素问》云：合金之气应秋，南面正理之则，右脸也。

两脸赤色：乍乘风热，肌肉焦枯，必因内蒸。

《养生方》云：气虚则发厥，谓手足冷也；血虚则发热，谓肌肉热也。

两脸青色：多啼作呕，脏腑不和矣。

非时弄色：胎风客忤，内瘹①作痛。

鼻燥黄色：积热溺涩，或衄血气粗。

鼻燥白色：吐泻伤脾，感冷肺逆。

鼻中痒甚：肺气盛，而五疳传惊。

鼻下赤烂：肝气盛，而肺疳见证。

鼻如烟筒：火烁金，而惊中危证。

目鲜青色：扁鹊云：睛青主癖块。钱仲阳云：目鲜将发搐。

（谈心搎曰：将见疮痍亦然。）

目睛黄色：积热骨蒸，或痢泻癖气，此即食癥②，亦云食疸。俗称鹅白，非也。

眼深黑色：吐泻内吊，惊搐慢脾。

眶肿睛黄：积热久嗽，或伤脾作呕，或夜热疮痍。

赤贯瞳仁：惊痫不治。

印堂青色：胎惊胎热，腹痛夜啼。

眉攒不舒：腹痛下痢，或热壅三焦，病机将作亦然。

眉目杂色：白乃霍乱绞痛，黄乃积热虚浮，赤因感风头楚。

青正惊搐：相乘，黑者危在旦夕。

唇中白色：呕逆作泻，口渴肠鸣，将成内吊。

唇中黄色：伤胃脾热，作胀下痢，溲短肌浮。

唇中红色：内热有惊，或见疮疹。

唇中青色：风寒相感，发惊伤脾。

唇焦赤色：口秽伤脾，大便闭塞，气粗热盛。

唇茧淡白：伤食复伤，热壅脾家，肠鸣腹鼓。

---

① 内瘹（diào）：小儿病证名。出自《幼科发挥》。惊风的一种类型，临床以内脏抽掣，腹痛多啼为特征，多由内伤寒冷所致。

② 食癥（zhēn）：病证名。出自《太平圣惠方》卷八十八。由小儿脾胃娇嫩，饮食生冷黏滞食物，困阻脾胃，不能运化，胶滞其间与血气相搏而成。见饮食减少，腹中结块不散，日渐增大，坚固不移，并胁下刺痛，恶心呕逆等。

唇间紫色：蛔刺攻冲，痛逆霍乱。

舌上杂色：黄者伤脾，白苔焦渴紫厚，如荔枝壳者，热聚三焦。如青苔，如白染者，皆不治。若破裂有血，邪热攻心，小便闭结，治法用黑鱼切片，贴舌上，或百草霜和盐，研成膏贴，亦可。

耳前赤色：疳虫攻肾，必耳鸣或聋。

耳前黄色：惊入肾，或睡中戛齿①。

颐下诸色：同耳前看。《素问》云：肾热病者，颐先赤。

筋露青色：现诸头面，惊啼烦躁；身体者，发热惊搐；肚腹者，五疳胀满。

鱼目定睛：筋绝不转，水不生木，肝肾俱败，死在夜。

面青唇黑：水绝于肾，木来克土，脾肝俱绝，亡在昼。

胃热黄色：遍体金黄，口秽目碧，骨蒸，疸病将至，或得久病后者。（《诚书》。）

入门审候歌

观形察色辨因由，阴弱阳强发硬柔。若是伤寒双足冷，要知有热肚皮求。鼻冷便知是疮疹，耳冷应知风热证。浑身皆热是伤寒，上热下冷伤食病。

五指梢头冷，惊来不可当。若逢中指热，必定是伤寒。中指独自冷，麻痘证相传。女右男分左，分明仔细看。

观面部五色歌

面赤为风热，面青惊可详，心肝形此见，脉证辨温凉。脾怯黄疳积，虚寒皝白光，若逢生黑气，肾败命须亡。

---

① 戛齿（jiá chǐ）：上下齿相击。

审虎口三关法

小儿三岁以下有病，须看男左女右手虎口三关。从第二指侧看，第一节名风关，第二节名气关，第三节名命关。辨其纹色：紫者属热，红者属寒，青者惊风，白者疳病，黑者中恶，黄者脾之困也。若现于风关为轻，气关为重，过于命关，则难治矣。

三关脉纹主病歌

紫热红伤寒，青惊白是疳，黑时因中恶，黄即困脾端。

又：

青色大小曲，人惊并四足；赤色大小曲，水火飞禽扑；紫色大小曲，伤米曲鱼肉；黑色大小曲，脾风微作搐。

手指脉纹八段锦

鱼刺形，主惊风痰热。

悬针形，主伤风（泄泻、积热）。

水字形，主食积（咳嗽、惊疳）。

乙字形，主肝病惊风。

虫纹形，主肝虫（大肠秽积）。

环形，主痞积吐逆。

乱纹，主虫。

珠形，主死。

虎口三关脉纹图

风关第一节寅位，气关第二节卯位，命关第三节辰位，虎口叉手处是也。

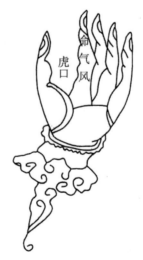

小儿死候歌

眼生赤脉贯瞳仁，囟门肿起又作坑。指甲黑色鼻干燥，鸦声忽作肚青筋。虚舌出口咬牙齿，目多直视不转睛。鱼口气急啼不得，蛔虫既出死形真。手足掷摇惊过节，灵丹十救无一生。

鱼目定睛夜死，面青唇黑昼亡。啼而不哭是痛，哭而不啼是惊。嗞煎①不安是烦，嗞唯②不定是躁（嗞，音兹，啼不止。唯，音崖，欲啮）。

钱氏曰：左腮为肝，右腮为肺，额上为心，鼻为脾，颏为肾（此以分部言也）。《脉类钤方》云：肝主目，脾主唇口，肺主鼻孔，心主颧面，肾主耳穴（此以窍言也）。

按《内经》云：下极者，心也。注云：下极，谓两目之间。又云：舌者，心之官也。此云心主颧面，似未当。

钱氏曰：赤者，热也。黄者，积也。白者，寒也。青黑者，痛也。随证治之。

薛氏曰：青主惊积不散，欲发风候；红主痰积惊悸；黄主食积癥伤，欲作疳癖；白主泄泻水谷，更欲作吐；黑主脏腑欲绝。

洁古曰：若肝病惊搐，而又加面白，痰涎喘急之类，此皆难治，盖谓金克木也。观此则知：脾病之忌青，肺病之忌赤，心病之忌黑，俱可推矣。

印堂青，主初受惊泻；红，主大惊夜啼；黑，主客忤。

山根青，主第二次惊泻后发躁；黑黄甚者死。

---

① 嗞煎：病证名。指小儿烦躁。《婴童百问》："嗞煎者，心经有热，精神恍惚，内烦不安，心烦则渴，自然生惊。"

② 嗞唯：病证名。指小儿躁动。《婴童百问》："嗞唯者，心经有风邪，精神恍惚，心躁生风。热多不安，烦久而惊，风多不定，躁久而搐。"

两太阳青，主第三次惊；青自太阳入耳者死。

印堂青黑，主腹痛夜啼，此脾气虚寒也。脾为至阴，故夜间腹痛而啼，用钩藤饮；色淡白，主泄泻，乳食不化，属脾气虚弱，用五味异功散加木香。

八段锦歌（《医学源流》）

先望孩儿眼色青，次看背上冷如冰。阳男搐左无妨事，搐右教人甚可惊。女搐右边犹可治，若逢搐左疾非轻。歪斜口眼终为害，纵有仙丹也莫平。

忽见眉间带紫青，看来立便见风生。青红碎杂风将起，必见疳癥气满形。

紫少红多六畜惊，紫红相等即疳成。紫点有形如米粒，伤寒夹食证堪评。

黑轻可治死还生，红紫伤寒痰积停。赤青脾受风邪症，青黑脾风作慢惊。

山根若见脉横青，此病明知两度惊。赤黑困疲时吐泻，色红啼夜不曾停。

青脉生于左太阳，惊非一度细推详。赤是伤寒微燥热，黑青知是乳多伤。

右边青脉不须多，有则频惊怎奈何？红赤为风抽眼目，黑青三日见阎罗。

指甲青兼黑暗多，唇青恶逆病多瘥。忽作鸦声心气急，此时端的命难过。

辨虎口纹十三形（《全幼心鉴》）

第一，流珠形，只一点红色，见风关。主饮食所伤，内热欲吐。或肠鸣自利，烦躁啼哭。用助胃膏消饮食，分阴阳。若食消而病仍作，用香砂助胃膏，以补脾胃。

第二，环珠形，其点差大。主脾虚停食，胸膈胀满，烦渴发热。用五味异功散，加山楂、枳实，健脾消食；后用六君子，调中养气。

第三，长珠形，其点圆长。主脾伤饮食积滞，肚腹作痛，寒热不食。先用大安丸，消其积滞；次以异功散，健其脾气。

（以上风关）

第四，来蛇形，是长散出气关，一头大，一头尖。主脾胃湿热，中脘不利，干呕不食，此疳邪内作。先用四味肥儿丸治疳，后用四君子补脾。

第五，去蛇形，是大头向气关。主脾虚食积，吐泻烦渴，气短喘急，不食困睡。凡用六君子汤加枳实，健脾消积；次以七味白术散，调补胃气。

第六，弓反里形。主感冒寒邪，哽气出气，惊悸倦怠，四肢冷，小便赤，咳嗽呕涎。先用惺惺散，助胃气，祛外邪；后以五味异功散加茯苓、当归，养心血，助胃气。若外邪既解，而惊悸指冷，脾气受伤也，宜七味白术散补之；若闷乱气粗，喘促者难治，脾虚甚故也。

第七，弓反外形。主痰热，心神恍惚，夹惊，夹食，风痫痰盛。先以天麻防风丸，祛外邪；又用五味异功散，调补中气。又曰：纹弯向里为顺，向外为逆。

第八，枪形，直上。主风热，生痰发搐。先用抱龙丸；如未效，用牛黄清心丸。若传于脾肺，或过用风痰之药，而见诸证者，专调补脾胃。

第九，鱼骨形，纹分歧支。主惊痰发热。先用抱龙丸；未应，属肝火实热，少用抑青丸以清肝，随用六味丸以补肝。或发热少食，或痰盛发搐，乃肝木克脾土，六君子汤加柴胡，补脾土，制肝木。

第十，水字形，三脉并行。主惊风，食积，胸膈烦躁，或夜啼痰盛，口噤撧搦。此脾胃虚弱，饮食积滞，而木克土也。先用大安丸，消导饮食；次以六君子汤加钩藤，补中清肝。若已服消食化痰等药而未愈，用四君子汤加升、柴、钩藤，升补脾气，平降肝木。（以上气关。）

第十一，长针形，过命关一二米许。主心肝热极生风，惊悸困倦，痰盛撧搦。先用抱龙丸，祛风化痰；次用六君子汤加钩藤，平肝实脾。

第十二，透关射指形，命脉曲里。主惊风，痰热聚于胸膈，乃脾肺亏损，痰邪乘聚。先用牛黄清心丸，清脾肺，化痰涎；次用六君子汤加桔梗、山药，补脾土，益肺金，可救。

第十三，透关射甲形，命脉向外。主惊风，肝木克脾土之败症。急用六君子汤加木香、钩藤、官桂，温补脾土；未应，加附子以回阳气，多得生者。（以上命关。）

尝闻古人云：小儿为芽儿，如草木之芽，水之沤。盖因脏腑脆嫩，口不能言，最难投剂。当首察面色，而知其所属，次验虎口，以辨其所因，实为治法之简要也。

按：虎口纹，其始止见于风关，先见于左，为伤风寒；先见于右，为伤乳食。得惊夹之，则上出于气关矣，此虽予无本之言，然亦有所试也。乃《水镜》有云：指纹曲里风盛，弯外食积。夫曲里弯外，则其纹已长，将透气关矣，其初起岂有之乎？将何以辨也？若夫色则以红淡为轻，深紫为重。亦有吐泻重困，而虎口无纹者，乃大虚也。不可以无纹，而易之也。

面部形色诸证之图

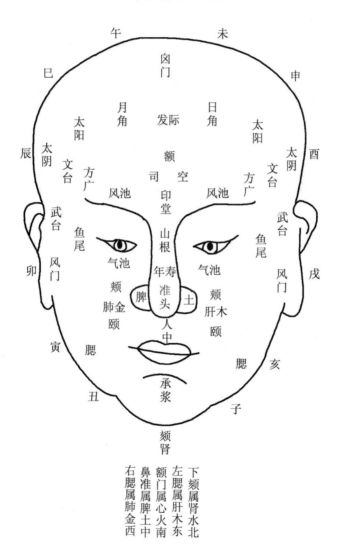

下颏属肾水北
左腮属肝木东
额门属心火南
鼻准属脾土中
右腮属肺金西

玉枕腧穴之图

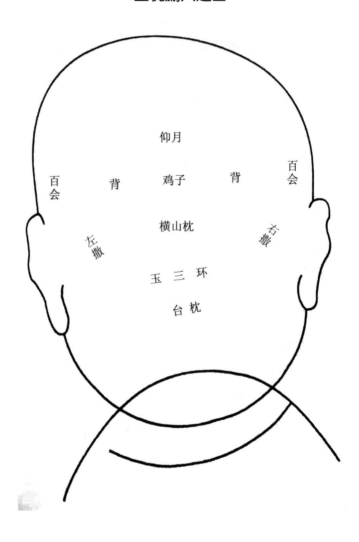

肢节见于面部之图

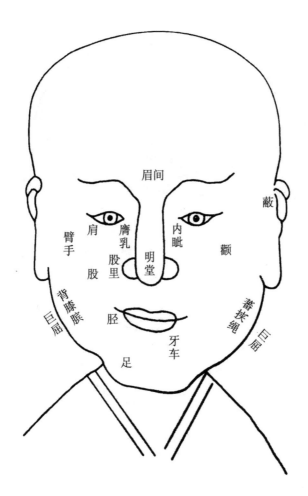

第五辑

五脏六腑见于面部之图

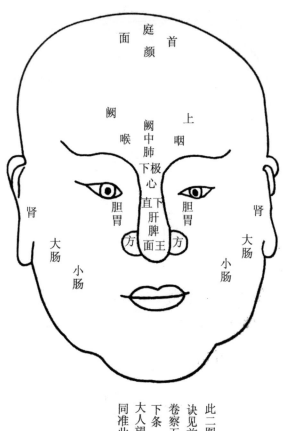

《心鉴》按眉端法

小儿半岁者，以名、中、食三指，按于发际、额前、眉端之间，儿头在左，举右手；头在右，举左手。食指为上，中指为中，名指为下。三指俱热，主伤风邪，鼻塞，气粗，发热，咳嗽；三指俱冷，主外感风寒，内伤饮食，发热吐泻；食中二指热，主上热下冷；名中二指热，主夹惊之候；食指热，指胸中气满，乳食不消。

薛立斋曰：小儿气血未实，惊则气散，气散则脉乱，必当参三部五脉。三部者，面上气色，虎口脉纹，寸口一指之脉。五脉者，上按额前，下诊太冲，并前三部也。

审小儿六证 (《活幼指南》)

凡见小儿头疼发热，鼻塞声重，咳嗽，手背热，恶风寒，皆属外感。无汗，脉浮紧，伤寒；自汗，脉浮缓，伤风；暑月吐泻作渴，齿燥，脉虚，伤暑；浮肿，泄泻，身重，小便不利，脉濡细，伤湿；舌干口燥，唇焦面赤，或声哑，脉数，伤热。

凡见小儿嗳气饱闷，作酸腹膨，不思食，及恶闻食气，下泄臭屁，恶心，乍吐乍泻，或寒热，或腹中硬块作痛，手心热，脉弦滑，俱属内伤饮食。(以上二证最多。)

凡见小儿发热无汗，表实；大便闭，里实。心胸满闷，腹中膨胀，恶心嗳气，吐出酸水，手足有力，腹痛，手不可按，脉洪实有力。(俱属实证。)

凡见小儿面㿠白无神，懒言气短，不思食，腹膨不痛，二便不常，喜卧，眼喜闭，手足无力，慢惊；久吐，胃虚；久泻脱肛，脾虚；自汗，表虚；自利，里虚；脉来微细无力，及行迟，发迟，齿迟，解颅，鹤节，俱属肾气未成，元精不足。(以

第
五
辑

上俱属虚证。）

　　凡见小儿发热，手足心热，面红唇干，舌干口渴，口上生疮，口中热臭，大便闭，小便赤黄，或痢下黄赤，肛门焦痛，喜饮冷水，喜就凉处，腹中热痛，脉来洪数。（俱属热证。）

　　凡见小儿面白唇青，手足冷，口中冷气，或泄利清白，无热，不渴，腹痛悠悠无增减，或恶心呕吐，喜就暖处，脉来沉迟无力。（俱属寒证。）

　　以上诸证，每症不必悉具，凡见一二便作主张治之。若二证三证兼见者，须照本条斟酌尽善，自能中病也。

经证考

　　经证，因望而得者居多，间亦有因问而得者，义难分列，姑存其旧。学者自为领悟可也。

足太阳膀胱经

　　小便不通，腹痛，谓盘肠痛①，葱白煎汤熨脐，小便利，痛止。其不痛而寒热者，在上腹为索泽，在下腹为癫疝。卒然淋闭作楚者，湿热。泻痢频而溲闭者，湿火。病后溲短者，气虚。渴频溺短者，精不足。便后即结白翳者，五疳。溺血者，血虚。屎深黄色，久则尿血。脐反出，下体肿。

足阳明胃经

　　口吐涎沫而叫者，虫痛。吐水不心痛者，胃冷。吐泻昏睡而露晴者，虚热。吐泻昏睡而不露晴者，实热。身热不饮水，表热，亦属虚热。吐沫及痰白、绿水，虚寒。频食善饥者，实火。善饥少餐者，虚火。狂厥气逆者，宿垢未清。咳噫嗳气，

---

　　① 盘肠痛：即盘肠气痛，病证名。多由小儿脾气不足，感受寒邪，搏于肠间所致，见腹痛曲腰、不乳、面色青白、额上汗出等症。

积热。口秽唇肿者，热盛，宜下。天瘹，心胃有恶物。吐涎痰热者，实热，宜下。牙痛者，实火。吐涎痰冷者，虚寒，宜温。颜黑胫肿。牙疳口气，气上蒸结毒。喉中常有涎饮，心胃伤客风。

足少阳胆经

怔忡者，血虚。目直而青，身反折，生惊。多怒而癫，属阴，伤肝。多喜而狂，属阳，伤脾。口苦，体无膏泽。摇头，反张，目撺，肝有余。

足太阴脾经

泻黄红赤黑，属火。呵欠面黄，脾虚惊。泻青白，完谷不化，伤极宜下。小便不通，久则胀满，足太阳传足太阴，稍导利后，即扶脾。昼相安，夜频起，成洞泻注下，交寅时，每泻一二次，为肾泻。恒泻不渴，色青善餐者，肝火，木来克土，土益虚矣。时渴时泻者，胃火。弄舌者，脾热。雀目，脾积聚。白日多睡，积热成痔。虚黄浮肿，食癥。唉能兼人，体瘦黧黑，食疳。四肢多疮，脾家湿火。水肿面白，脾虚。体重，脾痹。唇肿硬者，脾伤。甫食即出闷痰，宿食作祟。肠鸣腹胀，虚。足胕肿若水，脾痿。心下若痞，脾伤。出胎拭脐不干，风入成疮，撮口①，脐风发搐，脾经受虚。

足少阴肾经

聤耳，肾中风毒攻上。走马牙疳②，肾中风热。咬牙甚者，发惊，心肾并见。小便下血，肾闭。牙根出血，名宣露肾疳。小便白涩作楚，湿火。牙根腐坏，名腐根肾疳。面黑咳血，肾

---

① 撮口：又名撮风、唇紧。指小儿口唇肌肉痉挛，口唇收缩，成状如鱼口之圆形的表现。

② 走马牙疳：患牙疳而发病，急速，势如走马者。见牙龈紫黑，腐败溃烂，甚则穿腮破唇，龈脱骨暴，进展急如走马，病势险恶，发展迅速。

火。四肢不能收举，肾痿。下肿足胕，寒而逆肾。

足厥阴肝经

痫厥，痉瘛筋挛，心脉满大，肝脉小急。怒视者，肝气有余。掣视者，伏痰。目直声锯者，发搐。呵欠面赤，多筋，肝火。呵欠面青，惊悸，心肝并见。眼赤多泪，积热。头眩不能俯视，肝火。血枯发竖者，肝虚。羞明怕日，肝肾并见。泻频青白，肝气有余。颊肿痛，胁下痛，面青，足逆冷，眩晕，呕厥，转筋，筋挛，遗沥，淋，善恐，胸中喘，骂詈，俱肝火。

手太阴肺经

肩背痛，多嚏，受寒。小便数，溏泻，气虚。吐稠涎，咯血，实热。呵欠，气热作咳，受风。龟胸，龟背，风热气疳。干嗽无痰，客热兼肾火。嗽多子时前者，食积。嗽多子时后者，肾火。嗽多午时前者，风邪。嗽多午时后者，虚火。鼻流清涕者，伤寒。痰壅顿嗽面赤，伤热。气逆喘急，肺胀。声哑气粗，肺痿。哮喘发即吐稠痰，盐哮。交秋发哮，多清水，属寒；哮发不时，顿嗽抱首，属热。

手少阴心经

昏睡，善嚏，惊怔，将发疮疹，足太阴证传手少阴。身热频渴，实热。吐浓涎及血，乘虚火泛。淋漓，小肠伏热。卧要竖抱，胸有恶积。昏沉似睡，血虚露睛，伏痰。目陷无神，元气败。弄舌烦躁，实热。妄语癫狂，邪热归心。挖舌咬人者，心气绝。

经证为审病之原，业幼科者，不可不知，否则若工师失其斧锯，从何下手？前哲钱仲阳《真诀》① 只列五脏经证，而六腑不与焉，后贤如万密斋、薛新甫、王肯堂辈，医籍中咸宗之。本朝谈心揆《诚书》，复增列胆、胃、膀胱三腑，十二经证，而缺其四，如手太阳小肠、手阳明大肠、手少

---

① 《真诀》：《小儿药证真诀》，即《小儿药证直诀》。

阳三焦、手厥阴心包络，不复列焉，未详其故。原其意，若以为脏病多而腑病少，六腑泻而不藏，不能留著为病，即有病，治而易散。小儿以大小便通利为无病，即有病亦轻。三焦另为一腑，包罗五脏六腑之外证，治有上、中、下之分，可各经参考。心包络代心受邪之脏，即心脏也，可参心经之症同治。是耶非耶，予非专科，不敢拟补，宁缺疑以俟后之君子正之。

闻诊

听音论

万物有窍则鸣，中虚则鸣。肺叶中空而有二十四空，肺梗硬直而有十二重楼，故《内经》以肺属金而主声音。十二重楼之上为会厌（喉间薄膜），会厌为声音之户，舌为声音之机，唇为声音之扇，三者相须，则能出五音而宣达远近。音者，杂比也。声者，单出也。鼻能声而不能音者，以无唇之开阖，舌之启闭，其气则走颃颡①之窍，达畜门②，出鼻孔而为声。声音之道，分之则二。故得天地之和，五脏安畅，则气藏于心肺，声音能彰。五脏者，中之守也，各有正声，中盛则气腾，中衰则气弱。脾应宫，其声漫以缓；肺应商，其声促以清；肝应角，其声呼以长；心应徵，其声雄以明；肾应羽，其声沉以细。此五脏之正音，得五脏之守者也。（空孔同）

《脉鉴》云：金声响，土声浊，木声长，水声清，火声燥。

---

① 颃颡（háng sǎng）：即鼻咽部，软腭以上至鼻后孔间的空腔。

② 畜门：又作蓄门。指处鼻孔。《灵枢·营气》："入颃颡之窍，究于畜门"。张志聪，注："畜门，鼻之外窍"。

声审阴阳清浊新久

审察阴阳，《中藏经》云：阳候多语，阴证无声。多语易济，无声难荣。声浊气急，痰壅胸膈；声清而缓，内元有寒。新病小病，其声不变；久病苛病，其声乃变。迨及声变，病机呈显，喑哑声嘶，莫逃大限。音声之道，岂独审病，死生亦关。《内经》有曰：弦绝音嘶，病深声哕，明讲深察，不可违悖。外感风寒，大荤不戒，厚味恣啖，声哑而咳，喉痛而干，病属初起，不同于前，速疗易治，不可不辨。

失守变动五脏之应 (变动，谓迁改其常志也)

肝在志为怒，在声为呼，在变动为握。心在志为喜，在声为笑，在变动为忧。脾在志为意，在声为歌，在变动为哕。肺在志为忧，在声为哭，在变动为咳。肾在志为恐，在声为呻，在变动为栗。

六腑之应

声长者，大肠病；声短者，小肠病；声速者，胃病；声清者，胆病；声微者，膀胱病；声呼漫者，肝胆二脏相克病也；声速微者，胃与膀胱相克病也。(此五脏六腑之病音，失五脏之守者也)

声审寒热虚实 (新增)

喘粗气热为有余，喘急气寒为不足。息高者，心肺之气有余；吸弱者，肝肾之气不足。怒骂粗厉者，邪实内热也；怒骂微苦者，肝逆气虚也。鼻塞声重，喷嚏，风寒未解也。言语轻迟，气短，中气虚也。呻吟者，必有痛也。噫气者，脾乃困也。嗳气者，胃中不宽也（胃虚亦发嗳，然实嗳声长而紧，得嗳则快；虚嗳声短而促，得嗳虽松，不觉其快）。嗳逆冷气者，胃之寒也。呕吐酸苦者，肝之火也。自言死者，元必虚也。喜言食者，胃有火也。言家私者，心必虑而少睡也。言负德者，肝必郁而多怒也。干咳无痰者，胃中伏火也。嗽痰作而清白，寒也；稠黄，火也。谵语收财帛者，元已竭也。狂言多与人者，邪方实也。

脏诊

大笑不止（经云：心有余则笑。扁鹊云：其人唇口赤色者可治，青黑者死），独言独语，言谈无绪，心神他寄，思虑伤神，乃为心病。喘气太息，喉中有声，谓之肺鸣。咳逆上气，如水鸡声，火来乘金，不得其平。形羸声哑，咽中有疮，肺被火囚（肺主声故耳）。声音暴哑，风痰伏火，曾系喊伤，不可断病。声嘶色败，久病不治。气促喉声，痰火哮喘。中年声浊，痰火之殃，乃为肺病。怒而骂詈，乃为肝病。气不足息，乃为脾病。欲言不言，语轻多畏，乃为肾病。

诊内外

前轻后重，壮厉有力，乃为外感；先重后轻，沉困无力，倦不欲言，声怯而低，内伤不足。

诊诸痛

攒眉呻吟，必苦头痛。叫喊呻吟，以手扪心，为中脘痛。呻吟身重，转即作楚，乃为腰痛。呻吟摇头，攒眉扪腮，乃为齿痛。呻吟不起，为腰脚痛。诊时吁气，为属郁结（凡人吁，则气郁得以少申也）。摇头而言，乃为里痛。

诊坏症

伤寒坏症，哑为狐惑。上唇有疮，虫食其脏；下唇有疮，虫食其肛。

诊诸风

风滞于气，机关不利。出言蹇涩，乃为风病。鼻鸣声粗，风中于卫。

诊神志

衣被不敛，骂詈亲疏，神明之乱。风狂之类，若在热病，又不必论。

诊形体上下诸证

欲言复寂，忽又惊呼，病深入骨。啾然细长，头中之病。语声寂然，喜惊呼者，骨节间病。语声暗暗然不彻者，心膈间病。

诊息

气短不续，言止复言，乃为夺气。气来短促，不足以息，呼吸难应，乃为虚甚。素无寒热，短气难续，知其为实。吸而微数，病在中焦，下之则愈。实则可生，虚则不治。上焦吸促，下焦吸远，上下暌违①，何以施疗？

---

① 暌违（kuí wéi）：别离，隔离。

问诊

《灵枢·师传》篇曰：入国问俗，入家问讳，上堂问礼，临病人问所便，使其受病本末，胸中洞然，而后或攻或补，何愁不中乎？

人品起居

凡诊病者，先问何人。或男或女（男女有阴阳之殊，脉色有逆顺之别，故必辨男女，而察其所合也），或老或幼（年长则求之于腑，年少则求之于经，年壮则求之脏），或为仆妾。在人下者，一动一静，不能自由。寡妇僧尼，遭逢不偶，情多郁滞。形之肥瘦，肥人多湿，瘦人多火（男人可望而得，此指女人故问）。次问得病，起于何日。病新可攻，病久可补。饮食胃气，肝病好酸，心病好苦，脾病好甘，肾病好咸，肺病好辛。内热好冷，内寒好温。安谷者昌，绝谷者亡。梦寐有无，阴盛之梦，大水恐惧；阳盛之梦，大火燔灼；阴阳俱盛，相杀毁伤；上盛梦飞，下盛梦堕；甚饱梦与，甚饥梦取；肝盛梦怒，肺盛梦哭；短虫若多，则梦聚众；长虫若多，自击毁伤。

嗜欲苦乐

问其苦乐，以知其病。好食某味，病在某脏，当分逆顺，以辨吉凶。心喜热者，知其为寒；心喜冷者，知其为热。好静恶动，知其为虚；烦躁不宁，知其为实。伤食恶食，伤风恶风，伤寒恶寒，或常纵酒（纵酒者，不惟内有湿热，而且防其乘醉入房），或久斋素（清虚固保寿之道，然亦有太枯槁而致病者，或斋素而偏嗜一物，如面筋熟栗之类，最为难化，故须详察），始终境遇，须辨三常。

封君败伤，及欲侯王，常贵后贱，虽不中邪，病从内生，名曰脱营；常富后贫，名曰失精。五气流连，病有所并。常富大伤，斩筋绝脉，身体复行，令泽不息，故伤败结。留薄归阳，脓积寒炅。暴乐暴苦，始乐后苦，皆伤精气，精气竭绝，形亦寻败。暴怒伤阴，暴喜伤阳。厥气上行，满脉去形。形乐志苦，病生于脉，治以灸刺；形乐志乐，病生于肉，治以针石；形苦志乐，病生于筋，治以熨引；形苦志苦，病生咽嗌，调以甘药；形数惊恐，经络不通，病生不仁，按摩胶药。起居何似（起居，凡一切房室之燥湿，坐卧之动静，所包者广，如肺病好曲，脾病好歌，肾病好吟，肝病好叫，心病好妄言之类，当一一审之），曾问损伤（或饮食不当，或劳役不时，或为庸医攻补失宜之属），便利何如（热则小便黄赤，大便硬塞，寒则小便澄白，下利清谷之类），曾服何药（如服寒不验，服热不灵，察症与脉，思当变计），有无胀闷（胸腹胀闷，或气或血或食，或虚或实，皆当以脉参之），性情常变，一一详明。

十问篇（张景岳先生著）

总论一条①

一问寒热二问汗，三问头身四问便，
五问饮食六问胸，七聋八渴俱当辨，
九因脉色察阴阳，十从气味章神见。
见定虽然事不难，也须明哲毋招怨。

上十问者，乃诊治之要领，临症之首务也。明此十问，则六变具存，而万物形情，俱在吾目中矣。医者为难，难在不识

① 总论一条：原脱，据目录补。

病本，而施误治耳。误则杀人，天道可畏；不误则济人，阴德无穷。学者欲明是道，必须先察此要，以定意见，以为阶梯，然后再采群书，广其知识，又何误焉？有能熟之胸中，运之掌上，非止为人，而为己不浅也。慎之！宝之！

一问寒热

问寒热者，问内外之寒热，欲以辨其在表在里也。人伤以寒，则病为热，故凡身热脉紧，头疼体痛，拘急无汗，而且得以暂者，必外感也。盖寒邪在经，所以头痛身疼；邪闭皮毛，所以拘急发热。若素日无疾，而忽见脉症若是者，多因外感。盖寒邪非素所有，而突然见此，此表证也。若无表证，而身热不解，多属内伤，然必有内症相应，合而察之，自得其真软。

凡身热经旬，或至月余不解，亦有仍属表证者。盖因初感寒邪，身热头痛，医不能辨，误认为火，辄用寒凉，以致邪不能散；或虽经解散，而药未及病，以致留蓄在经，其病必外症多而里证少，此非里也，仍当解散。

凡内症发热者，多属阴虚，或因积热，然必有内症相应，而其来也渐。盖阴必伤精，伤精者必连脏，故其在上而连肺者，必为喘急咳嗽；在中而连脾者，或妨饮食，或生懊恼，或为躁烦焦渴；在下而连肾者，或精血遗淋，或二便失节，然必倏然往来，时作时止，或气怯声微，是皆阴虚证也。

凡怒气七情，伤肝伤脏而为热者，总属真阴不足，所以邪火易炽，亦阴虚也。

凡劳倦伤脾而发热者，以脾阴不足，故易于伤。伤则热生于肌肉之分，亦阴虚也。

凡内伤积热者，在癥痞必有形证，在血气必有明征。或九窍热于上下，或脏腑热于三焦。若果因实热，凡火伤在形体而

第
五
辑

无涉于真元者，则其形气声色脉候自然壮厉，无弗有可据而察者，此当以实火治之。

凡寒证尤属显然，或外寒者，阳亏于表；或内寒者，火衰于中。诸如前证，但热者多实，而虚热者最不可误，寒者多虚，而实寒者间亦有之，此寒热之在表在里，不可不辨也。

二问汗

问汗者，亦以察表里也。凡表邪盛者，必无汗。而有汗者，邪从汗去，已无表邪，此理之自然也。故有邪尽而汗者，身凉热退，此邪去也。有邪在经，而汗在皮毛者，此非真汗也。有得汗后，邪虽稍减，而未得尽去者，犹有余邪，又不可因汗，而必谓其无表邪也，须用脉症而详察之。

凡温暑等证，有因邪而作汗者，有虽汗而邪未去者，皆表证也。总之，表邪未除者，在外则连经，故头身或有疼痛；在内则连脏，故胸膈或生躁烦。在表在里，有症可凭；脉紧脉数，有脉可辨。须察其真假虚实，孰微孰甚而治之。

凡全非表证，则或有阳虚而汗者，须实其气；阴虚而汗者，须益其精；火盛而汗者，凉之自愈；过饮而汗者，清之可宁。此汗证之有阴阳表里，不可不察也。

三问头身

问其头，可察上下；问其身，可察表里。头痛者，邪居阳分；身痛者，邪在诸经。前后左右，阴阳可辨；有热无热，内外可分。但属表邪，可散之而愈也。

凡火盛于内，而为头痛者，必有内应之症。或在喉舌，或在耳目，别无身热恶寒在表等候者，此热盛于上，病在里也。察在何经，宜清宜降，高者抑之，此之谓也。若用轻扬散剂，则火必上升，而痛愈甚矣。

凡阴虚头痛者，举发无时，是因酒色过度，或遇劳苦，或逢情欲，其发则甚，此为里证，或精或气，非补不可也。

凡头痛属里者，多因于火，此其常也。然亦有阴寒在上，阳虚不能上达而痛甚者，其症则恶寒呕恶，六脉沉微或兼弦细，诸治不效，余以桂、附、参、熟之类而愈之，是头痛之有阳虚也。

凡云头风者，此世俗之混名，然必有所因，须求其本，辨而治之。

凡眩晕者，或头重者，可因之以辨虚实。凡病中眩晕，多因清阳不升，上虚而然。如丹溪云：无痰不作晕。殊非真确之论，但当兼形气，分久暂以察之。观《内经》曰：上虚则眩，上盛则热痛，其义可知。至于头重，尤属上虚。经曰：上气不足，脑为之不满，头为之苦倾，此之谓也。

凡身痛之甚者，亦当察其表里以分寒热。其若感寒作痛者，或上或下，原无定所，随散而愈，此表邪也。若有定处，而别无表症，乃痛痹之属，邪气虽亦在经，此当以里证视之，但有寒热之异耳。若因火盛者，或肌肤灼热，或红肿不消，或内生烦渴，必有热症相应，治宜以清以凉。若并无热候，而疼痛不止，多属阴寒，以致血气凝滞而然。经曰：痛者寒气多也，有寒故痛也，必温其经，使血气流通，其邪自去矣。

凡劳损病剧，而忽加身痛之甚者，此阴虚之极，不能滋养筋骨而然，营气惫矣，无能为也。

四问便

二便为一身之门户，无论内伤外感，皆当察此，以辨其寒热虚实。盖前阴通膀胱之道，而其利与不利，热与不热，可察

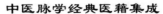

第五辑

气化之强弱。凡患伤寒而小水利者，以太阳之气未剧，即吉兆也。后阴开大肠之门，而其通与不通，结与不结，可察阳明之虚实。凡大便热结而腹中坚满者，方属有余，通之可也。若新近得解而不甚干结，或旬日不解，而全无胀意者，便非阳明实邪。观仲景曰：大便先硬后溏者，不可攻。可见后溏者，虽有先硬，已非实热，矧夫纯溏而连日得后者，又可知也。若非真有坚燥痞满等症，则原非实邪，其不可攻也，明矣。

凡小便，人但见其黄，便谓是火，而不知人逢劳倦，小水即黄；焦思多虑，小水亦黄；泻利不期，小水亦黄；酒色伤阴，小水亦黄。使非有或淋或痛，热症相兼，不可因黄，便谓之火。余见逼枯汁而毙人者多矣。经曰：中气不足，溲便为之变，义可知也。若小水清利者，知里邪之未甚，而病亦不在气分，以津液由于气化，气病则小水不利也。小水渐利，则气化可知，最为吉兆。

大便通水谷之海，肠胃之门户也；小便通血气之海，冲任水道之门户也。二便皆主于肾，本为元气之关，必真见实邪，方可议通议下，否则最宜详慎，不可误攻。使非真实，而妄逐之，导去元气，则邪之在表者，反乘虚而深陷；病因内困者，必因泄而愈亏。所以凡病不足，慎勿强通。最喜者，小便得气而自化，大便弥固者弥良，营卫既调，自将通达，即大便秘结旬余，何虑之有？若滑泄不守，乃非虚弱者所宜，当首先为之防也。

五问饮食

问饮食者，一可察胃口之清浊，二可察脏腑之阴阳。病由外感而食不断者，知其邪未及脏，而恶食不恶食者可知。病因内伤而饮食变常者，辨其味有喜恶，而爱冷爱热者可知。素欲温热者，知阴脏之宜暖；素好寒冷者，知阳脏之可清，或口腹之失节，以致误伤，而一时之权变，可因以辨。故饮食之性情所当详察；而药饵之宜否可以因推也。

凡诸病得食稍安者，必是虚证；得食更甚者，或虚或实皆有之，当辨而治之。

六问胸

胸即膻中，上连心肺，下通脏腑。胸腹之病极多，难以尽悉，而临证必当问者，为欲辨其有邪无邪，及宜补宜泻也。夫胸腹胀满，则不可用补；而不胀不满，则不可用攻，此大法也。然痞与满不同，当分轻重。重者，胀塞中满，此实邪也，不得不攻；轻者，但不欲食，不知饥饱，似胀非胀，中空无物，乃痞气耳，非真满也。此或以邪陷胸中者有之，或脾虚不运者有之。病者不知其辨，但见胃气不开，饮食不进，问之亦曰饱闷，而实非真有胀满，此在疑虚疑实之间，若不察其真确，未必不补泻倒施，必多致误，则为害不小。

凡今人病虚证者极多，非补不可。但用补之法，不宜造次。欲察其可补不可补之机，则全在察胸腹之宽否何如，然后以渐而进，如未及病，再为放胆用之，庶无所碍，此用补之大法也。

凡势在危急，难容少缓，亦必先问其胸宽者，乃可骤进。若元气真虚而胸腹又胀，是必虚不受补之证。若强进补剂，非惟无益，适足以招谤耳。此胸腹之不可不察也。

七问聋

耳虽少阳之经，而实为肾脏之官，又为宗脉之所聚，问之非惟可辨虚实，亦且可知死生。凡人之久聋者，此一经之闭，无足为怪，惟是因病而聋者，不可不辨。其在《热论》篇则曰：

伤寒三日，少阳受之，故为耳聋。此以寒邪在经，气闭而然。然以余所验，则未有不因气虚而然者。《素问》曰：精脱者耳聋。仲景曰：耳聋无闻者，阳气虚也。由此观之，则凡病是症，其属气虚者什①九，气闭者什一耳。

聋有轻重。轻者病轻，重者病重。若随治渐轻，可察其病之渐退也，进则病亦进矣。若病至聋极，甚至绝然无闻者，此诚精脱之症。余经历者数人矣，皆至不治。

八问渴

问渴与不渴，可以察里证之寒热，而虚实之辨，亦从以见。凡内热之甚，则大渴，喜饮冰水不绝，而腹坚便结，脉实气壮者，此阳证也。

凡口虽渴，而喜热不喜冷者，此非火证，中寒可知。既非火证，何以作渴？则水亏故耳。

凡病人问其渴否，则曰口渴；问其欲饮汤水否，则曰不欲。盖其内无邪火，所以不欲饮汤水，真阴内亏，所以口无津液。此口干也，非口渴也，不可以干作渴治。

凡阳邪虽盛，而真阴又虚者，不可因其火盛喜冷，便云实热。盖其内水不足，欲得外水以济，水涸精亏，真阴枯也，必兼脉证细察之，此而略差，死生立判。余尝治垂危最重伤寒有如此者，每以峻补之剂浸冷而服，或以冰水、参附之剂，相间迭进，活人多矣。常人见之，咸以为奇，不知理当如是，何奇之有？然必其干渴燥结之甚者，乃可以参附、凉水并进，若无实结，不可与水。

---

① 什（shí）：十，多用于分数或倍数。什九（十分之九）；什一（十分之一）。

九因脉色察阴阳

脉色者，血气之影也。形正则影正，形邪则影邪，病生于内，则脉色必见于外，故凡察病者，须先明脉色。但脉色之道，非数言可尽，故得其要，则在乎阴阳虚实四者而已，四者无差，尽其善矣。第脉法之辨，以洪滑者，为实为阳；微弱者，为虚为阴，无待言也。然仲景曰：若脉浮大者，气实血虚也。陶节庵曰：不论脉之浮沉大小，但指下无力，重按全无，便是阴证。《内经》以脉大四倍以上为关，皆属真虚，此滑大之未必为阳也。形色之辨，以红黄者为实热，青黑为阴寒，而面赤戴阳者，为阴不足，此红赤之未必为实也。总之，求脉之道，当以有力无力辨阴阳，有神无神察虚实。和缓者，乃元气之来；强峻者，乃邪气之至。病值危险之际，但以此察元气之盛衰，邪正之进退，则死生关系，全在乎此。此理极微，谈非容易，姑道其要，以见凡欲诊病者，既得病因，又必须察脉色，辨声音，参合求之，则虚实阴阳方有真据，否则得此失彼，以非为是。医家之病，莫此为甚，不可忽也。

十从气味章神见

凡制方用药，乃医家开手作用第一要着。而胸中神见，必须发泄于此。使不知气味之用，必其药性未精，不能取效，何神之有？此中最有玄妙，勿谓其浅识易知，而勿加之意也。余少年时，每将用药，必逐件细尝，既得其理，所益无限。

气味有阴阳。阴者降，阳者升；阴者静，阳者动；阴者柔，阳者刚；阴者怯，阳者勇；阴主精，阳主气。其于善恶喜恶，皆有妙用，不可不察。

气味之升降，升者浮而散，降者沉而利。宜升者勿降，宜降者勿升。

气味之动静，静者守，而动者走，走者可行，守者可安。

气味之刚柔，柔者纯而缓，刚者躁而急。纯者可和，躁者可劫。而非刚不足以去暴，非柔不足以济刚。

气味之勇怯，勇者直达病所，可赖出奇；怯者用以周全，藉其平妥。

气味之主气者，有能为精之母；主精者，有能为气之根。或阴中之阳者，能动血中之气；或阳中之阴者，能顾气中之精。

气味有善恶。善者赋性驯良，尽堪择用；恶者气味残狠，何必近之？

气味有喜恶。有素性之喜恶，有一时之喜恶。喜者相宜，取效尤易；恶者见忌，不必强投。

明哲自治①

见定虽然事不难，也须明哲毋招怨。

明哲二字，为见机自保也。夫医患不明，明则治病何难哉？而所患者，在人情耳。人事之变，莫可名状。如我有独见，岂彼所知？使彼果知，当自为矣，何藉于我？而每有病临危剧，尚执浅见，从旁指示曰：某可用，某不可用，重之云太过，轻之言不及，倘一不合意，将必有后言，是当见机之一也。有杂用不专者，朝王暮李，主见不定，即药已相投，而渠不知觉，忽惑人言，舍此慕彼。凡后至者，欲显己长，必谈前短，及其致败，反以嫁谗，是当见机之二也。有病入膏肓，势必难疗，而怜其苦求，勉为举手，当此之际，使非破格出奇，何以济急？倘出奇无功，徒骇人目，事后亦招浮议，是当见机之三也。其

---

① 明哲自治：原脱，据目录补。

或有是非之场，争竞之所，幸灾乐祸，利害所居者，近之恐涉其害，是当见机之四也。有轻医重巫，可无可有，徒用医名，以尽人事，及尚有村鄙之夫，不以彼病为恳，反云为我作兴吁，诚可哂也，此其相轻孰甚，是当见机之五也。有议论繁杂者，有亲识要功者，有内情不协者，有任性反复者，皆医中最忌，是当见机之六也。凡此六者，皆当默识，而惟缙绅之间，尤当加意，盖恐其不以为功，而反以为罪，何从辨哉？此虽曰吾尽吾心，非不好生，然势不我由者，不得不见机进止，此明哲自治，所必不可少也。

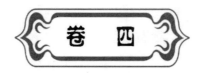

切诊

原脉体用（见后附余）

脉取寸口之义

"经脉别论"曰：食气入胃，经气归于肺，肺朝百脉。气归于权衡，权衡以平，气口成寸，以决死生。

"营卫生会篇"云：人食气于谷，谷入于胃，以传于肺，五脏六腑，皆以受气，其清者为营，浊者为卫，营行脉中，卫行脉外。

《难经》云：寸口者，脉之大会，手太阴之动脉也。

慎庵按：人之脏腑、气血、经脉、骨髓，皆有所会，名曰八会，而脉之大会，在于太渊，即手太阴动脉，在掌后陷中。

吴草庐曰：寸关尺，辄名心脉、肺脉、肝脉、脾脉、肾脉者，非也。此手太阴肺经之动脉，分其部以候他脏之气耳（李时珍曰：非五脏六腑所居之处也）。脉行始于肺，终于肝，而复会于肺。肺为气所出入之门户，故名曰气口，而为脉之大会，以占一身焉。

释寸口、气口、脉口

张景岳曰：愚按寸口、气口、脉口之义，历考经文，乃统两手而言，非独指两寸为寸口，右手为气口也。肺主诸气，气之盛衰见于此，故曰气口；脉朝百脉，脉之大会聚于此，故曰脉口；脉出太渊，其长一寸九分，故曰寸口。是名虽三，而实则手太阴肺经一脉也。王叔和未详经旨，突谓左为人迎，右为气口。左手寸口，人迎以前；右手寸口，气口以前等说，以致后人，俱指两寸为寸口，右关为气口，而不复知统两手而言矣。自晋及今，以讹传讹，莫可解救也。

慎庵按：张仲景《伤寒论》《金匮要略》中所言寸口，皆统三部而言，亦未尝专指寸脉而言也。张说为是。

析寸关尺

"二难"曰：从关至尺，是尺内，阴之所治也；从关至鱼际，是寸口内，阳之所治也。然则关之前曰寸，关之后曰尺，而所谓关者，乃间于尺寸之间，而为阴阳之界限，正当掌后高骨处是也。

滑伯仁曰：手太阴之脉，由中焦出行，一路直至两手大指之端，其鱼际后一寸九分，通谓之寸口，于一寸九分之中，曰寸、曰尺，而关在其中矣。其所以云尺寸者，以内外本末对待为言，而分其名也。

蔡氏云：自肘中至鱼际，得同身寸之一尺一寸。自肘前一尺，为阴之位，鱼际后一寸，为阳之位。太阴动脉，前不及鱼际横纹一分，后不及肘中横纹九寸，故古人于寸内取九分为寸，尺内取一寸为尺，以契阳九阴十之数。

《脉经》曰：阳出阴入，以关为界。阳出三分，阴入三分，

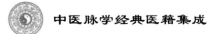

第
五
辑

故曰三阴三阳。阳生于尺，动于寸；阴生于寸，动于尺。寸主射上焦，头及皮毛竟①手；关主射中焦，腹及腰；尺主射下焦，少腹至足。

三部九候

"三部九候论"云：人有三部，部有三候，以决死生，以调虚实，而除邪疾。上部天，两额之动脉（当领厌之分，足少阳脉气所行也）；上部地，两颊之动脉（即地仓、大迎之分，足阳明脉气所行也）；上部人，耳前之动脉（即和髎之分，手少阳脉所行也）。中部天，手太阴也（掌后寸口动脉，经渠之次，肺经脉气所行也）；中部地，手阳明也（手大指、次指歧骨间动脉，合谷之次，大肠经脉气所行也）；中部人，手少阴也（掌后锐骨下动脉，神门之次，心经脉气所行也）。下部天，足厥阴也（气冲下三寸动脉，五里之分，肝经脉气所行也，卧而取之，女子取太冲，在足大指本节后二寸陷中是也）；下部地，足少阴也（内踝后跟骨旁动脉，太溪之分，肾经脉气所行也）；下部人，足太阴也（鱼腹上越筋间动脉，直五里下，箕门之分，沉取乃得，脾经脉气所行也。若胃气欲候者，当取足跗上之冲阳）。故下部之天以候肝，地以候肾，人以候脾胃之气；中部天以候肺，地以候胸中之气，人以候心；上部天以候头角之气，地以候口齿之气，人以候耳目之气。三而三之，合则为九，九分为九野，九野为九脏。故神脏五，形脏四，合为九脏（神脏五，以五脏藏神，故曰神脏；形脏四，即头角、耳目、口齿、胸中，共为九脏）。

按：此上古三部九候诊法，以人身上中下三停分三部，三而三之，合为九候也。

"十八难"曰：脉有三部九候，然三部者，寸关尺也；九候

---

① 竟：结束，完结。《玉》篇："竟，终也。"

者，浮中沉也。上部法天，主胸以上至头之有疾也；中部法人，主膈下至脐之有疾也；尺为下部，法而应乎地，主脐以下至足之有疾也。审而刺之者也。

　　按：此越人专以寸口寸关尺为三部，三部俱有浮中沉之三候，三而三之，合成九也。今人之所遵守者，以其简捷，不复知有古法矣。

附：十二经动脉

　　手太阴肺脉，动中府、云门、天府、侠白。

　　手阳明大肠脉，动合谷、阳溪。

　　足阳明胃脉，动冲阳。（在足大指次指陷中，为内庭，上内庭五寸，是即仲景所谓趺阳脉是也）

　　足太阴脾脉，动箕门、冲门。（在期门下尺五寸）

　　手少阴心脉，动极泉。（臂内腋下筋间。）

　　手太阳小肠脉，动天窗。（在颈侧大筋间，曲颊下）

　　足太阳膀胱脉，动委中。（在膝后）

　　足少阴肾脉，动太溪。（在踝后跟骨上）

　　手厥阴心包络，动劳宫。（在掌中屈中指尽处）

　　手少阳三焦脉，动禾髎。（在耳前）

　　足少阳胆脉，动听会。（在耳前陷中）

　　足厥阴肝脉，动太冲、五里、阴廉。

六部脏腑分属定位

　　"脉要精微论"云：尺内两旁，则季胁也。尺外以候肾，尺里以候腹。中附上（言附尺之上而居中者，即关脉也），左外以候肝，内以候膈；右外以候胃，内以候脾。上附上（言上而又上，即寸脉也），右外以候肺，内以候胸中；左外以候心，内以候膻

第
五
辑

中（即心包络）；前以候前，后以候后。上竟上①者，胸喉中事也；下竟下②者，少腹、腰股、膝胫、足中事也。

李士材曰：《内经》出胸腹膈三字，配寸关尺，腑不及胆者，寄于肝也；不及大肠、小肠、膀胱者，统于腹中也。

张路玉曰：寸关分左右，尺独不分者，一皆主乎肾也。肾为先天一气之始，故首言也。

徐春甫曰：内外每部，有前后半部之分也。脉之上至，应前半部为外；脉之下至，应后半部为内（一指前后分内外）。概而言之，脏腑近背之阳位者，以前半部候之；近腹之阴位者，以后半部候之。

张景岳曰：观易卦六爻，凡画卦者，自下而上，上三爻为外卦，下三爻为内卦，则其上下内外之义明矣。又有以浮取为外，沉取为内，于义亦通。

滑伯仁曰：左尺主小肠、膀胱、前阴之病；右尺主大肠、后阴之病。

《灵枢》曰：宗气出于上焦，营气出于中焦，卫气出于下焦。上焦在于膻中，中焦在于中脘，下焦在于脐下阴交。故寸主上焦，以候胸中；关主中焦，以候膈中；尺主下焦，以候腹中。此定诊也。（此三焦分诊于寸关尺也。）

慎庵按：以上诊法，五脏定位，出于《素问》。三焦包罗乎五脏六腑之外，是一大腑，故经名孤腑，当依上中下，分诊于寸关尺，是从《灵枢》也。膻中即心包络。经云：诸邪之在于心也，皆在于心之包络。是代心受邪之脏，是即心也，故《素问》首及之，而诊同于左寸。命门在十四椎之下，下至上，在七椎之上，介乎两肾之中。正当上下左右之中，其位

---

① 上竟上：脉学术语。诊寸部脉时，手指向上（掌侧）推至脉搏尽端，所谓上录鱼际，以测候病位。

② 下竟下：脉学术语。诊尺部脉时，手指向下（臂侧）推至脉搏尽端，所谓下寻尺泽，以测候病位。

象极，名为丹田，是先天真阳之窟宅，而为肾经之腧穴，故候右尺之元阳，即所以候命门也。至于六腑经文，首揭胃腑，余俱略而不言，但以胸膈腹三字赅之者，以胃为十二经脉之化源，五脏六腑皆禀气于胃，顾胃腑于诸经，岂不重而且大乎？此皆本之于《内经》，为诊家之定法，历万世而不移易者也。余大、小肠，胆与膀胱四经部位，未经《内经》指明，致启后世之疑，议者纷纷不一。以胆属木，而附于肝，分属左关同诊。膀胱与肾俱属水，分诊于左尺。至大、小肠二腑，或从两寸，或从两尺，未有定诊。余著《存疑》一则，附见于后，就有道者正焉。

存疑（见后附余）

下指法

卢子由曰：诊法多端，全凭指法捷取。盖人之中指，上两节长，无名、食指，上两节短，参差不齐。若按尺，排指疏，则逾越一寸九分之定位；排指密，又不及寸关尺之界分。齐截三指，斯中指翘出，而节节相对，节无不转，转无不活，此别左右，分表里，推内外，悉五层，候浮中沉，此三指法也。以中指并齐食指，去无名指；以中指并齐无名指，去食指，亦节无不转，此衡寸口，权尺中，齐上下，推下上，推上下，均前后，两指法也。至若左人迎，右气口，候十二脏腑定位，如以右食指，切左寸脏心，腑小肠；右中指，切左关脏肝，腑胆；右无名指，切左尺脏肾，腑膀胱；如以左食指，切右寸脏肺，腑大肠；左中指，切右关脏脾，腑胃；左无名指，切右尺脏命门，腑三焦（此遵古诊，惟此右尺不可依此，当遵前条经文），咸用指端举按，别脏别腑，此单指法也。虽可三指并齐，及其定位，专指举按，固得其真，不若独指之无牵带，别有低昂①也。第惟食指肉薄而灵，中指则厚，无名指更厚且木，是必指端棱起如线者，名曰指目，以按脉中之脊，无论洪大弦革，即小细丝微，咸有脊焉，真如目之视物，妍丑毕具，故古人称诊脉，曰看脉，可想见其取用矣。每见惜指甲之修长，用指厚肉分，或指节之下，以凭诊视者，真不啻目生颈腋胸胁间矣。

下指有轻重

"五难"曰：脉有轻重，何谓也？然初持脉，如三菽（豆也）之重，与皮毛相得者，肺部也。如六菽之重，与血脉相得者，心部也。如九菽之重，与肌肉相得者，脾部也。如十二菽之重，与筋平者，肝部也。按之至骨，举指来疾者，肾部也。故曰轻重也。

滑伯仁曰：取脉之要有三：曰举、曰按、曰寻。轻手循之曰举，重手取之曰按，不轻不重，委曲求之曰寻。初持脉，轻手按之，脉见皮肤之间者，阳也，腑也，亦心肺之应也。重手按之，附于肉下，近于筋骨间，阴也，脏也，亦肾肝之应也。不轻不重，中而候之，其脉得于肌肉间者，阴阳相通，中和之象，脾胃之应也。若浮中沉之不见，则委曲而求之，所谓寻也。若隐若见，则阴阳伏匿之脉也，三部皆然。（一云：举必先按之，按则必先举之，以举物必自下而上，按物必自上而下也。）

诊视大法

"脉要精微论"云：诊法常以平旦，阴气未动，阳气未散，饮食未进，经脉未盛，络脉调匀，气血未乱，故乃可诊有过之

---

① 低昂：起伏；时高时低。

脉。（脉不得中，而有过失也。）

凡诊先以三指齐按，所以察其大纲，如阴阳表里，（统体而言）上下来去，长短溢脉覆脉之类是也。后以逐指单按，所以察其部分。每部下指，先定经脉、时脉，以审胃气，分表里寒热虚实，辨气分血分，阴阳盛衰，脏腑所属，浮候中候沉候，以消息之断病，何部异于众脉，便属此部有病。候其盛衰之极者，以决之，在上上病，在下下病，左曰左病，右曰右病。

"平人气象论"云：持脉有道，虚静为保。以脉之理微，非静心神，忘外虑，均呼吸，不能得也。故人之息未定，不可以诊；己之息未定，亦不可以诊。夫意逐物移，念随事乱，谓能察认隐微，有是理乎？故必虚其心，静其志，纤微无间，而诊道斯为全矣，保不失也。

七诊

"三部九候论"云：察九候，独小者病，独大者病，独疾者病，独迟者病，独热者病，独寒者病（张注云：谓其或在上，或在下，或在表，或在里之不同也），独陷下者病（沉伏不起也）。

《举要》云：脉有七诊，曰浮中沉，上下左右，消息求寻。（浮以候表，沉以候里，中以候胃气。上下，即寸与尺，此概两手六部而言也；左右，左手右手也，一说上下左右，即"脉要精微论"所云：左外以候心，右外以候肺。上竟上者，胸喉中事也；下竟下者，少腹、腰股、膝胫、足中事也。此节与前诊视大法参看。）

脉审上下来去

"脉要精微论"云：上盛（寸部）则气高，（邪壅于上，故为喘满）下盛（关尺也）则气胀。来疾去徐，上实下虚，为厥巅疾；（阳厥巅顶之疾）来徐去疾，上虚下实，为恶（去声）风也。故中恶风者，阳气受也。（上下皆指寸尺而言。"恶"字入声。）

张仲景曰：初持法，来疾去迟，此由疾入迟，名曰内虚外实也。初持脉，来迟去疾，此出迟入疾，名曰内实外虚也。

滑伯仁曰：脉有上下来去至止，不明此六字，则阴阳虚实不别也。上者为阳，来者为阳，至者为阳；下者为阴，去者为阴，止者为阴。上者，自尺部上于寸口，阳生于阴也；下者，自寸口下于尺部，阴生于阳也。来者，自骨肉之分而出于皮肤之际，气之升也；去者，自皮肤之际而还于骨肉之分，气之降也。应曰至，息曰止也。

吴鹤皋曰：脉有上下，是阴阳相生，病虽重不死。脉有来去，是表里交泰，病虽重必起。脉无上下来去，死无日矣。

汪子良曰：来以候外，去以候内。来实去虚，主病在外；来小去大，主病在内。

推求上下内外察病法

"脉要精微论"云：推而外之，内而不外，有心腹积也。

张注云：推音吹，诸释作推动之推者，非也。此言察病之法，当推求于脉，以决其疑似也。凡病若在表，而欲求之于外矣，然脉则沉迟不浮，是在内而非外，故知其心腹之有积也。

推而内之，外而不内，身有热也。

张云：凡病若在里，而欲推求于内矣。然脉则浮数不沉，是在外而非内矣，故知其身之有热也。

推而上之，上而不下，腰足清也。

张云：凡推求于上部，然脉只见于上，而下部则弱，此以有升无降，上实下虚，故腰足为之清冷也。

推而下之，下而不上，头项痛也。

张云：凡推求于下部，然脉只见于下，而上部则亏，此以有降无升，清扬不能上达，故为头项痛也。或以阳虚而阴凑之，亦为头项痛。

按之至骨，脉气少者，腰脊痛而身有痹也。

张云：按之至骨，沉，阴胜也。脉气少者，气血衰也。正气衰而阴气盛，故为是病。

因形气以定诊

《汇辨》云：人之形体，各有不同，则脉之来去，因之亦异，不可执一说，以概病情也。何则？肥盛之人，气居于表，六脉常带浮洪；瘦小之人，气敛于中，六脉常带沉数。性急之人，五至方为平脉；性缓之人，四至便作热医（此句未妥，亦须合症而诊）。身长之人，下指宜疏；身短之人，下指宜密。北方之人，每见实强；南方之人，恒多软弱。少壮之人，脉多大；老年之人，脉多虚。醉后之脉常数；饮后之脉常洪。室女尼姑多濡滞；婴儿之脉常七至。故经曰：形气相得者生，三五不调者死。更有说焉，肥盛人虽曰浮洪是其常，使肌肉过于坚厚，则其脉来，势不能直达于皮肤，反欲重按乃见，徒守浮洪之说，以轻手取之，则模糊细小，竟不能测；瘦小之人，虽曰沉数是其常，使肌肉过于浅薄，则其脉来，即呈于皮肤，反可浮取而知。性急之人，脉数是其常，当从容无事，亦近舒徐；性缓之人，脉迟是其常，值倥偬①多冗，亦随急数。北人脉强是其常，或累世膏粱，或母系南产，亦未必无软弱之形；南人脉弱是其常，或先天禀足，或习耐劳苦，亦间有实强之状。少壮脉大是其常，夭促者多见虚细；老年脉虚是其常，期颐②者更为沉实。

---

① 倥偬（kǒng zǒng）：事情纷繁、急促的样子。

② 期颐：一百岁。《礼记·曲礼上》："百年为期，颐"。

室女尼姑，濡弱者是其常，或境遇优游，襟怀恬淡，脉来亦定冲和；婴儿气禀纯阳，急数者是其常，或质弱带寒，脉来亦多迟慢。以此类推，则人固有一定之形气，形气之中，又必随地转移，方能尽言外之妙也。

脉审阴阳顺逆

"平人气象论"有云：脉从阴阳，病易已；脉逆阴阳，病难已。

《约注》云：春夏洪大为顺，沉细为逆；秋冬沉细为顺，洪大为逆。男子左大为顺，女子右大为顺。凡外感证，阳病见阳脉为顺，阳病见阴脉为逆，阴病见阳脉亦为顺。内伤证，阳病见阳脉为顺，阳病见阴脉为逆，阴病见阴脉为顺，阴病见阳脉为逆也。

《灵枢·动输》篇云：阳病而阳脉，小者为逆；阴病而阴脉，大者为逆。

《约注》云：阳证脉宜浮大，小为阳证见阴脉；阴证脉宜沉细，大为阴证见阳脉。

张路玉曰：阴阳，死生之大端，不出浮、大、数、动、滑为阳，沉、涩、弱、弦、微为阴之总纲。仲景言伤寒阴病见阳脉者生，阳病见阴脉者死，可以推卒病之逆顺，亦可广诸病之死生。

孙对薇曰：阴根于阳，阳根于阴。表属阳，以活动为性体，而有静顺之阴在内；里属阴，以静顺为性体，而有活动之阳在中，乃相依倚也。若表脉惟散尖洪大，里脉惟寨迟细小，乃阴阳不相和，各盛于本位。当收敛表阳，使根于内；温和里阴，使根于外。有表涩下，而里冲上者，在外为阳气不升，在内为阴火冲发；有表寨涩，而里洪数者，此阴乘阳，阳乘阴也。又云：尖数在下，而不见乎阔之体，此阳极也，当下之；平阔在上，而不见尖数之体，此阴胜也，当升之。

脉有五逆

《灵枢·玉版》篇云：诸病皆有逆顺。腹胀，身热，脉大，是一逆也。腹鸣而满，四肢清（冷），泄，其脉大，是二逆也。衄而不止，脉大，是三逆也（皆为阴证见阳脉）。咳且溲（小便）血，脱形，其脉小劲（小不宜劲），是四逆也。咳，脱形，身热，脉小以疾（小不宜疾），是谓五逆也。如是者，不过十五日而死矣。其腹大胀，四末清，脱形，泄甚，是一逆也。腹胀，便血，其脉大时绝，是二逆也。咳（上），溲血（下），形肉脱（外），脉搏（内），是三逆也。呕血，胸满引背，脉小而疾（虚而火盛），是四逆也。咳呕（上），腹胀（中），且飧泄（下），其脉绝，是五逆也。如是者，不过一时而死矣。

《灵枢·五禁》篇曰：何谓五逆？热病脉静（阳证见阴脉），汗已出，脉盛躁（病不为汗衰），是一逆也。病泄，脉洪大，是二逆也。著痹不移，䐃肉破，身热，脉偏绝，是三逆也。淫而夺形，身热，色夭然白，及后下血衃（凝血），血衃重笃，是四逆也。寒热夺形，脉坚搏（真脏脉也），是谓五逆也。

四塞脉

"至真要大论"曰：春不沉，夏不弦，冬不涩，秋不数，是谓四塞。

吴注云：言脉虽待时而至，若春至而全无冬脉，夏至而全无春脉，已虽专王，而早绝其母气，是五脏不相贯通也。

又曰：参见曰病，复见曰病，未去而去曰病，去而不去曰病。

第
五
辑

吴注云：一部而参见诸部，此乘侮交至也。既见于本部，复见于他部，此淫气太过也。未去而去，为本气不足，来气有余；去而不去，为本气有余，来气不足。王注：复见，谓再见已衰、已死之气也。

脉贵有神

李东垣曰：脉之不病，其神不言，当自有也。脉既病，当求其中神之有与无焉。如六数、七极，热也，脉中有力，即有神也。三迟、二败，寒也，脉中有力，即有神也。热而有神，当泄其热，则神在焉；寒而有神，当去其寒，则神在矣。寒热之脉，无力无神，将何恃而泄热去寒乎？苟不知此，而遽泄之去之，将何依以生，所以十亡八九。故经曰：脉者，血气之先。血气者，人之神，可以不谨养乎？可不察其有无乎？

按：东垣此论，深达至理，但以有力二字言有神，恐不足尽有神之妙。王执中曰：有神者，有力中带光泽润滑也，于解进矣。萧子颢歌云：轻清稳厚肌肉里，不离中部象自然，则又有进焉。

脉贵有根

《难经》曰：上部有脉，下部无脉，其人当吐，不吐者死（胸腹有物填塞，故吐之则愈，若无物可吐，则阴绝于下也）。上部无脉，下部有脉，虽困无能为害。所以然者，人之有尺，譬如草之有根，枝叶虽枯槁，根本将自生。木有根本，人有元气，故知不死。

"八难"曰：寸口脉平而死者，何谓也？然诸十二经脉，皆系于生气之原。所谓生气之原者，谓十二经之根本也，谓肾间动气也。此五脏六腑之本，十二经脉之根，呼吸之门，三焦之原，一名守邪之神（言其能建中立本，育气固形，使诸邪不能伤其身，守其内而卫其外者也，故云）。故气者，人之根本也，根绝则茎叶枯矣。寸口脉平而死者，生气独绝于内也。

脉无根有二说

《汇辨》云：一以尺中为根。叔和云：寸关虽无，尺犹不绝，如此之流，何忧殒灭？盖因其有根也。若肾脉独败，是无根矣，安望其发生乎？一以沉候为根。经曰：诸浮脉无根者皆死。是为有表无里，孤阳不生。盖阴阳互为其根，使阴既绝矣，孤阳岂能独存乎？尺为肾部，而沉候之六脉，皆肾也（滑氏曰：沉候亦肾肝之应，见前）。要知两尺之无根，与沉取之无根，总属肾水涸绝，而无资始之原，宜乎病之重困矣。

浮中沉候五脏说

王宗正曰：诊脉之法，当从心肺俱浮，肝肾俱沉，脾在中州，则与叔和之守寸关尺，寄位以候五脏六腑之脉者，不大相径庭乎？岂知宗正亦从经文"诸浮脉无根者皆死"之句悟入，遂谓本乎天者亲上，本乎地者亲下。心肺居于至高之分，故应乎浮；肝肾处乎至阴之位，故应乎沉；脾胃在中，故以中候候之。然能与叔和之法参而用之，正有相成之妙。

诊足脉（冲阳、太溪、太冲三脉）

《汇辨》云：凡伤寒危迫，手脉难明，须察足脉。不知者竞相哗笑，予请陈其说焉。经曰：治病必求于本。本之为言根也，源也。而本有先后天之辨，先天之本在肾，而太溪一穴，在足内踝后五分，跟骨上动脉陷中，此足少阴所注为腧地也；后天之本在脾，而冲阳一穴，在足跗上五寸，高骨间动脉，去陷谷二寸，此足阳明所过为原之地也。诊太溪以察肾气之盛衰，诊冲阳以审胃气之有无，两脉既在，他脉可勿问也。妇人则又独重太冲者，太冲应肝，在足指本节后二寸陷中。盖肝者，东方木也，生物之始，又妇人主血，而肝为血海，此脉不衰，则生生之机，犹可望也。

脉以胃气为本

"玉机真脏论"云：脉弱以滑，是有胃气。

"终始篇"云：邪气来也，紧而疾；谷气来也，徐而和。（是皆胃气之谓。）

张景岳曰：大都脉代时宜，无太过，无不及，自有一种雍容和缓之状，便是胃气之脉。

"平人气象论"曰：春胃微弦曰平，弦多胃少曰肝病，但弦无胃曰死，胃而有毛曰秋病，毛甚曰今病。夏胃微钩曰平，钩多胃少曰心病，但钩无胃曰死，胃而有石曰冬病，石甚曰今病。长夏胃微软弱曰平，弱多胃少曰脾病，但代无胃曰死，软弱有石曰冬病，石甚曰今病。秋胃微毛曰平，毛多胃少曰肺病，但毛无胃曰死，毛而有弦曰春病，弦甚曰今病。冬胃微石曰平，石多胃少曰肾病，但石无胃曰死，石而有钩曰夏病，钩甚曰今病。（秋病，至秋而病，以胃尚存；今病，即病也，无胃气故也，余仿此。）

"玉机真脏论"云：胃者五脏之本。脏气不能自致于手太阴，必因于胃气，乃致于手太阴也。（无胃者，非无胃也，邪夺之也，邪夺之，则胃不至，而真脏反至也。）

凡脉缓而和匀，不浮不沉，不大不小，不疾不徐，不长不短，应手中和，意思欣欣，悠悠扬扬，难以名状者，此真胃气脉也。

盛启东曰：举按坚强，搏击有力，或微渺在骨，按不可得，胃气绝也。

朱改之曰：脉健旺者，按之柔和；微弱者，按之应指，便是胃气。合微弦微钩以观，自得之矣。

五脏平脉

心脉浮大而散。心合血脉，心随血脉而行，持脉如六菽之重，按至血脉而得者为浮；稍稍加力，脉道粗者为大；又稍加力，脉道阔濡者为散。肺脉浮涩而短。肺合皮毛，肺脉循皮毛而行，持脉如三菽之重，按至皮毛而得者为浮；稍稍加力，脉道不利为涩；又稍加力，不及本位曰短。肝脉弦而长。肝合筋，肝脉循筋而行，持脉如十二菽之重，按至筋，脉道如筝弦为弦；次稍加力，脉道迢迢者为长。脾脉缓而大。脾合肌肉，脾脉循肌肉而行，持脉如九菽之重，按至肌肉，如轻风微扬柳梢为缓；稍稍加力，脉道敦实者为大。肾脉沉而软滑。肾合骨，肾脉循骨而行，按至骨而得者为沉；次重按之，脉道无力为软；举指来疾流利者为滑。

滑伯仁曰：此五脏平脉，须要察之，久久成熟，一遇病脉，自然可晓。经曰：先识经脉，而后识病脉，此之谓也。

时脉

"玉机真脏论"曰：春脉者，肝也，东方木也，万物之所以始生也。其气来软弱轻虚而滑，端直以长，故曰弦，反此者病。其气来实而强，此为太过，病在外；其气来不实而微，此谓不及，病在中。太过则善怒，忽忽眩冒而巅疾；不及则胸痛引背，下则两胁胠满（忽忽，不爽也。眩，目视如转也。胠，音区，腋下胁

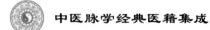

也）。夏脉者，心也，南方火也，万物之所以盛长也。其气来盛去衰，故曰钩，反此者病。其气来盛去亦盛，此为太过，病在外；其气来不盛，去反盛，此为不及，病在中。太过则身热肤痛，为浸淫；不及则烦心，上见咳唾，下为气泄。秋脉者，肺也，西方金也，万物之所以收成也。其气来轻虚以浮，来急去散，故曰浮，反此者病。其气来毛而中央坚，两旁虚，此为太过，病在外；其气来毛而微，此为不及，病在中。太过则气逆而背痛；不及则喘，呼吸少气而咳，上气见血，下闻病音。冬脉者，肾也，北方水也，万物之所以合藏也。其气来沉而搏，故曰营，反此者病。其气如弹石者，此为太过，病在外；其去如数者，此为不及，病在中。太过则解㑊，脊脉痛而少气，不欲言；不及则心悬如病饥，䏚中清，脊中痛，少腹满，小便变（䏚，音渺，季胁之下，侠脊两旁空软处。肾外当䏚，故䏚中清冷也。解㑊者，热不热，寒不寒，壮不壮，弱不弱，即倦怠无力不欲食是也）。脾脉者，土也，孤脏以灌四旁者也。善者不可得见，恶者可见。其来如水之流者，此谓太过，病在外；如鸟之喙者，此谓不及，病在中。太过则四肢不举，不及则九窍不通。

张三锡曰：时脉者，谓春三月俱带弦，夏三月俱带洪，秋三月俱带浮，冬三月俱带沉。脏脉平，胃脉又应四时，乃无病者也，反此病矣。太过病在外，是外感邪气也；不及病在中，是内伤正气也。

张路玉曰：春脉弦，见于人迎，肝气自旺也。设反见于气口，又为土败木贼之兆，或左右关虽弦，而小弱不振，是土衰木萎，法当培土荣木。设用伐肝之剂，则脾土愈困矣。或肝病证剧，六部绝无弦脉，是脉不应病，亦不可治。举此以为诸脉之例，不独肝脏为然也。夏脉钩，见于左寸，包络之火自旺也，或并见于右寸，火乘金位也。脾脉缓，诸部皆缓，而关部独盛，中宫湿热也；诸部皆缓，寸口独滑，膈上有痰也；诸部皆缓，两尺独显弦状，岂非肝肾虚寒，不能生土之候乎？肺脉毛，昔人以浮涩而短为平脉，意谓多气少血，脉不能滑。不知独受营血之先，营行脉中之第一关隘，若肺不伤燥，必无短涩之理，即感秋燥之气，亦肺病耳，非肺气之本燥也。若诸部皆毛，寸口独不毛者，阳虚浊阴用事，兼挟痰气于上也；诸部不毛，气口独毛者，胃虚不能纳食，及为泄泻之征也。肾脉石，若诸脉不石，左寸独石者，水气凌心之象；右关独石者，沉寒伤胃之象也。

脉逆四时（此即克贼脉也）

"玉机真脏论"曰：脉从四时，谓之可治；脉逆四时，为不可治。所谓逆四时者，春得肺脉，夏得肾脉，秋得心脉，冬得脾脉，其至皆悬绝沉涩者，名曰逆四时也，未有脏形[1]。于春夏而脉沉涩，秋冬而脉浮大，名曰逆四时也。（王注：未有，谓未有脏脉之形状也。）

春脉弦，得洪脉，至夏死；得涩脉，至秋死；得石脉，至冬死。以真脏之气先泄也。

丹源子[2]曰：然必曰悬绝沉涩者，正见此等脉，与常脉迥别。故不悬绝者，不可遽云死也，且其死，亦有期。按：仲景云：二月得毛脉，至秋当死，是必待所胜者旺而后死也。又按："平人气象论"所云，春胃而有毛曰秋病，毛甚曰今病等云云，是又以春与秋互对，夏与冬互对，与此稍不同，而皆不曰死，亦谓其不悬绝也。学者再取其病证参之，益了然矣。大抵春夏

---

① 脏形：五脏应四时之正常脉象。
② 丹源子：明代医家邹志夔，字鸣韶，号丹源子。著有《脉理正义》。

忌沉涩，秋冬忌浮大，此其要耳。

五脏平病死脉（"平人气象论"）

平心脉来，累累如连珠，如循琅玕，曰心平（琅玕，音郎干，玉之有光似珠者，言盛满滑利也），夏以胃气为本；病心脉来，喘喘连属（急促相仍），其中微曲，曰心病；死心脉来，前曲后居（轻取坚强不柔，重取牢实不动），如操带钩，曰心死。

平肺脉来，厌厌聂聂（众苗齐秀之貌），如落榆荚，曰肺平（浮薄而轻虚），秋以胃气为本；病肺脉来，不上不下（往来涩滞），如循鸡羽，曰肺病；死肺脉来，如物之浮（空虚无根），如风吹毛（散乱无绪），曰肺死。

平肝脉来，纟耎弱招招（犹迢迢也），如揭长竿末梢，曰肝平（梢必柔软，即和缓弦长之义），春以胃气为本；病肝脉来，盈实而滑，如循长竿，曰肝病（坚劲无梢之和缓）；死肝脉来，急益劲，如新张弓弦，曰肝死。

平脾脉来，和柔相离，如鸡践地，曰脾平，长夏以胃气为本；病脾脉来，实而盈数，如鸡举足，曰脾病（轻疾不缓）；死脾脉来，锐坚如鸟之喙，如鸟之距，如屋之漏，如水之流，曰脾死。（后二句，言点滴无伦，去而不返也）

平肾脉来，喘喘累累如钩，按之而坚，曰肾平，冬以胃气为本；病肾脉来，如引葛（坚搏牵连），按之益坚，曰肾病；死肾脉来，发如夺索，辟辟（音劈）如弹石，曰肾死。

按："十五难"所载，平病死脉，与本经各有异同，学者当以本经为正。

脉有溢覆关格（此阴阳相乘之脉）

"三难"曰：关之前，阳之动也，脉当九分而浮。过者，法曰太过，减者，法曰不及。遂上鱼①为溢，为外关内格，此阴乘之脉也。关以后，阴之动也，脉当一寸而沉。过者，法曰太过，减者，法曰不及。遂入尺为覆，为内关外格，此阳乘之脉也。故曰覆溢，是其真脏之脉，人不病而死也。

庞安常曰：寸倍尺为溢脉，一名外关，关以上，外脉也，阴拒阳而出，名曰内格。自关以上，溢于鱼际，而关以后，脉伏行，阴壮乘阳，而阳竭则死，是寸口四倍于人迎。尺倍寸为覆脉，一名内关，关以下，内脉也，阳拒阴而入，名外格。自关以下，覆入尺泽，而关以前，脉伏行，阳亢乘阴，而阴竭亦死，是人迎四倍于寸口。

脉有伏匿

"二十难"曰：阴阳更相乘，更相伏也。脉居阴部，而反阳脉见者，为阳乘阴也。脉虽时沉涩而短，此谓阳中伏阴也。脉居阳部，而反阴脉见者，为阴乘阳也。脉虽时浮滑而长，此谓阴中伏阳也。

张注云：尺部而见阳脉，乃阳乘于阴。阳脉之中，虽时沉涩而短，此乃阳中伏阴。寸部而见阴脉，乃阴乘于阳也。阴脉之中，虽时浮滑而长，此乃阴中伏阳也。

禀赋脉

六阳脉，六部健旺；六阴脉，六部如丝。

仁斋曰：阳脉虽病寒常浮洪，阴脉虽病热常微细。

钱君颖曰：禀阳脏者，便燥，能饮冷，恶辛辣，不受补剂，畏热喜凉；禀阴脏者，便溏，喜饮热，饮冷即泻，喜辛辣，

---

① 鱼：鱼际。

畏冷。

肥人脉沉，瘦人脉浮。

张三锡曰：人肥白，脉多沉弱而濡，或滑，以形盛气虚，多湿痰故耳。人黑瘦，脉多数疾，或弦，以阴水不足，火常盛故耳。

滑伯仁曰：男子尺脉常弱，女子尺脉常盛。

朱丹溪曰：男子寸盛而尺弱，女子尺盛而寸弱。（参黄子①曰：男子以阳为主，女子以阴为主也。）

吴鹤皋曰：神气充实，一手或两手，脉上鱼际，必寿。素无此脉，一旦见者，阴乘阳也，为逆气喘息。

反关脉

《内经》曰：脾脉外鼓，沉为肠澼②，久自已。胃脉外鼓大，为膈偏枯。

王启玄注云：外鼓，谓不当尺寸而鼓击于臂外。

邹丹源曰：此即反关脉，谓其不行于关上，而见于关外，故曰反关也。其部位取法，亦与正同，然有两手俱反者，有只一手反者。《内经》此节，特脾胃一部之主法，若心肺肝肾，亦可以三隅反矣。然溯其所自，亦不外乎肺朝百脉之义。但其所致，必有所由，或赋形之初，偶有感变，而致脉道易位者，此先天之变也；或形生之后，因惊扑，因病药，而脉道外走者，此后天之失也。

附记：孙兆诊开宝寺僧，左手无脉，乃转左臂上得之，而息至如常。

---

① 参黄子：明代医家，吴崑，字山甫，号鹤皋、参黄子。著有《医方考》《脉语》等。

② 肠澼（pì）：即痢疾。《素问识》："肠澼二字，《素》《灵》中凡十见，多指赤白滞痢而言。"

孙曰：意是少年时，曾有惊扑，震动心神，故脉道外移，则不能复，今气血已定，自不复归，非有病也。僧曰：然。某襁褓时，两受扑，皆几死，今宜脉之失道，非有疾也。闻公神于医，聊试耳。

反诊脉

《脉经》曰：寸口脉沉着骨，反仰其手，乃得之，此肾脉也。动，苦少腹痛，腰体痠，癫疾。刺肾俞，入七分。又刺阴维，入五分。

慎庵按：此乃反诊之脉，非反关也。反仰其手，谓仰医者之手，非仰病人之手也。古人诊病，必仰病人之手而诊，医者覆其手以候，惟反诊异是，覆其病人之手，医者仰手而取，则得其脉矣。此外，惟南北二政之岁，三阴司天在泉，尺寸有不应者，反其诊则见矣。不应者脉极沉，不应诊也，覆病人手诊之，则脉见，非无脉也。舍此之外，无覆手之诊。南北政不应之诊，附见于后。

南北政司天在泉不应之诊

《汇辨》云：南北二政，其面不同，司天在泉，移位相从。甲己之岁，是为南政。三阴司天，则寸不应；三阴在泉，则尺不应。乙庚、丙辛、丁壬、戊癸，斯八岁者，皆曰北政。三阴司天，则尺不应；三阴在泉，则寸不应。南政之岁，厥阴司天，则右不应；太阴司天，则左不应。北政之岁，厥阴在泉，则右不应；太阴在泉，则左不应。不应之位，皆少阴也。诸部不应，反诊较之。

不应之脉，皆在两寸两尺，一为手少阴心经，一为足少阴肾经也。凡南政之应在寸者，则北政应在尺；北政之应在寸者，则南政应在尺。值此不应之脉，乃岁运合宜，命曰天和之脉，不必求治，若误治之，反伐天和矣。

不应有尺寸反左右交

尺当不应，而反浮大；寸当浮大，而反沉细；寸当不应，而反浮大；尺当浮大，而反沉细，是为尺寸反者，死。

右当不应，而反浮大；左当浮大，而反沉细；左当不应，而反浮大；右当浮大，而反沉细，是谓左右交者，死。

外感辨风寒风热凭症略脉说

张路玉曰：肥人肌肉丰厚，胃气沉潜，纵受风寒，未得即见表脉，但须辨证。设鼻塞声重，涕唾稠黏，风寒所伤也。若鼻塞声重，而屡咳痰不即应，极力咯之，乃得一线黏痰，甚则咽肿者，乃风热也。以肥人肌气充盛，风邪急切难入，因其内多湿痰，故伤热最易，否则形盛气虚，色白肉松，肌腠不实之故，不可以此胶执也。瘦人肌肉浅薄，胃气外泄，即发热头痛，脉浮数，多属于火。但以头之时痛时止，热之忽重忽轻，又为阴虚火扰之故也。惟发热头痛无间，昼夜不分轻重，人迎浮盛者，方是外感之病。亦有表邪挟内火，虽发热头痛，昼夜不分轻重，而烦躁口渴，卧寐不宁，皆邪火烁阴之候，惟宜辛凉发散，又当顾虑其阴。独形瘦气虚，颜白唇鲜，卫气不固者，最易伤风，却无内火之患矣。

脉有五邪 （虚实贼微邪是也）

《难经》曰：从前来者为实邪，从后来者为虚邪，从所不胜来者为贼邪，从所胜来者为微邪，自病者为正邪。

春肝木王，其脉弦细而长，名曰肝脉也。反得浮涩而短者，是肺之乘肝，金之克木，为贼邪，大逆，十死不治。反得洪大而散者，是心之乘肝，子之扶母，为实邪，虽病自愈。反得沉濡而滑者，是肾之乘肝，母之归子，为虚邪，虽病易治。反得大而缓者，是脾之乘肝，土之凌木，为微邪，虽病即瘥。（余四脏俱依此而推，不必重录其文。）

按：我生，是将来，故在前而实；生我，是退气，故在后而虚。克我，则为贼；我克，则为微也。

诊新病久病脉法

《内经》曰：脉小弱以涩者，谓之久病；脉浮滑而病者，谓之新病。（再以望诊中合色脉一条，参究得详矣。）

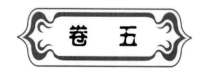

切诊

病分新久易治难治不治

张路玉曰：盛启东以新病死生，系右手关脉；宿病死生，主左手关尺。盖新病谷气犹存，胃脉自应和缓，即因邪鼓大，因虚减小，然须至数分明，按之有力，不至浊乱，再参语言清爽，饮食知味，胃气无伤，虽剧可治。如脉至浊乱，至数不分明，神昏语错，病气不安，此为神识无主，苟非大邪瞑眩，岂宜见此乎？新病而一时形脱者死；不语者，亦死；口开眼合，手撒遗尿者，俱不可治。新病虽各部脉脱，中部独存者，是为胃气，治之必愈。久病而左关尺软弱，按之有神，可卜精血之未艾，他部虽危，治之可生。若尺中弦紧急数，按之搏指，或细小脱绝者，法在不治。缘病久胃气向衰，又当求其尺脉，为先天之根气也。启东又云：诊得浮脉，要尺有力，为先天肾水可恃，发表无虞；诊得沉脉，要右关有力，为后天脾胃可凭，攻下无虞，与前说互相发明。又曰：诊客邪暴病，应指浮象可证；若虚羸久病，当以根气为本。如下指浮大，按久索然者，正气大虚之象，无问暴病久病，虽证显灼热烦扰，皆正衰不能自主，随虚阳发露于外也。下指濡软，久按搏指，里病表和之

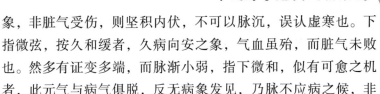

象，非脏气受伤，则坚积内伏，不可以脉沉，误认虚寒也。下指微弦，按久和缓者，久病向安之象，气血虽殆，而脏气未败也。然多有证变多端，而脉渐小弱，指下微和，似有可愈之机者，此元气与病气俱脱，反无病象发见，乃脉不应病之候，非小则病退之比。大抵病脉，初下指虽见乏力，或弦细不和，按至十余至渐和者，必能收功；若下指和，按久微涩不能应指，或渐觉弦硬者，必难收效。设病虽牵缠，而饮食渐进，便溺自调，又为胃气渐复之兆。经云：安谷者昌，浆粥入胃，则虚者活，此之谓也。（此条与前察神气条参看。）

脉无胃气

经曰：脉实以坚，谓之益甚。又云：人绝水谷则死，脉无胃气亦死。所谓无胃气者，但得真脏脉，不得胃气也。所谓脉不得胃气者，肝不弦，肾不石也。（肝肾无气不弦石，与真脏无胃气等耳。余三脏亦然，皆不治。）

无脉

久病无脉，气绝者死。暴病无脉，气郁可治。伤寒痛风，痰积经闭，忧惊折伤，关格吐利，气运不应，斯皆勿虑。

汪子良曰：伤寒头痛发热，一手或两手无脉，此寒邪在表，不得发越之故，必邪汗也，当攻之。丹溪治一妇病疟，食少，经不行已三月，诊之无脉，作虚治，觇其梳洗言动如常，始悟经不行，非无血，痰所碍也；脉无，非气血衰，乃积痰生热，结伏其痰耳，当作实热治，与三黄丸。旬日食进，脉出，带微弦，谓胃气全，不药疟自愈，而经自行。令淡滋味，果应。有因经滞者，脉法所谓寸关如故，尺脉绝者，此月不利也。一人丧妻，右手全无，后忧释脉出。经云：忧伤肺也。一人一手无

第五辑

脉，因询知打伤所致。古人治一人吐逆，二便不利，厥冷无脉，与大承气二剂，大便通，脉出安。一疫病，面赤，舌白苔，小便数，大便秘，身如芒刺，六脉俱无，此欲作斑之候，投升麻葛根汤合生脉散，一服斑出，六脉见而安。有内伤，右关弱甚，则隐而不见者。有中寒而脉无者，葱熨并灸①气海。此无脉而皆有可生之机，宜致思焉。

慎庵按：凡大吐后，有脉伏二三日不出者。有大痛后，气血凝滞，脉道壅阻而不出者。吐止痛安，而脉自出，不可因其脉无，而遽断为死证也。

崇脉

仁斋曰：崇家面色黯惨，脉乍大乍小，乍有乍无。又云：崇家或邪视如淫，脉错杂不伦，或刮快暴至，或沉伏，或双弦，或钩啄，或衮运，或横格②，或促散，或尺部大于寸关，或关部大于尺寸，是皆染崇得之。刮快钩啄，多见于脾。洪运衮衮，多见于肝。横格促散，多见于心肺。大抵崇家，心脉洪散，肝脉洪盛，尤可验焉。盖心藏神，肝藏魂，心虚则惊惕昏迷，神不守舍，而邪气得以入其魂耳。

皇甫氏曰：初病便谵语，六部无脉，然切大指之下，寸口之上，却有动脉，谓之鬼脉。

李氏曰：脉息迟伏，或为鸟啄，或绵绵不知度数，而颜色不变，皆鬼邪为病也。其状不欲见人，如有对晤，时独言笑，或向隅悲泣，是也。

《图说》曰：凡鬼崇附着之脉，两手乍长乍短，乍密乍疏，

---

① 灸：诸本皆作"炙"，疑为"灸"。
② 横格：喻脉长而坚硬，如有物横格在中。

乍沉乍浮。阳邪来见，脉则浮洪；阴邪来见，脉则沉紧。鬼疰客忤，三部皆滑。洪大袅袅，沉沉泽泽，或沉而不至寸，或三部皆紧急，但与病症不相应者，皆五尸、鬼邪、遁尸、尸疰之所为也。

吕沧州治女子之不月如娠者，曰：面色乍赤乍白者，愧也；脉来乍大乍小者，祟也。非有异梦，则灵魂所凭耳，与桃仁煎，下虾血如豚肝状六七枚，俱有窍如鱼而愈。

痰证似祟脉

王隐君曰：病势消烁殆尽，气不能相续，脉动无常，固名死证。其或痰凝气滞，关格不通，则脉亦有不动者，有两三路乱动，时有时无者，或尺寸一有一无者，或关脉绝不见者，有素禀痰气不时而然者，有僵仆暴中而然者，皆非死脉也。

慎庵按：先哲云怪证之为痰。从怪字而推，则痰证之类祟，明矣。况痰脉无常，亦类祟脉，因脉症之形似，人多误治而不觉。丹溪云：血气者，身之神也。神既衰乏，邪因而入，理或有之。若大气血既亏，痰客中焦，妨碍升降，不得运用，以致十二官俱失其职，视听言动，皆有虚妄，以邪治之，焉能愈病？以愚视之，不但不能愈，因而误治致毙，亦复不少，就丹溪治金氏妇一案可知矣。脉症既已雷同，下手从何辨识？此等关头，神而明之，存乎其人，正难以语言道也。

怪脉

弹石脉，按举劈劈然，如指弹石。雀啄脉，如雀啄食，连三五至忽止，良久复来。屋漏脉，如残漏，良久一滴。虾游脉，始则冉冉不动，沉时忽一浮。解索脉，指下散乱无次第。鱼翔脉，其脉本不动，而末强摇。釜沸脉，如釜中水，火燃而沸，有出有人。

薛氏曰：雀啄诸脉，若因药克伐所致，急投大补，多有复生者。

真脏脉

"玉机真脏论"曰：真肝脉至，中外急，如循刀刃，责责然，如按琴瑟弦（细急坚搏），色青白（金克木也）不泽，毛折（皮毛得血气而充，毛折则精气败矣，下四脏俱有此一句，因其义同，删去）而死。

真心脉至，坚而搏，如循薏苡子，累累然（短实坚强），色赤黑不泽（水克火也）。

真肺脉至，大而虚，如以毛羽中人肤（浮虚无力之甚），色白赤不泽（火克金也）。

真肾脉至，搏而绝，如指弹石，辟辟然（沉而坚也），色黑黄不泽（土克水也）。

真脾脉至，弱而乍数乍疏（和缓之气全无），色黄青不泽（木克土也）。

急虚身中卒至，五脏绝闭，脉道不通，气不往来，譬于堕溺，不可为期。其脉绝不来，若人一息五六至，其形肉不脱，真脏虽不见，犹死也。

"阴阳别论"云：凡持真脉之脏脉者，肝至悬绝急，十八日死（悬绝急者，全失和平，而弦搏异常也。十八日，为木金成数之余，金胜木而死也）。心至悬绝，九日死（为火水生成数之余，水胜火也）。肺至悬绝，十二日死（为金火生成数之余，火胜金也）。肾至悬绝，七日死（为水土生成数之余，土胜水也）。脾至悬绝，四日死（为木生数之余，木胜土也）。（凡此皆不胜克贼之气，故真脏独见者，气败而危矣。）

"平人气象论"曰：肝见庚辛死，心见壬癸死，脾见甲乙死，肺见丙丁死，肾见戊己死，是为真脏见，皆死。（此言真脏脉见者，遇克贼之日而死。）

阴阳绝脉

《脉经》云：尺脉上不至关，为阴绝；寸脉下不至关，为阳绝；阴绝而阳微，死不治。若计其余命死生之期，以月节克之也。

行尸内虚脉

仲景曰：脉病人不病，名曰行尸，以无王气，卒眩仆不识人则死。人病脉不病，名曰内虚，以有正气，虽病无苦。

脉症不相应从脉从症论

脉结伏者，内无积聚；脉浮结者，外无痼疾；有结聚者，脉不结伏；有痼疾者，脉不浮结，为脉不应病，病不应脉，是为死候（《难经》）。六淫之邪，初起脉宜洪大数实，若微小伏匿无力，是正气虚而相反，轻病必重，重病必死。久病、产后、溃疡，宜微小迟缓，若洪数为相反，中有胃气犹可救，否则危（三锡）。有舍症从脉，有舍脉从症；有从一分脉二分症者；有从一分症二分脉者。有清高贵人，两手无脉者；有左小右大，右小左大者，概从症治。

方宜脉

吴鹤皋曰：中原之地，四时异气，居民之脉，亦因时异，春弦、夏洪、秋毛、冬石。脉与时违，皆名曰病。东夷之地，四时皆春，其气暄和，民脉多缓；南夷之地，终年皆夏，其气炎蒸，民脉多大；西夷之地，终年皆秋，其气清肃，民脉多劲；北夷之地，终年皆冬，其气凛冽，民脉多石。东南卑湿，其脉软缓。居于高巅，亦西北也，西北高燥，其脉刚劲。居于污泽，亦东南也。南人北脉，所禀必刚；北人南脉，所禀必柔。东南不同，亦可类剖。《内经》曰：至高之地，冬气常在；至下之地，春气常存。

脉分男女

《难经》曰：脉有逆顺，男女有恒。而反者，何谓也？然：男子生于寅，寅为木，阳也；女子生于申，申为金，阴也。故男脉在关上，女脉在关下，是以男子尺脉恒弱，女子尺脉恒盛，是其常也。反者，男得女脉，女得男脉也。男得女脉为不足，病在内。左得之，病在左；右得之，病在右，随脉言之也。女得男脉为太过，病在四肢。左得之，病在左；右得之，病在右，随脉言之，此之谓也。

邹丹源曰：按寅申之说，他书无考，推越人之意，倘亦以男为阳为火，而火生在寅；女为阴为水，而水生在申云耳。火炎上，故盛在关上；水流下，故盛在关下也。男得女脉者，谓尺盛而寸弱，此不足之明征，人所知也。女得男脉者，谓寸盛而尺弱，此为太过，解者纷纷，殊不知病在四肢，非病在外之说也。盖男子血虚则尺盛，女子气郁则寸盛，男子血虚则脏气衰，女子气郁则四肢烦热而不举也。其曰，在左在右者，左则心肝肾之经，右则肺脾三焦之经也。又云：按诊法，诊男者先左，诊女者先右。非男女经脉有别也，从其阴阳，以察其盛衰也。

脉以左右分阴阳气血说

《千金翼》曰：凡妇人脉，常欲濡弱于丈夫。男左大为顺，女右大为顺。（此以左右分阴阳也。）

朱丹溪云：肺主气，其脉居右寸，脾胃命门三焦，各以气为变化运用，故皆附焉。心主血，其脉居左寸，肝胆肾膀胱，皆精血之隧道管库，故皆附焉。男以气成胎，则气为之主；女挟血成胎，则血为之主。男子病，右脉充于左者，有胃气也，病虽重可治；女子病，左脉充于右者，有胃气也，病虽重可治。反此者，虚之甚也。

丹源子曰：《千金》以左右分阴阳，此指男女无病时言也。丹溪以左右分气血，以男女病重后言也。然胃气二字，两手皆宜体察，诊当《难经》为正耳。

又按李梴云：老喜反，脉当细濡涩。注云：男年八八喜尺旺，女年七七喜寸旺。细濡涩多寿，弦洪紧多病。推其意，以为男老气虚，细濡宜在寸；女老血虚，细濡宜在尺耳。然以为多寿而喜之，恐亦不然。老人之脉，以和长为吉，反之一字，终非正论。聊见于此，不另立条。

假阴假阳脉

"至真要大论"曰：脉至而从，按之不鼓，诸阳皆然。诸阴之反者，脉至而从，按之鼓甚而盛也，逆取而得，治之法也。

王启玄曰：病热而脉数，按之不鼓动，乃寒甚格阳而致之，非热也。形证是寒，按之而脉气鼓击于手下盛者，此为热甚拒阴而生病，非寒也。寒甚格阳，治热以热；热甚拒阴，治寒以寒，外虽用逆，中乃顺也，此逆乃正顺也。若寒格阳而治以寒，热拒阴而治以热，外则虽顺，中乃逆也，故方若顺，是逆也。

储种山曰：凡病寒热，当以迟数为标，虚实为本。且如热证见数脉，按之不鼓而虚者，为元气不足，虚火游行于外，此非真热，乃假热也，作不足治之。如诊而实，方为真也。且如寒证见迟脉，诊之鼓击而实，为邪火伏匿于中，亦非真寒，乃假寒也，当作有余治之。如诊而虚，方是真寒。此语既明而且畅矣，此阴证似阳，阳证似阴之脉，故曰假阴假阳脉也。

奇经八脉

《汇辨》云：奇经者，在十二经脉之外，五脏腑与之配偶，故曰奇。夫脏腑之脉，寸关尺有定位，浮中沉有定体，弦钩毛石有定形。此则另为一脉，形状固异，而隧道亦殊，病证不同，而诊治自别。

李时珍云：八脉不拘制于十二经，正经之脉隆盛，则溢于奇经，故秦越人比之天雨降下，沟渠溢满，霶沛妄行，流于河泽。阳维主一身之表，阴维主一身之里，以乾坤言也。阳跷主一身左右之阳，阴跷主一身左右之阴，以东西言也。督主身后之阳，任冲主身前之阴，以南北言也。带脉横束诸脉，以六合言也。

［经论］督脉　尺寸中央，三部俱浮，直上直下。

［经脉］张洁古曰：督者，都也，为阳脉之都纲。《内经》曰：督脉起于下极之腧，并于脊里，上至风府，入脑上巅，循额，至鼻柱，极于上齿缝中龈交穴。

［主病］为外感风寒之邪，（王叔和）为腰脊强痛，不得俯仰，大人癫病，小儿风痫。《内经》谓实则脊强反折，虚则头痛。寸关尺三部皆浮，且直上直下者，为弦长之象，故主外邪。

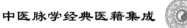

[经论] 任脉　寸口脉紧细实长至关。又曰：寸口边丸丸①。

[经脉] 任者，妊也，为阴脉之海也。《内经》谓任脉起于中极之下，循腹里，由关元上咽，至承浆下龈交，极目下承泣穴，为阴脉之都纲也。

[主病] 男子内结七疝，女子带下瘕聚。王叔和为少腹绕脐，下引阴中痛。又曰：苦腹中有气，如指上抢心，不得俯仰，拘急。又，紧细实长者，中寒而气结也。寸口丸丸，即动脉也，状如豆粒，厥厥动摇，故主气上冲心也。

[经论] 冲脉　尺寸中央俱牢，直上直下（牢脉似沉似伏，实大而长，微弦，乃三部之脉皆沉有力，直上直下，弦实之象也）。

[经脉] 冲脉起于气街（在少腹毛中两旁各二寸），挟脐左右上行，至胸中而散，为十二经之根本，故称经脉之海，亦称血海。

[主病]《灵枢》曰：冲脉血盛，则渗灌皮肤，生毫毛。女子数脱血，不荣其口唇，故髭须不生。宦者去其宗筋②，伤其冲脉，故须亦不生。越人曰：冲脉为病，逆气而里急。东垣曰：凡逆气上冲，或兼里急，或作躁热，皆冲脉逆也，宜补中益气汤加知、柏。王叔和曰：冲脉用事，则十二经不复朝于寸口，其人若恍惚狂痴。冲脉与督脉无异，但督脉浮，而冲脉沉耳。

[经论] 阳跷脉　寸部左右弹。

[经脉] 阳跷脉起于足跟中，上外踝，循胁上肩，夹口吻至目，极于耳后风池穴。

[主病] 越人曰：阳跷为病，阴缓而阳急。王叔和注曰：当从外踝以上急，内踝以上缓。又曰：寸口脉前部，左右弹者，

---

① 丸丸：圆滑端直貌。
② 宗筋：指男子阴器。

阳跷也，苦腰背痛，癫痫僵仆，恶风偏枯，痦①痹体强。左右弹，即紧脉之象。

［经论］阴跷脉　尺部左右弹。

［经脉］阴跷脉起于足跟，上内踝，循阴上胸，至咽，极于目内眦睛明穴。

［主病］越人曰：阴跷为病，阳缓而阴急。叔和注曰：当从内踝以上急，外踝以上缓。又曰：寸口脉后部，左右弹者，阴跷也，苦癫痫寒热，皮肤淫痹，少腹痛，里急，腰及髋窌②下连阴痛，男子阴疝，女子漏下。张洁古曰：跷者，捷疾也。二跷之脉起于足，使人跷疾也。阳跷在肌肉之上，阳脉所行，通贯六腑，主持诸表；阴跷在肌肉之下，阴脉所行，通贯五脏，主持诸里。

［经论］带脉　关脉左右弹。

［经脉］带脉起于季胁，周围一周，如束带然。

［主病］越人曰：带之为病，腹满，腰溶溶如坐水中（溶溶，缓纵之貌）。《明堂》曰：女人少腹痛，里急，瘕疝，月事不调，赤白带下。杨氏曰：带脉总束诸脉，使不妄行，如人束带而前垂，此脉若固，即无带下漏经之症矣。

［经论］阴维脉　尺外斜上至寸（斜上者，不由正位而上。斜向大指，名曰尺外斜，小指名曰尺内）。

叔和曰：寸口脉从少阳斜至厥阴，是阴维脉也。

［经脉］阴维起于诸阴之交，发于内踝上五寸，循股入小腹，循胁上胸，至顶前而终。

［主病］叔和曰：动苦癫痫，僵仆羊鸣，又苦僵仆失音，肌

---

①　痦（qún）：指人的肢体麻痹。《素问·五常政大论》："皮痦肉苴，筋脉不利。"

②　髋窌（liǎo）：髋部穴位。《奇经八脉考》："髋，髀骨也。窌，腰下穴也。"

肉瞤痒，应时自发，汗出恶风，身洗洗然也，取阳白、金门、仆参。又曰：阴维脉沉大而实者，主胸中痛，胁下支满，心痛；脉如贯珠者，男子两胁下实，腰中痛，女子阴中痛，如有疮状。（金门、仆参，足太阳经穴；阳白，足少阳经穴。）

［经论］阳维脉　尺寸斜上至寸。

叔和曰：寸口脉从少阴斜至太阳，是阳维脉也。

或言从右手手少阳三焦，斜至寸上手厥阴心包之位，为阴维。从左手足少阴①肾，斜至寸上手太阳小肠之位，为阳维也。

［经脉］阳维脉起于诸阳之会，发于足外踝下一寸五分，循膝上髀厌，抵少腹，循头入耳，至本神而止。

［主病］叔和曰：动苦肌肉瘤痒，皮肤痛，下部不仁，汗出而寒，又苦颠仆羊鸣，手足相引，甚者失音不能言，宜取客主人②。洁古云：卫为阳，主表。阳维受邪，为病在表，故苦寒热。营为阴，主里。阴维受邪，为病在里，故苦心痛。阴阳相维，则营卫和谐。营卫不谐，则怅然失志，不能自收持矣。

《内经》脉决死期

《素问·大奇论》：脉至浮合，浮合如数，一息十至以上，是经气予不足也，微见，九十日死。（浮合者，如浮浪之合，后以催前，数数而来，一息之间遂有十至以上之脉，是十二经脉之气，五脏之精气，皆衰夺极尽。微见，初见也，始见此脉，其死仅在九日与十日之间耳。盖肺主元气，其成数在九；脾主五脏，其成数在十也。予，与同。）

脉至如火薪然，是心精之予夺也，草干而死。（脉来如火薪之燃，乃洪大无根、无神之脉，是邪气热极，心精被夺。夏为火令，犹尚未

---

① 阴：原缺，据《脉诀汇辨》补。
② 客主人：经穴别名。出自《灵枢·经脉》。《针灸甲乙经》作上关穴别名。位于面部侧面，耳前，下关直上，当颧弓的上缘凹陷处，张口取之。

绝，至秋尽冬初草干之候，寒水令行，心火受克而死。）

脉至如散叶，是肝气予虚也，木叶落而死。（散叶者，飘浮无根之状。肝本大虚，木遇金而负，遇秋而凋，故深秋而死也。）

脉至如省客，省客者，脉塞而鼓，是肾气予不足也，悬去枣华①而死。（马玄台曰：省客者，暂去暂来也。正以脉本闭塞，而复有鼓击于指之时，是肾气全衰，本源亏极，鼓不常鼓，而闭塞自如也。枣华之候，木衰火旺，水安胜之，故曰悬去枣华而死也。悬去，犹俗云虚度也。李士材曰：省者，禁也，故天子以禁中为省中。塞者，沉而不利也；鼓者，搏而有力也。伏藏于内而鼓搏，正如禁宾客而不见，独居于内而恣肆也，故曰如省客也，是肾气不宁之故也。枣华去，则当长夏也，土旺水败，肾虚者不能支也。二者之论，从李氏为妥。）

脉至如丸泥，是胃精予不足也，榆荚落而死。（丸形圆，而泥性轻，脉来如珠转动，浮涩而无根，则中和胃气已夺，至秋冬之交而榆荚始落之候，乃木令方张，来侮胃衰之土而死矣。）

脉至如横格，是胆气予不足也，禾熟而死。（横格者，如横木之格在指下，且长且坚，真脏脉见。禾熟，秋深金令肆行，木被克败而死矣。）

脉至如弦缕，是胞精予不足也。病善言，下霜而死；不言，可治。（弦缕者，如弓弦之急，如缕之细也。胞者，心胞络也。言者，心声也。火过极而神明无以自持，则多言不休也。夫脉急细，则反其洪大之常，善言则丧其神明之守，方霜下而水令司权，火当绝矣。）

脉至如交漆②，交漆者，左右旁至也。微见，三十日死。（交漆者，以漆绞去其渣也。脉来如绞漆之状，是左右旁至，有降无升，有出无入，大小不匀，前盛后虚也。脏腑衰夺，阴阳乖乱，初见此脉，必期其三十日而死，盖月魄之生死，以三十日为盈虚故也。）

---

① 枣华：华与花通。张景岳云："枣华之候，初夏时也。"
② 交漆：交与绞通。形容脉搏如绞滤漆汁，四面流散。

脉至如涌泉，浮鼓肌中，太阳气予不足也，少气，味韭英①而死。（涌泉者，有升无降，有出无入，势甚汹涌，莫能遏御也。脉来浮鼓于肌肉之上，而乖违其就下之常，膀胱衰竭，阴精不能上奉，故少气耳。韭英初发，木令当权，则水官谢事矣，故死。）

脉至如颓土之状，按之不得，是肌气予不足也，五色先见黑白，垒发而死。（颓土者，颓败之土也，虚而无根，按之全无也。肌气，即脾气，脾主肌肉者。黑为水色，土虚而水无所畏，反来乘之也。垒即蔂，即蓬蔂也。蔂有多种，而白者发于春，当木旺之时，土安得而不败乎哉。）

脉至如悬雍，悬雍者，浮揣切之益大，是十二俞之予不足也，水凝②而死。（悬雍者，乃喉间下垂之肉，音声之机也。脉来如悬雍，浮揣切之益大，即知重按之必空矣，是孤阳亢极之象也。十二俞在背，即五脏六腑十二经之所系也。水凝为冰，乃阴盛之候，而孤阳安有不绝乎。）

脉至如偃刀，偃刀者，浮之小急，按之坚大急，五脏菀热，寒热独并于肾也，其人不得坐，立春而死。（浮之小急，如刀口也。按之坚大且急，如刀背也。菀者，积结也。五脏精气而结热，故发寒热也。阳王则阴消，故独并于肾也。腰者肾之府，肾虚则不能起坐。迫立春阳气用事，阴日衰而死矣。马玄台谓此脉当见于尺部。吴鹤皋谓不得坐，臀肉消也。）

脉至如丸，滑不直手，不直手者，按之不可得也，是大肠气予不足也，枣叶生而死。（脉至如丸之滑，其实有形，今圆活不直手。似乎无形也，大肠庚金之精气已败，而将脱之兆，新夏枣叶初生，火旺之候而死矣。）

脉至如华者，令人善恐，不欲坐卧，行立常听③，是小肠气

---

① 味韭英：指吃韭菜的初春时间。味，吃、品尝。

② 水凝：指结冰的冬天时间。

③ 行立常听：指易生疑惑，常窃听别人的言语。

予不足也，季秋①而死。（华者，草木之花也，在枝叶而不在根，乃轻浮虚而脱神也。小肠之气，通于心经，小肠不足，故心痛善恐，不欲坐卧者，心神怯而不宁也。行立常听者，恐惧之心生疑耳，丙火墓于戌，故当季秋而死也。）

仲景脉法

寸口卫气盛，名曰高（高者，自尺内上溢于寸，指下涌涌，既浮且大，而按之不衰。以卫出下焦，行胃上口，至手太阴，故寸口盛满，因名曰高）；荣气盛，名曰章（章者，自筋骨外显于关，应指逼逼，既动且滑，而按之益坚。以营出中焦，亦并胃口而出上焦，故寸关实满，因目②曰章）；高章相搏，名曰纲（纲者，高章兼该之象，故为相搏。搏则邪正交攻，脉来数盛，直以纲字揭之）；卫气弱，名曰惵（惵者，寸口微滑，而按之软弱，举指瞥瞥，似数而仍力微。以卫气主表，表虚不能胜邪，故有似乎心中怵惕之状，因以惵字喻之。惵，音牒，思惧貌）；荣气弱，名曰卑（卑者，诸脉皆不应指，常兼沉涩之形，而按之隐隐，似伏而且涩难。以营气主里，里虚则阳气不振，故脉不显，有似妾妇之卑屑，不能自主，故以卑字譬之）；惵卑相搏，名曰损（损者，惵卑交参之谓，故谓相搏之，则邪正俱殆，脉转衰微，直以损字呼之）。

张璐曰：纲者，诸邪有余之纲领；损者，诸虚渐积之损伤。高章卑惵四字，体贴营卫之盛衰，虽六者并举，而其所主，实在纲损二脉也。

仲景辨脉体状

脉蔼蔼如车盖者，名曰阳结也［蔼蔼如车盖者，大而厌厌聂聂也，为阳气郁结于外，不与阴气和杂也。（宇泰）：车盖，言浮大，即浮数之阳结也］；脉累累如循长竿者，名曰阴结也［累累如循长竿者，连

---

① 季秋：秋季第三个月。
② 目：铅印本作"名"。

连而强直也，为阴气郁结于内，不与阳气和杂也。（宇泰）长竿者，弦紧也，即沉迟之阴结也]。脉瞥瞥如羹上肥者，阳气微也（轻浮而主阳微也）；脉萦萦如蜘蛛丝者，阳气衰也 [萦萦，滞也，若萦萦葱葱之不利也。如蜘蛛丝者，至细也。微为阳微，细为阳衰。《内经》曰：细则气少，故以至细为阳衰。（宇泰）：萦萦，收卷也，有回旋之义]；脉绵绵如泻漆之绝者，亡其血也（绵绵，连绵而软也。泻漆之绝者，前大后小也。脉阳气前至，阴气后至，故脉前为阳气，脉后为阴气。前大后细，则阳气有余，阴气不足，故知为亡血）。

残贼脉

师曰，脉有弦紧浮滑沉涩，此六脉名曰残贼，能为诸脉作病也。

程郊倩曰：残贼，乃暴虐之名，脉中有此，当属实邪，然亦有辩。残则明伤，作病于暴，属实者多；贼则暗袭，作病于渐，属虚者半。弦紧浮滑沉涩六者，不论何部，脉中兼见此脉，辄防邪至，凡伤寒疟痢之类，种种皆是，在虚人尤为可虑。

厥脉

张仲景曰：伤寒脉阴阳俱紧，恶寒发热，则脉欲厥。厥者，脉初大，渐渐小，更来渐渐大，是其候也。如此脉，恶寒甚者，翕翕汗出，喉中痛。热多者，目赤脉多，睛不慧。医复发之，咽中则伤。若复下之，则两目闭。寒多者，便清谷。热者，便脓血。若熏之，则身发黄；若熨之，则咽燥；若小便利者，可救之；小便难者，为危殆。

成无己曰：此太阳少阴俱感邪也。

此节，脉书多不见收，岂其不当有邪，附此以俟讲究。

损至脉法

"十四难"经曰：脉有损至，何谓也？然至之脉，一呼再至曰平，三至曰离经，四至曰夺精，五至曰死，六至曰命绝，此至之脉也。何谓损？一呼一至曰离经，二呼一至曰夺精，三呼一至曰死，四呼一至曰命绝，此损之脉也。至脉从下上，损脉从上下也。损脉之为病，一损损于皮毛，皮聚而毛落；二损损于血脉，血脉虚少，不能荣于五脏六腑；三损损于肌肉，肌肉消瘦，饮食不为肌肤；四损损于筋，筋缓不能自收持；五损损于骨，骨痿不能起于床。反此者，至脉之病也，从上下者，骨痿不能起于床者死；从上下者，皮聚而毛落者死。治损之法奈何？曰：损其肺者，益其气；损其心者，调其荣卫；损其脾者，调其饮食；损其肝者，缓其中；损其肾者，益其精。此治损之法也。

马氏曰：损脉之病，自肺而之肾。至脉之病，自肾而之肺也。又曰：言治损之法，而治至之法可推。

邹丹源曰：损至之脉，即迟数之甚者也。《难经》此节，既详明矣。乃其后，又有伤热中雾露之说，而且极之五至六至，而且曰一呼五至，一吸五至，其人当困，虽困可治。滑伯仁释之云：前之损至，以五脏自病，得之于内者言。后之损至，以经络血气为邪所中，自外得之者言，然均一损至也，岂内伤则五至曰死，而外感则五至可治乎？此必后人窜入之言，夫一呼四至，合之一吸，加之太息，且九至矣。外感虽多数，宁有逾此者？五至曰死，犹宽言之也。考之《内经》曰：人一呼，脉四动以上曰死，脉绝不至曰死，乍疏乍数曰死。《内经》又有大损、中损、下损，盖以人形之长短，合脉之长短言，又言春得脾肺之脉，秋得肝心之脉，为损。其言至，有魂至、魄至、神至、志至、意至，又以病形言矣。

妇人妊娠诊分男女脉法

"阴阳别论篇"曰：阴搏阳别，谓之有子。

王启玄注曰：阴，谓尺中也。搏，谓搏触于手也。尺脉搏击，与寸脉殊别，阳气挺然则为有妊之兆。

陈自明《良方》曰：搏者，近也。谓阴脉逼近于下，阳脉别出于上，阳中见阳，乃阳施阴化，法当有子。

戴同父《刊误》谓：寸微尺数也。

《脉指南》曰：脉动入产门者，有胎也。谓脉出尺外，名曰产门。又曰：尺中脉数而旺者，胎脉也，为血盛也。

王宏翰曰：细释《内经》，并诸家之论，谓阴搏阳别则尺脉搏击于手者，乃数滑有力，而寸脉来微，有别异于尺，则是寸脉来微，殊别与尺脉之滑数，是有子之象也。而陈自明之论，阳中见阳，则是寸数，与《内经》之言有异矣。但孕子之脉，原有寸关尺俱数之脉，而此节之经文，乃寸微尺数之旨也。

"平人气象篇"曰：少阴脉动甚者，妊子也。

全元起注：作足少阴。

王启玄注：作手少阴动脉者，大如豆，厥厥动摇也，脉阴阳相搏，名曰动也。

王叔和《脉经》曰：心主血脉，肾名胞门、子户，尺中肾脉也。尺中之脉，按之不绝，法妊娠也。

王宏翰曰：按全元起、王冰二家之注，各执一见，而叔和合而同论，细释其义，但手少阴心也，心主血脉；足少阴肾也，肾主藏精，精血调和，交会，孕子之征也。言心肾二部之脉动甚，或一部之脉动甚者，皆妇人怀娠之象也。

"腹中篇"曰：何以知怀子之且生也？岐伯曰：身有病而无邪脉也。

按：身有病者，谓经闭也。夫脉来而断绝者，经闭月水不利也。今病经闭而脉来如常，有神不断绝者，是妊娠也。

《脉经》曰：三部脉浮沉正等，按之无绝者，有娠也。妊娠初时，寸微小，呼吸五至，三月而尺数也。脉滑疾，重以手按之散者，胎已三月也。脉重手按之不散，但疾小滑者，五月也。

王宏翰曰：按脉浮沉正等者，即仲景所谓寸关尺三处之脉，大小浮沉迟数同等也。仲景同等，谓阴阳平和之脉，病虽剧当愈，此大概论病人之脉。叔和谓：妇人之脉，三部浮沉正等，又按之无绝者，谓阴阳和洽，有娠之兆也。

又曰：妊娠四月欲知男女法，左疾为男，右疾为女，俱疾为生二子。

又曰：得太阴脉为男，太阳脉为女。太阴脉沉，太阳脉浮。

又曰：左手沉实为男，右手浮大为女。左右手俱沉实，猥①生二男。左右手俱浮大，猥生二女。

戴同父曰：《脉经》虽曰太阴脉沉为男，太阳脉浮为女，亦不明言以何部为太阳、太阴，不若后条浮大为女，沉实为男之明白也。

《脉经》曰：尺脉左偏大为男，右偏大为女，左右俱大产二子，大者如实状。

又曰：左右尺俱浮为产二男，不尔则女作男生。左右尺俱沉为产二女，不尔则男作女生也。

戴同父曰：前云右浮大为女，左沉实为男，是独以左右脉各异立言。今左右俱浮为二男，俱沉为二女，是并左右两尺脉一同，以其于诸阳男、诸阴女，未尝有差也。左沉实，左疾，左偏大与俱浮，或以脉，或以位，皆阳也。右浮大，右疾，右偏大与俱沉，或以脉，或以位，皆阴也。

《脉经》曰：遣娠妇而南行，呼之左回首者，是男。右回首者，是女也。

---

① 猥（wěi）：众，多。

又曰：看上圊①时，夫从后急呼之，左回首是男，右回首是女也。

娄全善曰：按朱丹溪言，男受胎在左子宫，女受胎在右子宫，斯言大契是说也。盖男胎在左则左重，故回首时，慎护重处而就左也。女胎在右则右重，故回首时，慎护重处而就右也。推之于脉，其义亦然。胎在左，则血气护胎而盛于左，故脉亦从之，而左疾为男，左大为男也；胎在右，则血气护胎而盛于右，故脉亦从之，而右疾为女，右大为女也。亦犹经云："阴搏阳别，谓之有子"。言受胎处在脐腹之下，则血气护胎而盛于下，故阴之尺脉鼓搏有力，而与阳之寸脉殊别也。又如痛疽发上，则血气从上而寸脉盛；发下，则血气从下而尺脉盛；发左，则血气从左而左脉盛；发右，则血气从右而右脉盛也。丹溪以左大顺男，右大顺女，以医人之左右手言，盖智者之一失也。

《脉经》曰：妇人妊娠，其夫左乳房有核是男，右乳房有核是女也。

宏翰按：此言妻孕而夫乳有核，其言似谬，恐衍文多一"夫"字。但女孕则女乳有核，其理可通，学者宜审之。

《脉经》曰：妇人怀娠，离经，其脉浮，设腹痛引腰脊，为今欲生也。但离经者，不病也。

又，妇人欲生，其脉离经，夜半觉，日中则生也。（离经者，离乎经常之脉也。）

王子亨云：妊娠，其脉三部俱滑大而疾，在左则男，在右则女。

《脉指南》曰：关上一动一止者一月，二动二止者二月，余仿此。

《脉诀刊误》云：滑疾按微胎三月，但疾不散五月母。

若怀胎五月，是以数足胎成就而结聚，必母体壮热。当见

---

① 上圊：即如厕。

脉息躁乱，非病苦之症，乃五月胎已成，受火精，故身热脉乱，原无他病也。

女腹如箕，男腹如釜。欲产之脉，散而离经。新产之脉，沉细缓为吉；实大弦牢，其凶可明。

预辨男女阴阳算法诀

娠妇男女预知生，阴阳算法最分明。男系单岁双月受，双岁单月亦男形。若在单岁单月受，双岁双月女胎成。依此产来多育寿，若还反此命难存。

如娠妇二十一岁，在二、四、六等月受胎者，必男。在正、三、五等月受者，必女。倘应男而产女，应女而产男者，后皆不育，或寿夭也。

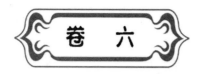

切诊二十九道脉
析脉体象主病

提纲挈领说

经曰：调其脉之缓急大小滑涩，而病变定矣。盖谓六者，足以定诸脉之纲领也。又曰：大小滑涩浮沉。《难经》则曰：浮沉长短滑涩。仲景曰：弦紧浮沉滑涩。此六者，名为残贼，能为诸脉作病。滑伯仁曰：提纲之要，不出浮沉迟数滑涩之六脉。夫所谓不出于六者，亦为其足统表里阴阳，虚实冷热，风寒湿燥，脏腑血气之病也。浮为阳，为表，诊为风，为虚；沉为阴，为里，诊为湿，为实；迟为在脏，为寒为冷；数为在腑，为热为燥；滑为血有余；涩为气独滞。凡诸说者，词虽稍异，义实相通也。

邹丹源曰：脉之提纲，当以浮沉迟数滑涩大缓，八脉为经，以虚实二脉为纬。此十种脉，入德之门也。病之枢机，不过气血痰郁寒热而已，治病之法，表里邪正虚实而已。是故浮沉者，表里之定位也；迟数者，寒热之定准也；非滑涩，无以明气血痰郁；非缓大，无以别邪正盛衰。八脉之中，必须参看有力无力，为实为虚，则病之所居所变，可尽窥矣。

脉分纲目说

卢子由曰：脉状多端，全凭诊法。十则为提纲，而众目摄焉。如举形体之则，大小为纲，曰肥、曰洪、曰散、曰横、曰弦、曰革，皆大目矣；曰弱、曰瘦、曰细、曰微、曰萦萦如蜘蛛丝，皆小目矣。如举至数之则，迟数为纲，曰急、曰疾、曰击、曰搏、曰躁、曰喘、曰促、曰动、曰奔越无伦，皆数目矣；曰缓、曰脱、曰少气、曰不前、曰止、曰歇、曰停、曰代、曰结、曰如泻漆之绝者，皆迟目矣。如举往来之则，滑涩为纲，曰利、曰营、曰啄、曰翕、曰章、曰连珠、曰替替然，皆滑目矣；曰紧、曰滞、曰行迟、曰为不应指、曰参伍不齐、曰往来难且散、曰如雨轮沙、曰如轻刀刮竹，皆涩目矣。如举部位之则，长短为纲，曰慄、曰高、曰涌、曰端直、曰条达、曰上鱼为溢，皆长目矣；曰抑、曰卑、曰不及指、曰入尺为覆，皆短目矣。如举按之则，浮沉为纲，曰盛、曰毛、曰泛、曰扡、曰如循榆荚、曰肉上行、曰时一浮、曰如水中漂木、曰瞥瞥如羹上肥，皆浮目矣；曰潜、曰坚、曰伏、曰过、曰减、曰陷、曰独沉、曰时一沉、曰如绵裹砂、曰如石投水，皆沉目矣。盖纲之大者阳也，滑者阳也，数者阳也，长者阳也，浮者阳也；纲之小者阴也，迟者阴也，涩者阴也，短者阴也，沉者阴也。

浮（阳）

体状诗

浮脉，举之有余，按之不足，如微风吹鸟背上毛，厌厌聂聂。

浮脉惟从肉上行，如循榆荚似毛轻。

三秋得令知无恙，久病逢之却可惊。

相类诗

浮如木在水中浮，浮大中空乃是芤。

拍拍而浮是洪脉，来时虽盛去悠悠。

浮脉轻平如捻葱，虚来迟大豁然空。

浮而柔细方为濡，散似杨花无定踪。

总释：吹毛者，轻浮也。厌厌者，和调不变乱也。聂聂者，连续不止代也。榆荚，轻柔和软也。漂木，轻浮在上也。捻葱，上有力而下软。皆形容浮脉之状，诊者当心领而神会也。

主病诗

伯仁曰：为风，为虚，为痞，为满，不食，为表热，为喘。

浮脉为阳表病居，迟风数热紧寒拘。

浮而有力多风热，无力而浮是血虚。

分部诗

寸浮头痛眩生风，或有风痰聚在胸。

关上土衰兼水旺，尺中溲便不流通。

左寸风眩鼻塞壅，虚迟气少心烦忡。

关中腹胀促胸满，怒气伤肝尺溺红。

肺浮风痰体倦劳，涕清自汗嗽叨叨。

关脾虚满何能食，尺有风邪客下焦。（从《脉鉴》增。）

汪子良曰：浮实为邪，浮虚少气，浮有按无，无根之喻，平人寿夭，患者不起，肝肾并浮，则为风水。

滑曰：右尺浮虚，元气不足。

兼脉主病

浮脉主表，有力表实，无力表虚。浮迟中风，浮数风热，浮紧风寒，浮缓风湿，浮滑风痰，又主宿食，浮虚伤暑，浮芤失血，浮洪虚热，浮散劳极，浮涩伤血（《脉鉴》作气癖者是），浮濡阴虚，浮短气病，浮弦痰饮，浮滑痰热，浮数不热，疮疽之征。

诸脉兼浮

浮而盛大为洪，浮而软大为虚，浮而柔细为濡，浮而弦芤为革，浮而无根为散，浮而中空为芤。

抉微

罗赤城曰：浮兼数为风热，有力为实邪，宜清凉解散；不数及无力，属不足，虽有外邪，补散兼之。

张路玉曰：邪袭三阳经中，故脉浮，然必人迎浮盛，乃为确候。若气口反盛，又为痰气逆满之征，否则平素右手偏旺之故。有始病不浮，病久而脉反浮者，此中气亏乏，不能内守，反见虚痞之兆，若浮而按之渐衰，不能无假象之虞。

沉（阴）

体状诗

沉行筋骨，重手乃得，按之有余，举之不足。如水投石，必极其底。如绵裹砂，内刚外柔。汪石山曰：肺脉见于皮毛为浮，见血脉肌肉为沉，仿此推之。

水行润下脉来沉，筋骨之间软滑匀。

女子寸兮男子尺，四时如此号为平。

相类诗

沉帮筋骨自调匀，伏则推筋着骨寻。

沉细如绵真弱脉，弦长实大是牢形。

沉行筋间，伏行骨上，牢大有力，弱细无力。

主病诗

沉潜水蓄阴经病，数热迟寒滑有痰。

无力而沉虚与气，沉而有力积并寒。

沉虽属里，为阴，有阳虚阴盛，有阳郁内伏，有热极似阴，其要在有力无力大小之别。如阳气衰弱，则阴盛生寒，脉沉而迟，按久衰小无力者，为虚、为寒、为厥逆、为洞泄、为少气而痼冷。如阳气郁伏，故脉沉，按之有力不衰者，为实、为水、为气、为停饮、为癥癖、为胁胀，为瘀积也。

分部诗

寸沉痰郁水停胸，关主中寒痛不通。

尺部浊遗并泄痢，肾虚腰及下元恫。

分部主病

徐春甫曰：左寸沉无力，内虚，悸怖，恶人声，精神恍惚，夜不寐；有力，里实，烦躁梦遗，口渴谵语。右寸沉无力，里虚，气短，虚喘，吐清痰；有力，里实，老痰咳吐不出，气壅。左关沉无力，里虚，惊恐；有力，里邪实，多怒，肥气，筋急。右关无力，里虚，胃寒恶食，恶心呕吐；有力，里邪盛，宿食陈积。左尺沉无力，里虚，足寒腰冷，腰重；有力，里实，肾气盛，疝痛，左睾丸偏大，腰痛。右尺沉无力，里虚，腰重如带数千钱，腰痹不能转摇；有力，里实，疝痛腰痛，或痢积。

汪子良曰：寸沉气郁，尺沉本位，喘嗽肺浮，转陷不吉。肝肾并沉，则为石水。右寸阳沉，胸停冷饮。关沉胁痛。

兼脉主病

沉脉主里，沉则为气，又主水蓄。沉迟痼冷，沉数内热，沉滑痰食，沉涩气郁，沉弱寒热，沉缓寒湿，沉紧冷痛，沉牢冷积，沉伏霍乱，沉细少气，沉弦癖痛。

抉微

张路玉曰：阳气微，不能统运营气于表，脉显阴象而沉者，则按久愈微。若阳郁不能浮应卫气于外，脉反沉者，则按久不衰。阴阳寒热之机，在于纤微之辨。

辨似

沉脉者，轻取不应，重按乃得，举指减少，更按益力，纵之不即应指，不似实脉之举指逼逼，伏脉之沉于筋下也，沉为脏腑筋骨之应。

正误

《脉诀》谓缓度三关，状如丝绵者，非也，此弱脉也。但沉有缓数，及各部之诊，岂止在关乎？

迟（阴）

体状诗

迟脉一息三至，去来极慢。

迟来一息至惟三，阳不胜阴气血寒。

但把浮沉分表里，消阴须益火之原。

相类诗

脉来三至号为迟，小驶于迟作缓持。

迟细而难知是涩，浮而迟大以虚推。

三至为迟，二至为败，一息一止，阳气将绝，不可救也。有止为结，迟甚为散，浮大迟软，四合为虚。

主病诗

迟司脏病或多痰，沉痼癥瘕仔细看。

有力而迟为冷痛，迟而无力定虚寒。

迟为阴盛阳亏之候，为寒，为不足。人迎主寒湿外袭，气口主积冷内滞。在寸为气不足，在尺为血不足，气寒则缩，血寒则凝也。

分部诗

寸迟必是上焦寒，关主中寒病不堪。

尺是肾虚腰脚重，溲便不禁疝牵丸。

分部主病

（左）寸迟寒惨少精神，（关）肢冷筋拘肝胁疼。左尺肾虚兼便浊，女人月信亦无音。（右）肺迟气短涕清痰，冷积伤脾在右关。少腹寒疼腰脚重，溲便不禁尺中寒。

兼脉主病

《汇辨》云：有力冷痛，无力虚寒。浮迟表冷，沉迟里寒。迟涩血病，迟滑气病，迟缓湿寒。又云：其所主病，与沉脉大约相同，但沉脉之病，为阴逆而阳郁；迟脉之病，为阴盛而阳亏。沉则或须攻散，迟则未有不大行温补者也。

或问

或问曰：三部本一气而动，迟则俱迟，数则俱数，又乌能分部以主病乎？曰：本一气而动之说甚善，但俱数之中，何部独有力，归重此部作热论；俱迟之中，何部独无力，归重此部作寒论。

诸脉兼迟

迟而不流利为涩，迟而有歇止为结。迟濡浮大且缓，为虚脉。至于缓脉，绝不相类，夫缓以宽纵得名，迟以至数不及为义，以李濒河①之通达。亦云：小快于迟作缓持，以至数论缓脉，是千虑之一失也。

小快二字，《脉鉴》改作四至于迟作缓持。

辨妄

《汇辨》云：迟脉之象，上中下候，皆至数缓慢。伪诀云：重手乃得，是沉脉，而非迟脉矣。又云：状且难，是涩脉，而非迟脉矣。一息三至，甚为分明，而云隐隐，是微脉，而非迟脉矣。

---

① 河：疑为"湖"。

数（阳）

体状诗

《脉经》：一息六至。《素问》：脉流薄疾。

数脉息间常六至，阴微阳盛必狂烦。

浮沉表里分虚实，惟有儿童作吉看。（小儿纯阳之体，脉以六至为平脉，故云。）

相类诗

数比平人多一至，紧来如数似弹绳。

数而时止名为促，数见关中动脉形。

六至为数，七至为极。滑氏谓疾，热极之脉。八至为脱，阳极阴衰，急泻其阳，峻补其阴。一息九至，阳气已绝，不可救也。数而弦急为紧，流利为滑。

主病诗

数脉为阳热可知，只将君相火来医。

湿宜凉泻虚温补，肺病秋深却畏之。

数脉主腑，其病为热。有力实火，无力虚火。浮数表热，沉数里热，细数阴虚，兼涩阴竭。（寸口）数实肺痈，数虚肺痿。

分部诗

寸数咽喉口舌疮，吐红咳嗽肺生疡。

当关胃火并肝火，尺属滋阴降火汤。

（左）寸数咽干口舌疮，关中目赤泪汪汪。

耳鸣口苦皆肝热，左尺阴虚溺赤黄。

（右寸）吐红咳嗽肺痈疡，关部吞酸胃火伤。

右尺数来大便涩，肠风热病见红殃。（从《脉鉴》补。）

兼脉主病吉凶

汪子良曰：数为阳盛，气血燔灼。数实为热，数虚为燥。

浮数有力，寒伤经络；浮数无力，伤风痰嗽。沉数有力，实火内烁；沉数无力，虚劳为恶。病退数存，未足为乐；数退症危，真元已脱。数按不鼓，虚寒相搏。乍疏乍数，魂归岱岳。细数而虚，虚劳阴弱。兼沉骨蒸，兼浮喘作，加之嗽汗，喉疼俱恶。数候多凶，匀健犹可。

数脉分新久肥瘦主病

《诊宗三昧》云：凡乍病脉数而按之缓者，为邪退；久病脉数，为阴虚之象。瘦人多火，其阴本虚。若形充色泽之人脉数，皆痰湿郁滞，经络不畅而蕴热，其可责之于阴乎？若无故脉数，必生痈疽。

抉微

数为阴衰水弱，火旺炎逆之象也。如瘦人脉数，及久病脉数者，皆阴虚火烁血少也。丹溪曰：脉数盛大，按之涩，而外有热症，名曰中寒，乃寒留血脉，外症热而脉亦数也。凡虚劳失血，喘嗽上气者，多有数脉，但以数大软弱为阳虚，细小弱数为阴虚。非若伤寒衄血脉大，为邪伏于经，合用发散之比。然血证脉宜细小微数者，为顺；若脉数有热，及实大弦劲急疾者，为逆也。

迟数配脏腑难拘说

《难经·九难》曰：数者，腑也；迟者，脏也。数者为热，迟者为寒；诸阳为热，诸阴为寒，故以别知脏腑也。此以迟数分阴阳，故即以配脏腑，亦不过言其大概耳。至若错综互见，在腑有迟，在脏有数，在表有迟，在里有数，又安可以脏腑二字拘定耶？

附：迟数败脉歌

一息四至号平和，更加一至太无疴。

按：呼出心与肺，吸入肾与肝，脾受谷气，其脉在中，五脏各得一至，亦为平脉。太，过也，故虽过无疴。

一云：如阴阳有余而置闰，同一义也。

三迟二败冷危困，六数七极热生多。

八脱九死十归墓，十一十二绝魂瘥。

二至为迟一二败（此盖重出，以启下文），两息一至死非怪。

迟冷数热古今传，《难经》越度分明载。

滑（阳中之阴）

体状相类诗

滑为阴气有余，故脉来流利如水。脉者，血之府也。血盛则脉滑，故肾脉宜之；气盛则脉涩，故肺脉宜之。《汇辨·体象》云：以盘珠荷露为喻，曲尽其流利旋转之状。

滑脉如珠替替然，往来流利却还前。

莫将滑数为同类，数脉惟看至数间。（滑则如珠，数则六至。）

主病诗

滑脉为阳元气衰，痰生百病食生灾。

上为吐逆下蓄血，女脉调时定有胎。

分部诗

寸滑膈痰生呕吐，吞酸舌强或咳嗽。

当关宿食肝脾热，渴痢癫淋部尺看。

滑伯仁曰：三部脉浮沉正等，无他病而不月者，为有妊也。故滑而冲和，此血来养胎之兆。夫脉者，血之府也，血盛则脉滑，故妊脉宜之。

兼脉主病

浮滑风痰，沉滑痰食，滑数痰火，滑短气塞。滑而浮大，尿则阴痛。滑而浮散，中风瘫缓。

分部主病

左寸滑者，心经痰热；滑在左关，头目为患；左尺得滑，茎中尿赤；右寸滑者，痰饮呕逆；滑在右关，宿食不化；右尺得滑，溺血经郁。

抉微

《汇辨》曰：凡痰饮吐逆，伤食等症，皆上中二焦之病，以滑为水物兼有之象。设所吐之物，非痰与食，是为呕逆，脉必见涩也，溺血经闭，或生淋痢者，或内有所蓄，血积类液，瘀凝类痰，须以意求之耳。

吴鹤皋曰：滑而收敛，脉形清者，曰血有余。滑而三五不调，脉形浊者为痰。

盛启东曰：滑主气分病。滑大无力者，属元气虚，莫作痰论；有力为血实，气壅之候。

张路玉曰：滑脉无无力之象，盖血由气生，若果气虚，则鼓动之力先微，脉何由而滑耶？滑脉之病，无虚寒之理。又曰：平人支体丰盛，而按之绵软，六脉软滑，此痰湿渐渍于中外，终日劳役，不知倦息，若安息，则重着痠疼矣。夫脉之滑而不甚有力者，皆浮滑、缓滑、濡滑、微滑之类，终非无力之比。滑为血实气壅之脉，悉属有余。

正伪

《汇辨》云：当脉气合聚而盛之时，奄忽之间，即以沉去，摩写往来流利之状，极为曲至。伪诀云：按之即伏，不进不退，是不分浮滑、沉滑、尺寸之滑矣。仲景恐人误认滑脉为沉，下文又曰：滑者，紧之浮名也。则知沉为翕奄之沉，非重取乃得，一定之沉也。而伪诀云：按之即伏，与翕奄之沉，何啻千里？云不进不退，与滑之象，尤为不合。

按《素问·诊要经终》篇曰：滑者，阴气有余。阴气有余，故多汗身寒。伪诀云：胃家有寒，下焦蓄血，脐下如冰，与经旨未全违背，第不知变通。禅家所谓死于句下，然与《脉经》

言关滑胃热，尺滑血蓄，妇人经病之旨相背谬。

离经脉

临产脉滑疾者，曰离经。

绝脉

《诊宗三昧》云：若滑而急强，擘擘如弹石，谓之肾绝。滑不直手，按之不可得，为大肠气予不足。以其绝无和缓胃气，故经予之短期。

涩（阴）

体状诗

细迟短涩往来难，散止依稀应指间。

如雨沾沙容易散，病蚕食叶漫而难。

相类诗

参伍不调名曰涩，轻刀刮竹短而难。

微似秒芒微软甚，浮沉不别有无间。

细迟短散时一止，曰涩极。细而软，重按若绝，曰微。

浮而柔细，曰濡。沉而柔细，曰弱。

主病诗

涩缘血少或伤精，反胃亡阳汗雨淋。

寒湿入营为血痹，女人非孕即无经。

分部主病诗

寸涩心虚痛对胸，胃虚胁胀察关中。

尺为精血俱伤候，肠结①溲淋或下红。

左寸涩，心神虚耗不安，及冷气心痛；关涩，肝虚血散，

---

① 肠结：因饮食不节、劳逸失调等使肠道气血痞结，通降失调所致，以腹痛、呕吐、腹胀、便闭、无排气为主要临床表现。

胁满肋胀，心疼；尺涩，伤精及疝，女人月事虚败，有孕，主
胎漏；右寸涩，上焦冷痞，气短臂痛；关涩，脾弱不食，胃冷
而呕；尺涩，大便秘，津液不足，小腹寒，足胫逆冷。（滑伯仁）

抉微

《汇辨》云：一脉涩也，有外邪相袭，使气分不利，而成滞
涩；卫气散失，使阳衰不守，而成虚涩；肠胃燥竭，津液亦亡，
使血分欲尽，而成枯涩。在诊者自为灵通耳。

刘河间曰：汗泄吐利，或血溢血泄，或热甚耗液而成燥，
则虽热而反涩也。

丹溪曰：涩脉为寒、为湿、为血虚、为污血、为气多，然
亦有病热与实者。涩细而迟，又散，皆不足之象，便以为虚寒，
而孟浪用药，宁不误人？若因多怒，或因忧郁，或因厚味，或
因过服补剂，或因表无汗，气腾血沸，清化为浊，老痰凝血，
胶固杂揉，脉道阻塞，亦见涩状。若重取至骨，有力且数，验
有实证，当作实热可也。又伤寒脉涩为无汗，以阴邪在表，阳
气不得发越也。

盛启东曰：如有痛处，是气逆血滞，或痰挟瘀血；无痛症
者，为血虚水竭。

潘邓材曰：涩有血虚气滞之分，寒湿之涩，气分滞也。

张路玉曰：涩主阴血消亡，而身热无汗之病。又雾伤皮腠，
湿流关节，皆脉涩，但兼浮数沉细之不同耳。

又云：妇人因胎病而脉涩者，然在二三月时有之，若四月
胎血成形之后，必无虚涩之理。平人无过脉涩，为贫窭之兆。
尺中蹇涩，则艰于嗣。《金匮》云：男子脉浮弱而涩，则无子，
精气清冷。

《汇辨》云：肺之为脏，气多血少，故右寸见之，为合度之
诊。肾之为脏，专司精血，故右尺见之，为虚残之候。

审疑似

《诊家正眼》曰：盖涩脉往来迟难，有类乎止而实非止也。又浮分多，而沉分少，有类乎散而实非散也。

虚（阴）

体状相类诗

虚合四形，浮大迟软，及乎寻按几不可见。崔紫虚曰：形大力薄，其虚可知。

举之迟大按之松，脉状无涯类谷空。

莫把芤虚为一例，芤来迟大如慈葱。

虚脉浮大而迟，按之无力。芤脉浮大，按之中空。芤为脱血，虚为血虚。芤散二脉，见浮脉。

主病诗

脉虚身热为伤暑，自汗怔忡惊悸多。

发热阴虚须早治，养营益气莫蹉跎。

分部诗

血不荣心寸口虚，关中腹胀食难舒。

骨蒸痿痹伤精血，却在神门（尺部也）两部居。

经曰：血虚脉虚。曰：气来虚微为不及，病在内。曰：久病脉虚者死。

分部主病

左寸虚者，心亏惊悸；虚在左关，血不营筋；左尺得虚，腰膝痿痹；右寸虚者，自汗喘促；虚在右关，脾寒食滞；右尺得虚，寒证蜂起。汪子良曰：尺虚寸搏，血崩可决。肝肾并虚，则不可治。虚候宜补，右气左血，浮阳沉阴，寸尺仿例。

抉微

李士材曰：经云血虚脉虚。而独不言气虚者，何也？气为阳，主浮分，血为阴，主沉分，虚脉愈按愈软，浮分大而沉分空，故独主血虚耳。虚脉兼迟，迟为寒象，症之虚极者，必挟寒，理势然也。故虚脉行于指下，则益火之原，可划然决矣。更有浮取之而且大且数，重按之而豁然如无，此内真寒而外假热，治以热药冷服，内真热而外假寒之剂。

张路玉曰：叔和以虚脉迟大，每见气虚喘乏，往往有虚大而数者，且言血虚脉虚。东垣以气口脉大而虚者，为内伤于气；若虚大而时显一涩，为内伤于血。凡血虚之病，非显涩弱，则弦细芤迟。如伤暑脉，虚为气虚，弦细芤为血虚，气血之分了然矣。慎斋有云：脉洪大而虚者防作泻，可知虚脉多脾家气分之病，大则气血不敛之故。

正讹

伪诀云：寻之不足，举之有余，是浮脉而非虚脉矣。浮以有力得名，虚以无力取象，有余二字，安可施之虚脉乎？杨仁斋曰：状如柳絮，散慢而迟。滑伯仁曰：散大而软。二家之言，俱是散脉而非虚脉矣。

审疑似

虚脉者，指下虚大而软，如循鸡羽之状，中取重按，皆弱而少力，久按仍不乏根，不似芤脉之豁然中空，按久渐出；涩脉之软弱无力，举指即来；散脉之散漫无根，重按久按，绝不可得也。

宜忌

仲景云：脉虚不可吐。腹满脉虚复厥者，不可下。脉阴阳俱虚，热不止者死。惟癫疾而脉虚者可治者，以其神出舍空，可行峻补。若脉实大，为顽痰固结，搜涤不应为难耳。

实（阳）

体状诗

浮沉皆得大而长，应指无虚愊愊强。

热蕴三焦成壮火，通肠发汗始安康。（愊愊，坚实貌。）

相类诗

实脉浮沉有力强，紧如弹索转无常。

须知牢脉帮筋骨，实大微弦更带长。

主病诗

实脉为阳火郁成，发狂谵语吐频频。

或为阳毒或伤食，大便不通或气疼。

分部诗

寸实应知面热风，咽疼舌强气填胸。

当关脾实中宫满，尺实腰肠痛不通。

分部主病

血实脉实，火热壅结。左寸实者，舌强气壅，口疮咽痛；实在左关，肝火胁痛；左尺得实，便秘腹疼。右寸实者，呕逆咽痛，喘嗽气壅；实在右关，伏阳蒸内，中满气滞；右尺得实，脐痛便难，相火亢逆。

抉微

李士材曰：脉实，必有大邪、大热、大积、大聚。故经曰：血实脉实。又曰：气来实强，是谓太过。由是测之，皆主实热。其所主病，大约与数脉同类，而实则过之，以其蕴蓄之深也。

张路玉曰：邪气盛则实，非正气充也，热邪亢极而暴绝者有之。

宜忌

《诊宗三昧》云：伤寒，阳明病，不大便而脉实，则宜下。

下后脉实大，或暴微欲绝，热不止者，死。厥阴病，下利脉实者，下之死。其消瘅①、鼓胀、坚积等病，皆以脉实为可治。若泄而脱血，及新产骤虚，久病虚羸而得实大之脉，良不易治也。

正伪

《汇辨》云：实主邪气有余，所以叔和有尺实则小便难之说。伪诀谬以尺实为小便不禁，何相反？又妄谓如绳应指来，则是紧脉之形，而非实脉之象矣。紧脉弦急如切绳，而左右弹人手；实脉则且大且长，三候皆有力也。紧脉者，热为寒束，故其象绷急而不宽舒；实脉者，邪为火迫，故其象坚满而不和柔也。

实主虚寒之误

张洁古惑于伪诀实主虚寒之说，而遂以姜附施治，此甚不可为训。或实脉而兼紧脉者，庶乎相当。

长（阳）

体状相类诗

过于本位脉名长，弦则非然但满张。
弦脉与长争较远，良工反度自能量。

主病诗

长脉迢迢大小匀，反常为病似牵绳。
若非阳毒癫痫病，即是阳明热势深。

汪子良曰：浮洪而长，癫狂热深。伤寒脉长，阳明热伏。沉细而长为积。

分部主病

长主有余，气逆火盛。左寸长者，君火为病；长在左关，

---

① 消瘅：原出《内经》，又名"热瘅"，即消渴病。"消"指消耗津液而见消瘦；"瘅"指内热。消瘅就是邪热内炽，消灼津液，而见多饮食而消瘦的证候。

木实之殃；左尺见长，奔豚冲竞。右寸长者，满逆为定；长在右关，土郁胀闷；右尺见长，相火专令。

抉微

《素问·平人气象论》曰：肝脉来，软弱招招，揭长竿末梢，曰肝平。肝脉来，盈实而滑，如循长竿，曰肝病。故知长而和缓，即合春生之气，而为健旺之征；长而硬满，即属火亢之形，而为疾病之应。长脉在时为春，在卦为震，在人为肝。肝主春生之令，天地之气，至此而发舒。经曰：长则气治。李月池曰：心脉长者，神强气壮；肾脉长者，蒂固根深，皆言平脉也。如上文主病云云，皆言病脉也。若病人脉长，病虽甚而可治也。

李士材曰：旧说过于本位，名为长脉，久久审度，而知其必不然也。寸而上过，则为溢脉；寸而下过，则为关脉；关而上过，即属寸脉；关而下过，即属尺脉；尺而上过，即属关脉；尺而下过，即为覆脉。由是察之，长则过于本位，理之所必无，而义之所不合也。惟其状如长竿，则直上直下，首尾相应，非若他脉之上下参差，首尾不匀者也。凡实牢弦紧四脉，皆兼长脉，故古人称长主有余之病，非无本之说也。

短（阴）

体状相类诗

短脉涩小，首尾俱俯，中间突起，不能满部。汪子良曰：或前有后无，或前无后有，或两头俱无，如龟藏头缩尾。

两头缩缩名为短，涩短迟迟细且难。

短涩而浮秋喜见，三春为贼有邪干。

涩微动结，皆兼短脉。

主病诗

短脉惟于尺寸寻，短而滑数酒伤神。

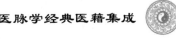
浮为血涩沉为痞，寸主头疼尺腹疼。

分部主病

短主不及，为气虚证。左寸短者，心神不定；短在左关，肝气有伤；左尺得短，少腹必疼。右寸短者，肺虚头痛；短在右关，膈间为殃；右尺得短，真心不隆。

滑伯仁曰：气不足以前导其血也，为阴中伏阳，为三焦气壅，为宿食不消。

杨仁斋曰：无力为气虚，有力为壅，阳气伏郁不伸之象。（下之则愈）

抉微

按：风邪脉多弦长，见于左寸及气口外侧。短则气病，故虚劳脉必于内侧见之。脉之短长，可以参内伤外感之候。

李士材曰：戴同父云：关不诊短。以上不通寸，下不通尺，是阴阳绝脉，故短脉只见于尺寸。然尺寸可短，依然阴绝阳绝矣。殊不知短脉，非两头断绝也，特两头俯而沉下，中间突而浮起，仍自贯通者也。

朱改之先生曰：愚谓一指单按见短，是病脉。若三指齐按，仍上下贯通，非阴阳绝脉比也，故关可诊短。

张路玉曰：短脉由胃气阻塞，不能条畅百脉，或因痰气食积，阻碍气道。亦有阳气不充而脉短。经谓寸口脉中手短者，曰头痛是也。

短脉宜于肺说

《汇辨》云：经曰短则气病。盖以气属阳，主乎充沛，若短脉独见，气衰之确兆也。然肺为主气之脏，偏与短脉相应，何也？经曰：平脉来，厌厌聂聂，如落榆荚。则短中自有和缓之象，气仍治也。若短而沉且涩，是气不治而病也。

李时珍曰，长脉属肝，宜于春；短脉属肺，宜于秋，但诊肺肝，则长短自见。故知非其时，非其部，即为病脉也。叔和云：应指而回，不能满部，亦非短脉之合论也。

洪（阳）

体状诗

洪脉极大，状如洪水，来盛去衰，滔滔满指。经曰：大则病进。以其血气方张也。

脉来洪盛去还衰，满指滔滔应夏时。

若在春秋冬月分，升阳散火莫狐疑。

相类诗

洪脉来时拍拍然，去衰来盛似波澜。

欲知实脉参差处，举按弦长愊愊坚。

洪而有力为实，实而无力为洪。

主病诗

脉洪阳盛血应虚，相火炎炎热病居。

胀满胃翻须早治，阴虚泄痢可愁如。

分部诗

寸洪心火上焦炎，肺脉洪时金不堪。

肝火胃虚关内察，肾虚阴火尺中看。

分部主病

汪子良曰：洪转细兮，病退气弱。暮洪朝细，老人六脉。浮洪两寸，洪盛俱逆。

抉微

盛启东曰：服凉药而脉反洪大无力，法宜温补。或曰：危症从阳散而绝，脉必先见洪大滑盛，乃真气尽脱于外也。凡久嗽久病之人，及失血下痢者，俱忌洪脉。经云：形瘦脉大，多气者死。可见形证不与脉合，均非吉兆。

论钩之义

《汇辨》云：按洪脉在卦为离，在时为夏，在人为心。时当朱夏[①]，天地之气酣满畅遂，脉者得气之先，故应之以洪。洪者大也，以水喻也。又曰钩者，以木喻也。夏木繁滋，枝叶敷布，重而下垂，故如钩也。钩即是洪，名异实同。夏脉心也，南方火也，万物所以盛长也，其气来盛去衰，故曰钩，反此者病。其气来盛去亦盛，此谓太过，病在外；其气来不盛，去反盛，此谓不及，病在中。太过则令人身热而肤痛，为浸淫；不及则令人烦心，上见咳唾，下为气泄[②]。

论脉平贼实虚微邪

《脉经》曰：夏脉洪大而散，名曰平。脉反得沉濡而滑者，是肾之乘心，水之克火，为贼邪，死不治。反得大而缓者，是脾之乘心，子之扶母，为实邪，虽病自愈。反得弦细而长者，是肝之乘心，母之归子，为虚邪，虽病易治。反得浮涩而短者，是肺之乘心，金之凌火，为微邪，虽病即瘥。

审疑似

《诊家正眼》云：经以洪脉为来盛去衰，颇有微旨。大抵洪脉，只是根脚阔大，却非坚硬，若使大而坚硬，则为实脉，而非洪脉矣。经又云：大则病进。亦以其气方张也。

脉洪坏病

有屡下而热势不解，脉洪不减，谓之坏病，不可救治。洪为阳气满溢，阴气垂绝之脉，故霭霭然如车盖者，为阳结。

附：论大脉

丹溪曰：大，洪之别名。病内伤者，阴虚为阳所乘，故脉大，当作虚治；外伤者，邪客于经脉亦大，当以邪胜治之，皆

---

① 朱夏：夏季。
② 气泄：肠道排气，即矢气。

病方长之势也。

《素问》云：粗大者，阴不足阳有余，为热中①也。

伯仁曰：大脉，浮取若洪而浮，沉取大而无力，为血虚，气不能相入也。

徐春甫曰：脉为血气之精华，无邪气相干，则自雍容和缓，今病虽未形，而邪已形于脉，恣其盛大之势，所以逆知病之必进也。

微（阴）

体状相类诗

微脉极细，而又极软，似有若无，欲绝非绝。《素问》谓之小，气血微，则脉微也。

微脉轻微瞥瞥②乎，按之欲绝有如无。

微为阳弱细阴弱，细比于微略较粗。

主病诗

气血微兮脉亦微，恶寒发热汗淋漓。

男为劳极诸虚候，女作崩带下血医。

分部诗

寸微气促或心惊，关脉微时胀满形。

尺部见之精血弱，恶寒消瘅痛呻吟。

分部主病

滑伯仁曰：浮而微者阳不足，必身恶寒；沉而微者阴不足，主脏寒下痢。

---

① 热中：由火热内盛，消烁阴津，而见多饮多尿，消谷善饥的病证。王冰曰："多饮数溲谓之热中"。

② 瞥瞥：飘忽浮动。

分诊

滑伯仁曰：左寸微，心虚惊怯忧惕，营血不足；关微，四肢恶寒拘急；尺微，伤精尿血，女人崩带；右寸微，寒痞，冷痰不化，少气；关微，胃寒气胀，食不化，脾虚噫气，腹痛；尺微，泄泻，脐下冷痛。（士材云：阳衰命绝。）

抉微

李士材曰：仲景云脉瞥瞥如羹上肥，状其软而无力也；萦萦如蚕丝，状其细而难见也。轻取之如无，故曰阳气衰；重按之而欲绝，故曰阴气竭。长病得之，死，谓正气欲次绝也；卒病得之，生，谓邪气不至深重也。

张路玉曰：经言寸口诸微亡阳。微属气虚，见症在上，则有恶寒、多汗、少气之患，在下则有失精、脱泻、少食之虞。总之，与血无预。所以萦萦如蜘蛛丝者，仲景谓阳气之衰。

喻嘉言曰：在伤寒证，惟少阴有微脉，他经则无。其太阳膀胱，为少阴之腑，才见脉微恶寒，仲景早从少阴施治，而用附子、干姜矣。盖脉微恶寒，正阳气衰微所至。

审疑似

世俗每见脉之细者，辄以微细二字并称，是何其言之不审耶！轻取之而如无，故阳气衰；重按之而欲绝，故曰阴气竭。若细脉，则稍较大，显明而易见，非若微脉之模糊而难见也。

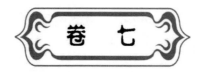

切诊

细（阴）

体状诗

《素问》谓之小。王启玄言如莠蓬，状其柔细也。

细来累累细如丝，应指沉沉无绝期。

春夏少年俱不利，秋冬老弱却相宜。

春夏之令，少壮之人，俱忌细脉，谓其不与时合，不与形合也。

相类诗（见微濡）

主病诗

细脉萦萦血气衰，诸虚劳损七情乖。

若非湿气侵腰肾，即是伤精汗泄来。

滑伯仁曰：细者，盖血冷气虚，不足以充故也，为内外俱冷，痿弱洞泄，为忧劳过度，为伤湿，为积，为痛，在内及下。

张路玉曰：胃虚少食，冷涎泛逆，便泄腹痛，湿痹脚软，自汗失精，皆有细脉，但以兼浮兼沉，在寸在尺，分别而为裁决。

分部诗

寸细应知呕吐频，入关腹胀胃虚形。

尺逢定是丹田冷，泄痢遗精号脱阴。

抉微

李士材曰：尝见虚损之人，脉已细而身常热，不究其原，而以凉剂投之，使真阳散败，饮食不进，上呕下泄，是速之毙耳。经云：少火生气。人非此火，无以道行三焦，熟腐五谷。未彻乎此者，乌可言医哉？

《汇辨》云：大都浮而细者，属之阳分，则见自汗、气急等症；沉而细者，属阴分，则见下血、血痢等症。

病忌

虚劳之脉，细数不可并见，并见者必死。细则气衰，数则血败，气血交穷，短期将至。吐利失血，得沉细者生。忧劳过度之人，脉亦多细，为自残其气血也。

附：论小脉

滑伯仁曰：小脉（非细如发也），浮沉取之，悉皆损小。在阳为气不足，在阴为血不足。前大后小，则头痛目眩；前小后大，则胸满短气。

张路玉曰：即仲景来微去大之变辞，虚中挟实之旨。小弱见于人迎，卫气衰也；见于气口，肺胃弱也；寸小阳不足，尺小阴不足。若小而按之不衰，久按有力，又为实热固结之象。总由正气不充，不能鼓搏热势于外，所以隐隐略见滑热于内也。

慎庵按：小脉，即细脉之别称，亦犹大脉之与洪脉，同一体也，况其主病皆同，故但附见于此，乃一脉而异名，勿歧视之可也。

审疑似

《诊宗三昧》云：小脉者，三部皆小，而指下显然，不似微脉之微弱依稀，细脉之微细如发，弱脉之软弱不前，短脉之首尾不及也。

正误

《脉诀》言往来极微，是微反大于细矣，与经旨相背。

濡（阴，即软字）

体状诗

濡脉细软，见于浮分，举之乃见，按之即空。叔和比之绵浮水面，时珍比之水上浮沤，皆状其随手而没之象也。

濡形浮细按须轻，水面浮绵力不禁。

病后产中犹有药，平人若见是无根。

相类诗

浮而柔细知是濡，沉细而柔作弱持。

微则浮微如欲绝，细来沉细近于微。

浮细如绵曰濡，沉细如绵曰弱。

浮而极细如绝曰微，沉而极细不断曰细。

主病诗

濡为亡血阴虚病，髓海丹田暗已亏。

汗雨夜来蒸入骨，血山崩倒湿侵脾。

分部诗

寸濡阳微自汗多，关中其奈气虚何。

尺伤精血虚寒甚，温补真阴可起疴。（濡为少气，为泄泻，为痿，为渴，为眩晕。）

分部主病

濡主阴虚，髓竭精伤。左寸濡者，健忘惊悸；濡在左关，血不荣筋；左尺得濡，精血枯损。右寸濡者，腠虚自汗；濡在右关，脾虚湿侵；右尺得濡，火败命乖。

抉微

方谷曰：轻诊不知，重按又不可得，稍久隐隐而来，少焉又不可得，存而诊之，又复如是，此濡脉也，为湿伤气血之候。凡形体未见死象，不可便断死。

或曰：濡脉辨内伤外感。气促力劣，恍惚耳鸣，此虚冷之征，必见于右手气口。若人迎濡而气口有力，中气胀闷，腰背痠疼，肢体倦怠，当作湿治。

刘河间曰：濡多兼迟，主极冷。然热泄后，或热极将死者亦濡弱。

张路玉曰：濡为胃气不充之象，故内伤虚劳，泄泻少食，自汗喘乏，精伤痿弱之人，脉虽濡软乏力，犹堪峻补峻温。不似阴虚脱血，纯见细数弦强，欲求濡弱，绝不可得也。

宜忌

李士材曰：浮主气分，浮取之而可得，气犹未败；沉主血分，沉按之而如无，此精血衰败。在久病年老之人，尚未至于必绝，为其脉与症合也。若平人及少壮暴病见之，名为无根脉，去死不远矣。

比类

《诊家正眼》云：叔和言轻手相得，按之无有。伪诀反言按之似有，举之无，悖戾一至此耶？且按之则似有，举之则还无，是弱脉而非濡脉矣。濡脉之浮软，与虚脉相类，但虚脉形大，而濡脉形小也；濡脉之细小，与弱脉相类，但弱在沉分，而濡在浮分也；濡脉之无根，与散脉相类，但散脉从浮大而渐至于沉，濡脉从浮小而渐至于不见也。从大而至沉者，全凶；从小而之无者，为吉凶相半也。又主四体骨蒸，盖因肾气衰绝，水不胜火耳。

弱（阴）

体状诗

弱脉细小，见于沉分，举之则无，按之乃得。《脉经》云：弱脉极软而沉细，不似微脉之按之欲绝，濡脉之按之若无，细脉之浮沉皆细也。

弱来无力按之柔，柔细而沉不见浮。

阳陷入阴精血弱，白头犹可少年愁。

相类诗（见濡脉）

主病诗

弱脉阴虚阳气衰，恶寒发热骨筋痿。

多惊多汗精神减，益气调营急早医。

分部诗

寸弱阳虚病可知，关为胃弱与脾衰。

欲求阳陷阴虚病，须把神门两部推。

滑伯仁曰：精气不足，故脉痿弱而不振，为痼冷，为哄热，为虚汗。

方谷曰：为痿痹，为厥逆，为血虚，为气少及力乏，为伤精及损血，为耳闭，为眩晕。

分部主病

左寸弱者，惊悸健忘；弱在左关，木枯挛急；左尺得弱，涸流可征。右寸弱者，自汗短气；弱在右关，水谷之疴；右尺得弱，阳陷可验。

抉微

刘河间曰：弱脉虚冷，兼微与迟，然伤风中暑，热盛而自汗大出，则亦缓弱而迟。

李士材曰：浮以候阳，浮取之而如无，阳气衰微之验也。经云：脉弱与滑，是有胃气；脉弱与涩，是为久病。愚谓：弱堪重按，阴犹未绝；若兼涩象，则气血交败，生理灭绝矣。

张路玉曰：伤寒首言弱为阴脉，即阳经见之，亦属阳气之衰。可见，脉弱无阳，必无实热之理，只宜辨析真阳之虚，与胃气之虚，及夏月伤冷水，水行皮中所至耳。在阴经见之，虽为合脉，然阳气衰微已极，非峻温峻补，良难春回寒谷也。

宜忌

《诊宗三昧》云：弱脉惟血痹虚劳，久嗽失血，新产及老人久虚，脉宜微弱，然必弱而和滑，可卜胃气之未艾。若少壮暴病而见弱脉，咸非所宜。即血证、虚证，脉弱而兼之以涩，为气血交败矣。

简误

慎庵按《脉经》云：弱脉为虚热作病，有热不可太攻，热去则寒起。然虚热，从无用攻之理，攻之不但寒起，恐元气亦从此而脱。当去此太字，云有热不可攻，方为中肯之言。

紧（阴中之阳）

体状诗

紧脉有力，左右弹人，如绞转索，如切紧绳。李濒湖曰：紧乃热为寒束之脉，故急数如此，要有神气。《素问》谓之急。

举如转索切似绳，脉象因之得紧名。

总是寒邪来作寇，内为腹痛外身疼。

相类诗（见弦实）

《汇辨》云：天地肃杀之气，阴凝收敛，其见于脉也为紧，较之于弦，更加挺劲之异。仲景曰：如转索无常。叔和云：数如切绳。丹溪云：如纫箄线。譬如以二股三股纠合为绳，必旋绞而转，始得紧而成绳。可见紧之为义，不独纵有挺急，亦且横有转侧也。

主病诗

紧为诸病主于寒，喘咳风痫吐冷痰。

浮紧表寒须发越，紧沉温散自然安。

第五辑

急而紧者，是谓遁尸①；数而紧者，当主鬼击②。

分部诗

寸紧人迎气口分，当关心腹痛沉沉。

尺中有紧为阴冷，定是奔豚与疝疼。

张路玉曰：紧为诸寒收引之象。亦有热因寒束，而烦热拘急疼痛者，如太阳寒伤营证是也。然必人迎浮紧，乃为表证之确候。若气口盛坚，又为内伤饮食之兆。《金匮》所谓脉紧，头痛风寒，腹中有宿食也。

刘河间曰：与洪数相兼者，为热痛；或微细阴脉相兼者，为寒痛。

分部主病

汪子良曰：左寸微紧，伤寒；沉紧，心中气逆冷痛；右寸浮紧，头疼，鼻塞，膈壅；沉紧滑，肺实咳痰。左关浮紧，筋疼；沉紧，胁疼，寒郁；紧实，疝癖。右关浮紧，腹膨；沉紧，腹疼吐逆。尺脉浮紧，腰脚痛，按涩则为耳闭；沉紧，脐下痛，小便难；细紧，小肠疝气。

慎庵按：伤寒乃风寒伤在营卫，故仲景统诊于寸口，未尝分属。但云：浮缓为风伤卫，浮紧为寒伤营。今云：左寸浮紧伤寒，况左寸乃君火之位，与寒何涉？此亦汪氏千虑之一失也。

张三锡曰：左三部弦紧，疝瘕痛；右脉弦紧而滑，积滞腹痛。

抉微

或云：伤寒脉紧，病气脉气俱有余，若内伤杂证而脉紧，

---

① 遁尸：一种突然发作，以心腹胀满刺痛，喘急为主症的危重病证。为五尸之一。

② 鬼击：一名鬼排。指突然胸腹绞痛或出血的疾患。《肘后备急方·卷一》："鬼击之病，得之无渐卒着，如人力状，胸胁腹内，绞急切痛，不可抑按。或即吐血，或鼻中出血，或下血。"

是正气与胃气俱虚，一味邪气用事。脉气有余，病气不足，法当温补，正气复，则邪退而脉自和平。若用攻伐，反伤正气而危矣。

李士材曰：咳嗽虚损之脉而得沉紧，谓正气已虚，而邪已痼矣，故不治。

审形似

紧之与迟，虽主乎寒，迟则血气有亏，乃脉行迟缓而难前；紧则寒邪凝袭，乃脉行夭矫而搏击。须知数而流利则为滑脉，数而有力则为实脉，数而绞转则为紧脉。

《诊宗三昧》云：夫脉按之紧，如弦直上下行者，痉。若伏坚者为阴痉，总皆经脉拘急，故有此象。若脉至如转索，而强急不和，是但紧无胃气也，岂堪尚引日乎？

慎庵按：紧脉似急数而不甚鼓，暴证见之，为腹痛身疼，寒客太阳，或主风痉痫证。若中恶浮紧，咳嗽沉紧，皆主死者，此症与脉反也。又有如紧之脉，乃伤寒阴证绝阳，七日、九日之间，若得此脉，仲景云脉见转索无常者，即日死。盖紧本属病脉，而非死脉，但以新久之异，便有生死之分，不可不察。

正伪

《脉诀》言寥寥入尺来，比拟失伦。崔氏言如线，皆非紧状。或以浮紧为弦，沉紧为牢，亦近似耳。

缓 (阴)

体状诗

张太素①云：如丝在经，不卷其轴，应指和缓，往来甚匀。杨玄操曰：如初春杨柳舞风之象。

---

① 张太素：明代医家，号青城山人，著有《太素脉》等。

缓脉阿阿①四至通，柳梢袅袅飐②轻风。

欲从脉里求神气，只在从容和缓中。

相类诗（见迟脉）

主病诗

缓脉营衰卫有余，或风或湿或脾虚。

上为项强下痿痹，分别浮沉大小区。

分部诗

寸缓风邪项背拘，关为风眩胃家虚。

神门濡泄或风秘，或是蹒跚足力迂。

兼脉主病

缓为胃气，不主于病。取其兼见，方可断证。浮缓伤风，沉缓寒湿；缓大风虚，缓细湿痹；缓涩脾薄，缓弱气虚。

分部主病

汪、滑合曰：两寸浮缓，伤风，项背急痛。左寸沉缓，心气虚，怔忡健忘；右寸沉缓，肺气虚短。左关浮缓，风虚眩晕；沉缓，气虚，腹胁气结。右关浮缓，腹膨；沉缓，脾胃气虚，少食。从容和缓为平。尺逢浮缓，足痿。左尺沉缓，肾虚冷，小便数，女人月事多；右尺沉缓，泄泻，肠风入胃。

体象胃气

蔡氏曰：缓而和匀，不浮不沉，不大不小，不疾不徐，意思欣欣，悠悠扬扬，难以名状者，此真胃气脉也。

抉微

方谷曰：凡缓脉之见，不可见于纯缓，如缓而兼四时之脉可也，缓而兼五脏之脉可也，否则徒缓而不兼，犹《脉经》所

---

① 阿阿：舒缓之意。

② 飐（zhǎn）：风吹物使其颤动。《正字通》：“凡风动物，与物受风摇曳者，皆谓之飐。”

谓但弦无胃气曰死，肝脉纯缓者亦曰死。又曰：仲景云：伤寒以缓为和，主病退；杂病以缓为迟，主病进。此缓之脉，又不可以例推者矣。

迟缓不相类

李士材曰：缓脉以宽舒和缓为义，与紧脉正相反也。然缓脉、迟脉，又绝不相类。缓以脉形宽纵得名，迟以至数不及为义。《脉经》云：小快于迟。以至数论缓，亦一失也。

附：论缓脉主热（见后管窥）

弦（阳中之阴）

体状诗

弦如琴弦，轻虚而滑，端直以长，指下挺然。

弦脉迢迢端直长，肝经木旺土应伤。

怒气满胸常欲叫，翳蒙瞳子泪淋浪①。

相类诗

弦脉端直如丝弦，紧则如绳左右弹。

紧言其力弦言象，牢脉弦长沉伏间。（又见长脉。）

主病诗

弦应东方肝胆经，饮痰寒热疟缠身。

浮沉迟数须分别，大小单双有重轻。

滑伯仁曰：弦为血气收敛，为阴中伏阳，或经络间为寒所入，为痛，为疟，为拘急，为寒热（或云：半表半里脉弦，主寒热往来，劳伤脉亦弦，主虚寒、虚热），为血虚盗汗，为寒凝气结，为疝，为饮，为劳倦（按：肝为罢极之本，肝脉弦，故主劳倦）。双弦，胁急痛。弦长为积。

---

① 淋浪：流滴不止貌。

分部诗

寸弦头痛膈多痰，寒热癥瘕察左关。

关后胃寒心腹痛，尺中阴疝脚拘挛。

分部主病

滑、汪合曰：左寸弦，头痛盗汗；浮弦沉大，心痛。右寸弦，头痛痰嗽。左关弦，寒热，癥瘕。右关弦，胃寒腹痛；弦细，少食怠惰。尺浮弦急，下部为痛（左尺，少腹腰脚痛）；沉弦细涩，阴证寒羁（右尺，足挛疝痛）。

兼脉主病

李士材曰：弦为肝风，主痛、主疟、主痰、主饮。弦数多热，弦迟多寒。阳弦头痛，阴弦腹痛，痛在少腹。浮弦支饮外溢，沉弦悬饮内痛。弦大主虚，弦细拘急。单弦饮癖，双弦寒痼。若不食者，木来克土，病必难治。

饮停在上，不在胃，而支留于心胸；饮停在下，不在胃，而悬留于腹胁，故一弦而浮，一弦而沉也。阳弦者，寸弦也，邪在三阳，三阳走头，故头痛；阴弦者，尺弦也，邪在三阴，三阴走腹，故腹痛。

汪子良曰：弦为气敛，阴虚冷痹。浮弦风邪，弦细少气。春病无弦，失主非宜；秋深弦盛，木实金虚。弦状多同，土逢木抑。弦兼濡滑，胃虚痰饮，兼急疼痛。左浮弦涩，夏与秋逢，则为疟疾，按之即滑，热多寒少奚疑？弦兼洪盛，先宜解邪散热；右关虚弱邪轻，补剂方可施用。

抉微

丹溪云：弦为春令之脉，非春时而见者，木为病也。木为病，则肝邪盛矣；肝之盛，金之衰也；金之衰，火之炎也；火之炎，水之弱也；金不足以制木，则土病矣。木贼土败为病，先哲盖尝言之，惟金因火伏，木寡于畏之论犹未明。倘非滋水以降火，厚土以养金，而反以行湿、散风、导郁为之辅佐，邪何由去？病何由安？况弦脉治法，又有隔二隔三之异，故不容于自默也。若曰不然，何弦属阳？而仲景列为五阴之数，至于败散残贼之脉，又以弦为之首，涩为之中，其意可见。

张路玉曰：凡病脉弦，皆阳中伏阴之象。虚证误用寒凉，两尺脉必变弦。胃虚冷食停滞，气口多见弦脉。在伤寒表邪全盛之时，中有一部见弦，或兼迟兼涩，便是夹阴之候。客邪虽盛，急须温散，汗下猛剂，咸非所宜，即非时感冒，亦宜体此。历诊诸病，属邪盛而见弦者，十常二三；属正虚而见弦者，十常六七。如腹痛、鼓胀、胃反、胸痹、癥瘕、蓄血、中暍、伤风、霍乱、滞下、中气郁结、寒热痞满等病，皆有弦脉，总由中气无权，土败木贼所致。但以弦多弦少，以证胃气之强弱；弦实弦虚，以证邪气之虚实。以脉和缓为胃气，虚劳寸口脉多数大，尺弦细搏指者，是但弦无胃气也，不治。

潘邓林曰：饮食入于胃，若阳运之力薄，则停留而成饮证。弦为阴脉，敛束急直，无抑扬鼓动之势，正阳运之不及也（《汇辨》谓：弦主痰。然以饮较痰尚未结聚，故所以弦不似滑之累累替替之有物形也）。或曰：弦寒敛束，气不舒畅，故主痛。

戴同父曰：弦而软其病轻，弦而硬其病重，深契《内经》之旨。两关俱弦，谓之双弦，若不能食，不治。

《脉鉴》云：两手脉弦为双，一手脉弦为单。单弦则胸腹痰饮为癖，双弦则阴寒痼积于内，或胁急疼痛。弦长为积。

按汪子良云：双弦为饮，并出而细似一双弦，又非两部之谓。

蔡西山曰：阳搏阴为弦，阴搏阳为紧，阴阳相搏为动，虚寒相搏为革，阴阳分体为散，阴阳不续为代。

正误

李时珍曰：《脉诀》谓弦象时时带数，又言脉紧状绳牵，皆非弦象，今削之。《脉鉴》云：方谷又谓弦即数也，数即弦也，有弦之处，而无数之句，皆非弦脉，不合经旨，今并正之。

芤 (阳中阴)

体状诗

芤乃草名，绝类慈葱，浮沉俱有，中候独空。芤草状与葱无异。假令以指候葱，浮候之，着上面之葱皮；中候之，正当葱中空处；沉候之，又着下面之葱皮。见空之为义，两边俱有，中央独空之象。刘三点①云：芤脉何似？绝类慈葱，指下成窟，有边无中。叔和云：芤脉浮大而软，按之中央空，两边实。二家之言，已无遗蕴矣。戴同父云：营行脉中，脉以血为形。芤脉，中空脱血之象。

《素问》无芤名。

芤形脉大软如葱，按之旁有中央空。

火犯阳经血上溢，热侵阳络下流红。

相类诗

中空旁实乃为芤，浮大而迟虚脉呼。

芤更带弦名曰革，芤为亡血革虚寒。（此句《脉鉴》改。）

分部主病诗

寸芤失血病心忪②，关芤呕血肠胃痈。

尺部见之多下血，赤淋红痢漏崩中。

左寸芤，主心血妄行，为吐衄；关芤，主胁间血气痛，肝虚不能藏血，亦为吐血目暗；尺芤，小便血，女人月事为病。右寸芤，肺家失血，为衄为呕；关芤，肠痈下脓血，及呕血不食；尺芤，大便血。（《脉鉴》。）

张三锡曰：关芤，肝血伤，必暴怒动血，胸中胀，仍有瘀血也。

抉微

张路玉曰：凡血脱脉芤，而有一部独弦，或带结、促、涩、

---

① 刘三点：南宋医家。刘开，字立之，号三点，又号复真正先生。著有《脉诀理去》《太素脉诀》等。

② 心忪：即怔忡。心悸动不安。

滞者，此为阳气不到，中挟阴邪之兆，是即瘀血所结处也。所以芤脉须辨一部二部，或一手二手，而与攻补，方为合法。

辨妄

李士材曰：《脉诀》云两头有，中间无。以头字易叔和之边字，则是上下之脉划然中断，而成阴绝阳绝之诊。又云：寸芤积血在胸中，关内逢芤肠里痈，是以芤为蓄血积聚之实脉，非失血虚家之空脉矣。时珍亦祖述其言，岂曾未精思耶？伪诀又云：芤主淋沥。气入小肠，与失血之候有何干涉？即叔和云：三部脉芤，长病得之生，卒病得之死。然暴失血者，脉多芤，而谓卒病得之死可乎？其言亦不能无疵也。

革 (阴)

体状主病诗

革脉弦而芤 (仲景)，如按鼓皮 (丹溪)，浮弦大虚，内虚外实 (子良)，革大弦急，浮取即得，按之乃空，浑如鼓革。

仲景曰：弦则为寒，芤则为虚，虚寒相搏，此名曰革。男子亡血失精，妇人半产漏下。《脉经》曰：三部脉革，长病得之死，卒病得之生。慎庵按：芤乃边有中空，革为上下实而中虚也。《正眼》云：革主表寒，亦属中虚。

革脉形如按鼓皮，芤弦相合脉寒虚。

女人半产并崩漏，男子营虚或梦遗。

相类诗 (见芤、牢)

滑伯仁曰：革为中风寒湿之诊。

李士材曰：表邪有余，而内则不足。

分诊

左寸革者，心血虚痛；右寸革者，金衰气壅。左尺得革，精空可必；右尺得革，殒命为忧，女人得之，半产漏下。左关革者，疝瘕为祟；右关革者，土虚而痛。

抉微

《诊家正眼》曰：按《甲乙经》云浑浑革革，至如涌泉，病进而危；弊弊绵绵，其去如弦绝者，死。谓脉来浑浊，革变急如泉涌，出而不返也。观其曰涌泉，则浮取不止于弦大，而且数且搏且滑矣；曰弦绝，则重按之不止于豁然，而且绝无根蒂矣，故曰死。

辨妄

李时珍曰：弦芤二脉相合，故为亡精失血之候。诸家皆以为牢脉，故或有革无牢，有牢无革，混淆不辨，不知革浮牢沉，革虚牢实，形证皆异也。

李士材曰：王贶以为溢脉者，因《甲乙经》有涌泉之语，而附会其说也。不知溢脉者，自寸而上贯于鱼际，直冲而上，如水之沸而盈溢也，与革脉奚涉乎？

滑氏以革为变革之义，误矣。若曰变革，是怪脉也，而革果怪脉乎？则变革之义何居耶？

牢（阴中之阳）

体状相类诗

牢脉似沉似伏，实大而长，微弦（《脉经》）。牢在沉分，大而弦实，浮中二候，了①不可得。

《正眼》：扁鹊曰牢而长者，肝也。或曰：实脉沉大而长，指下鼓击，急数往来，动而能移；牢脉沉而有力，动而不移，为阴寒凝固之象，均一动也，只争移与不移，而主病悬殊。

弦长实大脉牢坚，牢位常居沉伏间。

---

① 了：完全，全然。

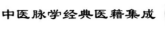
革脉芤弦自浮起，革虚牢实要详看。

主病诗

寒则牢坚里有余，腹心寒痛木乘脾。

疝癫瘕痕何愁也，失血阴虚却忌之。

张仲景曰：寒则牢坚，有牢固之象。

李时珍曰：牢主寒实之病，木实则为痛，主心腹寒痛。

柳氏曰：主有积，主疼痛不移其处。

张路玉曰：湿痉拘急，寒疝暴逆，坚积内伏，乃有是脉，治方不出辛热开结，甘温助阳之治。设更加之以食填中土，大气不得流转，其变故在于须臾，可不为之密察乎？

按：牢为气结、为痈疽、为劳伤痿极、为痰实气促。牢而数，为积热；牢而迟，为痼冷。大抵其脉近乎无胃气也，故皆指为危脉。

分诊

左寸牢者，伏梁①为患；右寸牢者，息贲②可定。左尺得牢，奔豚③为患；右尺得牢，疝瘕痛甚。左关牢者，肝家血积；右关牢者，阴寒痞积。

抉微

李士材曰：牢脉所主之证，以其在沉分也，故悉属阴寒；

---

① 伏梁：心之积证。以心下悸动，腹痛，从心下至脐有包块突起为常见症的积证。

② 息贲：指肺积。《灵枢·邪气脏腑病形》："肺脉……滑甚为息贲，上气。"《难经·五十四难》："肺之积，名曰息贲。在右胁下，履杯如杯，久不已，令人洒淅寒热，喘咳，发肺壅。"

③ 奔豚：见《灵枢》《难经》《金匮要略》等，为五积之一，属肾之积。《金匮要略》称之为"奔豚气"。豚，即小猪。奔豚一由于肾脏寒气上冲，一由于肝脏气火上逆，临床特点为发作性下腹气上冲胸，直达咽喉，腹部绞痛，胸闷气急，头昏目眩，心悸易凉，烦躁不安，发作过后如常，有的夹杂寒热往来或吐脓症状。因其发作时胸腹如有小豚奔闯，故名。

以其形弦实也，故咸为坚积。积之成也，正气不足，而邪气深入，牢固而成。五积及一切按之应手者曰癥（癥者，为其有所征兆于外也），假物成形曰瘕（瘕者，谓假气血以成形也），见于肌肉间者曰痃，结于隐癖处曰癖。经曰：积之始生，得寒乃生，厥乃成积。故牢脉咸主之。

审形似

按沈氏曰：似沉似伏，牢之位也；实大弦长，牢之体也。牢脉不可混于沉脉、伏脉，须细辨耳。沉脉，如绵裹砂，内刚外柔，然不必兼大弦也；伏脉，非推筋至骨，不见其形；在于牢脉，既实大，才重按之，便满指有力，以此为别耳。吴草庐曰：牢为寒实，革为虚寒，安可混乎？

辨妄

按《脉诀》云：寻之则无，按之则有，但依稀仿佛，却不言实大弦长之形象，是沉脉而非牢脉矣。又曰：脉入皮肤辨息难。更以牢为死亡之脉，其谬可胜数哉。

《脉诀》又云：肾间疼痛，气居于表。池氏以为肾传于脾，皆谬妄不经。

宜忌

若夫失血亡精之人，则内虚而当得革脉，乃为正象；若反得牢脉，是脉与证反，可与卜期短矣。

扁鹊曰：软为虚，牢为实。失血者，脉宜沉细，反浮大而牢者死，虚病见实脉也。

伏（阴）

体状诗

伏脉重按着骨，指下裁①动（《脉经》），脉行筋下（《刊误》），

---

① 裁：通"才"，仅，方。

三按俱无，推筋而取（子良）。

伏脉推筋着骨寻，指间裁动隐然深。

伤寒欲汗阳将解，厥逆脐疼证属阴。

相类诗（见沉脉）

主病诗

伏为霍乱吐频频，腹痛多缘宿食停。

蓄饮老痰成积聚，散寒温里莫因循。

分部诗

食郁胸中双寸伏，欲吐不吐常兀兀①。

当关腹痛困沉沉，关后疝疼还破腹。

滑伯仁曰：伏为阴阳潜伏，关膈闭塞之候，为积聚，为瘕疝，为食不消，为霍乱，为水气，为营卫气闭而厥逆。关前得之为阳伏，关后得之为阴伏。

张三锡曰：痛极脉必伏，凡心、腹、胃脘暴痛皆然。

张路玉曰：有邪伏幽深，而脉伏不出者，虽与短脉之象有别，而气血壅滞之义则一。凡气郁血结久痛，及留饮宿食，霍乱大吐大利，每多沉伏，皆经脉阻滞，营卫不通之故。所以妊妇恶阻，常有伏匿之脉，此又脉症之变耳。若六七日烦扰不宁，邪正交并而脉伏者，又伤寒战汗之兆，不可以伏为阴脉误投辛热。

分诊

滑伯仁曰：左寸伏，心气不足，神不守舍，沉忧郁郁；右寸伏，寒痰冷积（《鉴》云：胸中气滞）。左尺伏，肾寒精虚，疝瘕寒痛；右尺伏，脐下冷痛，下焦虚寒。左关伏，血冷，胁下有寒气；右关伏，中脘积块作痛，胃中停滞。

———————

① 兀兀（wù wù）：干呕声。

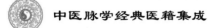

抉微

李时珍曰：伤寒，一手脉伏曰单伏，两手脉伏曰双伏。不可以阳证见阴脉为诊，乃火邪内郁，不得发越，阳极似阴，故脉伏，必有大汗而解。又夹阴伤寒，先有伏阴在内，外复感寒，阴盛阳衰，四肢厥逆，六脉沉伏，须投姜、附及灸关元，脉乃复出也。若太溪、冲阳皆无脉者，必死。

刘元宾曰：伏脉不可发汗，为其非表脉也，亦为其将自有汗也。乃伪诀云徐徐发汗。而洁古欲以麻黄附子细辛汤发之，皆非伏脉所宜也。

《汇辨》云：伏脉主病，多在沉阴之分，隐深之地，非轻浅之剂，所能破其藩垣也。诸症莫非气血结滞，惟右关右尺，责其无火。盖火性炎上，推筋至骨而形始见，积衰可知。更须以有力无力，细为分辨，则伏中之虚实了然矣。

动（阳）

体状诗

动无头尾，其形如豆，厥厥动摇，必兼滑数。汪子良曰：动脉，短滑数备。

动脉摇摇数在关，无头无尾豆形团。

其原本是阴阳搏，虚则摇分[①]胜者安。

主病诗

动脉专司痛与惊，汗因阳动热因阴。

或为泄痢拘挛病，男子亡精女子崩。

滑伯仁曰：动则为虚劳体痛，为泻，为崩。

李士材曰：阴阳不和，气搏击则痛，气撺逬则惊也。

---

① 分：《濒湖脉学》作"令"。

分诊

左寸动者，惊悸可断；右寸动者，自汗无疑。左尺得动，亡精失血；右尺得动，龙火①奋迅。动在左关，惊及拘挛；动在右关，心脾疼痛。

抉微

《汇辨》云：动脉厥厥动摇，急数有力，两头俯下，中间突起，极与短脉相类，但短脉为阴，不数不硬不滑也。动为阳，且数且硬且滑也。

辨妄

李士材曰：按关前为阳，关后为阴。故仲景云：阴阳相搏，名曰动。阳动则汗出。分明指左寸之心，汗为心之液；右寸之肺，肺主皮毛而司腠理，故汗出也。又曰：阴动则发热。分明指左尺见动，为肾水不足；右尺见动，谓相火虚炎，故发热也。因是而知旧说言动脉只见于关上者，非也。且《素问》曰：妇人手少阴心脉动甚者，为妊子也。然则手少阴明隶于左寸矣，而谓独见于关，可乎？成无己曰：阴阳相搏，则虚者动。故阳虚则阳动，阴虚则阴动。以关前为阳，主汗出；关后为阴，主发热，岂不精妥？又曰：《脉诀》云：寻之似有，举之还无。是弱脉而非动脉矣。又曰：不离其处，不往不来，三关沉沉。含糊谬妄，无一字与动脉合义矣。

动脉之义

王宇泰曰：阳升阴降，二者交通，上下往来于尺寸之内，方且冲和安静，焉睹所谓动者哉？惟夫阳欲降而阴逆之，阴欲升而阳逆之，两者相搏，不得上下，鼓击之势，陇然高起，而动脉之形著矣。此言不啻与动脉传神。

---

① 龙火：指肾火，命门之火。

促（阳）

体状诗

促为急促，数时一止，如趋而蹶，进则必死。

促脉数而时一止，此为阳极欲亡阴。

三焦郁火炎炎盛，进必无生退可生。

相类诗（见代脉）

主病诗

促脉惟将火病医，其因有五细推之。

时时喘咳皆痰积，或发狂斑与毒疽。

《正眼》云：促因火亢，亦因物停。促为阳独盛，而阴不能和也，为气怒上逆，为胸满烦躁，为汗郁作喘，为血瘀发斑，为狂妄，为痈肿，诸实热之候。又为血、气、痰、饮、食五者之内，而或有一留滞于其间，则脉因之而促。虽然促而有力洪实，为热盛，为邪滞经络；促而无力损小，为虚脱，阴阳不相接之候。虽非恶脉，然渐退渐佳，渐进渐死。

分诊

左寸促者，心火炎炎；右寸促者，气逆痰壅。左尺得位①，遗滑堪忧；右尺得促，灼热为定。促在左关，血滞为殃；促在右关，脾宫食滞。

抉微

李士材曰：促脉，得之脏气乖违，稽留凝涩，阻其运行之机，因而歇止者，十之六七也，其止为轻；得于真元衰惫，阳弛阴涸，失其揆度之常者，十之二三也，其止为重。燕都王湛六，以脾泄求治。神疲色瘁，诊得促脉，或十四五动一止，或

---

① 位：疑为"促"。

十七八动一止，是真元败绝，阴阳交穷，而促脉呈形，与稽留凝泣而见促者，大不侔①矣。法在不治，一月果殁。

辨妄

李时珍曰：黎氏②、《脉经》但言数而止为促。《脉诀》乃云并居寸口，不言时止者，谬矣。数止为促，缓止为结，何独寸口哉？

结（阴）

体状诗

《正眼》云：结为凝结，缓时一止，徐行而怠，颇得其旨。

结脉缓而时一止，独阴偏盛欲亡阳。

浮为气滞沉为积，汗下分明在主张。

相类诗（见代脉）

主病诗

结脉皆因气血凝，老痰积滞苦沉吟。

内生积聚外痈肿，疝瘕为殃病属阴。

滑伯仁曰：结为阴独盛而阳不能入也，为积聚，为七情所郁。浮结为寒邪滞经，沉结为积气在内。先以气寒脉缓，而气、血、痰、饮、食五者，一有留滞于其间，则为结。

分部主病

左寸结者，心寒疼痛；结在左关，疝瘕必现；左尺得结，痿躄③之疴。右寸结者，肺虚气寒；结在右关，痰滞食停；右尺得结，阴寒为楚。

---

① 侔（móu）：相等，齐。

② 黎氏：指黎民寿，字景仁，号水月，南宋医家，著有《决脉精要》《简易方》等。

③ 躄：疑作"躃"。

抉微

李士材曰：结而有力者，方为积聚；结而无力者，是真气衰弱，违其运行之常，一味温补为正治。止数频多，叁五不调者，不治。叔和云：如麻子动摇，旋引旋收，聚散不常曰结，主死，是也。

张路玉曰：越人云结甚则积甚，结微则气微。言结而少力，为正气本衰，虽有积聚，脉结亦不甚也。凡寒饮、死血、吐利、腹痛、癫痫、虫积等，气郁不调之病，多有结脉暴见，即宜辛温扶正，略兼散结开痰，脉结自退。尝见二三十至内有一至接续不止，而指下虚微，此元气骤脱，如补益不应，终见危殆。

李濒湖曰：《脉诀》言或来或去，聚而却还，与结无关。仲景有累累如循长竿曰阴结，霭霭如车盖曰阳结。《脉经》又有如麻子动摇，旋引旋收，聚散不常者曰结，主死。此三脉名同实异也。

代（阴）

体状诗

仲景云：代脉，动而中止，不能自还，因而复动。吴氏曰：脉至还入尺，良久方来。结促之止，止无常数；代脉之止，止有定期。

动而中止不能还，复动因而作代看。

病者得之犹可疗，平人却与寿相关。

相类诗

数有时止名为促，缓止须将结脉呼。

止不能回方是代，结生代死有殊途。

主病诗

代脉元因脏气衰，腹疼泄痢下元亏。

或为吐泻中宫病，女子怀胎三月兮。

抉微

《汇辨》云：代主脏衰危恶之病，脾土败坏，吐利为咎；中寒不食，腹疼难救。又云：止有定期者，盖脾主信也，故《内经》以一见代脉，为脏气衰微，脾气脱绝之诊。

黎氏曰：代为真死脉，不分三部，随应皆是。

《正义》云：按代、散之脉，从未有分部位者。予常诊丁子之脉，惟左尺见代，才一至耳，至关上即滑数，余曰：肾气已绝，不可为矣。然群医但见其滑数，不见其代也。

宜忌

滑伯仁曰：无病而羸瘦脉代者，危脉也；若有病而气血乍损，而气不能续者，只为病脉。又妊娠脉代，胎必三月。

李士材曰：伯仁论病脉，为暴病言也，若久病得代脉，万无一生。黄桂岩心疼夺食，脉三动一止，良久不能自还。古人谓：痛甚者脉多代，少得代脉者死，老得代脉者生。桂岩春秋高矣，虽有代脉，不足虑之，果两旬而起。

代义不一

张景岳曰：夫缓而一止为结，数而一止为促，其至或二动，或三动，至乃不等，然皆至数分明，起止有力。所主之病，有因气逆痰壅，而为间阻者；有因血气虚脱，而为断续者；有因生平禀赋多滞，而脉道不流利者，此自结、促之谓也。至于代脉之辨，则有不同。如"宣明五气篇"云：脾脉代；"邪气脏腑病形篇"曰：黄者其脉代。皆言脏气之常候，非谓代为止也。又"平人气象论"曰：长夏胃气软弱曰生，但代无胃曰死。乃言胃气去，而真脏见者死，亦非谓代而止也。"根结篇"曰：五十动而不一代者，五脏皆受气；四十动一代者，一脏无气。如本篇所云，此乃至数之代。若脉本平匀，而忽强忽弱者，乃形体之代，即"气象论"所云是也。又若脾主四季，而随时更代者，乃气候之代，即"宣明五气"等篇所云是也。凡脉无定候，更变不常，则均谓之代，但当各因其变而察其情，庶得其妙。

代主脏绝

五十一止身无病，数内有止皆知定（数内者，即五十内之数也。知定者，可定其脏气之死期也）。四十一止肾脏衰，三十一止肝气尽。二十一止脾败竭，十动一止心脉绝。四五动止肺经伤，死期便参声色证。两动一止三日死，三四动止五六日。五六一止七八朝，次第推之自无失。

《脉经》云：一动一止二日死，二动一止三日死，三动一止四日死，四动一止六日死，五动一止七日死，六动一止八日死，七动一止九日死，八动一止十日死，九动一止十一日死，十动一止立夏死。

《脉经》又曰：不满五十动一止者，五岁死；四十动而一止者，一脏无气，四岁死；三十动而一止者，二脏无气，三岁死；二十动而一止者，三脏无气，二岁死；十动而一止者，四脏无气，岁中死。

戴同父曰：《脉经》以四脏无气，岁中死，几脏无气，以分别几岁之死期，予窃疑焉。《内经》云：肾绝六日死，肝绝八日死，心绝一日死。果此脏气绝，又安能待四岁、三岁乎？

王宏翰曰：夫戴氏引《内经》而正《脉经》之谬，予会而详思默悟，得其几焉。如某脏之气衰，尚未败绝而见代者，则死期之岁月，从《脉经》而断之；如某脏之气败绝而见代者，则死期之岁月，从《内经》而断之。但《内经》原说某脏绝，而《脉经》当作某脏衰弱也。

慎庵按：王氏断论，亦属模棱，终非画一[①]之论。至谓某脏气衰，尚未败绝，从《脉经》断云云，见亦骑墙。即如其说，若病者脏气衰弱，可

---

① 画一：整齐，一致。

延三四岁者，择医而治，临病之工岂无具眼①者？治之得宜，用药辅助脏气复旺，因而得生者，亦复不少。由是可知《脉经》之言，亦不足征，徒为浅识者树帜，藉口炫奇，删之可也。今仍而不删者，在往籍中皆录是说，因出《脉经》，存而不论。今予因戴、王两家之言，亦存而驳正之曰，必无是理，免滋后学之惑。在当时王氏论脉，而自称曰经，亦云僭矣。今人因其称经，而不论其中是非，可称无识也。况其书，杂引《内经》《伤寒论》《金匮》《中藏经》《扁鹊内照经》等文以成书，又乌得称经哉？在往昔圣哲相传，称经题矣，而王氏混附己见，而亦欲称经，岂非僭乎？故张子路玉有金屑入眼之讥，可称独见也。再有论见后《附余》。

疾（阳）

《汇辨》云：疾脉急疾，数之至极，七至八至，脉流薄疾。伯仁曰：疾脉快于数，呼吸之间，脉七至八至，热极之脉也。在阳犹可，在阴为逆。六至以上，脉有两称，或名曰疾，或名曰极，总是急数之脉，数之甚者也。

主病

疾为阳极，阴气欲竭。脉号离经，虚魂将绝。渐进渐疾，且夕殒灭。毋论寸尺，短期已决。

抉微

李士材曰：经脉流行，昼夜五十周于身。若一息八至，当一百周，而脉行一千六百余丈矣，必喘促声嘶，仅呼吸于胸中数寸之间，而不能达于根蒂，真阴竭于下，孤阳亢于上，而气之短已极矣。惟伤寒热极，方见此脉；若劳瘵症，亦或见之，俱主死。阴阳易病者，脉常七八至，是已登鬼录者也。

张路玉曰：躁疾皆为火象，惟疾而不躁，按之稍缓，方为热证之正脉。阴毒身如被杖，六脉沉细而疾，灸②之不温者死，

---

① 具眼：有识别事物的眼力。
② 灵：疑作"灸"。

谓其阳绝也。然亦有热毒入于阴分而为阴毒者，脉必疾盛有力，不似阴寒之毒，虽疾而弦细无力也。

离经有二义（见后《管窥》）

散（阴）

散脉浮乱，有表无里，中候渐空，按则绝矣。散为本伤，见则危殆，必死之候，故不主病。

体象

散脉者，举之浮散，按之则无，去来不明，漫无根蒂，不似虚脉之重按虽虚而不至于散漫也。散为元气离散之象，故伤寒咳逆上气，其脉散者死，谓形损故也。然形象不一，或如吹毛，或如散叶，或如悬雍，或如羹上肥，或如火薪然。若真散脉，见之必死，非虚大之比。经曰：代散则死。若病后大邪去，而热退身安，泄利止而浆粥入胃，或有可生者。

抉微

戴同父曰：心脉浮大而散，肺脉短涩而散，皆平脉也。肾脉软散，诸病脉代散，皆死脉也。古人以代散为必死者，盖散为肾败之征，代为脾绝之征也。肾脉本沉，而散脉按之不可得见，是先天资始之根本绝也；脾脉主信，而代脉歇至，不愆其期，是后天资生之根本绝也，故二脉独见，均为危殆之候，而二脉交见，尤为死之符。

清（《诊宗三昧》补）

清脉者，轻清缓滑，流利有神，似小弱而非微细之形，不似虚脉之不胜寻按，微脉之软弱依稀，缓脉之阿阿迟纵，弱脉之沉细软弱也。清为气血平调之候。经云：受气者清。平人脉清虚和缓，生无险阻之虞。如左手清虚和缓，定主清贵仁慈；

若清虚流利者，有刚决权变也；清虚中有一种弦小坚实，其人
必机械峻刻。右手脉清虚和缓，定富厚安闲；若清虚流利，则
富而好礼；清虚中有种枯涩少神，其人虽丰，目下必不适意。
寸口清虚，洵为名裔，又主聪慧；尺脉清虚，端获良嗣，亦为
寿征。若寸关俱清而尺中蹇涩，或偏小偏大，皆主晚景不丰，
及艰子嗣；似清虚而按之滑盛者，此清中带浊，外廉内贪之应
也。若有病而脉清楚，虽剧无害，清虚少神，即宜温补以助真
元；若其人脉素清虚，虽有客邪壮热，脉亦不能鼓盛，不可以
为证实脉虚，而失于攻发也。

附：浊脉①

浊脉者，重按洪盛，腾涌满指，浮沉滑实有力，不似洪脉
之按之软阔，实脉之举之减小，滑脉之往来流利，紧脉之转索
无常也。浊为禀赋昏浊之象。经云：受谷者浊。平人脉重浊洪
盛，垂老不能安闲。如左手重浊，定属污下；右手重浊，可卜
庸愚。寸口重浊，家世卑微；尺脉重浊，子姓卤莽。若重浊中
有种滑利之象，家道富饶；浊而兼得蹇涩之状，或偏盛偏衰，
不享康宁，又主夭枉；似重浊而按之和缓，此浊中兼清，外圆
内方之应也。大约力役劳勤之人，动辄劳其筋骨，脉之重浊，
势所必然。至于市井之徒，拱手曳裾，脉之重浊者，此非天性
使然欤？若平素不甚重浊，因病鼓盛者，急宜攻发，以开泄其
邪；若平昔重浊，因病而得蹇涩之脉，此气血凝滞，痰涎胶固
之兆，不当以平时涩浊论也。

---

① 附浊脉：原脱，据目录补。

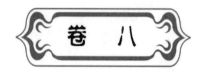

切诊

病脉宜忌

脉之主病，有宜不宜；阴阳顺逆，吉凶可知。中风之脉；却喜浮迟；数大急疾，兼见难支。伤寒热病，脉喜浮洪；沉微涩小，证反必凶。汗后脉静，身凉则安；汗后脉躁，热甚必难。阳证见阴，命必危殆；阴证见阳，虽困无害。伤暑脉虚，弦细芤迟；若兼滑实，别证当知。劳倦内伤，脾脉虚弱；汗出脉躁，死证可察。疟脉自弦，弦数者热；弦迟者寒，代散者绝。泄泻下痢，沉小滑弱；实大浮数，发热则恶。呕吐反胃，浮滑者昌；弦数紧涩，结肠者亡。霍乱之候，脉代勿讶；厥逆迟微，是则可嗟。嗽脉多浮，浮濡易治；深伏而紧，死期将至。喘息抬肩，浮滑是顺；沉涩肢寒，皆为逆证。火热之证，洪数为宜；微弱无神，根本脱离。骨蒸发热，脉数为虚；热而涩小，必殒其躯。劳极诸虚，浮软微弱；土败双弦，火炎则数。失血诸证，脉必现芤；缓小可喜，数大堪忧。蓄血在中，牢大却宜；沉涩而微，速愈者希。三消之脉，浮大者生；细微短涩，形脱堪惊。小便淋闭，鼻色必黄；数大可疗，涩小知亡。癫乃重阴，狂乃重阳；浮洪吉象，沉吉凶殃。痫宜虚缓，沉小急实；或但弦急，必死不失。疝属肝病，脉必弦急；牢急者生，弱急者死。胀满之脉，浮大洪实；细而沉微，岐黄无术。心腹之痛，其类有九；细迟速愈，浮大延无。头痛多弦，浮紧易治；如呈短涩，虽救何及。腰痛沉弦，浮紧滑实；何者难疗，兼大者失。脚气有四，迟数浮濡；脉空痛甚，何可久持。五脏为积，六腑为聚；实强可生，沉细难愈。中恶腹胀，紧细乃生；浮大维何，邪气已深。鬼祟之脉，左右不齐；乍大乍小，乍数乍迟。五疸实热，脉必洪数，过极而亢，渴者为恶。水病之状，理必兼沉；浮大出厄，虚小可惊。痈疽之脉，浮数为阳；迟则属阴，药宜酌量。痈疽未溃，洪大为祥；若其已溃，仍旧则殃。肺痈已成，寸数而实；肺痿之形，数而无力。肺痈色白，脉宜短涩；浮大相逢，气损失血。肠痈实热，滑数可必；沉细无根，其死可测。喉痹之脉，迟数无常；缠喉走马，微伏则难。中毒之候，尺寸数紧；细微必危，旦夕将殒。金疮出血，脉多虚细；急实大数，垂亡休治。

运气要略

六气之脉应节候之诊（《素问·至真要大论[①]》篇）

厥阴之至，其脉弦。（此言主气也。大寒至惊蛰，为厥阴风木主之初气也，其气之至，脉来弦也。但子午之年，客气之初气，乃太阳寒水，然太阳之至，其脉大而长之类。为医者，学宜活泼，不可拘执。若只言主气，而不言客气，恐临诊有所不应，后学无所适从也。丑未之年，客之初气，厥阴风木；寅申之年，客之初气，少阴君火；卯酉之年，客之初气，太阴湿土；辰戌之年，客之初气，少阳相火；巳亥之年，客之初气，阳明

---

① 论：原脱，据《素问·至真要大论》篇补。

第
五
辑

燥金也。)

少阴之至，其脉钩。(春分至立夏，为少阴君火主之二气也。但子午之年客之二气厥阴风木，即丑未之初气也；丑未之年，客之二气少阴君火，即寅申之初气，以此类推。)

少阳之至，大而浮。(小满至小暑，为少阳相火主之三气也。如子午年客之三气，即寅申年客之初气，少阴也；丑未年客之三气，即卯酉年客之初气，太阴之类是也。)

太阴之至，其脉沉。(大暑至白露，为太阴湿土主之四气也。如子午年客之四气，即卯酉年客之初气，太阴湿土；丑未年客之四气，即辰戌年客之初气，少阳之类是也。)

阳明之至，短而涩。(秋分至立冬，为阳明燥金主气之五也。如子午年客之五气，即辰戌年客之初气，少阳相火；丑未年客之五气，即巳亥年客之初气，阳明之类。)

太阳之至，大而长。(小雪至小寒，为太阳寒水主气之六也。如子午年客之六气，即巳亥年客之初气，阳明燥金；丑未年客之六气，即子午年客之初气，太阳寒水之类，以此而推之也。)

按：以上六气之脉，各有其时。时至则气至，气至则脉至，所谓天和也。经曰：毋伐天和。若至而甚，则失中和之气则病，如但弦无胃之类；时至脉不应，来气不足也，亦病；时未至而脉先至，来气太过也，亦病。如此之类，安可不知也。

五运六气图论

五运者，金木水火土也；六气者，风寒暑湿燥火也。其法合十干为五运，对十二支为六气。运有主运、客运，气有主气、客气。天以六气动而不息，上应乎客；地以五行静而守位，下应乎主。

运有南北二政，惟土运为南政，甲己二年是也。盖土位居中，面南行令故也。金木水火四运为北政，乙丙丁戊庚辛壬癸八年是也，皆以臣事，北面受令故也。

甲己之岁，土运统之；乙庚之岁，金运统之；丙辛之岁，水运统之；丁壬之岁，木运统之；戊癸之岁，火运统之也。

总论

运乃五年一周，气则六期环会。五运有太过、不及，有平运，有大运，有主运、客运也。太过者，甲丙戊庚壬，五阳干也；不及者，乙丁己辛癸，五阴干也。太过之年，大寒前十三日交，名曰先天；不及之年，大寒后十三日交，名曰后天。平运者，司天与运同气也。或太过而司天克气，或不及而年支相合，谓之岁会；或月干与之相符，或交初气，日干时干与之相合，谓之干德符。值之者，物生脉应，无相先后，皆平运也。正大寒日交，名齐天大运者，本年年干也。主运者，每年皆以木运，从大寒日始，以次相生，至水而终，每运各主七十二日零五刻，岁岁皆然也；客运者，如甲为土，乙为金，以次相生，至癸为火，逐岁变迁也。六气有司天，有在泉，有主气、客气，有正化、对化也。主气者，每年皆以木气从大寒始，以次相生，至水气而终，每气各主六十日奇八十七刻半，岁岁皆然也。客气者，以本年年支后第三支起，如子年子后第三支是戌，戌属水，就以水气从大寒日始，为初气，即在泉左间也；木为二气，即司天右间也；火为三气，即司天火气也；土为四气，即司天左间也；金为五气，即在泉燥金也；水为终气，即在泉右间也，每主各主六十日奇八十七刻半，每年不易也，以客加主，客胜主则从，主胜客则逆。凡司天主上半年，在泉主下半年，此运气之大概也。

第五辑

天干之生五行之位五音之运
生成之数太过不及平运总图

水一羽火二徵木三角金四商土五宫

阳干为太太数成，阴干为少少数生。如丙辛水运，丙为太羽，其从成数六；辛为少羽，其从生数一之类也。但土无成数皆从生数五也。

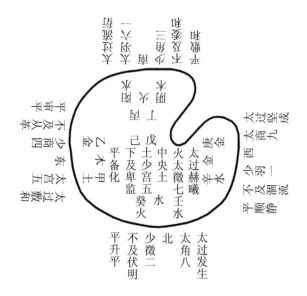

司天在泉正化对化之图

正司化令之实，对司化令之虚。

正化从本生数，对化从标生数。

土无成数，皆从生数，故正化对化皆从五也。

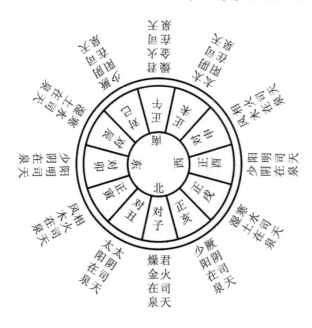

六气分上下左右而行天令，十二支分节令时日而司地化。然以六气而加于十二支，则有正化、对化之不同，如厥阴之司于巳亥者，以厥阴属木，木生于亥，故正化于亥，对化于巳也；少阴司于子午者，少阴为君火，当正南离位，故正化于午，对化于子也；太阴司于丑未者；以太阴属土居中，旺于西南，故正化于未，对化于丑也；少阳司于寅申者，以相火卑于君火，生于寅，故正化于寅，对化于申也；阳明司于卯酉者，以阳明属金，酉为西方金位，故正化于酉，对化于卯也；太阳司于辰戌者，以太阳为水，辰戌属土，谓水行土中，而戌居西北，为水渐旺之乡，故《洪范》五行以戌属水，故正化于戌，对化于辰也。皆以阴阳之盛衰合于十二辰，以明正化、对化之理也。

每年主气客气之图

内图是主气，主气又名地气。
年年如此，千古不易。
外图是客气，客气又名天气。
年年更换，六岁相同。

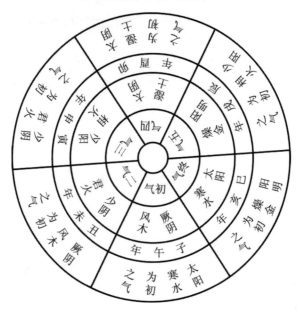

　　假如子午年，初气太阳，二气厥阴，三气少阴之类；丑未年，初气厥阴，二气少阴，三气太阴之类，推之是也。

　　按：客气，《六微旨大论》曰：上下有位，左右有纪。故少阳之右，阳明治之；阳明之右，太阳治之；太阳之右，厥阴治之；厥阴之右，少阴治之；少阴之右，太阴治之；太阴之右，少阳治之。此谓气之标，盖南面而待之也。

子午岁气热化之图

甲子甲午，岁名敦阜①。

庚午庚子，岁名坚成②。

丙子丙午，岁名流衍③。

戊子戊午，岁名赫曦④。

壬午壬子，岁名发生⑤。

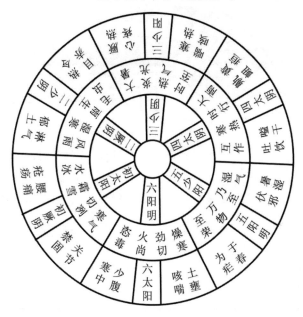

---

① 敦阜（dūn fù）：语出《素问·五常政大论》。敦，厚也；阜，高也。土气有余高厚。为土运太过之名称。

② 坚成：语出《素问·五常政大论》。坚刚而成物也。为金运太过之名称。

③ 流衍：语出《素问·五常政大论》。流水泛溢也。为水运太过之名称。

④ 赫曦：语出《素问·五常政大论》。赫，盛大；曦，阳光。阳光焜赫盛明也。为火运太过之名称。

⑤ 发生：语出《素问·五常政大论》。万物生气宣发也。为木运太过之名。

第
五
辑

下六图①皆岁气加盘图也。内盘属天，天主动，客气也，故一岁而一迁；外盘属地，地主静，主气也，故常守其位。如子午岁则初气太阳加厥阴，丑未岁则初气厥阴加厥阴之类。主客相并而病生焉。每岁具图于下。

丑未岁气湿化之图

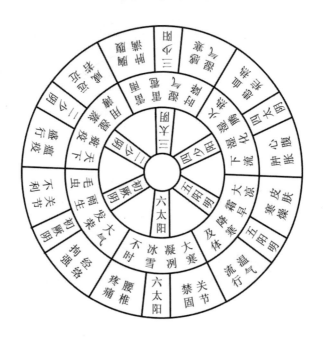

乙丑乙未，岁名从革②。
辛未辛丑，岁名涸流③。

---

① 下六图：从"子午岁气热化之图"开始，至"巳亥岁气风化之图"止，共六幅气化图。

② 从革：语出《素问·五常政大论》。金岁不及之名。从，顺从；革，变革。言金性本刚，因火化而变革。

③ 涸流：语出《素问·五常政大论》。水运不及之名。言水少而源流干涸。

丁未丁丑，岁名敷和①。

己丑己未，岁名卑监②。

癸未癸丑，岁名升明③。

寅申岁气火化之图

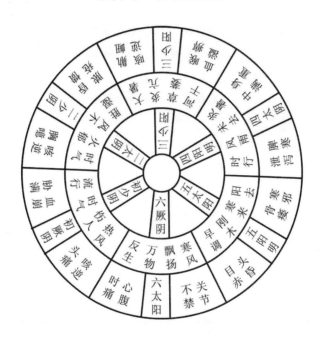

丙寅丙申，岁名流衍。

壬申壬寅，岁名发生。

戊寅戊申，岁名赫曦。

甲申甲寅，岁名敦阜。

---

① 敷和：语出《素问·五常政大论》。木岁平气之名。言阳和之气敷布。

② 卑监：语出《素问·五常政大论》。土岁不及之名。卑，卑下，衰微；监，监制。言卑下自守，不能周遍于四方。

③ 升明：语出《素问·五常政大论》。火岁平气之名。言上升明耀。

庚寅，岁名审平①。

庚申，岁名坚成。

卯酉岁气燥化之图

丁卯丁酉，岁名敷和。

癸卯癸酉，岁名伏明②。

己卯己酉，岁名卑监。

乙卯岁，名从革。

乙酉岁，名审平。

辛卯辛酉，岁名涸流。

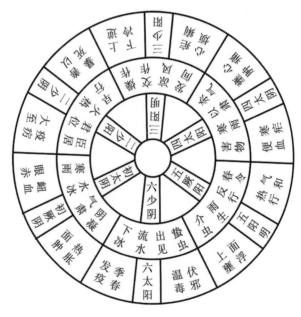

---

① 审平：语出《素问·五常政大论》。金岁平气之名。言金主肃杀，审慎和平，不妄刑。

② 伏明：语出《素问·五常政大论》。火岁不及之名。言炎热之气伏而不彰。

辰戌岁气寒化之图

戊辰戊戌，岁名赫曦。

甲戌甲辰，岁名敦阜。

庚辰庚戌，岁名坚成。

丙辰丙戌，岁名流衍。

壬辰壬戌，岁名发生。

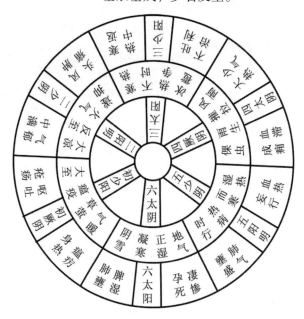

巳亥岁气风化之图

己巳己亥，岁名卑监。

乙巳乙亥，岁名审平。

辛巳辛亥，岁名涸流。

丁巳丁亥，岁名敷和。

癸巳，岁名升平①。

癸亥，岁名伏明。

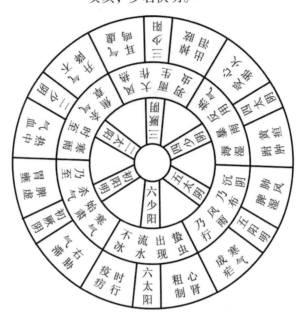

每年交六气时节日图

五日为一候，一候金水木火土周也。

三候为一节，以为三才之道也。

三月为一时，亦乾象也。

四时为一岁，乃四曜之义也。

每气主二月令，每令主二节，其时刻交气可以类推。

---

① 升平：同"升明"，火岁平气之名。《素问六气玄珠密语·卷之二》："癸巳，中火运正微，火得平气，其名升平也。"

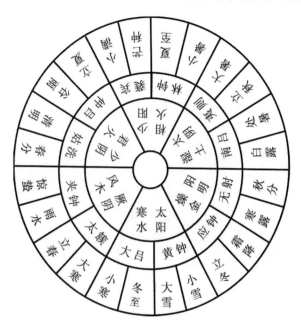

先天八卦后天八卦九宫分野总图

内图为先天，外图为后天。
九宫分野。

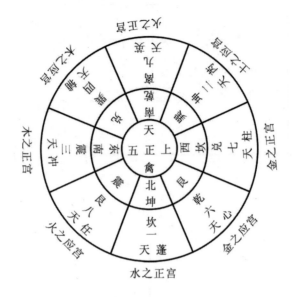

九宫八风图

　　太乙者，岁神也。常以冬至之日，居坎方叶蛰之宫，计四十六日；立春，居艮方天留之宫，计四十六日；春分，居震方仓门之宫，以此照图推之也。太乙移日，天必应之以风雨，若此日有风雨，则岁美，民安少病；先于所移之日而有风雨，则天必多雨；后于所移之日而有风雨，则民必多汗。其风从所居之乡来，如冬至日来自北方，春分日来自东方之谓，是之谓实风也，主生长以养万物也；或从其冲后而来，如冬至日从南方西方而来，春分从西方北方而来，是之谓虚风也，主杀害以伤人也。谨候虚风以避之，惟圣人避之如矢，所以邪不能伤。如风从南方来，名曰大弱风，南方属火为心，主热，其伤人也，内舍于心，外在于脉，其气主病为热；风从西南方来，名曰谋风，其伤人也，内舍于脾，外在于肌，其气主病为弱；风从西方来，名曰刚风，西属金为肺，主燥，其伤人也，内舍于肺，外在皮肤，其气主病为燥；从西北来者，名曰折风，其内伤于小肠，而外在手太阳之脉；从北方来，名曰大刚风，其伤人也，内舍于肾，而外在于骨及肩背内之膂筋，其气主病为寒；从东北来，名曰凶风，其内伤于大肠，而外在两胁旁骨下及肢节，以大肠于别腑不同，皆能受伤也；从东方来，名曰婴儿风，其伤人，内舍于肝，外在筋纽，其气主病为身湿，以风为婴儿，其气尚柔，不能胜湿故也；从东南来，名曰弱风，以未主土，其内伤于胃，而外在肌肉，其气主病体重。此八风者，皆从其虚之乡来，乃能病人。三虚相搏，则为暴病卒死；两实一虚，病则为淋露寒热，犯雨湿之地，则为痿。故圣人避风如避矢石，其有三虚而偏中邪风，则为击仆偏枯矣。

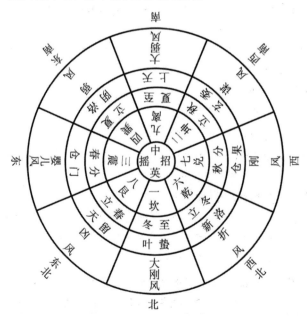

运气十一法

六十年内，有天符十二年，岁会七年，同天符六年，岁会同天符二年，同岁会六年，太乙天符四年，支德符四年，顺化运十二年，天刑运十年，小逆运十二年，不和运十二年。

运与司天相合，曰天符。

如戊子、戊午为火运，司天乃少阴君火，运与司天皆火，则为合，故曰天符。其己丑、己未、乙卯、乙酉、丙辰、丙戌、戊寅、戊申、丁巳、丁亥共十二年也。

运临本气之上，谓岁会（即运与地支合也）。

如丙子年，丙为水运，子乃属水，则运与子合，故曰岁会。其丁卯、甲辰、己未、甲戌、戊午、乙酉共七年，皆是岁会也。

太过之运与在泉合，谓同天符。（谓之同者，岁运与在泉合，阳年曰同天符，阴年曰同岁会）

如庚子、庚午年为金运，运与在泉阳明燥金合，故曰同天符。其壬寅、壬申、甲辰、甲戌共六年，亦皆同天符也。

岁会同天符。

如甲辰、甲戌二年，是也。

不及之运与在泉合，谓同岁会。

如辛丑、辛未年，辛为水运，与在泉太阳寒水合，故曰同岁会。其癸卯、癸酉、癸巳、癸亥亦是，共六年也。

天符岁会相合，谓太乙天符。

如己丑、己未二年，己为土运，又司天太阴湿土，丑、未又属土，乃三合会也，故曰太乙天符，其戊午、乙酉亦是，共四年也。

运与四孟月相合，谓支德符。

如寅属木，春孟月也，壬寅年木运临之；巳属火，夏孟月也，癸巳年火运临之；申属金，秋孟月也，庚申年金运临之；亥属水，冬孟月也，辛亥水运临之是也。六十年中，只有此四年也。

天气生运，曰顺化。

如甲子、甲午、甲寅、甲申四年，乃少阴君火下生甲土之运也；其壬辰、壬戌二年，水下生木也；乙丑、乙未二年，土下生金也；辛卯、辛酉二年，金下生水也；癸巳、癸亥二年，木下生火也，共一十二年也。

天气克运，曰天刑运。

如庚子、庚午年为金运，子、午少阴君火，下克金运，故曰天刑。余仿此推之。如辛丑、辛未、庚寅、庚申、丁酉、丁卯、戊辰、戊戌、己亥、己巳共一十年也。

运生天气，曰小逆。

如壬子、壬午年，丁、壬木运，子年少阴君火，木上生下火，故曰小逆。余仿此推之。如辛巳、辛亥、癸丑、癸未、壬寅、壬申、己卯、己酉、庚辰、庚戌共十二年也。

运克天气，曰不和。

如丙子、丙午、丁丑、丁未、丙寅、丙申、癸卯、癸酉、甲辰、甲戌、乙巳、乙亥共十二年也。

按经曰：天符谓执法，岁会谓行令，太乙天符谓贵人。邪之中人，则执法者，其病速而危；行令者，其病徐而待；贵人者，其病暴而死也。

六气司天所主天时诗

风木司天主有风，少阴君火日融融。
相火当权多酷热，太阴湿土雨濛濛。
燥金用事多清肃，寒水当时冷气攻。

六气司天所主民病诗

风木司天多掉眩，少阴疮疡热相煎。
相火流行瘟疫盛，太阴湿土胃家愆。
燥金用事多皮揭，寒水当权筋骨挛。

主运诗

大寒木运始行初，清明前三火运居。
芒种后三土运是，立秋后六金运推。
立冬后九水运伏，周而复始万年如。

客运诗

甲己化土南政君，丙辛水运乙庚金。
丁壬化木戊癸火，此为北政居于臣。

司天在泉诗

子午少阴君火天，阳明燥金应在泉。
丑未太阴湿土上，太阳寒水雨连绵。
寅申少阳相火旺，厥阴风木地中联。
卯酉却与子午倒，辰戌巳亥亦皆然。
卯酉年阳明司天，少阴在泉。
辰戌年太阳司天，太阴在泉。
巳亥年厥阴司天，少阳在泉。
以上推之是也。

主气诗

大寒厥阴气之初，春分君火二之隅。
小满少阳为三气，大暑太阴四相呼。
秋分阳明五是位，小雪太阳六之余。

客气诗

子午太阳寒水始，丑未厥阴风木通。

寅申少阴君火初，卯酉太阴湿土是。

辰戌少阳相火光，巳亥阳明燥金主。

此诀乃轮流数去之法。假如子午年，初气太阳，二气厥阴，三气少阴，四气太阴，五气少阳，六气阳明。又如丑未年，初气便是厥阴，二气少阴，三气太阴之类。余仿此。

二十四气七十二候生旺可推运气盛衰章

立春（正月节，斗指艮，土旺木相）

雨水（正月中，斗指寅，寅木用事）

惊蛰（二月节，斗指甲，甲木用事）

春分（二月中，斗指卯，木旺木相）

清明（三月节，斗指乙，乙木用事）

谷雨（三月中，斗指辰，辰土用事）

立夏（四月节，斗指巽，木旺火相）

小满（四月中，斗指巳，巳火用事）

芒种（五月节，斗指丙，丙火用事）

夏至（五月中，斗指午，火旺土相）

小暑（六月节，斗指丁，丁火用事）

大暑（六月中，斗指未，未土用事）

立秋（七月节，斗指坤，土旺金相）

处暑（七月中，斗指申，申金用事）

白露（八月节，斗指庚，庚金用事）

秋分（八月中，斗指酉，金旺金相）

寒露（九月节，斗指辛，辛金用事）

霜降（九月中，斗指戌，戌土用事）

立冬（十月节，斗指乾，金旺水相）

小雪（十月中，斗指亥，亥水用事）

大雪（十一月节，指壬①，壬水用事）

冬至（十一月中，指子，水旺土相）

小寒（十二月节，指癸，癸水用事）

大寒（十二月中，指丑，丑土用事）

以上节气十二，中气十二，每五日为一候，三候为一节气，共节气有二十四，候有七十二也。

---

① 指壬：疑脱"斗"。下同。

管窥附余

苕东逸老林之翰慎庵父著述

原脉体用

《素问·脉要精微论》云：夫脉者，血之府也。

《灵枢·决气》篇云：壅遏营气，令无所避，是谓脉。

《灵枢·营气》篇云：营气之道，内谷为宝。谷入于胃，乃传之肺，流溢于中，布散于外。精专者，行于经隧，常营无已，终而复始。

《举要》云：脉乃血沠①，气血之先，血之隧道，气息应焉。

潘硕甫曰：人身之血，犹夫水也；血中之脉，犹夫沠也。沠通则水源活，脉通则气血行。隧道，即经脉也，言其在血中，精密隐隧，自成一道也。仲景云：呼吸者，脉之头也。《灵枢》云：其行也以息往来，然非呼吸不能行，故曰气息应焉，而脉则指营气流行不息之道路耳。

邹丹源曰：经络者，脉之道路；动见者，脉之征验，皆不可以尽脉。脉也者，乃营气之精专者，行于经隧，而摄乎内外者也。血与气异体，得脉而同化；卫与营各行，得脉而相应，故脉之中，阴阳统焉。然则脉与血气，分之为三者，正可合之为一也，谓营气即脉可也。

---

① 沠（gū）：古代水名，代指水流。《医灯续焰》卷一："水自源而分流曰沠。"

刘河间曰：脉有三名，一曰命之本，二曰气之神，三曰形之道，所谓天和者也。

朱丹溪曰：神者脉之主，脉者血之府；气者神之御，脉者气之使。嗟乎！脉者其先天之神乎？（以上引证。）

管窥

慎庵按：经文合诸家之论而观，则人身之脉，由后天血气而为体，先天神气而为用，血气神者，相合而成形者也。人身经络，直者为经，横者为络，经有十二，络有十五，此即隧道也，《内经》谓之经隧，后人又名之曰经脉。此乃肌肉空松处，包藏营气，而为昼夜运行不息之道路，所以载脉者也，犹夫盛物之器，非脉之体也。脉必以血为体，得气方能运行，脉道乃成，是气血不可须臾离者，岂非气血相合而成形乎？华元化曰：气血盛则脉盛，气血衰则脉衰，气血热则脉数，气血寒则脉迟，气血弱则脉微，气血平则脉缓。经云：脉实血实。合参而论，则脉以气血为体，既明而且当矣。又尝论患血证人，大脱血后，脉必见芤。芤乃中空之草而类葱，故以喻空脉之体。去血过多，而隧道中无血以行，而脉亦见中空之候，脉之以气血为体，又一明证也。然其有形无质之虚体，易于散乱，易于阻滞，故必随其血气虚实寒热，邪之盛衰，而见或大或小，或长或短，或浮或沉，或疾或缓之形，而无一定之体也。在气血又必由神之盛衰而为虚实，故曰以神为用。先哲云：脉贵有神，不可不审。所谓神者，即胃气也。经云：有胃气则生，无胃气则死。四时皆以胃气为本，顾胃气岂不为脉所重乎？然其源又在肾，而不在胃，此意惟崔紫虚独得之。《举要》云：资始于肾，资生于胃。此二句言脉由气血而赋形，而水谷日进，脾胃酝酿，化其精微而为血，注之于脉，潜滋暗长，脉道得以充实，岂非资生于胃乎？所以熟腐水谷，游溢精气，非脾胃之能也，全赖命门一点真阳，熏蒸鼓动，然后脾胃得以成其酝酿之功，岂非资始于肾乎？故肾为十二经脉之根，而为气血之先也。凡诊家所言有力无力，有根无根，有神无神者，无非皆指先天真气而言，非有他也。故丹溪有见于此，乃曰：脉者，其先天之神乎。一言足以尽之矣，何用他求！若是，则脉之生于先天之真阳，而成于后天之血气者也。有谓脉以血为体，以气为用，殊不知经曰：根于中者，命曰神机。脉之神其用者，皆元神主宰其机也，在气固为运用之机，若神去则机息，气又安能独尽其用哉？故曰：以神为用。轩岐之旨也。

存疑

王氏《脉经》云：心部在左手关前是也，与手太阳为表里，以小肠合为腑，合于上焦。肺部在右关前寸口是也，与手阳明为表里，以大肠合为腑，合于上焦。

《脉诀》云：心与小肠居左寸，肺与大肠居右寸。（引证。）

慎庵按：《脉诀》为高阳生假托王叔和而成是书，其中悖谬者不一，而戴氏已刊正其失矣。然其脏腑分属寸关尺，悉本之于王氏《脉经》云。在王氏乃从经脉相接，络脉互交，表里合一处，而以大小肠分属两寸，与心肺同其诊，后人咸宗之，自晋及今，千有余年矣，并无他议。自滑氏释《内经》，以大小肠处于腹中，二阴之病，有关于膀胱、大小肠者两尺亦得凭诊而主其病，并未尝指定二腑当附诊于两尺也。即《枢要》一书，专论切诊者，其左右手配合脏腑部位，悉遵《脉经》，大小肠分隶于两寸，并无附诊于尺之语。即汪氏（《约注》），称其千古只

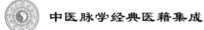

眼之句，亦称其二腑下焦之病，可凭诊于尺，非有他指。在吴氏《脉语》中，亦谓王氏从络，大小肠附诊于二寸为有本，复引经以证。为不悖于古人，考之明季以前诸名家，皆从古诊法，何以后诸家，忽创言当附诊于尺耶？实滑氏之言，有以启之也。士生于千百年之后，而欲翻千百年人皆信从之成案，而使信从于己以标新，谁其信之？余末学何敢轻议先辈？然不能无疑，请得而陈之。盖天地以阴阳升降而成昼夜，五行迭运而成岁时者，皆一气流行所致也。人身一小天地，十二经脉，十五络脉，二十七气，相随上下，运行不息，而形体得以常存者，亦藉此一气流行而无间也。虽有二十七气之分，原不过一气流行所化，随地而异名者也，是以经脉通流，必由乎气。肺主诸气，而朝百脉，故十二经之气，皆会聚于此，然后分布于诸经。经气所至，脏气亦至，故十二经之邪正虚实，莫不以手太阴一经统候之。盖此所候者，是候脏腑之气，非候脏腑之体也。而西昌喻氏，又何得以大小肠腑体居下，为浊阴所注，不得于上焦清阳之脏，同列诊于两寸，而必欲抑之，强附于尺耶？盖胃为一大腑，十二经之所禀气，为清浊升降之枢机，其游溢之精气，上输于肺，从清道归于经隧，营运于中，皆清气也，故经曰：清者为营。其浊阴之气归于腑，是即传道化物之降气，皆随大小便降泄，从二阴出于下，于经中流行之清气，各行其道，泾渭自分。经云：清阳出上窍，浊阴归六腑。清升浊降，乃天然之妙，况浊阴下降，而行于腹内，上下有重重膈膜遮蔽，不使相犯；清阳上升而行于经隧中，内外有层层肌肉护卫，毋容侵入，若山重水复之障隔，两不相干，有何相混？喻氏不以气之清浊而论脉，反以脏腑之清浊分置脉位，其见亦左矣。且十二经之流行于上下，始于肺，终于肝，而复始于肺，昼夜五十度周于身，莫不由此手太阴一经，同条共贯，循环无端。在十二经流行之次，自肺传大肠、胃、脾、心、小肠、膀胱、肾、包络、三焦、胆、肝，至肝复传于肺，以次递传为一周。其营气之流注于肺，即为肺经之气，自肺传大肠，即为大肠之气，诸经之传注，莫不皆然。所谓随地而易名者，此也。经气所至，脏气即内应于外，病亦显呈于指下，声应气求，自然之理，合症而断病，则表里虚实，莫不了了。观脏腑流行之经气，皆表里相承，一气流行，即此可证，经脉相接，络脉互交，表里合一，当分诊于寸而无疑矣。喻氏颖锋犀利，信笔纵谈，不顾天荒地老，为此凿空之论，以贻误后人耶。且肺与大肠，表里相传，其经脉交会，皆在两手大指之端，自外侧手太阴肺少商穴，接乎手阳明大肠商阳穴而下，表里交相络也。心与小肠，表里相传，其经脉交会，皆在两手小指之端，自内侧手少阴心少冲穴，接乎手太阳小肠少泽穴而下，表里交相络也。经络俱于此交会，则经气亦莫盛于此，二腑反不诊于寸，而候于尺，此理之不可解，而不能无疑也。曷不观之水汇分流之处，其势较之上流更为紧急者，以其聚于斯，气必盛于此故也。脉之流行，犹夫水也，性亦同然。且寸脉居于鱼后，肌肤浅薄，脉易呈形，下指即得，是以《难经》有三菽、六菽，下指轻取、重取之义。尺居关后，肌肉隆起，脉道沉下，故必推筋至骨，重取方得。隧道本自平坦，因肌肉丰厚，则脉自沉下，非隧道有所低昂也。况此沉下丰厚之处，左取肾、膀胱、小肠三经之脉，右取肾、命门、三焦、大肠之脉，能不模糊指下，贻误后学也。故予谓气盛浅露之区，经络交互之地，反专候脏气而略腑，必欲以此深厚沉下模糊处，而候三经之脉，其不为脉误者几希矣。诸先生者，予所景仰而向往者，读其书而私淑之久矣。独此一端，不能不致疑于诸先生同声附和于滑氏也，况诸先生之论，皆泛而不切，而无实据，反不若王氏从络而定诊，近理而有据也。

今予阅历有年矣，皆从古诊法，合证施治皆验，有验即有是理，自不诬也。故吾用吾愚，不能从诸先生而阿其所私也。著《存疑》一则，就正宇内君子，倘能大破藩篱，进而教我，是予之幸矣，而有厚望焉。

订人迎气口分左右牵合之失

《灵枢·五色》篇曰：人迎、气口，大紧以浮者，其病亦甚，在外。其脉口浮滑者，病日进；人迎沉而滑者，病日损。其脉口滑以沉者，病日进，在内。

脉口、气口，俱是寸口别名，两经常互称之，前四卷中，余已引《类经》张注以明之矣。见释寸口。

又曰：人迎盛坚者，伤于寒；气口盛坚者，伤于食。

愚按：东垣左人迎主表，右气口主里，宗此，但分左右，又宗叔和之失，并失经旨矣。以经文未尝分左右，分左右者，皆后人牵合之误，余又何敢轻议先哲？但经文具在，请细究之，方晓余说之不妄也。

《灵枢·禁服》篇曰：寸口主中，人迎主外，两者相应，俱往俱来。若引绳大小齐等，春夏人迎微大，秋冬气口微大，如是者名曰平人。

引绳齐等。引，长也，伸也。此喻上下齐等，犹圬者砌墙，必挂线捉准，上下相等，不令参差之意。阅此条经文，人迎诊于头，气口诊于手，上下之义，朗如离照，何庸置喙也？

《灵枢·四时》篇曰：持气口人迎以视其脉，坚且盛且滑者，病日进；脉软者，病将下；诸经实者，病三日已。气口候阴（脏也），人迎候阳（腑也）。

按：《素问·六节脏象论》《灵枢·经脉》篇两经俱以人迎、气口上下对待而言，并未尝分属左右者。

《素问·病能》篇曰：人迎者，胃脉也。（王注云：胃脉循喉咙而入缺盆，故云。)

滑伯仁《难经本义》云：寸口、人迎，古法以挟喉两旁动脉为人迎，至晋王叔和，直以左手关前一分为人迎，右手关前一分为气口，后世宗之。愚谓昔人所以取人迎、气口者，盖人迎为足阳明胃经，受谷气而养五脏者也。气口为手太阴肺经，朝百脉而平权衡者也。

《灵枢·终始》篇曰：阴者主脏，阳者主腑，阳受气于四末，阴受气于五脏。持其脉口人迎，以知阴阳有余不足，平与不平，天道毕矣。所谓平人者不病，不病者，脉口、人迎应四时者也，上下相应，而俱往来也，六经之脉，不结动也（随气流行，故不结动）。

愚按：后人必取法于先圣，而后成其学，先圣是后人之所师也。王叔和《脉经》亦集圣经以成其书也，人迎、气口，轩岐明示人诊于上下，而叔和必欲牵合附会，迷惑后人，何离经叛道若是耶？以紫虚、东垣、丹溪之通达，亦主其说，明是忽视而不深究，千虑之一失也。此条经文，又和盘托出，明说上下相应，又何疑焉？

《素问·阴阳别论》云：三阳在头，三阴在手，所谓一也。

王注云：胃脘之阳，人迎之气也。胃为水谷之海，故候其气，而知病处。头谓人迎，手谓气口。气口在手鱼际之后一寸，人迎在结喉两旁一寸五分，皆可以候脏腑之气，故言所谓一也。其脉之动，常左小而右大，左小常以候脏（脾也），右大常以候腑（胃也）。

愚按：人迎、气口二脉，细究两经篇中，往往上下对待而言，并无左右之分，至晋王叔和《脉经》，悖乱经常，添出蛇足，强分左右，以人迎牵合左手关前。至后崔紫虚，不究其源，亦主其说，直云左为人迎，右为气口。经文具列在前，阅者细玩深思，不但无左右之分字训，并无左右之分意义，敢问诸君子不遵经而反宗叔和，又何意耶？何执流而忘源若是？经文不

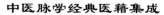

分，而后人强欲分之，又附会以成其谬。原叔和之意，以两手寸口三部，俱是手太阴肺一经之脉，肺主皮毛，故附于手而主表，然参仲景《伤寒论》，凡风寒伤于营卫，病在一身之表，无关于脏腑者，皆统寸口三部而诊，未尝分左右与寸尺也，惟审里之虚实，方分诊于寸关尺也，况左寸手少阴心脉，与表何涉乎？且表有三阳之表，在人迎单主阳明之表，不与太少二经之表。圣法井然，何容牵合，致使千古是非不明，诚轩岐之罪人也。在人迎诊于项，本彰明而昭著，圣人原示人周行平夷之道，使人易趋，反舍之而弗诊，后人必欲另辟蚕丛，别开蹊径，以为名高。独取气口左寸三分中之一分，而复侧指以取之，以手指圆稳，故必侧取。在候寸关尺，尚有轻重之分，今取人迎一分之脉，当重取之耶？抑轻取之耶？若侧指重取，是在关上，若平取，仍在寸脉；若一分之脉，轻取甚属微茫，其又向何处得其浮沉表里虚实耶？是舍正路而弗由，反驱人向羊肠鸟道中而行，每至步蹇而不得进，因而歇足者多矣，欲指迷而反失道，何困苦后人若是耶？余虽不敏，圣训煌煌，但知遵轩岐而不知妄宗诸子，知我罪我，听之后人而已。

六纲领对待主治

浮脉主里须知

原夫浮脉主表，沉主里，乃一定之理而不易者，此道其常而未通其变者也。若论其变则有时而主里，往哲亦累言之矣，人自不察耳。予今陈列先哲名言而详察之。

秦越人曰：脉浮而有热者，风也；脉浮而无热者，虚也（若虚阳浮露于外，亦必发热），是从表而辨之也。沈氏曰：乍病见浮脉，乃伤风邪；久病见浮脉，虚所为也，是从新久辨之也。丹溪曰：与人迎相应，则风寒在经；与气口相应，则荣血虚损，是从上下辨之也。东垣曰：浮而弦者，风也；浮而涩者，虚也。邹丹源曰：风寒之浮，盛于关上；虚病之浮，盛于尺中。（引证。）

管窥

愚按：诸家之言虽如此，然必审其有力无力，方为准则。浮而有力为风，必兼洪数；浮而无力为虚，则带濡弱，再参合外候，庶无遁情。至若内虚之证，无不兼浮，如浮芤失血，浮革亡血；内伤感胃，而见虚浮无力；劳瘵阴虚，而见浮大兼疾；火衰阳虚，而见浮缓不鼓；久病将倾，而见浑浑革至浮大有力（叔和云：脉浮而无根者死）。又如真阴竭于下，孤阳浮于上，脉必浮大而无力，按之微细欲绝者，当益火之源。如上等证，悉属内伤，岂可以其脉浮，不审虚实，而浪用发表之剂乎？表里不明，则死生系之矣。学者须详审，慎之无忽。

沉脉主表须知

《伤寒论·太阳》篇云：或已发热，或未发热，必恶寒，体痛，呕逆，脉阴阳俱紧者，名曰伤寒。"少阴篇"云：少阴病始得之，反发热，脉沉者，麻黄附子细辛汤。

张景岳曰：表寒重者，阳气不能外达，脉必先见沉紧，是沉不可概言里。

邹丹源曰：独是脉浮而偏见里证，脉沉而独见表证，惑眩更甚，前人多有舍脉从证之说，然脉浮而议下者，必参大柴胡；脉沉而议下者，必参附子，然则仍非独从证也，从脉也。（以上引证。）

慎庵按：伤寒表证也，脉当浮。仲景但言脉紧，而不分浮沉者，以人身内气，呼吸开阖，无刻不与天气相通，今寒邪初感在表，肤腠郁闭，卫气不能通泄于外，则经气亦滞涩而不宣。寒性凝敛，骤难化热，不能鼓动经气，脉亦无从效象于浮，故不分言也。紧脉属阴，性复敛劲，而体本沉下，故不必言沉而沉自在也。伤寒初感，脉必见沉紧，理势然也。

《举要》云：下手脉沉，便知是气病。在气郁，脉即见沉，岂有寒闭腠理，营卫两郁，脉有不见沉者乎？此沉脉主里，而复有时主表之不可不知也。又少阴发热脉沉，此标热本寒之证，太阳膀胱与少阴肾相为表里，在经脉流行之次，是膀胱传肾。伤寒六经传次，乃太阳传阳明，为循经得度传。今因少阴久虚，真阳衰惫，不能御寒，外邪乘虚，直入于里而脉沉，此表传里，非两感也，发热为标热，脉沉为本寒，故用麻黄以发太阳之邪，细辛为少阴表剂，以驱在里之寒，附子用以蒸动肾气，温经而散寒，兼固其本。此沉脉主表，又一明证也。

迟脉主热须知

《伤寒论》云：太阳病脉浮，因误下而变迟，膈内拒痛，为结胸。

阳明病脉迟，汗出多，微恶寒者，表未解也，可发汗，桂枝汤。阳明病脉迟有力，汗出不恶寒，潮热便硬，手足濈然，为外欲解，可攻其里，大承气汤。

张景岳曰：凡人伤寒初解，遗热未清，经脉未充，胃气未复，脉必迟滑，或见迟缓，岂可投以温中而益助余邪？

刘河间曰：热盛自汗，吐利过极，则气液虚损，脉亦迟而不能数。

盛启东曰：迟而有力，且涩滞，举按皆然，胸中饱闷，二便闭赤者为实。（以上引证。）

慎庵按：迟脉属脏主寒，此一定之理，乃其常也。若论其变，又有主热之证治，不可不知，如上诸家之论证是也。所以然者，以热邪壅结，隧道不利，失其常度，脉反变迟矣。然脉之变迟，亦由营气不足，复为热伤，不能运动热邪，反为所阻，轮转之机，即缓慢而行迟，营气为运行之主，故脉亦如之。治欲攻邪，当兼扶正，如张、刘二家所言之证是也。若长沙所云，全是中气有权，足以御邪不使陷入，故作膈痛，因拒格之故，营气不前，脉亦变迟。仲景全不牵枝带叶，以大小陷胸，审微甚而直攻其邪，不必顾正，攻邪即所以救正，邪去则正自安也。阳明第一条云：阳明水谷之海，气血俱多，一遇邪传入里，邪热结聚，郁蒸汗出，谓之热越。热越者，谓热邪越出于外也。若是阳明之邪，当解而不解者，以微恶寒，太阳之表邪尚留连于经未解，故仍用桂枝和营，解散其邪，复审其脉迟有力，阳明燥实结聚之证全具，方用大承气汤攻下，而邪退矣，长沙审证用药之缜密如此。总之辨脉，必须合证审察，庶几病无遁情。若脉迟举按无力，仍是主寒之迟脉，必如盛氏所云举按皆有力，内证胸膈饱闷，便闭溺赤，方是主热之迟脉，涩滞正见热邪蕴于内，致经脉濡滞而行迟也。辨析如此，了然胸臆，又何疑焉？第举世岂乏高明，然食古不化，偏执一见，妄投温热，实实虚虚，遗人夭殃者，正复不少也。故予谆谆三复于此，愿后之学者，留心熟玩，慎无忽焉。

数脉主寒须知

《素问·大奇论》云：脉至如数，使人暴惊，三四日已。

张注云：数脉主热，而如数者，实非真数之脉，盖以卒动肝心之火，故令暴惊，俟三四日而气衰自愈矣。

仲景云：病人脉数，数为热，当消谷引食，而反吐者，为发汗令阳气微，膈气虚，脉乃数也。数为客热，不能消谷，以胃中虚冷，故吐也。则是数有虚寒之一证矣。

或问于予曰：数脉息至快疾，举按有力，主剥蚀真阴之实病，又安得有所谓数脉主寒之理乎？余应之曰：子之所问，抑何见之不广耶？夫火两间中阳焰之至大者也，一星燎原，不可向迩，固五行之常性而不失者。然抱朴子云：南海中萧邱有寒焰，春生秋灭，不妨耕植，近之则寒，岂非热亦化寒之佐验乎？盖五行各有五，以一行之中，皆具五行，道家所谓五行颠倒是也。此即水中之火，以至阳伏于至阴之中，阳为阴郁，虽炎上为阴所化，已变易其常性矣。故海水咸而焦枯者，亦以阴中伏阳使然也；有时海水溢而沸腾者，因水中之火发于下而激起也。今夫数脉所主之寒，乃阳虚阴盛所生之内寒，是虚寒也，与外入之寒邪郁而成热为实热证，迥不同也。若热邪盛于表里而脉数者，或当升散于表，或当清降于里，不难审证而治，治亦易也。独不如数之脉，不可不深究其脉证，细为体察，此即所谓主寒之数脉也。脉来浮数大而无力，按之豁然而空，微细欲绝。经云：脉至而从，按之不鼓，诸阳皆然。此阴盛于下，逼阳于上，虚阳浮露于外，而作身热面赤戴阳于上，脉数无神，即前所云寒焰是也。内真寒而外假热，治当用参、熟、桂、附，井水顿冷服之，前人所谓以假对假是也。使虚阳敛归于内而降下，症必渐瘥。假热之证脉，初起浮缓，亦有不数者，医家不识，误用寒凉之剂，脉反见数，更不省悟，寒剂猛进，脉反变数，益凉益数，竟不审新病久病，有力无力，鼓与不鼓，一概混投寒凉，遽绝胃气，安得不速人于死？凛然天鉴，可不畏哉！故操司命之权者，未可卤莽从事于斯也，学者当谨识而勖之。

数脉治有难易

又按：数脉属阳，阳宜平而不宜亢，过亢则为害矣。然六部之内，有宜见不宜见之别。宜见治之亦易，不宜见治之甚难。如始病见数，或浮数有力，是热在表，散之则已；沉数有力，是热在里，降之则愈，治之易也。病久脉数，或浮数空软，阳浮于上，治当温补；沉数细涩，阴竭于下，法必滋阴，疗治为难。心病左寸见数，独甚于他部，为心火独亢，泻之易已；肺病右寸见数，而过于别部，为火盛克金，治之难瘳；左关数实弦急有力，肝火蕴结，泻之为易；左关数虚弦细无力，肝阴亏竭，补阴非易。右关数实，脾胃火烈，清降易已；数虚兼涩，脾胃阴竭，养阴费力。细数之脉，忌见两尺。左尺细数，兼之虚涩，真阴已竭，治专壮水，迁延时日，治亦无益；右尺浮数，按之细涩，真阳衰竭，益火之源，薪传已尽，治亦难愈。明其易而知其难，又何难哉？在前人谓肾有虚无实，故治有补无泻，知柏八味丸，是泻肾之剂也，惟禀阳脏右尺独旺而实者，可用之，是泻其肾中偏旺之气，非泻肾阳之谓也。

滑脉①主血蓄须知

《素问·脉要精微论》云：涩者，阳气有余也；滑者，阴气有余也。阳气有余，为身热无汗；阴气有余，为多汗身寒。（此阴阳专指气血而言。）

《举要》云：滑脉主痰，或伤于食，下为蓄血，上为吐逆。

慎庵据先圣所云，则滑为血盈气亏，涩为气旺血衰。由此而推，滑与涩所主之证，各具有有余不足也。血固有余，气非

---

① 脉：原脱，据目录补。

不足，较之有余者，似不足耳。盖血多则经脉充沛，隧道濡润，气益得张大其势，如洪水泛溢，舟行湍流，想见其迅疾流利之状。古人谓滑脉带数，以其流行急疾，有类于数，非真数也。故张路玉谓滑脉无无力之象，无虚寒之理，可谓入理深谈。无力则气势已宽缓，何从效象于急疾流利，以呈其滑耶？若证属虚寒，脉必沉迟无力，安得脉滑？二言深中于理。往哲滑脉，多主血实气壅之候，良有以也。或曰，痰为津液凝聚，食不腐化停积。二物本具淳泽之性，而气应于经，故脉滑，理也。令经脉充盈，流行易而滑利，如水之泛滥冲决，滓秽尽涤，经脉泻注急疾，血又从何处蓄积而成瘀耶？血积则气滞窄涩，脉又安能得滑乎？曰此问亦不可少，如子所言，正嫌其血太过而成蓄积，盖有说焉。人之壮盛者，气血必盈，故经血盛则溢于络，络盈则流于奇经，而归于血海。血海者，冲脉也。秦越人"二十八难"云：沟渠满溢，流于深湖。人脉隆盛，入于八脉而不还周，故十二经亦不能拘之。此节正是经血盈溢，蓄积成瘀之注脚也。女子有余于血，故血海满必随月盈亏，而漏泄于经外，而为月事以时下也。若外因六气所感，内因七情所伤，皆能阻闭经脉，而成不月之病矣。血液类痰，滋而流利，初停蓄时，尚未凝聚，故脉应之则滑；久之经血枯燥，脉又变涩而呈象矣。男子虽云有余于气，不足于血，以男女之阴阳相较而言如此，此道其常，非通论也。然当强盛时，气壮血盈，如水之汹涌澎湃，必溃决以泄其余，来势少杀，而水得其平。人之经血亦然，充盈之极，络中亦必有溃裂罅隙，渗漏于肌肤分肉之间，随卫气流转，化汗而泄于外，卫阳亦因之而散泄，故多汗身寒，是无蓄积。若起居不慎，内外一有所伤，因而阻逆，蓄积不流而成瘀矣。在蓄血必留于胁下及少腹者，以胁乃肝之经脉所过，而络于少腹故也，然身必发热，二处按之肿痛，蓄之久，必发痈毒，在下焦，尺脉必滑盛于他部。至溃裂散漏之言，予本之于《灵枢·百病始生》篇云：起居不节，用力过度，则络脉伤。阳络伤，则血外溢，血外溢则衄血；阴络伤，则血内溢，血内溢则后血；肠胃之络伤，则血溢于肠外。故往哲治血溢之证，有填补窍穴之说，此蓄血之原，不可不知也。或曰：滑、涩又主痰与食者，何也？曰：食初停，物尚濡润，津液未伤，因中气输转迟缓，内即郁蒸，津液皆凝结似痰，故脉滑；中外热蒸，驯至津液枯燥，脉即变涩矣。与前蓄血病，始则滑，久则变涩，同一义也。至于滑脉所主之痰，此指随气流动而不结伏者言。若老痰火痰，坚韧胶固，结伏于经络之间，碍其流行之道路，运行濡滞，则脉又涩而不滑也。

涩脉①主气滞须知

慎庵按：涩脉有内外气血之分别，寒热虚实之主治。今人第知浮涩有力为气滞，沉涩无力为血虚，然稽之于古，未足以尽其义也，予特揭出，告诸同志。

仲景曰：病人脉微而涩者，此为医所病也，大发其汗，又数大下之，其人亡血（此虚涩也）。又曰：何以知汗出不彻？以脉涩故也（此实涩也）。

《正义》云：为气不充盈，为血少精枯（是涩主气血之虚证也）。

又云：为瘀血积痰，为痰热结伏（是涩主气血之实证也）。

又为寒邪郁结，汗出不彻；为雾伤皮腠（是皆涩脉之主外邪者也）。

《金匮》云：寸口脉浮大，按之反涩，尺中亦微而涩，知有宿食。（是主内伤不足，中之有余也。）

---

① 脉：原脱，据目录补。

左尺涩，男子为足软腰痿，女人为经枯血秘，孕妇为胎漏不安；右尺涩，为津液衰，大便秘结，为元阳虚（是涩主内伤不足，阴阳精血之衰也）。

《正义》云：为小腹寒疝，腹中有寒（是涩之主内寒也）。

又曰：液竭燥渴，烦热无汗（是又主燥热也）。

慎庵按：人身所恃以生者，唯此气血耳。若气血相准，则经隧流通，而无一息之停，是无病之人也。一有偏胜，则从偏胜处而为病矣。故二者有相须相成之用，使血无气，不能流行经脉而使条达；气无血，失其统运之机，而即迟滞不前。盖血以气为运用，气以血为依归也，岂非相须为用乎？经云：气主煦之，血主濡之。煦者，温养也；濡者，润养也。经血日得阳和以温养，则阴血充溢而流行易，是气有生血之功，阳主施化故也；经气日得血以濡润，则阳气健运而隧道滑，是血有滋长之能，阴主长养故也，岂非相成为用乎？故血虚则气失依归，运行之机濡滞而不流利；气虚则健运之力微弱，血失宣导之机，亦阻结而难前。故不拘血虚、血瘀、气虚、气郁，脉俱呈涩者，皆因气机之阻，经脉失其畅达，流行艰涩故也。病若在气虚，脉必浮涩而无力，实则浮涩而有力也；病在血虚，脉必沉涩而细弱，实则沉涩而有力也。脉则然矣，审之外候，证有同然，方为准的。若外邪相干于表，饮食停滞于中，皆足以致脉涩者，一由遏郁其营卫出入之机，一由阻碍其胃中升降之道使然。十二经脉，皆禀气于胃，今因饮食不化，阻其升降之气，清浊混淆于中，故使膈满，时嗳酸臭，发热，胪胀①，恶食，舌苔燥黄。胃因不能游溢精气而上输，经脉皆失其禀受，使中外上下之气机，多违其运用，故脉窄碍而呈涩也。长沙二条，一因医

---

① 胪胀：病证名。即腹胀。

者妄汗妄下，津液亏损而成枯涩；一因发汗不透，扰动经气，玄府复闭，气郁而成实涩也，当再汗以通其经气，则病自霍然。凡一切内外气血寒热虚实，致病而脉见涩者，非血滞于气，即气滞于血而使然也。

代脉生死之辨

《灵枢·根结》篇曰：五十动而不一代者，五脏皆受气；四十动一代者，一脏无气；三十动而一代者，二脏无气；二十动一代者，三脏无气；十动一代者，四脏无气；不满十动一代者，五脏无气，予之短期。（短期，死期也。）

慎庵按：经文受气者，谓五脏受气皆足，而无断续也。无气者，谓脏气亏损，已无气以应止息。经云：代则气衰，非谓败绝也。予之短期，此句专指不满十动之句而言，并非联属上四句而言也，况经文但言动止之数，以诊五脏无气之候，未尝凿言死期。而王氏《脉经》劈空添出死期岁数，曰脉来四十投而一止，一脏无气，却后四岁春草生而死；三十投而一止者，二脏无气，却后三岁麦熟而死等云云。凡事揆之于理而难通者，必无之事也。若谓一脏无气，可延至三四岁之久，岂无治而得生者？吾不信也。即以母子相生之义推之，假如肾脏无气，则必上窃母气以自养。肺金为肾水之母，日受吸取，则肺气亦因之而亏损，不能下生于肾矣。是肾在上，必先自绝其母气，而水愈涸竭；金燥水涸，在下不能资生于肝木，木亦枯燥而无气矣。三脏相因无气，由于一脏之亏，余脏准此而推，莫不皆然。三脏同归于无气，又安能延及三四岁之久乎？至十投一止者，四脏无气，若是死期已促，不过待日而已，又何能计月以决死期哉？五动一止五日死之句，必审其病之新久，在外有恶绝之候，方可决其短期。若无败坏之证，而见之暴，只是病脉，亦未可遽断以为死期也。若少年新病，而气血暴损，以致神用不续而见代脉者，治之得宜，气血复而代脉退，亦有得生者。如心腹诸痛，并痛风痹证，俱因痛伤，营卫结滞不通而脉代者，痛止则脉续，故一切痛脉见代，皆非真代，不可准也。如霍乱大泻吐后，脉亦有结涩止代不匀者，因津液脱竭，气血交乱，流行隧道，滞涩难前，故脉代结而止歇也。《举要》云：霍乱之候，脉代勿讶；厥逆微迟，是则可怕。以霍乱乃卒暴吐下，谷神顿委，暂不接续，里和脉自调匀，非断绝者比，令勿惊讶；若手足厥逆，是阳衰阴盛，真元渐绝之象，则去生已远，恐骤脱难救，又安得不怕乎？若妊娠百日而脉代，以心包络输血养胎，经脉失荫，若别无他候，但当调其气血，则胎自固而代自退，又何必再议治乎？按以上种种病脉，尚可图救，不可执定王氏之言，胶柱而鼓瑟，竟委弃而勿顾也，学者审之。予自数十年来，诊视亦多矣，每遇如上等证，治之合宜，得生者亦复不少。因是知代脉为有生有死之脉，非全是死绝之诊也。

代脉有二须知

盖代脉有二者，一谓有有生有死之别，一谓有有止无止之分也。生死之别，有止之分，前论辨之详矣，独无止之代，不得不再申明其义也。经云：黄脉代。盖主脾脉而应于四时，遇春得胃气而兼微弦，遇夏得胃气而兼微洪，遇秋得胃气而兼见微毛，遇冬得胃气而兼见微石，此乃四时更代之代，而得天和者，非死脉之代，此无歇止之代，其义又不可不知也。

天禀似代脉

有一种人，赋形时，经隧中有所阻而窄碍，流行蹇涩，时或歇止，类乎代脉，自少至老不变易，此禀赋之常脉，勿作代看。先哲曾有言及者，予亦曾验数人，其人皆至毫釐而终，学者当谨识之，慎无妄断，而浪施药剂也。

缓脉主热

慎庵按《脉诀》云：三部俱缓脾家热，口臭胃翻长呕逆。齿肿龈宣注气缠，寒热时时少心力。李时珍谓其出自杜撰，与缓无关。然余间尝稽之于古，在《灵枢·邪气脏腑病形》篇云：缓者多热。仲景曰：缓者阳气长。又曰：缓则胃气有余。海藏云：缓大而长为热。张景岳曰：缓者纵缓之状，非后世迟缓之谓。故凡纵缓之脉，多中热，而气化从乎脾胃也。由是而知，《脉诀》以缓脉主热之说，是有本之言，非杜撰也。若论其全书，固多舛错，往哲已正其失矣。予自阅历以来，他证无论，独于温热证，邪热转入阳明，诊多纵缓之脉。人多错认为虚脉，妄投温补之剂，未有不覆人于反掌者。其所以错认之故，盖亦有因，以纵缓之脉类于虚，然亦不难辨也。虚大之脉，浮候按之，浮大而空；重按之，则微细欲绝。纵缓之脉，浮中沉三候，按之皆软大，表里如一，不若虚脉之沉候微细欲绝也（再详拙辑《温疫萃言》）。或问：热则脉当数，何反纵缓耶？殊不知热在血分则脉数，以阳旺阴虚，阳主捷故数；热在气分，则热能伤气，故脉反缓，但缓必兼长大耳。长大而加之以软，即此可以想见其纵缓之形矣。凡诊得至数调匀，而去来舒徐，有此从容和缓之象，此之谓平脉，是即胃气也，诸脉之宜兼见者也。若来去舒徐，而至数迟慢不前，是曰迟缓，主于虚寒，治宜温补者也。若脉形长大而软，来去宽纵不前，即张太素所谓如丝在经，不卷其轴之谓，是曰纵缓，病主于热，治宜清降者也。同一缓脉，而有曰和、曰迟、曰纵三者之分，而其主病，有虚实寒热之不同，三者之义了然，再参合于证，自无遁情矣。

跋

冠少从果庐沈先生受经，未尝有志于医。及读古至良医与良相并济，窃欣焉慕之。先生曰：医亦学人事也。烛微窥隐，出死入生，厥惟艰哉！吾乡以医名家者，实繁有徒，而能精其业，神其用，惟予友林子慎庵。林子始治举业，旁通岐黄，后所试辄效，四方就请者，屡常满户外，遂无意名场，心存利济。上自轩农，下及近古，广搜博采，不遗余义。其后名愈盛，志愈专，业愈精，心愈歉。每当漏声几滴，取架上书，篝灯纵观，时或达旦。必如是以为医，始可通神，始为圣手。冠闻先生言，心窃向往久矣。后因沈先生介绍，获从先生游也。面命耳提于四诊中，望闻问三致意焉，几疑先生教以浅近法门，乃久之倍致叮咛，某持此术以往，亦百不失一，因恍然于四诊并重，而望闻问尤为切脉之符节。此夫子所以教及门，与古人冠望闻问于切先者，俱有深意。顾世之业医者，未之思耳。及先生出是编相示，其中搜汇百家，参以独见，于四诊义蕴，无不深入显出，深入则通乎微矣，显出则抉之若揭矣，真医义之抉微也。同门张子绍远，避席请曰：夫子此书，谓之《四诊抉微》韪矣，以其藏之名山，曷若悬之国门，急登梨枣，出以公世，以慰学人之望，可乎？先生曰：可。刊甫成，不揣固陋，谨识数言，以附篇末。

门人吴冠　百拜谨跋

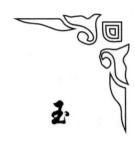

玉函

经

唐·杜光庭 撰

杨可斌 校注

内容提要

唐·杜光庭撰，南宋·黎民寿为之作注。又名《广成先生玉函经》（三卷）。《玉函经》约成书于公元 10 世纪初。本书仿《王叔和脉诀》形式，为七言歌诀体。全书重点论述了脉证关系及脉象的生理病理情况，以死脉为中心，兼论各脉主病，对根据脉象来判断疾病的生死预后有许多独到的阐释。

本次整理，以《海外回归中医古籍善本集粹》本为底本。

目　录

自　序

　　医门广博，脉理元①微。凡称诊候②之流，多昧死生之理。倘精心于指下，必驰誉于寰中。可疗者圆散宜投，难起者资财慎取。免沉声迹，图显功能。余幼访明师，遍寻奇士，粗研精于奥义，敢缄秘于卑怀。谨傍《难经》，略依诀证，乃成"生死歌诀"一③门。非敢矜于实学，欲请示于后昆者焉。

---

① 元：日本抄本、关中本均作"玄"。避康熙讳。下同。

② 候：亦作"脉"。

③ 一：关中本作"之"。

生死歌诀上

切脉定知生死路，但向止代涩中取。

《内经》云："切脉动静而视精明①，察五色②，观五脏有余不足，六腑强弱，形之盛衰，可以参决死生之分。"代者，止也。一脏绝，他脏代至，为真③死脉。不分三部，随应皆是。涩者参伍不调，如雨沾沙，为精血不足之候。二脉相似，善于诊者，当以脉之动止，定人生死也。

看取涩脉喻止代，此是死期之大概。

涩脉喻外有形证，未可断他殂大命。

若无形证与代同，尺部见之皆死定。

《素问》曰"代"，《难经》曰"止"，二义同也。脉应指④满五十动而无代，则五脏之气通布不穷矣。夫气有所遏，则脉止焉。动而或止，则其行无所至。故《难经》云："脉不满五十动一止，则吸不能至肾，至肝而还也，知肾气先尽矣。"夫五脏有气者生，五脏无气则死。涩细而迟，往来难，时一止，为精血不足之候，与代脉⑤相似。然三秋诊得涩而有胃气，为秋平脉。右手寸口浮短而涩，为肺正脉，既非死脉，亦非病脉也。若尺寸脉俱浮紧而涩，外证必发热恶寒，头疼项强腰痛，以至牵连百骨节俱痛，太阳经伤寒也，汗之而愈。举此数端，则知

---

① 精明：指眼睛。
② 五色：青黄赤白黑五种颜色。
③ 真：关中本作"代"。
④ 指：随庵本作"止"。
⑤ 脉：日本抄本无。

涩脉、代脉不可例言也。故云："喻外有形证。"意极幽明①，学者当三思。尺脉者，人之根本也。脉有根本，人有原气②，故知不死。涩为精血不足之候，若独见于尺中，则为死候③，与代同也。

> **欲知死期何以取，古贤推定五般土。**
>
> **阳土须知不过阴，阴土遇阳当细数。**
>
> **四季中央戊己同，万物凭土以为主。**
>
> **孤阳寡阴即不中，譬取鳏夫及寡妇④。**

五土者，以气候言之也。凡人身五行与天地惟一⑤，以天地论，即人身可知；天地人三才既可知，即万物可知矣。五行既通，无所不往。且如立春节后五日，东风解冻，此乃五日五行足，一候变也。又五日蛰虫振，又五日鱼上⑥冰。三五一十五变，三才五行足，即雨水节也。一年七十二候，凡遇五日，即一候变，土足也。五日未足，土之未来，候不变也。如此一年七十二日⑦，土可见也。五日虽五行足，而候不变者，土气不全，即一候生灾。若人身一候不调，即百疾⑧生。五日五行，所谓五土者如此。夫四时一岁，日日有土；百骸九窍，处处有土；十干十二支四维，方方有土。即荡荡然太虚之外，载于毫厘朕⑨兆者，皆有土焉。万物王⑩由土而出，万物休由土而归。四时各

---

① 明：关中本作"玄"。

② 原气：即元气。

③ 候：关中本作"脉"。

④ 鳏夫及寡妇：此指纯阴孤阳。

⑤ 凡人身……天地惟一：关中本作"凡人身五行合于天地"。

⑥ 上：关中本作"负"。

⑦ 日：关中本作"候"。

⑧ 疾：日本抄本、关中本均作"病"。

⑨ 朕：通"征"。

⑩ 王：关中本、随庵本均作"旺"。

有一季月，春属木，至三月木王极。木之还气，故三月为季辰土，木之休也。夏属火，至六月火王极。火之归神，故六月为季未土，火之休也。秋属金，至九月金王极。金之还元，故九月为季戌土，金之休也。冬属水，至十二月水王极。水之反本，故十二月为季丑土，水之休也。五行相生而成岁。春木也，木生火，故季春木休而变夏。夏火也，火不能生金，故于小暑之后，丙丁退听，逢庚即伏，乃于火中生土，土中生金，而变①秋候。秋金也，金生水，故季秋金休而变冬。冬水也，水生木，故季冬水休而变春。此乃土在四时之中。天有五星，镇位乎中②；地有五岳，中③岳居中；人有五脏，脾主中州。五土既皆居中，故知万物之中，四时之中，七十二候之中，皆以土为主也。天若失土，则万象亡④次序而不能圆覆于上；地若失土，则万物无变化而不能轸⑤载于下；人若失土，则随禀受不备也⑥。以此数论⑦，则知天地万物，皆以土为要论。有阳土，有阴土。艮为阳土，而⑧坤为阴土。艮者，东北之卦也，时为十二月正月之交，万物之所成终而所成始也。坤者，西南之卦也，时为六月七月之交，万物盛⑨极，还元气归神伏也。一阳生于子，六阳极于巳；一阴生于午，六阴极于亥。四月阳土，育生万物，至此无乎不盛，而土力已衰绝矣。故曰"阳土须知不过阴"也。十月阴土，收藏万物，至此不生不化，而土力将旺矣。故曰

---

① 变：日本抄本作"亦"。
② 镇位乎中：关中本作"镇星位中"。镇星，即土星。
③ 中：关中本作"嵩"。
④ 亡：日本抄本、关中本均作"无"。
⑤ 轸：通"承"。
⑥ 则随禀受不备也：关中本作"则百骸无孕育而不能长养于中"。
⑦ 以此数论：关中本作"以此推之"。
⑧ 而：关中本无。
⑨ 盛：关中本作"则"。

"阴土遇阳当细数"也。《内经》曰："阴阳者，天地之道也。"老子曰："万物负阴而抱阳，冲气以为和。"《易·系辞》云："一阴一阳之谓道。"大抵阴无阳不生，阳无阴不长。阴阳和合，则生生化化之道①不穷矣；阴与阳相离，则生生化化之理绝矣②。孟子曰③："老而无妻曰鳏，老而无夫曰寡。"孤阳纯阴者，与鳏夫寡妇之义同也。

假如申年肾代止，十投④一岁分明主。

尺部失主鬼称尊⑤，其人子年夏季死。

老阳之数极于九，老阴之数极于十。十动应一脏⑥者，阴阳之数完矣。纽⑦而计之，五脏气备，则脉满五十动而一止也。若脉应指不满五十动而一止者⑧，一脏无气，其人不越五岁而死。假如申年诊得脉不满五十动而一止者，肾气先尽也⑨，则至子年夏季而死，明矣。尺部脉绝，主本不固；鬼贼称尊，应期而死。

鬼贼脉在一年内，此事⑩人间尽称会。

春得肺脉死庚辛，愚者反嫌药不对。

叔和歌诀论精微，但向其中寻取义。

四时之脉⑪，应其时者为从，胜其时者为逆。《内经》云："脉从四时，谓之可治；脉逆四时，为不可治。"所谓逆四时者，

---

① 道：日本抄本、关中本均作"理"。

② 则生生……理绝矣：关中本作"则生生化化之机自息矣"。

③ 孟子曰：此下引文，关中本无。

④ 投：关中本作"动"。

⑤ 鬼称尊：鬼邪称尊。

⑥ 脏：关中本作"阳"。

⑦ 纽：关中本作"总"。

⑧ 者：关中本作"则"。

⑨ 也：关中本作"矣"。

⑩ 事：关中本作"理"。

⑪ 四时之脉：《素问·玉机真脏论》云："春脉如弦……夏脉如钩……秋脉如浮……冬脉如营。"

春得肺脉，夏得肾脉，秋得心脉，冬得脾脉也。假如春得肺脉，死在庚辛者，肺金刑于肝木也。

尺部伏似树无根，阴毒伤寒合其类。

回阳着艾后仍看，切骨①若无堪下泪。

《难经》云："人之有尺，譬如树之有根。""脉有根本，人有原气，故知不死。"尺部伏而不动，譬如树之无根矣。阴毒伤寒，脉必沉伏。宜以桂枝、甘草、干姜、附子辛甘之剂，仍灸关元、气海，令阳气复回。若服前热药，加之灼艾，脉转沉伏者死。

若人六脉动摇摇，又怕其中无胃气。

五行有真土，有伪土。真土者，神而无形；伪土者，质而有相。欲求有相之质，不若探无形之神。明无识有者，得真土也。夫脾为土质而有相，胃为土神而无形。察动知静，见形识②神者，得土也。有形无神，虽③动失静者，行尸耳，盖神离气脱也。故《内经》云："四时皆以胃气为本。"而定斋云："六脉无胃气则不能生。"且如弦脉属木应肝，于时为春。若但弦而无胃气者，肝死也。后辈徒知方④弦，而不知弦中无胃气，是知其形而不明乎神也。一脉无胃，则脉神去也，则一脉绝矣⑤。若三部九候之中，不见土者，人已入墓矣，岂特以右手关上脾部有土也。

屋漏雀啄恶见脾⑥，余部见之皆不畏。

死期常例有多门，弹石解索须细论。

---

① 切骨：诊脉之汉，即脉象按至筋骨始得，脉沉状。

② 识：关中本作"知"。

③ 虽：关中本作"维"。

④ 方：关中本作"脉"。

⑤ 则脉神……一脉绝矣：关中本作"则脉神去而一脉绝矣"。

⑥ 见脾：脾之真脏脉显露。

此候不逾于一季，姻亲泣送葬孤坟。

虾游①若也及鱼翔②，一气之期即不长。

十五日中寻鬼贼，水一火二木三量，

金四土五数已实③，各随部位好参详。

《内经》云："脾者土也，孤藏以灌四旁者也。善者不可得见，恶者可见。"如雀之啄，如水之下漏④者，是脾之衰见也。盖脾脉以和柔冲虚为体，则如雀之啄者为不及，如水之下漏者为太过。张长沙云："太过可怪，不及亦然。"肾者水也，位应北方，于时为冬，脉当沉石。然石而有胃气，为肾平脉，曰应四时。弹石之脉，坚而促，搏而绝。喻如指弹石，辟辟然坚而不可入，故曰弹石。此真肾脉见也。胃气先绝，真脉独见，命本已丧，何可久也。解索之脉，如绳索之解，而无收约。此肾与命门气皆亡，形枯髓⑤竭为死脉也。虾游之脉，宛如虾游于水面，隐隐而来，瞥然而去，再再寻之，杳然不见，须臾复至，忽尔还去。病应魂魄飞扬，而形独存，但略有少谷气，而无所附托也。鱼翔之脉，宛如鱼游于水面，但其尾掉摇，而身首俱不动，主肾与命门俱绝也。水一火二木三金四土五者，此五行之生数也。以上怪脉，看与何部应动，以五行之数，期以日而死矣。

每季土王十八日，此法古今永无失。

黄帝一法四分三，一法亦云三十日。

随分远近各不同，藏在玉函夸秘密。

---

① 虾游之脉：宛如虾游于水面，隐隐而来，瞥然而去，再寻之，杳然不见。

② 鱼翔之脉：宛如鱼游于水面，只于尾掉摇，头身俱不动。

③ 实：关中本作"定"。

④ 水之下漏：关中本作"屋之漏"。下同。

⑤ 髓：关中本作"骨"。

土无正形，寄旺四季。是则①立春节后，肝木王七十二日；立夏节后，心火王七十二日；立秋节后，肺金王七十二日；立冬节后，肾水王七十二日。脾土则寄旺四季月后，各一十八日也。此亦大法。或又谓土王在辰戌丑未月各三十日；或谓土王在立春节后一十八日；或谓土王在每一季九十日内一十八日戊己；或谓四时以季中十八日。如此异论，孰为确然？予尝观常容先生隐篇曰：土之形无乎不在。明土之形，识土之神者，得土之尽矣。是妙岂可以言宣笔陈其岸②哉！无以为初学之进，故于前注论土之详矣③。

唯有伤寒最无④定，汗吐下后脉须静。

忽然相反即难医，外边⑤有怕乖形⑥证。

伤寒者，古谓之大病。其死生存亡，在乎旬日之间。伤寒之为病，自背得之，则入太阳，或入少阴；白面感之，则入阳明之类。脉理难辨，又况伤寒看外证为多。未诊先问，最为有准。"评热病论"曰："热病，汗出辄复热，而脉躁疾不为汗衰，狂言不能食。此名阴阳交，交者死也。"今脉不与汗相应，其死明矣。故曰：已汗、已下、已吐后，脉须平静也。

脉息至少冷虚瘥，至多⑦热壅非为怪。

补虚泻实更仍前，见此分明还可骇。

脉来一呼再至，一吸再至，不大不小，则阴阳各当其分，

---

① 是则：关中本作"故"。

② 岸：关中本作"崖"。

③ 无以为初学…详矣：关中本无。

④ 无：关中本作"准"。

⑤ 边：关中本作"漫"。

⑥ 乖形：乖，乖戾。乖形，即死脉、绝脉。

⑦ 至少……至多……：《素问·平人气象论》云"人一呼脉再动，一吸脉亦再动，呼吸定息脉五动，闰以太息，命曰平人……人一呼脉一动，一吸脉一动，曰少气。人一呼脉三动，一吸脉三动而躁，尺热曰病温"。

而不相胜也①，故曰平人。减之，法曰不及，为虚为冷。加之，法曰太过，为实为热。《素问》云："邪气盛则实，精气夺则虚。"故实则为病甚，虚则为病微②。盖五脏之虚③，则有阴有阳。阳病生于六腑，阴病生于五脏。生于六腑则脉数，生于五脏则脉迟。《难经》云："数者，腑也；迟者，脏也。数则为热，迟则为寒。"《中藏经》云："虚者补之，实者泻之。"能通此法，谓之良医。

　　　　上医四事④尽须谙，脉病证治要相参。

　　　　有一乖违难措手，此即难医大不堪。

　　学医之道，须知脉病证治四事。《难经》云："知一为下工，知二为中工，知三为上工。上工者十全九，中工者十全八，下工者十全六也。"

　　　　更有久病及暴病，大都要知消详惯。

　　　　久病脉变即不中，死候当须宜早辨。

　　　　暴病脉变亦多端，或善或恶依法看。

　　　　脉病相违即不效，要⑤知大⑥命必须拚。

　　"脉要精微论"曰："有故病五脏发动，因伤脉色，各何以知其久暴至之病乎？徵其脉小，色不夺者，新病也；徵其脉不夺，其色夺者，此久病也；徵其脉与五色俱夺者，此久病也；徵其脉与五色俱不夺者，此新病也。"形气有余，脉气不足者死；脉气有余，形气不足者生。久病而脉不变者，脉气有余也；暴病脉变者，脉气不足也。故皆曰逆而难疗理也。

---

①　也：关中本无。

②　微：关中本作"损"，日本抄本、随庵本均作"持"。

③　虚：日本抄本作"盛"。

④　四事：脉病证治四法。

⑤　要：关中本作"恶"。

⑥　大：关中本作"天"。

关前为阳关后阴，妇人反此是冠簪。

乘凌覆溢相侵夺，荣卫调和理更深。

关者，阴阳之界也。关前为阳，名曰寸口；关后为阴，名曰尺泽。男子为阳，得阴而生，先生右肾，故以右尺为命门；女子为阴，得阳而长，先生左肾，故以左尺为命门。男子阳多而阴少，其脉在关上，故寸盛而尺弱；女子阴盛而阳微，其脉在关下，故寸沉而尺盛。故《难经》云："男子尺脉恒①弱，女子尺脉恒盛，是其恒也。"王叔和《诊候入式歌》云："女人反此背看之，尺脉第三同断病。"盖谓此也。脉有阴阳相乘，有覆有溢，有关有格。寸内者，阳之所治也；尺内者，阴之所治也。阳上出为溢，阴下入为覆。阳拒阴为关，阴拒阳为格。相乘者逆而不顺，故自外入而乘焉。阴阳相乘、覆溢、关格②，其实一脉也。言其气之不顺，则③曰阴阳相乘；言其形之流散，则曰覆溢；言其所以相拒，则曰关格④。

欲识童男与童女，诀在寸关并尺里。

自然紧数甚分明，都缘未散精华气。

男女有阴阳之质不同，天癸⑤则⑥精血⑦之形亦异。阴静海满而去血，阳动应合而泄精。故女子二七而天癸至，任脉通，太冲脉盛，月事以时下；丈夫二八⑧肾气盛，精气溢泻，阴阳和谐，故能有子。《易·系辞》曰："男女媾精，万物化生。"此

---

① 恒：日本抄本、关中本均作"常"。

② 关格：阳拒阴为关，阴拒阳为格。

③ 则：关中本无。

④ 则曰关格：关中本作"则曰关格也"。

⑤ 天癸：指男女肾精。马莳说："天癸者，阴精也，盖肾属水，癸亦属水，由先天之气，蓄极而生，故谓阴精为天癸也。"

⑥ 则：关中本作"与"。

⑦ 血：日本抄本、关中本均作"溢"。

⑧ 二八：关中本此下有"而"字。

之谓也。若夫男女居室而未有所耗，则天之所禀者，混然一①真。故脉三部紧数分明，而无所损也。

小儿脉气似大人，老少相违即不起。

小儿脉三岁至五岁可看②候，与大人异。呼吸八至，是其常也。九至者病，十至者困。脉或乍大乍小乍短乍长者，此为有祟之脉也。少壮脉盛，老人脉衰，乃其常也，反此者逆③。

本经自病最难医，纵疗何年有瘥时。

《难经》云："愁忧思虑则伤心；形寒饮冷则伤肺；恚怒气逆上而不下则伤肝；饮食劳倦则伤脾；久坐湿地，强力入水则伤肾。"是正经自生病也。气以阳为主，故于心言愁忧思虑，于肝言恚怒；形以阴为主，故于肺言形寒饮冷，于肾言久坐湿地，强力入水。夫正经有一定体，则既可分矣。故各有所自，而五脏之伤可别焉。脉自外（作本）脏之中，谓之正经自病，而五脏皆曰伤，则气之所动乎外者也。动乎外岂皆有病哉？而以伤为病，则病生乎动而过改也。气之为物，广大④通达，喜温而恶寒，下顺而上逆。饮食有节，起居有常，不妄作劳，以保养之而已。故其言动与过而伤如此，伤则外至，稍侵而入，则其病速于损矣。

间藏七传无外证，强将元散与扶持。

《难经》曰：七传者死，间藏者生。七传者，传其所胜也。假令心病传于肺，肺传于肝，肝传于脾，脾传于肾，肾传于心，一脏不再伤，故言七传者死。间藏者，传其子也。假令心病传脾，脾传肺，肺传肾，肾传肝，肝传心，是母子自相传，竟而

---

① 一：关中本作"分"。
② 看：关中本作"诊"。
③ 反此者逆：关中本此下有"也"字。
④ 大：关中本作"人"。

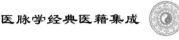
复始，如环之无端，故言生也。

　　　　　伤寒中风自难看，指下逢之脉缭①乱。

　　　　　合吐即泻即非良，汗脉②见时须发汗。

　　　　　虽然得汗状如珠③，密密铺排在病躯。

　　　　　此候不堪休诊脉，其人朝夕命将殂。

　　　　　但于弦钩毛石中，此状见之当病剧。

　　　　　徒夸五色大还④丹，若愿痊除空费力。

　　伤寒者，古谓之大病。风者，百病之长也。其始得之，脉亦难辩⑤。又况伤寒中风，看外证虽⑥多。未诊先问，最为有准。孙真人云："问而知之，别病浅深，名为巧医。"伤寒在表宜汗之，在里宜下之，在上者涌之，在下者泄之。若病在胸膈以上，于法当吐而反下之，即非良术。仲景云："脉浮者病在表，表实宜发汗。"凡发汗欲令手足俱周，濈濈然一时许为佳，不欲如水淋漓。夫汗者，精⑦气至阳之液也。若乃出大如贯珠，着身不流，则精绝故也。气者火也，火无常形，因膏显照，膏竭则火熄。故精绝则气先死，气绝则上下不通，阴阳相离，旦占夕死，夕占旦死。此证但于春夏秋冬，凡遇见之，皆为死候。纵有丸⑧丹，天命而已。

　　　　　更有死脉多般样，难经细说那堪向。

　　　　　从上损下死即迟，死脉多从下损上。

---

　　①　缭：关中本作"撩"。

　　②　汗脉：此指伤寒在表之脉，宜用汗法。

　　③　汗状如珠：汗水淋漓，大如贯珠。

　　④　还：日本抄本作"丸"，关中本作"圆"。

　　⑤　辩：日本抄本作"辨"。

　　⑥　虽：关中本作"为"，随庵本作"唯"。

　　⑦　精：日本抄本、关中本均作"真"。

　　⑧　丸：关中本作"圆"。

连传五脏死疾①时，一朝气少堪调养。

再损之时促命期，如逢真个堪惆怅。

《难经》云："脉有损至。然至之脉，一呼再至曰平，三至曰离经，四至曰夺精，五至曰死，六至曰命绝。何谓损然？一呼一至曰离经，二呼一至曰夺精，三呼一至曰死，四呼一至曰命绝，此损之脉也。至脉从下上，损脉从上下也。损脉之为病奈何？然一损损于皮毛，皮聚而毛落；二损损于血脉，血脉虚少，不能荣于五脏六腑；三损损于肌肉，肌肉消瘦，饮食不为肌肤；四损损于筋，筋缓不能自收持；五损损于骨，骨痿不能起于床。反此者至于收病也。从上下者，骨痿不能起于床者死；从下上者，皮聚而毛落者死。治损之法奈何？然损其肺者益其气；损其心者调其荣卫；损其脾者调其饮食，适其寒温；损其肝者缓其中；损其肾者益其精。此损至之法也。"

病候脉状多中取，要知大抵医门户，

有一乖违即不中，但看强者推为主。

脉为医门之先，其理微妙，未易研究。大抵问而知之，以观其外；切而知之，以察其内。证之与脉，不可偏废。

复有久病更难看，或与健人脉一般。

忽然加至脉翻变，结托寻衣②好买棺。

《内经》云："形气有余，脉气不足死；脉气有余，形气不足生。"且脉者，气血之先兆，气血盛则脉盛，气血衰则脉衰。久病气血既衰，而脉反盛，脉与病不相应也，其人必死。

若遇风疾及劳疾，妙法看时如抵圣。

---

① 疾：关中本作"该"。

② 结托寻衣：寻，关中本作"循"。撮空理线，循衣摸床，精神昏聩，意识模糊。

风疾脾缓空费力，劳疾^①心数命难存。

风疾无令脉至迟；劳疾至多药无应。

风疾劳疾，生死脉别。若悟元机，有如抵圣。风邪之中于人也，其状奄忽，善行数变，其中人也卒，其眩人也晕，激人涎浮，昏人神乱，故六脉多沉伏。亦有脉随气奔，指下洪盛者。当此之时，脉亦难辩^②。若脾脉^③缓无力者，最为难治。盖风喜归肝，肝木克于脾土，则大便洞泄。《全生方》云："中风大腑闭者易治，大腑利者难治。"《内经》云："春伤于风，邪气留^④连，乃为洞泄。"亦肝风淫脾^⑤，木胜土也。虚劳之脉，或浮大，或弦数。大者劳也，弦者亦劳也。大者易治，血气未衰，可敛而正也；弦者难治，血气已耗而难补。双弦则贼邪侵脾，加数则殆矣。且人之五脏，脾主中州，而五脏非脾不养也。二者皆肝木克脾土而危殆，脉有以异也。故广成先生并言之。

伤寒中风得死脉，但将真药与病斗。

药灵病退脉须和，脉若准前命难救。

伤寒中风，本为大患。更见死脉，十五一生。若能依仲景法度，随证^⑥施治，则正气胜邪，间有生者。若药灵病退，脉自和平。脉若准前，难可生矣。《神农》曰^⑦："病势已成，可得半愈；病势已过，命将难全。"则其意也。

如此定知生死期，可作医家箕本柄。

若能指下悟元机，便是灵台挂明镜。

---

① 疾：原作"极"。

② 辩：通"辨"。辨别。

③ 脉：关中本无"脉"字。

④ 留：日本抄本、关中本均作"流"。

⑤ 肝风淫脾：关中本作"肝气浸脾"。

⑥ 证：关中本作"症"。

⑦ 神农曰：关中本作"神农经曰"。

王叔和云：脉理精微，非言可尽。心中了了，指下难明。后人若指下顿悟元理，则心中洞然如挂明镜，而无诸疑惑矣。

生死歌诀中

脉分虚实为君说，弦数沉迟并冷热。
关前阳脉数弦浮，关后阴沉迟细脉。

《难经》云："有脉之虚实。脉之虚实者，濡者为虚，坚牢者为实。"五脏之气，满而不能实，其实者邪也。故邪气盛而太过则为实，精气微而不足则为虚。虚则濡而软①，实则牢而坚。故脉之濡者为虚，牢者为实也。"平人气象论"曰："人一呼脉再动②，一吸脉再动。呼吸定息脉五动，闰以太息，命曰平人③。平人者，不病也。"加一至曰数，减一至曰迟。数则为热，迟则为寒。脉有阴阳，关之前者，阳之动也；关之后者，阴之动也。阳出阴入，以关为界。大抵阳脉常④浮而数，阴脉常沉而迟。

浮弦而数热兼风，沉细为寒气上攻。
阳浮为表阴沉里，尺寸关中看子⑤细。

浮、弦、数、疾，皆阳脉也；沉、细、微、迟，总⑥阴脉也。诸阳为热，诸阴为寒。热即风生，冷即气动。脉浮为在表，脉沉为在里。寸内者，阳之所治也；尺内者，阴之所治也。阳在上，阴在下，固其所也。关者，别其内外者也。

---

① 软：关中本作"弱"。
② 再动：即两动。
③ 脉五动闰……曰平人：关中本作"脉五动者曰平人"。
④ 常：日本抄本作"尚"，下一"常"同。
⑤ 子：关中本作"仔"。
⑥ 总：日本抄本、关中本均作"皆"。

学者要知生死期，九怪脉中定凶吉。

结促牢代四脉者，可取死生期岁月。

长、短、虚、促、结、代、牢、动、细者，乃九道脉名也。道者通之义，与七表八里脉，虽别而通也。广成先生以此为九怪脉者，内有结、促、牢、代四脉，为危脉也。予尝讲读《内经》，则有屋漏、雀啄、虾游、鱼翔、弹石、解索、釜①沸、偃刀、转豆、麻促十种怪脉。怪②者，异于常也。予于《决脉精要》歌中，缀缉成章，以备学者。

假令四十动一止，一脏无③气死之义。

三十动中一止时，三岁二脏死无气。

脉来十动一止之，一岁死期堪下泪。

若还十动不满者，五脏气衰人不起。

须当以日定死期，盖为④动中不应指。

三元正气难拘束，魂魄冥冥随风去⑤。

持其脉口⑥，数其至也。五十动而不一代者，五脏皆受气，是谓平和无病之人矣；四十动而一代者，一脏无气，四岁⑦死；三十动而一代者，二脏无气，三岁死；二十动而一代者，三脏无气，二岁死；十动而一代者，四脏无气，一岁死；不满十动而一代⑧，五脏无气，七日死。夫五脏有气者生，无气者死。

一呼三寸阳气出，一吸复然阴气入。

---

① 釜：日本抄本作"金"。
② 怪：此下关中本有"脉"字。
③ 无：日本抄本作"死"。
④ 为：关中本作"谓"。
⑤ 去：日本抄本作"逐"。
⑥ 持其脉口：此上关中本有"《内经》曰"三字。
⑦ 岁：即年。
⑧ 不满十动而一代：日本抄本、关中本均作"不满十动一代者"。

阴阳呼吸定息匀，来往升降中不息。

呼吸者①，气之出纳也。呼者因阳出，吸者随阴入。人之一呼脉行三寸，一吸脉行三寸。呼吸定息，脉行六寸，即是天地阴阳升降定息也。即周于六甲，而又日月晓昏。人呼吸上下以六气周身，故乃法定息六寸也。

肝脉达而风气生，肾水下而雨滋湿。

肺气清浮上属天，地气浊而通其嗌②。

脾司出纳象谷空，雷动于心声霹雳。

水谷包容肠胃间，六经为川流不息。

"阴阳应象大论"曰："天气通于肺，地气通于嗌，风气通于肝，雷气通于心，谷气通于脾，雨气通于肾。六经通③川，肠胃为海。"广成先生正文止有前四句，于经意未完。予本《内经》裁④成四句以续之，识者⑤无议其僭也。

阳为形表血为阴，精气为荣悍为卫。

气属阳主表，血属阴主里。血为荣，气为卫。荣者，水谷之精气也。和调于五脏，洒陈于六腑，乃能入于脉也。故循脉上下，贯五脏，络六腑也。卫者，水谷之悍气也。其气漂疾滑利，入于脉也。故循皮肤之中，分肉之间，熏于肓膜，散于胸腹也。故曰：荣行脉中，卫行脉外，营⑥周不息，五十而复大会⑦。阴阳相贯，如环之无端⑧。

---

① 呼吸者：此上关中本有"仲景曰"三字。

② 嗌（yì）：指咽喉。

③ 通：关中本作"为"。按今本《素问》当作"为"。

④ 裁：关中本作"足"。

⑤ 识者：此上关中本有"并阐其义"四字。

⑥ 营：关中本作"荣"。

⑦ 大会：会于寸口中。张景岳云："凡人身营卫之气，一昼一夜五十周于身，昼则行于阳分，夜则行于阴分，适至平旦，复皆会于寸口。"

⑧ 端：此下日本抄本有"焉"字。

络有十五经十二，上应周天下临地。

水漏百刻运流行，与周天度为纲纪。

手足阳明江海水，天蝎金牛并豫冀。

太阳手足合清淮，天秤白羊充淮里。

阴阳人马对寅申，燕益渭漯水气深。

太阴巨蟹并磨蝎，丑未湖河水难竭。

宝瓶狮子对周齐，汝水三河合应之。

己上楚宫属双女，亥上双鱼时掉尾。

经有十二，络有十五，凡二十七。岁相随，上下通流，气血相贯，无有休息。故一岁阴阳升降会于立春，一日阴阳晓昏会于艮①时。人身②荣卫还周会于手太阴，与天同度，所以计一万三千五百息，脉行八百一十丈，应漏水下百刻。一日一夜荣卫周身五十度，上应天之度数，下应地之分野，故作荣卫周身与天同度之图③。

十二脉中合经水，内外相输为表里。

人身血气要充盈，六脉无邪无病体。

"离合真邪论"曰："夫圣人之起度数，必应于天地。故天有宿度，地有经水，人有经脉。"宿谓二十八宿，度谓天之三百六十五度也。经水者，谓海水、清水、渭水、湖水、沔水、汝水、江水、淮水、漯水、河水、漳水、济水也。以其内合经脉，故名之曰经水焉。经脉者，谓手足三阴三阳之脉。所以言者，以内外参合，人气应之，故言及也。《甲乙经》云：足阳明外合于海水，内属于胃；足太阳外合于清水，内属膀胱；足少阳外

---

① 艮：关中本作"寅"。

② 身：关中本作"心"。

③ 之图：此下日本抄本有"于后"二字。

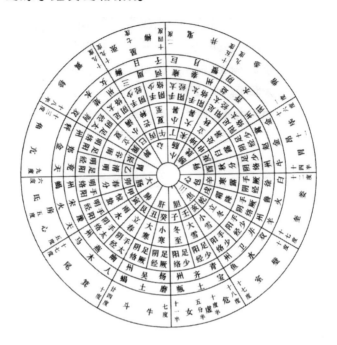

荣卫周身与天同度之图

合于渭水，内属于胆；足太阴外合于湖水，内属于脾；足厥阴外合于沔水，内属于肝；足少阴外合于汝水，内属于肾；手阳明外合于江水，内属大肠；手太阳①外合于淮水，内属小肠；手少阳外合于漯水，内属三焦；手太阴外合于河水，内属于肺；手心主②外合于漳水，内属心包；手少阴外合于济水，内属于心。表里者，阴阳也。表属阳，里属阴。六腑为阳，五脏为阴。表里内外相输应也③。人之赖以生者，气与血而已。气卫于外，

---

① 阳：随庵本作"门"。
② 手心主：关中本作"手厥阴"。
③ 表里内外相输应也：关中本作"表里内外互相转输也"。

以充皮肤；血荣于中，以营经络。周一体而无间，应①百刻而不违，此乃平人之常也。平人之常气禀于胃，六脉无胃气不能生。和缓而平者，胃气也。《正理论》曰：谷入于胃，脉道乃行。夫圣人以察阴阳，以决生死。虽经络流注，如环之无端，岂能逃于三部者耶。

火之精气主生神，水气充盈生志意。

精②之化成曰神，意之所存曰志。心属南方丙丁火，位处离宫，为五藏③之尊，神明出焉；肾属北方壬癸水，位居坎户，为一身之根，精志藏焉。《道义经》曰：神处心，神守则血气流通；志藏肾，志营④则骨髓满实。孟子曰：人非水火不生活。《南斗经》亦曰：水火者，人之生命也，在人身之中。故心肾二藏⑤，取象于水火焉。

复诊涩脉何部中，败血折精⑥之脉候。

唯有三秋乃应时，余月见之皆恶候⑦。

涩脉之状，已注前章。《内经》曰："涩者，阳气有余。"《千金》⑧云："脉涩者，多气少血。"审看在何部中，以决其病。大抵男子得之，主精气耗竭；女子得之，主败血⑨多病。唯秋季内以脉微涩，曰应四时。余月见之，皆为恶候。

洪钩夏脉居寸口，堪笑愚夫⑩多不晓。

---

① 应：关中本作"盈"。

② 精：日本抄本无。

③ 藏：日本抄本、关中本均作"脏"。

④ 营：关中本作"盈"。

⑤ 藏：关中本作"脏"。

⑥ 败血折精：坏血耗血、亡精。

⑦ 恶候：关中本作"可畏"。

⑧ 千金：日本抄本、关中本均作"千金方"。

⑨ 败血：关中本作"血败"。

⑩ 夫：关中本作"人"。

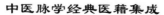

脉若俱洪不带钩，钩不应时血常走。

秋脉微毛若无涩，病者多应命罩①得。

设然肺部诊见之，涩谓秋中多结脉。

严冬尺脉要弦沉，肾部无邪体气清。

忽然弦大多虚候，梦中涉水鬼随人。

春弦、夏洪、秋毛、冬石，此乃四时②之正脉。然亦须诊得有胃气，乃为平和无病之人，若但见真脏脉而无胃气者死。盖人以谷气为本，故人绝水谷则死，脉无胃气者亦死矣③。夫元气，天道也，为诸脉之父；胃气，地道也，为诸脉之母。以其资内水谷，灌溉诸脉，以生众体焉，故曰胃为水谷之海也；以其播和气与诸脉，受之以资生焉，故四时皆以胃气为本。假令严冬之时，寒气凛冽，万物伏藏，各归其根，脉当沉石而反弦大则为虚也。何以言之？张长沙云："脉弦而大，弦则为减，大则为芤，弦芤相搏，此名为④革。妇人则半产漏下，男子则亡血失精，皆⑤虚候也。"

春怕庚辛秋丙丁⑥，微毛洪数病相侵。

春脉⑦，即肝脉也。脉当弦而急，而反得浮短而涩者，肺金邪乘肝也，故为肝病，是谓贼邪。秋脉，即肺脉也。脉当浮短而涩，而反得浮大而散者，是心邪乘肺也，故为心病，是谓贼邪。广成先生举此二者为例，则余可知矣。春怕庚辛者，即春时忌见秋脉也；秋怕丙丁者，即秋时忌见夏脉也。微毛洪数，

---

① 罩：关中本作"里"。

② 时：关中本作"是"。春、夏、秋、冬四季。

③ 矣：关中本无。

④ 为：关中本作"曰"。

⑤ 皆：此下关中本有"无胃气诸"四字。

⑥ 庚辛、丙丁：庚辛在五行中属肺金，丙丁在五行中属心火。

⑦ 脉：日本抄本无。

即春夏二①脉也。

　　玉函歌诀最元②微，俗眼庸人难探颐。

　　若能精向义中求，审察元通神可比。

　　《玉函经歌诀》，广成先生本《素问》《难经》而作也。意极幽元，非讲读圣经者，不能明也。后学能精心研究，则元理自通，至妙至神③。

生死歌诀下

　　浮弦多是风头痛，积聚④体疼胸隔噎。

　　浮者，太阳之脉也；弦者，少阳之脉也。足太阳之脉，从巅入络脑，还出别下项。足少阳之脉，循胁络于耳。脉浮而弦者，太阳之邪传入少阳也。二经俱病，是以外证头疼身体痛，内为积聚胸胁噎闷而痛也。

　　紧实号为寒热证，涩泻烦躁小便涩⑤。

　　紧为外寒，实为内热。紧实相兼，则知外感寒而内蕴热也。寒邪客于肌表，外证必发热而恶寒。热邪留于脏腑，内证所以烦躁而小便赤涩。寒热相搏，大便不调⑥，时复⑦自痛，此亦表里证俱见也。

　　芤脉盖因⑧阳耗散，鼻衄无时精气竭。

―――――――――

①　二：关中本作"病"。

②　元：随庵本、日本抄本、关中本均作"玄"，下三处"元"字同。

③　至妙至神：关中本作"神妙自至臻矣"。

④　积聚：即癥瘕，腹内结块。积，结块固定不移，痛有定处；聚属无形，包块聚散无常。

⑤　涩：关中本作"赤"。

⑥　调：关中本作"通"。

⑦　复：关中本作"腹"。

⑧　因：关中本作"自"。

血流据气,气动依血,相恃①以行,不得相失。芤脉之诊,乃为阳邪内胜,血②与气失于③常道,并入清道④中,发而为衄也。

脉沉兼伏是重阴,气刺胸膨癥块结。

沉为阴主里,伏主物聚,脉沉而又伏,名曰重阴。必主胸中气逆,膨闷而不宽舒,发为癥瘕,块硬疼痛⑤。叔和云"冷⑥即气动",况其重阴者乎。

风寒相搏脉浮迟。外受寒邪内风热。
肺受风寒痰咳嗽。左手见之心战恘⑦。

浮为风,迟为寒。脉浮迟者,知寒邪外侵,风热内搏也。假令右手寸口得之,主肺受风寒,发为痰嗽。左手寸口得之,心寒战伏。余部不同,见于《决⑧脉精要》歌中。

弱而兼濡是阳虚,汗出憎寒气羸劣。

濡者,荣怯卫弱之脉;弱者,虚气攻表之候。二脉兼见,阳虚明矣。经云:"阳者卫外而为固也。"又云:"阳虚则外寒。"是以漐漐然自汗,洒洒然恶寒,苶苶然⑨少气。

风湿风温及湿温⑩,脉候交差要分别。

---

① 恃:关中本作"持"。
② 血:关中本无。
③ 于:关中本作"其"。
④ 清道:口鼻等九窍。
⑤ 发为癥瘕……疼痛:关中本作"结为癥瘕积块疼痛"。
⑥ 冷:日本抄本作"令"。
⑦ 恘:关中本作"怯",下一"恘"同。
⑧ 决:关中本作"诀"。
⑨ 苶苶然:疲困的样子。关中本作"吸吸然"。
⑩ 风湿风温及湿温:此风湿、风温、湿温均出于《伤寒论》,与现代所指有所差别。

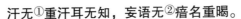

汗无①重汗耳无知，妄语无②瘖名重暍。

《伤寒论》有风湿、有风温、有湿温，证候不同，脉亦各异，不可不别。

风湿者，是风气与湿气相搏也。其证肢体痛重，不可转侧，额上微汗，不欲去被，或身微肿。欲发其汗，但漐漐身润③，则风湿俱去矣。若大发其汗，则风气去而湿气在矣。

风温者，其人素伤于风，因复伤于热，风热相搏，则发风温。其证四肢不收，头疼④，身热，常自汗出，脉尺寸俱浮，治在少阴厥阴。不可发汗，发汗则谵言独语，内烦躁扰⑤不得卧。若惊痫目乱无睛⑥，疗之者复发其汗，如此死者，医杀之耳。

湿温者，其人常伤于湿，因而中暑，湿⑦热相搏，则发湿温。病苦两胫逆冷，又⑧胸多汗，头目痛苦妄言。其脉阳濡而弱，阴小而急，治在太阴⑨。不可发汗，汗出必不能言，耳聋不知痛所在，身青面色变，名曰重暍⑩。如此死者，医杀之耳。

洪数脉来阳气盛，目赤舌干唇破裂。

洪者大也，数者疾也。洪为阳盛，数则为热。脉来应指洪大数疾，则为热邪所胜。偏阳隆盛，是以目赤口干，唇焦破裂也。

---

① 无：关中本作"多"。

② 无：关中本作"声"。

③ 漐漐身润：全身微微汗出。

④ 疼：关中本、日本抄本均作"痛"。

⑤ 扰：日本抄本无。

⑥ 若惊痫目乱无睛：关中本作"若颠痫目乱无精"。

⑦ 湿：日本抄本作"温"。

⑧ 又：关中本作"心"。

⑨ 阴：关中本作"阳"。

⑩ 重暍：即中暑。《金匮要略·痉湿暍》云："太阳中暍，发热恶寒，身重而疼痛，其脉弦细芤迟，小便已，洒洒然毛耸，手足逆冷，小有劳，身即热，口开，前板齿燥。"

浮而兼紧肾之虚，温助①寒邪益精血。

浮则为虚，紧则为寒。脉浮而紧见于尺中者，肾虚感寒也。宜以温暖之药，祛逐寒邪，滋溢②精血，其病乃愈。

阳绝尺中脉细微，针灸勿令精气绝。

尺脉者，人之根本也。脉来微而细者③，则为阳绝。速灸关元气海，不可缓也。治之稍缓，则阳气衰羸，精气竭绝。

促结代脉是脾虚，若见之时难救得。

脉来数，时一止复来，曰促；脉来缓，时一止复来，曰结；脉来按之动而复起，再再寻之，不能自还，曰代。此三脉，脾不得安常而然也。若更见于脾部，难可救也。

女人尺中须要盛，浮细沉迟是虚证。

经云："男子尺脉恒④弱，女子尺脉恒盛，是其常也。"男子阳多而阴少，其脉在关上，故寸盛而尺弱；女子阴盛而阳微，其脉在关下，故寸沉而尺盛。是知女子尺脉要盛，今反见浮细沉迟之脉，皆主虚寒之候也。

忽然诊得寸中盈，六部无邪身有孕。

《内经》曰："阴搏阳别，谓之有子。"诊之寸洪而尺大，肝⑤大而肺微者，有子之脉也。

童女童男何以别，须看天真无损缺。

大凡童子脉来沉，童女尺中洪拍拍。

此与上章"欲识童男与⑥童女，诀在寸关并⑦尺里。自然紧

---

① 助：此指驱逐。
② 溢：日本抄本、关中本均作"益"。
③ 脉来微而细者：关中本作"若尺脉微细"。
④ 恒：日本抄本、关中本均作"常"，下一"恒"同。
⑤ 肝：关中本作"肾"。
⑥ 与：随庵本作"欲"。
⑦ 并：日本抄本作"非"。

数甚分明，都缘未散精华气"同意。童男尺脉来沉者，精气完而未有所耗也。童女尺脉洪盛者，天癸盛而未有所损也。余如前章云。

男子妇人精血衰，假饶①覆溢脉无回。

男子以精为主，妇人以血为本。精血实则强盛，精血衰则困惫。脉之盛衰，亦随气血之虚实不同也。是以脉有太过，有不及，有阴阳相乘，有覆有溢，有关有格。关之前者，阳之动也，脉当见九分而浮。过者法曰太过，减者法曰不及。遂上鱼为溢，为外关内格，此阴乘之脉也。关以后者，阴之动也，脉当见一②寸而沉。过者法曰太过，减者法曰不及。遂入尺为覆，为外关内格③，此阳乘之脉也。故曰覆溢是其真脏之脉，人不病而死也。

一呼四至为平脉，一呼一至死相催。

脉来一呼再至，一吸再至，不大不小，则阴阳各当其分，而不相胜也，故曰平人。减之法曰不及，过之法曰太过。若一呼一至，一吸一至，名曰损。人虽能行，犹当著床。所以然者，血气皆④不足故也。

伤寒舌黑洗不红⑤，药洗分明定吉凶。

舌者，心之官，其色正赤，以象火也。伤寒病，舌上有膜，白滑如苔，甚者或燥或涩，或黄或黑，盖热气之有浅深也。若寒邪初传，未全成热者，则舌上苔滑也。及其邪传为热，则舌

---

① 假饶：假若，假使。

② 一：关中本、日本抄本均无。

③ 外关内格：关中本作"内关外格"。

④ 血气皆：关中本作"皆血气"。

⑤ 洗不红：古人用帛包生薄荷，从舌上下周遍洗濯，再以竹篦刮净。若舌色不转者，为凶；若舌色见红者，为顺。

上之苔，不滑而燥也①。若热，则舌上之苔不滑而涩也。② 若热聚于胃，则舌为之黄。《金匮》曰："舌黄未下者，下之黄自去。"是热已深也。若热剧于胃，则舌为之黑。《针经》曰："热病口干舌黑者死，肾水克心火也。"近代明③医有用布④帛包生簿⑤荷，从舌上下周遍⑥洗濯，复以竹箆刮净⑦，或复红泽，有再生者⑧。洗之色⑨不转者，命不久也。

汗若脉和无恶候，脉如躁疾命将殂。

《内经》曰："伤寒热病，汗出辄复热，而脉躁疾，不为汗衰，狂言不能食。此名阴阳交，交者死也。"

中风目闭口开者，喉中拽锯气不敷⑩。

脉若洪弦犹可救，浮大多应命不苏。

男女五劳洪数脉，定知不久气长吁。

此与上章"若遇风疾及劳疾，妙法看时如抵圣。风疾脾缓空费力，劳疾心数命难存"义同⑪，彼注已详。王德肤《易简方》云："中风，目闭口开，手散遗尿，声如鼾睡者，难疗。"予目击⑫数人皆死。

大抵七表八里脉，相连九道作程途。

表里脉分轻重病，九怪传来病不舒。

---

① 不滑而燥也：关中本作"不滑而燥涩也"。
② 若热则舌……而涩也：关中本无。
③ 明：日本抄本、关中本均作"名"。
④ 布：关中本作"青"。
⑤ 簿：随庵本、日本抄本、关中本均作"薄"。
⑥ 遍：日本抄本、关中本均作"偏"。
⑦ 净：关中本作"舌下"。
⑧ 或复……再生者：关中本作"或复红，尚有再生者"。
⑨ 色：关中本作"赤"。
⑩ 敷：关中本作"舒"。
⑪ 义同：关中本作"二症同"。
⑫ 击：日本抄本、关中本均作"见"。

诊脉要分轻与重，始知生死可枝梧①。

表者以阳言之，故脉有七，以象少阳奇数也；里者以阴言之，故脉有八，以象少阴偶数②。亦犹脏腑之表里，皆阴阳内外之相依者。如此，故取于表里而言也。道者通也，其脉有九，与表里之脉相通应也③。然④候脏腑之盛衰，情性之急缓，病之轻重，数之修短，皆可察而得之⑤。《内经》曰："察⑥于阳者知病从来，别于阴者知死生之期。"

浮洪短促为阳弱，沉细兼长阴有余。

如此分张轻重断，岂同俗眼一凡夫。

张长沙云："瞥瞥⑦如羹上肥者，阳气微也。"故浮洪短促，谓之阳弱。沉细兼长，则知阴盛矣。"萦萦⑧如蛛丝细者，阴气⑨衰也。"

六部鬼贼⑩是如何，造化阴阳事更多。

心火怕逢沉滑脉，肺金犹怕浮洪克。

唯有脾元恶木侵，四时寄旺本⑪无形。

甲乙最嫌金气重，肾中脉缓水无⑫盈。

一位克重当须断，二位克重却分⑬轻。

---

① 可枝梧：关中本作"在须臾"。

② 偶数：此下关中本有"也"字。

③ 也：关中本无。

④ 然：关中本作"故"。

⑤ 察而得之：此下关中本有"也"字。

⑥ 察：关中本作"别"，今本《内经》作"别"。

⑦ 瞥瞥：关中本作"脉瞥瞥然"。

⑧ 萦萦：此上关中本有"若脉"二字。

⑨ 阴气：此上关中本有"则知"二字。

⑩ 鬼贼：贼邪。

⑪ 本：关中本作"木"。

⑫ 无：关中本作"难"。

⑬ 分：关中本作"非"。

三位克时难救疗，纵然暂醒必归冥。

五行入通于五脏，分王①于四时。故心法②火，旺于夏，脉来洪大而长。若反得沉细而滑者，肾水乘于心火也，名曰贼邪。肺属金，旺于秋，脉来轻浮而短涩。若反得浮洪而散者，心火乘于肺金也，名曰贼邪。脾土也，土无正形，寄王③四季，脉来随四时五行而变，经所谓"善不可得见，衰④乃见"耳。若弦脉独见于本位，乃肝木乘于脾土也，名曰贼邪。肝应⑤木，旺于春，脉来弦急而长。若反得浮短而涩者，肺金乘于肝木也，名曰贼邪。肾法⑥水，旺于冬，脉来沉濡而滑。若反得中⑦缓而大者，脾土乘于肾水也，名曰贼邪。《素问》曰："脉从四时，谓之可治。脉反四时，谓之难已。"此之谓也。

水火相临分上下，金木相侵事⑧必凌。

水土二宫俱要静，一宫⑨有克少安宁。

高士要知刑克贼，孰⑩能考究记心经。

天肇一于北，而命门始具；地偶二于南，而心火继生。此一身之天地也。夫命门者，元精之所禀，有真气存焉，是为坎一之水；心者，至神⑪之所舍，有真液存焉，是为离二之火。水立而火继之，精具而神从之。于是天地定位，万物生焉。扁鹊

---

① 王：日本抄本、关中本均作"旺"。
② 法：关中本作"属"。
③ 王：日本抄本、关中抄本均作"旺"。
④ 衰：关中本作"恶"。
⑤ 应：此下关中本有"于"字。
⑥ 法：关中本作"属"。
⑦ 中：关中本作"迟"。
⑧ 事：关中本作"土"。
⑨ 一宫：此指肾脾二宫。
⑩ 孰：日本抄本作"熟"。
⑪ 至神：关中本作"元神"。

云:"火炎上行而不能下,水流下行而不能上。"是以心位处上焦,而肾居于下部。以明火在上,而水在下也。水为阴,火为阳。心火常欲降,肾水当①欲升。《中藏经》云:"火来坎户,水到离扃②。"水火相资,既济之道也。《易》曰:"天地交而万物生。"于是乎天三以生木,地四以生金。在人身中,肝属木,肺属金也。肝藏魂,肺藏魄,魂魄已具,五藏③备焉④。是以肝木位左关,肺金居右寸,以明木在震,而⑤金在兑也。金木⑥既已定位,则阴阳各当其分。设或肝部诊得肺脉者,肺邪乘于肝也,谓之贼邪。《难经》所谓"假令色青,其脉当弦而急"。而反得肺脉,浮短而涩者死。以此知金木相侵,事⑦必凌乱也。天五生土,在藏⑧应脾。脾主中州,而土居四季。盖五藏资脾以养,五行资生⑨以成也。水火金木土,以序相配,而五藏⑩具矣。水火金木土,唯水土二宫,常欲安静而不受克者,肾为精之舍,脾为水谷之海也。盖五脏六府⑪本⑫于精气,养于谷气。精气亡则无所本,谷气亡则无所养⑬。无所本者死,无所养者亦

---

① 当:日本抄本作"常"。

② 火来坎户,水到离扃(jiōng):肾水不足,不能上济心火;或因心火妄动,下伤肾阴,即水火不济。

③ 藏:关中本作"脏"。

④ 焉:关中本作"矣"。

⑤ 而:关中本、日本抄本均无。

⑥ 木:关中本作"水"。

⑦ 事:关中本作"土"。

⑧ 藏:关中本作"脏"。

⑨ 生:日本抄本、关中本均作"土"。

⑩ 藏:日本抄本、关中本均作"脏"。

⑪ 府:日本抄本作"腑"。

⑫ 本:日本抄本作"分"。

⑬ 养:随庵本作"食"。

死。是以脾肾二脏，一宫受克，百病俱生，无所绥①宁矣。

        春怕庚辛秋恶候②，夏嫌水气火相刑。

        刑③克只分轻与重，自然切脉甚精④明。

春脉即肝脉也，夏脉即心脉也。《难经》所谓"春脉弦""夏脉钩"者是也。春脉当弦，而诊得肺脉浮短而涩，是为肺病，谓之贼邪，至秋而死；夏脉当钩，而诊得肾脉沉濡而滑，是为肾病，谓之贼邪，至冬而死。

        左手诊得重病脉，右手脉候却调匀。

        只⑤断脉中须应病，故知命脉得和平。

        假此一例余仿此，医门学者要劳心。

左手脉平和，右手脉病，为风邪伤于卫气；右手脉平和，左手脉病，为寒邪伤于荣血。谓三部偏见病脉，以肺主气，心主血。赵子文云："亦可为中风伤寒之验矣。"

今左手脉虽异于常，右手三部调匀，病虽沉重，犹为可活。盖右⑥尺命脉已存，右关胃气不绝，应当和平。举此为例，余可知矣。

---

① 绥：关中本作"缓"。

② 候：关中本作"疾"。

③ 刑：关中本作"凡"。

④ 精：日本抄本、关中本均作"分"。

⑤ 只：随庵本作"乃"。

⑥ 右：随庵本作"有"。

重订诊家直诀

清·周学海 撰

孙玉信 校注

内容提要

清·周学海撰。二卷。《周氏医学丛书脉学四种》之一。周学海（1856—1906），字澄之，建德（今安徽东至县）人。上卷分指法总义、二十四象会通、八法总义、位数形势和微甚兼独；下卷分独取寸口本义、三关脉体通考、气血形势直解、左右表里直解、说神、辨止、初诊久按不同、单诊总按不同、脉有两侧、脉有头本、脉有动摇、脉有俯仰、脉有内曲外曲、脉有无数细丝、脉有变易无定、脉有起伏中途变易和外诊撮要，共22篇。本书撷取《脉义简摩》《脉简补义》之精要，综论脉象、指法及主病。并用两两对比的方式阐述二十四脉之脉象，又以位、数、形、势、微、甚、兼、独八字真言作为分析正脉、变脉之提纲，内容甚为切要。

本次整理，以清宣统二年（1910年）建德福慧双修馆《周氏医学丛书》刻本为底本。

目　录

中医脉学经典医籍集成

序

　　医有四科，曰脉、曰证、曰药、曰方，知脉而后知证，知药而后能方，故脉尤汲汲①也。拙著《脉义简摩》《脉简补义》《诊家直诀》《辨脉平脉章句》，凡四种，都②十二卷，博采百家，参以己说，名虽四种，义实相承，卷帙既繁，脉络难贯，专取一种，又苦弗完，兹特撮③其要者，简之又简，别为此编，名曰《重订诊家直诀》。

---

①　汲汲：勤求不止貌。
②　都：总计。
③　撮：摘录。

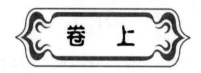

指法总义

诊脉之指法见于经论者，曰举，曰按，曰寻，曰推，曰初持，曰久按，曰单持，曰总按。无求子①消息②七法，曰上竟、下竟，曰内推、外推，曰浮按、中按、沉按，更有侧指法、挽③指法、辗转指法、俯仰指法、举而复按、按而复举，是操纵指法，若是者，皆有旧论可考也。至于私心所创获，与得诸益友所训示者，则又有移指法、直压指法。夫脉有四科，位、数、形、势而已。位者，浮、沉、尺、寸也；数者，迟、数、促、结也；形者，长、短、广、狭、厚、薄、粗、细、刚、柔，犹算学家之有线、面、体也；势者，敛、舒、伸、缩、进、退、起、伏之有盛衰也。势因形显，敛舒成形于广狭，伸缩成形于长短，进退成形于前后，起伏成形于高下，而盛衰则贯于诸势之中，以为之纲者也，此所谓脉之四科也。指法即由此而辨。曰举按，以诊高深也；曰上下，以诊长短也；曰寻推，以诊广狭厚薄曲直也；曰初持久按，以诊迟数滑涩止代也；曰单持总

---

① 无求子：即朱肱，字翼中，号无求子，晚号大隐翁，吴兴（今浙江湖州人），宋代著名伤寒学家。

② 消息：变化。此指增补、删减。

③ 悗：匀。

按，以诊去来断续也。病者气口处骨肉不平，须用侧指法；病者不能平臂而侧置，须用挽指法。俯仰者，三指轻重相畸①也；辗转者，一指左右相倾也；操纵者，举按迭②用，以察根气之强弱。《难经》所谓按之软、举指来疾者，此也。惟三指总按，横度三关，三指缝中，各有其隙，若三部脉形不同，如寸涩尺滑，前小后大，即无由得其接续之真迹。昔有同学示以移指法，如先诊三关，再略退半部，以食指加寸关之交，中指加关尺之交，终以有隙而其真不见。后乃自创一指直压之法，以食指直压三关而真象迸③露矣。小儿脉位狭小，以食指横度脉上，而辗转以诊之。

二十四象会通

浮、沉，以诊气之升降也。阳不能降，则脉见于浮；阴不能升，则脉见于沉。前人每以脉之在浮在沉，与脉之能浮能沉相混，能浮能沉乃高深之义也。

迟、数，以诊气之躁静也。躁，有因热，有因燥；静，有因寒，有因虚，而皆有因郁。按：《内经》手躁足静与迟、数不同，手经之道近，其气至也迫；足经之道远，其气至也缓，故有躁静之殊也。然先至者不能先去，必待后至者去，而始能与之俱去，故无迟、数之异也。滑伯仁谓：察脉须识上、下、去、来、至、止。至、止即察躁静之事也，察其停于下者之久暂，又察其鼓于上者之久暂，而阴阳嘘吸④之躁静了然矣。

---

① 畸：不整齐。
② 迭：交换，轮流。
③ 迸：涌出。此指显现。
④ 嘘吸：呼吸，吐纳。

强、弱，以诊势之盛衰也。应指有力谓之强，无力谓之弱。前人每以脉形之软硬与脉势之盛衰相混，《内经》凡言脉之大小，多指动势之盛衰也。

刚、柔，以诊形之软硬也。形软有因血虚，有因湿热；形硬有因血实，有因风寒，此即《内经》之所谓缓急也。

滑、涩，以诊形之枯润也。血有余则脉滑，血不足则脉涩，然血由气行，故亦可征①气之盛衰云。气血必有津以载之，始能推行滑利，故《内经》以滑为阴有余，涩为阳有余。阴，即津液也。

断、续，以诊气血之通塞盛衰也。有形之断续，长、短是也；有动之断续，促、结、涩、代是也。此条专言动之断续，应指有力有神，属于通塞；无力无神，关于盛衰；亦有无力而有神者，微衰而兼塞也。来去停匀，五十不代谓之续；参伍不调②，有来有去谓之断。其败也，虾游、鱼翔、屋漏、雀啄。塞者血塞也，衰者气衰也，败者气血俱败也。

长、短，以诊气之郁畅也。气畅则虽弱而亦长，气郁则虽强而亦短。按：气有出入，有升降。出入，横也；升降，直也。风寒外束，气出不利，脉来弦紧；痰饮中结，气升不利，脉来厥厥如豆，是长短皆有气郁也。经曰：长则气治，短则气病。亦言其大概而已。

高、深，以诊气之嘘吸也，此指来去之远近。所谓息之深深，达之亹亹③者，气之操纵也。浮、沉是阴阳嘘噏④之已然，高、深是阴阳嘘噏之方然。一言气之所在，一言气之所至。

厚、薄，以诊血之盈虚也。以形体言，非浮、沉之谓也。

---

① 征：证明、验证。
② 参伍不调：指脉象疾徐错杂，参差不齐，不相协调。
③ 亹亹（wěi wěi）：缓慢流动，无止无休。
④ 噏（xī）：同"吸"。吸取。

故有浮而厚，有沉而薄。浮、中、沉三候俱有，按之不断，谓之厚；仅在一候，按之即断，谓之薄。

宽、窄，以诊气血之寒热盈虚也。气热则血涨，气寒则血消，血实则气充，血虚则气怯。

敛、散，以诊气之寒热也。以两旁之边际言，非宽窄之谓也，宽窄指脉体之大小，敛散指脉边之清浊。故气寒血盈，宽而亦清；气热血虚，窄而亦浊。亦非刚柔之谓也，刚柔指脉体之硬软，敛散指脉边之紧松。故血虚气寒，软而亦紧；血实气热，硬而亦松，脉中有脊，而两边浑浑不清也。

粗、细，以诊气血之寒热盈虚也。宽厚相搏谓之粗，窄薄相搏谓之细。

会通者，二十四象互相加乘，以求合于古脉而诊百病也。如浮薄而硬，革也；浮薄而软，芤也；浮厚而敛，弦也；浮薄而散，微也；长硬而敛，紧也；短软而散，濡也；高而数，促也；深而迟，伏也；短而刚强，动滑也；断而柔弱，结代也；长厚硬敛，弦牢也；长厚柔散，洪缓也。是故芤，血虚也；迟，气寒也；伏，气闭也；代、散，气脱也。濡弱虚微，气血俱虚也；细紧，气血俱寒也。革，阴盛于上也；牢，阴盛于下也。洪促，气热于气分也；动滑，气热于血分也。浮数，气热于气分也；沉迟，气寒于血分也。弦革，气寒于气分也；紧结，气寒于血分也。细，血中气寒也；缓，血中气热也。长、短，同有气郁。气横于气分则长，气结于血分则短也。滑、涩，同有血虚血实。寒凝于血分，则实而涩；热亢于气分，则虚而滑也。而且寒极似热，热极似寒，实极似虚，虚极似实。如滑主痰也，而痰亦见涩；弦主肝也，而肝亦见濡。上气喘促，脉虚大也，而亦有紧细伏匿；孕脉必滑也，而亦有虚涩不调。又弦、缓相反也，而风弦与热缓相似；滑、涩相反也，而热涩与虚滑相似。

搏与散相反也，而搏而累累不续，即与散同论；洪与伏相反也，而尸厥①霍乱，伏与洪同断。长与短相反也，而长而劲，短而搏，同主气逆气郁；散与结相反也，而同主癥瘕，正气未衰则结，正气既衰则散。亦有乍病食滞而脉散者，胃气新乱而未复也；或其人素有湿热，加之新伤，而中气益溃也。有以无脉为病所者，芤脉中空，即内主精血之伤也；有以有脉为病所者，紧脉浮数，即外主风寒之感也，抑尤有要焉。滑伯仁曰：察脉须识上、下、去、来、至②、止六字真诀。故审脉者，凝神于指下起伏、去来、头本之势，而脉之真象无遁，即病之升降敛散之真机，亦进露而无遁矣。明乎此者，必知脉证断无相反，何则有所以相反者在也？脉病断无不应，何则有所以不应者在也？仲景曰：邪不空见，中必有奸。景岳曰：脉之假者，人见之不真耳，脉亦何从假哉！

八法总义

《灵枢·邪气脏腑病形》篇以缓、急、大、小、滑、涩立纲，而以微、甚纬之，实开千古诊法之奥。后世有以浮、沉、迟、数分纲者，则其义浅而不备矣。今拟合二者共十字，仍以微、甚纬之。于十字中纵横离合，即二十八脉，不待拟议而形状了然，然此特其形状耳，未足以尽脉理之妙也。滑氏曰：凡察脉，须识得上、下、去、来、至、止。盖求明脉理者，须先将位、数、形、势，讲得真切，便于百脉无所不赅③，不必立二

---

① 尸厥：古病名。突然昏倒不省人事，状如昏死的恶候，以神志丧失，身体僵直，不能言语，二便失禁，其状若尸为主要表现。

② 至：原作"正"，据《中国医学大成》本改。

③ 赅：包括。

十八脉之名可也。位者，浮沉前后也；数者，迟、数也；形者，虚、实、滑、涩也；势者，即滑氏所谓上、下、去、来、至、止也。四者为经，更纬之以微、甚、兼、独，百病之虚实寒热，全从此八字上分合剖析。每诊一人，即于各部中按此八字，次第求之，反复寻之，则真假无遁情①，而气分、血分之病，亦到指便见矣，此真泄天地之秘者也。指到脉上，即心先拟其脉，浮耶、沉耶、在寸、在尺耶；继存其息，迟耶、数耶；继察其体，长耶、短耶，虚耶、实耶，滑耶、涩耶，审此三者，指下必已有定象。即就定象上，揣其微耶、甚耶，独见一脉耶，兼见何脉耶，至此而象更定矣。于是玩其上、下、起、伏之盛衰，动止之躁静，而本原无不进露焉。大抵诊脉，以察来去之势为最要，此阴阳嘘噏之真机也。

位数形势

位、数、形、势者，正脉之提纲也。位即三部九候也，或在寸，或在尺，或在浮，或在沉。数以纪②其多寡也，数与滑促，其数皆多；迟与涩结，其数皆少，即屋漏、雀啄，虾游、鱼翔，举该③于数之类也。至于形、势，分见、互见，各有妙蕴。挺亘④于指下而静者，形也，血之端倪也；起伏于指下而动者，势也，气之征兆也。《内经》曰：浑浑⑤革革⑥，至如涌泉。又曰：脉至如火薪然。《脉经》曰：三部脉如釜中汤沸，此血不

---

① 遁情：隐情。
② 纪：通"记"。
③ 该：囊括，包罗。
④ 亘：贯穿。
⑤ 浑浑：《广雅》释训谓"浑浑，大也"。此指大脉而言。
⑥ 革革（jí jí）：指脉来急速状。

维气，势之独见者也。《内经》曰：真肝脉至，如循刀刃责责①然；真心脉至，如循薏苡子累累然②，此气不运血，形之独见者也。故形势分见者，皆气血偏绝之死脉也。若在平人，无不气血相融，形势相洽者。然气血稍病，即于相融相洽之中，不无彼此胜负之致，尤不可以不辨。如形劲于外者，气悍③于中，是动与大也；气不甚悍，是弦与紧也。若气甚歉④，则为细矣，为芤矣，形微胜于气者此也。如形弱于外者，气悍于中，是洪与滑也；气不甚悍，是濡与弱也。若气甚歉，则为散矣，为微矣，气微胜于形者此也。是故人之诊脉也，指到脉上，先察其形之粗、细、硬、软，再审其气之至也。充于脉管之中，微溢脉管之外，既将脉形撑宽，而又起伏高深有力，无来去盛衰之参错，斯为气血和同焉。何者脉之正管，其四旁必有无数微丝细管，以达其气于肌肉，所谓腠理也。若寒盛而阳气不敌，则微丝细管先为寒束，脉气之来，不能旁溢，此即紧脉之象也。更有脾肺中气不足，不能充于脉中，往往脉形挺然指下，而气来如线，从脉中驰过，既不能撑宽，更不能起伏矣，此脉形虽粗，脉气自细也。更有中焦痰饮停结，其湿热浊气，上蒸肺中，肺气不能清肃，脉管为之腜荙⑤，其形挺然指下，而中气为痰饮格拒，不能畅达，其来如绵，过于指下，既不能撑宽，亦不能起伏矣，此脉形虽硬，脉气自软也，此非脉管自硬，乃浊气壅塞使然，是动脉之中，有推荡不动之气也。李士材论芤脉有云：其状如

---

① 责责：急劲貌。

② 累累（léi léi）然：连续不断的样子。形容脉象短而坚实。

③ 悍：强劲，猛烈。

④ 歉：不足。

⑤ 腜荙：腜，《集韵》谓"符非切，音肥，义同"；荙，指水葱一类的植物。"腜荙"本谓肥葱，此意脉象充满于指下。

按慈葱①，以指浮候之，着上面之葱皮；中候之，正当葱之中空处；沉候之，又着下面之葱皮矣。此非独芤脉之诊也，脉管本自如此，但有时紧时松，时虚时实之异，芤脉中虚，遂易显耳。芤脉属浮，只动于上面之皮，其下面之皮不动也。此脉形虽厚，脉气自薄也。势有来去，有起伏；形有中边，有底面。是故平人之身，荣卫调和，脉中脉外，气行度数相应。指下每不见脉之硬管，及气之来，乃觉正管既充，而又微见旁溢焉，且微丝管之所系大矣。倘卫陷入荣，中外隔绝，脉在指下，一条扛起，是壮火耗津，孙络不能濡润而闭塞也，往往有眩冒颠仆，偏枯痿易之虞②。昔者俞春山尝言：老人虚人，久病将死，其脉皆独然一条扛起，似与肌肉不相连络，是气血不交，荣卫相离，犹老树将枯，根上旁须，先见憔悴，不得土气矣，此察形之至微者也。至于察脉之势，非但察其来去之盛衰也，必且来去之间，循环相续，自沉从容上浮，自浮从容下沉，其情如环，无骤折之迹。尝见有一种脉，其来也有顷而一掣，其去也有顷而一掣，一息亦不过四五至，未尝数于常脉，而指下鹘突③，无容与回环之度，此为津虚血热，气燥而旋转不利也，《内经》谓之躁脉。故夏脉如钩者，以其来盛去衰，不能如环之圆，钩即环之缺其一面者也。躁则来去如一，并无所缺，而骤来骤去，不为圆转，而为直折，盖扁鹊所谓其至跳者，《内经》又谓脉之动也。阳气前至，阴气后至，是又于脉气方动之顷，分别前后，以察阴阳之微机。于是《难经》有前大后小，头痛目眩；前小后大，胸满短气之论。仲景有脉来头小本大，其病在表之谈。后人有动

---

① 慈葱：葱之一种。《本草纲目》第二十六卷："冬葱即慈葱……其茎柔细而香，可以经冬。"

② 虞：忧虑，忧患。

③ 鹘突：模糊，疑惑不定。

第
五
辑

前脉盛气有余，脉衰气不足；应后脉盛血有余，脉衰血不足之辨，是皆剖析微芒①，脉学之上乘，诊家之慧业也。

微甚兼独

微甚兼独者，变脉之提纲，即体察形势之权衡也。凡物之轻重也，非特极轻极重之并处也，必有微轻微重者介乎其间，故微甚不可不知也。如《难经》所论一脉十变，与《灵枢》之论缓、急、大、小、滑、涩，其义大矣。第②脉有以微见为善者，有以甚见为善者，固不尽微即皆轻，甚即皆重也。万象之变化无定也，形形色色，举在分分合合之中，故有一象而兼数象者，直须辨明主客，知其孰为正象，孰为兼象，庶几③施治用药之轻重，乃有所准矣。李东垣云：脉之相合，各有虚实，不可只作一体视之。假令弦洪相合，弦主也，洪客也，子能令母实也；洪弦相合，洪主也，弦客也，母能令子虚也。余脉仿此，可以类推。夫所谓主客者，脏腑之病气，皆各有主脉，如肝脏与风气之病，其脉皆弦；心脏与热气之病，其脉皆洪，若其间有夹痰、夹食、夹血、夹虚之异，即其脉之所见，必有兼象，所谓客也。是故脉无单见，古人立二十八脉，亦不过悬拟其象，以明大纲，使学者有所据，以为讲明之地。讲明乎五脏六气之主脉。斯知脏脉之变有万，无非各主脏之脉所互乘④也；病脉之变有万，无非各主病之脉所互乘也。倘执着而不知会通，纸上之象，几无一合于指下之象；指下之象，更无一合于纸上之象

---

① 微芒：此指隐秘难明之处。

② 第：但。

③ 庶几：希望，期许。

④ 互乘：交互出现。

矣。开卷了然，临诊茫然，是何为者？况微甚有因兼、独而分，兼独每因微、甚而见。故宽而兼厚，以实兼实，是甚实也；薄而兼窄，以虚兼虚，是甚虚也。厚而兼窄，是微实也；薄而兼宽，是微虚也。更有大谬之语，难为外人道者，厚而兼薄也，宽而兼窄也，粗而兼细也，滑而兼涩也，长而兼短也，浮而兼沉也，迟而兼数也，于万万相反之事，而忽并于三指之下，此又何说以处之？曰：此必有一微一甚也，此必一见于形，一见于势也，亦有相间而迭呈者，即《难经》所谓阳中伏阴，阴中伏阳也。故常有于绵软之中，忽夹一至挺亘指下，如弦之象，此有因气逆上冲，有因气郁猝发，有因气脱不返，宜察其脉之神而决之。此即来大时小，来小时大之类也。又常有于迟缓之中，忽夹一至躁疾，上驰如射，此亦有郁气之猝发，或伏热之乍升，宜察其脉之沉分而参之。《脉经》曰：尺脉上应寸，时如驰，半日死，此又气之脱也。若沉分大而有神，只是气滞热伏耳。总之讲脉学者，先求脉在人身，为何等物，再将脉象之纲领条目，从自心中一一为之分析，不必倚傍旧说，而自推见本原。如位也，数也，形也，势也，此纲领也。位之在寸、在尺、在浮、在沉也；数之为迟、为数、为疏、为密也；形之长、短、广、狭、厚、薄、粗、细、软、硬、坚、松也；势之强、弱、高、深也。此条目也，于此各推求其所以然之故，了然心中，然后彼此参互。如微、甚、兼、独之迭见者，亦皆有以得其变化之本，临诊自有条理，不致眩惑。大凡人之病也，邪甚脉甚，邪微脉微，不待言矣，而且两邪合病，则两脉并见，三邪合病，则三脉并见。如仲景论脉诸文，所谓脉弦而大，弦则为寒，大则为虚；脉浮而紧，浮为卫气实，紧为荣中寒，是皆分析各脉之主证，而后合订主病之正脉。故学者总须先求其分，再求其

第
五
辑

合。分者苟能剖析微芒，则其合者，特分者为之参错①耳。若起手不知探原，拘泥文字，逐末忘本，即将脉名增为百数，亦不足以尽天下之变矣，恐终身无见真之日也。

---

① 参错：即交互融合。

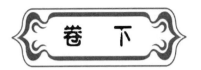

独取寸口本义 <small>附人迎、气口本义</small>

《难经》首章汲汲发明独取寸口之义者，以其法奇而旨奥也。寸口赅①寸、关、尺三部言，其义本于《内经·经脉别论》。第《别论》之义，注重在得气之平，以此脉发源心肺，直达寸口，自首至尾，脉管之体无曲屈，无大小，嘘发之气，适得其匀，故曰气归于权衡；而又得程途远近之适中，故曰权衡以平也。《难经》之义，注重在得气之全，以此脉发源心肺，直达寸口，心为百脉之根源，肺为宗气之橐籥②，故曰脉之大会。自首至尾，无中途歧出以分其气，无他脉来会，以搀③其气，完而不偏，纯而不杂，故曰手太阴之所终始也。他部动脉，虽亦发源心肺，而或已贯他脏他腑而来，或已分他经他络而去，气有偏至，故弗取之。分寸关尺者，经脏居上，其气前至，故诊于关前；经脏居下，其气后至，故诊于关后。《内经》曰：手经之道近，其气至也疾。手足之经且然，况部位之高下乎！分左

---

① 赅：包括之意。

② 橐籥（tuó yuè）：指的是古代冶炼时用以鼓风吹火的装置，比喻肺主气，司呼吸，调节气机的功能。《道德经·第五章》："天地之间，其犹橐籥乎？虚而不屈，动而愈出。"

③ 搀（chān）：混合。

右者，心居中，而血发于左；肝居右，而气嘘①于左；肺叶右大，脾即甜肉，右端亦大，故皆气行于右也。近日西人，以此脉为心肺之专，不能分诊五脏六腑，圣人正以此脉得心肺之全，乃可遍诊五脏六腑，妙识精微，下愚岂容轻议！

三关脉体通考

世谓寸口，正取无脉，覆手取之而得者，谓之反关脉。近武进费伯雄②又有斜飞脉之说。张石顽曰：脉之反关者，皆由脉道阻碍，故易位而见。有一手反关者；有两手反关者；有从关斜走至寸而反关者；有反于内侧近大陵而上者；有六部如丝，而阳溪、列缺别有一脉大于正位者；有诸部细小不振，中有一粒如珠者。所谓从关斜走至寸而反关者，外斜脉也；所谓反于内侧近大陵而上者，内斜脉也；所谓阳溪、列缺，别有一脉大于正位者，似反关而非反关也，谓之臂外脉。盖诸处本有细络，与手太阴脉通，而手太阴之正管，实由寸部透于反背，出于阳溪，趋于合谷。正管有阻，其气不能直达，则散溢诸络，迂道而达，非正管移于诸处也。《灵枢·邪客》曰：手太阴之脉，出于大指之端，内屈，循白肉际，至本节之后太渊，留以澹③，外屈，上于本节下，内屈，与阴诸络会于鱼际，数脉并注，其气

---

① 嘘：《说文解字》谓"嘘，吹也。"

② 费伯雄：清代医家，字晋卿，号砚云子，江苏武进人。世业医，少举业，弱冠有文名，后弃儒承家学，究心祖业，博览《内经》《伤寒》及后世诸名医著述，取其精要，去其偏执，于脉学与杂证尤有心得。

③ 澹（dàn）：波浪起伏。即脉气流注到太渊穴而出现波动。《说文》："澹，水摇也。"

滑利，伏行雍骨①之下，外屈，出于寸口而行，上至于肘内廉，入于大筋之下，内屈，上行臑阴，入腋下，内走肺。此顺行逆数之屈折也。此言手太阴脉，自大指外侧内屈下鱼抵太渊。太渊者，寸口去本节甚远，但正直本节之后耳，复自太渊外屈，上于本节下。此节所说外斜脉，大指本节下合谷穴处也。自合谷内屈，会阴诸络于鱼际，伏行雍骨之下。雍骨，大陵穴处也。外屈出于寸口者，自伏而出，斜行与前抵太渊者会，此即所谓内斜脉也。此脉与外斜之脉，出于合谷者，双歧如叉。《脉经》云：从寸口斜入上者，名曰解脉。王冰谓：不合而歧出，如绳之解股是也。外斜脉，常与三关平等，而内斜脉常细。曾见有人，时而内斜脉盛，时而外斜脉盛。其外斜脉盛，无苦；而内斜脉盛，即苦气逆胸满。盖尝思之，其外斜脉盛无苦者，气行之正经也；内斜脉盛即有所苦者，此与手心主相会之络也。络不当盛，必木火逆横，致壅遏肺气，不得畅耳。又有三部别有一细脉，自尺至寸，与正脉并行者，此细脉或与正脉平排，并行指下，如引二线也；或行于正脉之上，浮之只见细脉，沉之始见正脉也；或行于正脉之下，按之隐隐有一细脉，自动于正脉之内也，此等最宜留心。若正脉中自见细线，挺然指下者，为寒、为痰、为瘀、为癥瘕。若别具一脉，动而流连，则是禀赋然矣。世谓双弦脉，指下如引二线者死，未足为据。盖虽引二线，而指下来往流连者，乃是本象，其挺然指下，无来去者，即不二线，庸有济乎！张石顽曰：反关脉，较平人细小者为常，较平人反大者绝少，不可以为指下变异，谓之怪脉也。凡遇反关，殊异常脉，即须细询，其较之平时稍大，即为邪盛；较之平时愈小，即为气衰，仍以所见诸证参之。更有正取反取俱无

---

① 雍骨：《医宗金鉴·刺灸心法要诀》谓"掌骨者，手之众指之本也，掌之众骨名雍骨，合凑成掌，非块然一骨也。"

脉，细寻却在手臂鼠肉①之上者，亦反关之类也，但此脉已无常，似难凭脉，必须察其病证何如，元气何如，以断吉凶，此论极为精当。

气血形势直解

气无形也，血有形也。气动也，血静也。脉之行也，以息往来，其动则气也，其管则血之质也。病在气分，候动之势；病在血分，候脉之形。气主煦之，血主濡之。血病即当累气，故候形者必兼审势；气病久乃累血，故察势者不必泥形。气虚血实，脉虽弱，而按之必有形；血衰气盛，脉虽空，而其来必有势。是故凝痰瘀血，无论脉势强弱，按之必有劲线，或如珠粒。气化升降不利，无论脉形虚实，其动也，必有疏密不匀，强弱不均，或寸弱于尺，或尺弱于寸，或应指少力，或中道而还。血实者脉形必厚，血虚者脉形必薄，牢实与芤革可推也；气盛者来势必盛，气衰者来势必衰，濡弱与洪滑可例也。气周于外，血贯于中，故气寒而血为所束，脉即细紧；血虚而气无所归，脉即微散也。气郁与血结必殊，血虚与气弱不类，此分见者也。血热即见气脉，气寒则见血脉，此又互见者也。且夫势衰而形实者，有气虚不能运血，有血满致郁其气，何以辨之？曰：血累气者，气不虚，其势虽来去不大，而按之必有倔强欲起之情，似动似滑，所谓阴中伏阳也；气累血者，血不行，指下坚细而已。势盛而形虚者，有气亢以耗其血，有气旺将生其血，何以辨之？曰：气耗血者，轻诊必带弦，而来多去少；气生血者，轻诊必见濡，而来去停匀也。经曰：脉涩而坚者，血

---

① 手臂鼠肉：尺脉后一二寸许，小臂内近上侧大肉隆起，形如伏鼠者。

实气虚也；脉浮而大者，气实血虚也。气热者，血未尝不奔逸，然清其气而血即平，若正入血分，则肿腐矣，但清其气无功也；气寒者，血未尝不凝滞，然温其气而血即通，若正入血分，则顽块矣，但温其气无功也。故吾尝谓病之在经络也，有在气分，有在血分；其在脏腑也，止可以在气分，而不可以在血分。前人每言病在某脏、某腑、血分者，仍指其经络言之也，或指其血为气累者也，果在血分，脏体坏而死矣。

左右表里直解

王海藏①曰：伤寒以左脉为表，右为里；杂病以右脉为表，左为里。予初诊不尽验，心以为此特一法耳，固不可拘也。近二年来，深察病情脉象，有可得而言者。凡外感风寒湿之邪，深者，皆系左脉沉细于右；浅者，但两手浮弦，或右关前浮弦而已。外感暑热之邪，深者，皆系左脉弱散于右；浅者，但两手浮滑，或右关前浮大而已。温病之由于伏气内发者，前人皆以右大于左为词，谓邪从中道，胃气郁浊之故。以吾历诊春温、冬温、喉痧②、疫疹诸症，凡右大于左，而左脉不甚细弱者，真阴未损，治之易愈。若左脉沉细而数，断续不匀，真阴已竭，十难救一。是当以左小于右，定正气之成败，不当专以右大于左，定邪气之微甚也。又诊夏行秋令时疫，有所谓瘪螺痧③者，

---

① 王海藏：即王好古，元代著名医家，字进之，号海藏，河北赵州（今河北赵县）人。先后师从于张元素、李杲，为易水学派又一名家。著有《阴证略例》等。

② 喉痧：病名，即烂喉痧。相当于今之猩红热，临床以发热、咽喉肿痛或伴腐烂，全身布发猩红色皮疹，疹后脱屑、脱皮为特征。

③ 瘪螺痧：中医病名，痧证之一。系由霍乱剧烈吐泻所致脱水症，临床表现可见手指螺纹皱瘪、双眼下陷、两颊内凹、皮肤弹性消失且寒冷等症。

其证先见头痛心嘈①，四肢麻冷，螺纹陷下，或吐或泻，旋即昏厥，重者即死，轻者醒后越一二日而死。醒后心中烦闷，其苦难言，而神识清明，额汗不止，其脉皆两手沉细，短伏关后，而左手尤甚，此天行肃杀之气，伤其心肝生阳之气，亦由其人生阳之本虚也。又诊水肿之人，阴邪极盛，亦莫不左沉脉小于右。此外一切大病久病，邪气深入者，莫非左陷于右；元气亏甚者，亦莫非左弱于右；其将愈也，则又右脉先盛，左脉后复，必待左脉复盛，乃为元根充固，其病可无虑反复矣。病气轻浅，左脉决不受伤，惟癥瘕积聚，其病虽深，必随其经络之部位，而见于脉，不能拘于此例耳。由此观之，左里右表者，百病之通诊，伤寒岂能独异耶？故吾以左脉察邪气之浅深，即以左脉察元气之虚实，其脉象须各因病而定，不得专以大小二字赅之。寒邪以细而急为甚，热邪以薄而散为甚，阴虚以浮散而短为甚，阳虚以沉细而短为甚。其败也，总归于躁疾、散断，全无神力而已矣。海藏之劈分伤寒、杂病者，彼盖以杂病为劳倦内伤也，由气分渐伤入血分，血伤而左脉败矣，故左为里也。寒为阴邪，先伤于阳，内传胃实，而右脉大矣，故右为里也。殊不知阳明胃实证，乃阳气之内郁而盛，有撑邪外出之机，不得谓之寒邪内陷。寒邪内陷者，少阴厥阴之寒证是也，是仍当在左手矣。大凡病之始生也，属阳虚与寒甚者，左脉常沉小于右；属阴虚与热甚者，右脉常浮大于左。若沉小之极，而右脉亦陷，则胃阳绝矣。浮大之极，而左脉亦散，则肾气绝矣。故喉痧之死脉，皆右关与左脉同其短数。瘰螺痧之治脉，皆右关缓滑有力，左脉虽伏，而不至散断者也。左脉重尺，右脉重关。盛启东以新病之死生，主乎右手之关脉；久病之死生，主乎左手之关尺，

---

① 心嘈：嘈杂之俗称。《医学正传·嘈杂嗳气》："夫嘈杂之为证也，似饥不饥，似痛不痛，而有懊憹不自宁之状者是也。"

义正如此。此皆取其偏重者言之也。若夫邪气之猝至，虽两手脉伏，尚不为凶；病久邪杂，阴阳脏腑俱困者，但一部脉坏，即为不吉，是又在于圆机应变者。

说神

脉贵有神，由来旧矣。其说约有数端：一曰应指有力也，一曰来去从容也，一曰来去如一也亦曰阴阳俱停，阴阳同等，一曰形体柔和也。四者固俱本圣经，而皆有似是而非之处，不可以不辨。所谓有力者，谓其气来应指之际，充然有余，而无怯然不进之象，若谓搏击滑大，失本意矣。所谓从容者，谓其来去中途和缓，而无一击即来，一掣即去，躁疾不安之象。若怠缓之脉，其气来至中途，而不欲前，去至中途，而即欲止，岂从容之谓耶？所谓如一者，来能高满于其分，去能深极于其底，而无来盛去衰与来不盛去反盛之嫌也。若来如釜沸，去如弦绝，则非是矣。形体柔和者，真气充于脉中，而脉管之四傍，又与肌肉相亲也，外紧内空，内结外散，均非是矣。独是四者之义，乃指平脉之神，非病脉之神也。病者正气若虚，应指岂必有力，况乎阳盛阴衰，阴盛阳衰，血虚气实，气虚血实，又岂能从容如一而柔和耶？然则何以见其神也，神妙万物，平脉之神，尚难揣摩，病脉之神，孰能拟议？神不可言，言神所见之处可乎。前人谓应指有力，是脉既动之后也。吾谓神不在既动之后，而在方动之初。其来也，意似浩然涌出，无力倦不能来，与迫欲急来，不安于内之情；其去也，意似坦然折入，无怠不欲去，与应指即散，不见其去之象。如此，则应指即令少力，即令不能从容如一，而柔和、而神自卓然在也。来去二者之中，又以去为尤要，何者？去乃真阴之内吸也。若回折有势，如石投水，是阴气犹全，元根未撼，此察神于方动之顷也。《内经》曰：静者为阴，动者为阳。所谓静者，脉气方停，未来未去之间也。察其未来之先，停于下者之久暂，而知真阴之盈亏，即可知真阳嘘力之盛衰也；察其既来之后，停于上者之久暂，而知真阳之衰旺，即可知真阴吸力之强弱也，此察神于未动之始也。方来也，方去也；未来也，未去也，皆神所流露之处也。圣经未尝不明言之，但后人读书，不能领会，今略为拈出，以俟①来哲之发挥，岂敢谓义尽于此耶？至于神之发源，生于胃气，本于命门，前人论之夥②矣，不烦絮聒③。

辨止

凡癥瘕积聚，痰凝水溢，胕肿痞满，喘促咳逆，畜④血停食，风热瘾疹，寒湿筋骨疼痛，心胃气痛，以及忧愁抑郁大怒，久思久坐，夜深不寐，与夫因病过服凉泄，胃气遏伏不通，妇人月闭⑤妊娠，脉皆常有停止。有停一二至者，有停二三十至，而复来者，即仲景所谓厥脉也。又小儿脉多雀斗不匀，此其多寡疏密举不足，为吉凶之据也。详考其辨，盖有四端：一察其不停之至，应指之有力无力，起伏之有势无势也。力与势盛，即为有神；力与势衰，即为无神。一察其停至之顷，是在脉气下伏之后，其力不能外鼓而然者，是为邪所遏，阳不能嘘；若在脉气上来之后，其力不能内返，因从指下即散，如弦之绝，

---

① 俟（sì）：等待。

② 夥（huǒ）：多。

③ 絮聒：唠叨不休。

④ 畜：积，积聚。后作"蓄"。

⑤ 月闭：即经闭。指女子年逾16岁，月经仍未来潮或建立正常月经期以后，又连续闭止6个月以上者。

而不见其下者，是元根已离，阴不能吸，其余气游奕①经络之中，而将外脱也。一察其停至之至，是于脉气下伏之后，全不能起，径少一至，是邪气内结也；若非全不能起，已至中途，不能上挺指下，喘喘然摇摆而去者，是中气内陷不振，而将上脱也，稍迟，即当变见虾游、鱼翔之象矣。一察其既停之后复来之至，将起未起之际，有努力上挣，艰涩难起之意者，即知其停是邪气所阻也；若起伏自然，如常流利，略无努挣艰涩之情，是其停为元根已离，其余气徘徊于三焦胸腹之空中，进退无定，而将上脱也，稍迟即当变见雀啄、屋漏之象矣。更察其脉之形，无论为紧敛，为洪大，但能通长匀厚，应指有力，高下停匀，或来微衰而去盛者，吉也；若应指少力，来盛去衰，及宽大中夹一细线，指下挺亘不移，或上驶如驰如射，又断而累累如珠，及指下如引数线，不能敛聚者，是中气败散，为痰所隔而不合，即所谓解索也。故有偶停一二至，而即决其必死者，为其气败而不续也；有久停二三十至，而仍决其可治者，为其气闭而内伏也。更察其证，有病之人，必痰塞气逼，不得宣畅，神识昏迷，谵妄躁扰，狂越可骇者，吉也；若气高不下，时时眩冒，及神识清明而静者，凶也。无病之人，必胸膈不清，肋胀腹痛，气闷不舒，心中惊惕，寐中肢掣，夜梦纷纭，及见恶物入暗洞者，吉也；若四肢无力，稍动即喘，气高不能吸纳，胸中时时如饥，而又不欲食，二便清利频数者，凶也。

---

① 游奕：往来游动。

初诊久按不同 _{出张石顽}

问脉有下指浮大，按久索然①者；有下指濡软，按久搏指者；有下指微弦，按久和缓者，何也？答曰：夫诊客邪暴病，应指浮象可证；若切虚羸久病，当以根气为本。如下指浮大，按久索然者，正气大虚之象，无问暴病久病，虽证显灼热烦扰，皆正衰不能自主，随虚阳发露于外也；下指濡软，按久搏指者，里病表和之象，非脏气受伤，即坚积内伏，不可以脉沉误认为虚寒也；下指微弦，按久和缓者，久病向安之象，气血虽殆，而脏气未败也。然多有变证多端，而脉渐小弱，指下微和，似有可愈之机者，此元气与病气俱脱，反无病象发见，乃脉不应病之候，非小则病退之比。大抵病人之脉，初下指虽乏力，或弦细不和，按至十余至渐和者，必能收功；若下指似和，按久微涩，不能应指，或渐觉弦硬者，必难取效。设病虽牵缠，而饮食渐进，便溺自调，又为胃气渐复之兆。经云：安谷者昌。又云：浆粥入胃，则虚者活。此其候也。

单诊总按不同

脉有单诊总按不同者，或单诊强，总按弱也；或单诊弱，总按强也；或单诊细，总按大也；或单诊大，总按细也。凡单按弱，总按强者，此必其脉弦滑，一指单按，气行自畅，无所搏激；三指总按，则所按之部位大，气行不畅，而搏激矣，此脉本强，而总按更强于单按也。单按强，总按弱者，此必其脉

---

① 按久索然：指切脉经久按之后，很难摸及，或初按时指下浮大，以按反觉难以捉摸。不念经新病久病、有热无热，均属正气大虚。

气本弱，但食指校①灵，单指按下校显，名②、中二指校木③，总按即不显其振指也，此脉本弱，而总按更弱于单按也。单按细，总按大者，是其脉体弦细，而两旁有晕也，总按指下部位大，而晕亦鼓而应指矣。单按大，总按细者，必其人血虚气燥，脉体细弱，而两旁之晕较盛也，食指灵而晕能应指，名、中二指木而晕不能应指矣。更有单按浮，总按沉；单按沉，总按浮者，其浮即晕也。抑或脉体本弱，轻按气无所搏，力不能鼓，重按气乃搏鼓也。又有医者，操作用力，指尖动脉盛大，与所诊之脉气相击，而亦见盛大者。又有医者，久行久立，指头气满，皮肤膹起，因与脉力相隔，而不显者。此皆极琐细之处，前人所不屑言，而所关正非浅鲜④也。大抵单诊总按，而指下显判大小强弱之有余不足者，其有余总属假象，在无病之人，固为正气衰微，即有病之人，亦正气不能鼓载其邪，使邪气不能全露其形于指下，而微露此几希⑤也。当以正虚邪实例治之，固不得重于用攻，亦不得以为邪气轻微，专于用补也。即如总按大，单诊细者，其细多是指下梗梗如弦，起伏不大，其中气之怯弱可知。单诊大，总按细者，其细多是指下驶疾，累累似滑，是气力不足于上充，而勉强上争也，其中气之竭蹶⑥，更可知矣。强弱亦如是也，总是禀赋薄弱，或劳倦内伤，或久病气血困惫，胸中窄狭，动作乏力，乃多见之，是因虚生实，清浊混处，气郁不舒之象也。

---

① 校（jiào）：比较。

② 名：指名指，即无名指。

③ 木：感觉不灵敏。

④ 鲜：轻微。

⑤ 几希：一丁点儿。

⑥ 蹶（jué）：竭尽，枯竭。

脉有两侧

"脉要精微论"曰：尺内两傍，则季胁也。尺外以候肾，尺里以候腹。中附上，左外以候肝，内以候膈；右外以候胃，内以候脾。上附上，右外以候肺，内以候胸中；左外以候心，内以候膻中。王冰云：两傍，两尺外侧也。李中梓曰：内外二字，诸家皆说两侧，此必脉形扁阔，或有两条，否则于义不通矣。观易卦六爻，自下而上，上三爻为外卦，下三爻为内卦，则上下之为内外，不昭然乎！故内者，每部之后半部也；外者，每部之前半部也。李氏之解经，诚新颖矣。然脉实有两侧诊法，非扁阔与两条之谓也。凡指平按脉上，其形如此；及侧指于内侧拍之，而其形如彼；及侧指于外侧拍之，而其形又如彼矣。此可以脉之缓急滑涩，察病之虚实寒热，内侧主里，外侧主表，只可取以与正脉合参，不能专恃此以决病，亦不能如正脉之分二十八脉，各有主病也。每诊正脉微弱，侧诊弦而兼滑，则知有痰饮矣。其微弱乃气虚，又为痰饮所困耳。又如外侧见弦，内侧见滑，便是表寒里热，与浮、弦、沉、滑同断，余仿此。顷读《韩氏医通》有云：左寸指法，按如六菽①之重。在指顶为阴，属心；在指节为阳，属小肠，余部仿此。此即两侧诊法也。但不言侧指内，侧指外，而言指顶指节，似从正面平按，未免蹈李氏扁阔两条之诮②耳。

---

① 菽：《春秋·考异邮》谓"大豆曰菽"。文中三菽、六菽、九菽、十二菽，以其重量比喻按脉力度的比例。

② 诮：责备。

脉有头本

《内经》曰：脉之动也，阳气前至，阴气后至。"辨脉"曰：脉来头小本大者，名曰覆，病在表也。上微头小者，则汗出；下微本大者，则为关格不通，不得尿。盖脉之来也，自筋骨之分，而上于皮肤之际，乍击于指，此阳气之前至也，谓之头；既应于指，而脉尚未去，横度指下，此阴气之后至也，谓之本。有来之初势有力，而旋即衰弱，不见脉气之横趋者，此头大本小也；有来之初势不甚有力，而旋见脉气涌涌续上者，此头小本大也。《脉如》曰：动前脉盛，气有余；动前脉衰，气不足。应后脉盛，血有余；应后脉衰，血不足，此正与头本之义相发明。故头本者，就脉来之际分前后，以别阴阳气血，非谓来为头，去为本也；旧说有指为寸尺，指为浮沉者，皆未合云。

脉有动摇

此所谓动摇，是脉之本象，非如紧脉之因病而见也。扁鹊曰：少阳之脉，动摇六分，正月二月王①；太阳之脉，动摇九分，三月四月王；阳明之脉，动摇三分，其至跳，五月六月王；少阴之脉，动摇六分，七月八月王；太阴之脉，动摇九分，九月十月王；厥阴之脉，动摇三分，十一月十二月王。此动摇之本于自然者也。夫常脉之动摇，人人所共有，亦人人所必有，必有动摇，而后见其气来之盛也。须于指下脉来应指初回之际

---

① 王：同"旺"，

细审之，自见矣。泰西①有审脉表，凡脉之起，而将落未落旋转之际，必有振撼之迹，此气之嘘力大盛，与吸力两相激荡之势也。若紧脉，热为寒束，其动摇，即在脉势初起之始，乃热力与寒相搏，脉形挺亘，故动摇之势益显，世遂以动摇专属之紧矣。更有湿热痰盛，气郁而摇者，气不畅也；有肾热内沸，气喘而摇者，气不静也；有命火脱泄，气怯而摇者，气已无根，如人之力弱而举重也。

脉有俯仰

平人之脉，寸浮尺沉，关脉在中，诊时，食指略轻，名指略重，此常法也。若所谓俯仰者，或寸沉尺浮，是前俯后仰也；或寸更浮，尺更沉，是前仰后俯也，此三部之俯仰也。又有一部二部，前后相为俯仰，此皆常有之事。《脉经》曰：从少阴斜至太阳者，阴维也尺沉寸浮，动苦肌肉痹痒，僵仆羊鸣，手足相引，甚者失音不能言；从少阳斜至厥阴者，阴维也尺浮寸沉，动苦癫痫，肌肉淫痹，汗出恶风，此前后俯仰之专脉也。二维有病，即见其脉，其实寻常诊脉，多用此法，以审气之升降强弱，奚必二维哉？又《内经》阴阳结斜，多阴少阳，其义亦可通，此谓尺寸脉紧涩而倾斜，前仰后俯，浮少沉多，所谓肝肾并沉为石水也。扁鹊曰：不俯不仰，不低不昂，此为平脉，此俯仰二字所本也。

脉有内曲外曲

"脉要精微论"曰：推而外之，内而不外，有心腹积也；推

---

① 泰西：旧泛指西方国家。

而内之，外而不内，身有热也。所谓外者，脉外近臂前廉，手阳明大肠脉之部也；所谓内者，脉内近大筋，手厥阴心包脉之部也。是脉形之弓曲，或外赢①，或内朒②也。寒结之则脉形内曲，热鼓之则脉形外曲，与小儿诊三关脉纹内外之法，其义同。"阴阳别论"曰：阴阳结斜，多阴少阳，曰石水，少腹肿。向来注者，罔③知斜曲之义。夫结者，坚而涩也；斜者，如弓之曲也；多阴少阳者，谓其斜之弓曲向内，近于少阴，而远于阳明也；石水、少腹肿，是为单腹胀④，即心腹寒积之类也。张石顽诊赵明远曰：左手三部，弦大而坚，从人迎斜内向寸，是为三阳经满溢入阳维之脉也，当有颠仆不仁之虞。所谓斜内向寸者，必先外越，乃折而内向上寸也。三阳满溢，即《内经》身热之类也。《脉经》曰：从尺邪入阳明者，大风寒热也_{大风厉风，亦曰}寒热，详见风论。邪入少阴者，女子漏下赤白，男子溺血，阴痿不起，引少腹疼，是正气虚则内曲，邪气实则外曲也。扁鹊脉法曰：外句⑤者，久濇也；内卷者，十日以还，是又以内曲外曲，分食积之新久也。大抵脉之曲者，皆因于积，而又中气虚也。偏于热多则外撑，偏于寒多则内倚。尝诊一妇，病胃脘痛，过服泄气之剂，右脉内倚，藏于筋下，左手弦劲，问之曰左腹素有块也，用温元补中二剂，而脉复常。

---

① 赢（yíng）：有余。

② 朒（nù）：不足，亏缺。

③ 罔（wǎng）：没有。不，表否定。

④ 单腹胀：病名。指四肢不肿，而腹大如鼓的病证。据《景岳全书·杂证谟》："单腹胀者，名为鼓胀，以外虽坚满而中空无物，其象如鼓，故名鼓胀……且肢体无恙，胀惟在腹，故又名单腹胀。"

⑤ 句（gōu）：同"勾"。弯曲。《礼记·月令》："句者毕出，萌者尽达。"

脉有无数细丝

此痰脉也。气过指下，似觉拖带黏涎，宛然中有无数细丝，此心包络与肺胃之有痰也，必有嘈杂恼悷，呼吸不利之证。若平人常见此脉，且兼洪弦，又贪厚味，多房室，身肥项短，时觉骨节不便，胸膈不舒，眼目少神，梦寐不安，久必有类中风证。此脉形势，介在滑涩之间，而实不可以滑涩名也。痰多气弱，故其形似滑，而其势甚涩也。王叔和以系水交驰为死脉，真阳尽，而脉中津液悉化为痰也。系水者，悬水多股，即无数细丝，其丝忽断忽续而不聚，故遂主死矣。又有风驰脉，其气冲指而过，如大风驰骤状，此血虚而痰火相搏也，宜补血化痰主之。

脉有变易无定

虚损久病，脉象早晚不一，时迟时数，时大时小，甚至起坐之间，举手换诊，亦有改变，此由元气不能自主，或痰饮尸注①所为。易思兰曰：久病气虚，早晚脉同，虽危可疗。韩飞霞曰：重大之病，一日三脉多变，难治；沉疴，日日脉不移，亦难治。《脉经》曰：左手寸口，午大午小，朝来浮大，暮夜沉伏，往来无常者，榆叶枯落而死。慎柔曰：痨瘵②脉，酉戌时洪

---

① 尸注：病名。见《诸病源候论·尸注候》，主要表现为寒热淋沥，沉沉默默，腹痛胀满，喘息不得，气息上冲心胸；旁攻两胁，挛引腰脊，举身沉重，精神杂错……以至于死。死后复易旁人，乃至灭门。以其尸病，注易旁人，故名。

② 痨瘵：病名。见《世医得效方·大方脉杂医科》。即劳瘵，是指具有传染性的慢性消耗性疾病，或称"肺痨"。

盛，寅卯时细弱者，阳气虚陷也，忌用苦寒，当助阳以复其寅卯之位，微加泻阴火而已，此皆虚劳鬼疰①之类。此外更见有两种：一种妇人，初孕一二月内脉来忽大忽小，忽如病危，忽如无病，其证亦时而逼急欲死，时而舒畅如常也；一种血虚内燥之体，火灼于内，湿闭于外，阴阳升降失度，腠理开合不时，心常懊侬，身常瘾疹，上下往来，游移无定，其脉或寸大尺小，或寸小尺大，或左盛右弱，或右盛左弱，长短浮沉，逐日变易，连日诊之，无一同象。凡遇此脉，即宜细心察神审证，或是燥火内燔，或已尸气内伏，一当养阴宣阳，一当理血杀虫也。大抵脉象无定，在困病，为阴阳之不交；在平人，为血气之不和，当求所以不交不和之故而治之。

脉有起伏中途变易

旧说脉之浮沉不同者，不过浮大沉小，浮小沉大，浮滑沉涩，浮涩沉滑而已。未有于起伏之间，察其中途变易者也。近来诊视，曾见有两种脉。一种其气之初起，自沉分而至于中也，滑而踊跃有势；及至中分，忽然衰弱无力，缓缓而上至于浮，形如泥浆；其返也，亦自浮缓缓而下于中，由中至沉滑而有势，轻按重按，指下总是如此。其证身体困倦，终日昏迷，似寐非寐，心中惊惕，恶闻人声，目畏光明，面带微热，四肢微冷，不饥不欲食，但口渴索饮不止。此卫湿营热，风燥在肺，痰热在胃也。身中伏有湿邪，而又吸受亢燥之新邪也。以防风、藁本通卫阳，驱表湿；紫菀、白薇、杏仁、菱皮，宣泄肺中浊气；焦楂、竹茹、煅石膏、煅瓦楞子，降涤胃中热痰；兼以白芍清

---

① 鬼疰（zhù）：病名。突发心腹刺痛，甚或闷绝倒地，并能传染他人的病证。

第五辑

肝，天竺黄清心，而神清气爽，身健胃开矣。一种脉气正与此相反，其初起自沉而中也，艰涩少力；由中而浮也，躁疾如跃；其返也，亦由浮而疾下于中，由中而沉，迟弱无势，轻按重按，指下总是如此。其人嗜好洋烟，饮食不强，阴痿①不起，此表分无病而里有痰饮，又上虚热、下虚寒也，治法当疏中温下。此二脉者，皆古书所未言也，岂真古人未见此脉哉？见之而词不能达，徒以浮滑沉涩、浮数沉迟了之，不知浮沉之间，迟数不能有二，滑涩各自不同，与此之起伏中变者迥别也。故凡著医案，于脉证曲折处，必不惮②反复摩绘③，方能开发④后学也。

外诊撮要

外诊繁矣。以面色、目色、舌苔三者为大纲。兹撮其有关生死要诊者著于篇，欲睹其详，有拙著《外诊简摩》在。

目色主五脏，面色主六腑，舌苔主辨表里寒热，血气存亡者也。前人分气与色为二，又分光与色为二，其说甚精，具在《外诊简摩》中。《灵枢·五色》篇论面色有所起所向，凡色起处，必紧而深厚；所向处，必渐浅而锐。故曰：上锐首空上向，下锐下向。察其起于何部，便知病入何脏；所向何部，便知病入何脏。以此参考病证，决其吉凶。

凡察面色，以初见而乍视之为准，又须兼正面侧面并看之，须知粗老与枯燥不同，明润与浮焰不同。大抵面色不怕浓浊，而怕夭薄；不怕满面，而怕一线。

---

① 阴痿：病证名，出《灵枢·经脉》，又称阳痿。指未到肾衰年龄而出现阴茎不举或举而不坚者。

② 惮（dàn）：畏难，怕麻烦。

③ 摩绘：研究，切磋。

④ 开发：启发，开导。

凡察面色，以初起如粟如珠如丝者为真，又须察其色深连肉里。若满面滞晦者，气也，光也，虽甚枯暗，常主病而不主死，以其肉里色犹润焉。

脉有真脏，色亦有真脏，凡黄色深重，如土堆于皮面，或绕眉目，或绕颧鼻，或绕唇口，皆大凶。

鬓前两太阳下及耳前为福德部。忽滞晦者，将病也；常滞晦者，肾与膀胱阳气不足也；又主身世偃蹇①。忽明而浮焰者，凶也；渐明者，久病将愈也；常明者，主康强安乐；常赤者，主有血分燥热病，又主劳碌风波。又两鬓匀圆，性情宽厚有福；细长下垂，多机心也。

面色以天中为主，赤色黑色为最忌。若见如粟如豆，即凶。他部有色应之，其祸更速。孕妇赤色，主产厄，平人男妇，并主兵厄火厄。

面目色，宜相生，忌相克，病人面色生目色，其愈速；目色生面色，其愈迟；目色克面色，其死迟；面色克目色，其死速。凡病日加剧，而面色愈见光焰，目光愈似有神，胜于平日者凶。面色散漫，主病而已，若入窍为簇门户井灶，主凶。《千金方》言之甚详，入窍者，即入眉目鼻孔口吻也。凡面色两部色并起，渐见相连者凶。

凡久患湿痰困重人，脾湿肝郁，山根下多见一横道滞暗，若内含微赤者，伏热也，色虽深重，不死；旁连目胞下及两颧，即凶。

凡绕鼻准两迎香紫黯，而鼻准、两颧与唇，俱光浮似肿者，下体有杨梅疮②也，不治。

凡面色起于内部而外行者，内部渐开，主病散，故满面色

---

① 偃蹇（yǎn jiǎn）：困顿。
② 杨梅疮：病名。指以皮肤红斑脱屑、丘疹、结节等为主要表现的梅毒。

虽恶，而印堂、山根、鼻准明润深厚者，虽困无危。起于外部
而内行者，主病深，为凶；自下上行过颧，自上下行过目，皆
凶。又《内经》谓：男子左为逆，右①为从；女子右为逆，左
为从。

　　凡察目，旧以四白为忌，其实不然，久病胞肉消瘦，能无
露白乎？当以黑睛为主，瞳人②紧敛，边际分明，神光内涵者，
寿相也，虽困无危。瞳人暴大及缩小，边际散漫，神光昏浊皆
忌；小儿初生，瞳人宽大者夭。白睛黄者，湿热也；青睛黄者，
湿热甚也，亦主血虚；黑睛黄者，肾虚也；黄甚者，皆为疸。
瘰疬痈疽有赤脉贯瞳子，不治；平人白睛，常多赤脉者，主有
大风波。天中③及两眉两颧，有赤色应之，即发。

　　凡察舌，须分舌苔、舌质。舌苔虽恶，舌质如常，胃气浊
恶而已，苔从舌里生出，刮之不能全净者，气血尚能交纽，为
有根也。

　　凡舌苔，以匀薄有根为吉。白而厚者，湿中有热也。忽厚
忽薄者，在轻病，为肺气有权；在困病，为肾气将熄。边厚中
薄或中道无苔者，阴虚血虚也。中道一线深陷，极窄如隙者，
胃痿也。舌根高起，累累如豆，中路人字纹深广者，胃有积也。
舌上星点，赤而鼓起者，胃热也，在两旁主肝热，在尖主心热；
淡而陷下者，胃虚也，在小儿为有滞有虫。望似有苔，一刮即
净，全无苔迹者，血虚也；一片厚苔，或黄或白，如湿粉所涂，
两边不能渐匀渐薄者，胃绝也。

　　黑苔者，血瘀也；灰苔者，血瘀而夹痰水也。妇人伤寒时

---

①　右：原作"左"，据《素问·玉版论要》改。
②　瞳人：即"瞳仁"。
③　天中：相学术语，位于额部发际下的正中央。

病，最易生黑苔，不得遽①以为凶。旧法：黑苔以芒刺、燥烈、湿润、细腻分寒热。历诊瘀血苔黑，虽内热，而不遽起刺。有烟瘾人，苔易燥刺，而非必内有真热，不过肺胃津伤耳。凡见灰、黑二苔，总宜兼用行血，其证寒热甚者，必神昏谵语；无寒热者，必胸肋有一块结热，内烦而夜不安眠也。若僵缩言语不利，或身重不能转侧，及一边不能眠，乃凶。

舌枯晦而起刺者，血燥热极也。虽结黑壳，犹有生者；光平如镜，乃凶。亦有平人，胃中夙有冷痰瘀血，舌上常见一块，光平如镜，临诊宜详问之。又凡有痞积及心胃气疼者，病时舌苔多见怪异，妇科尤甚。

凡久病，齿光无垢者凶。齿枯黄，似垢非垢，或虽有垢，而一刷即净而全无者，皆肾气将绝也。唇青，黯淡无华也；人中满，宽纵不能起棱也；唇吻反②，两吻下垂，如弓反也。凡察耳，宜与面目同色，若不同者，视其好恶，辨其生克以决之。耳轮忽枯如尘垢者，凶也；平人面色苍润，而耳轮常焦黑而不枯者，反为肾气充实之相。

凡身瘦肉削，而筋与骨紧附，皮与肉紧着者，及皮肤虽枯燥白屑，而未跌结起粟者，无虑也。若筋骨相离，皮肉相离，宽纵如颓囊③者；皮上如麻豆累手，身虽热无汗，但背心、心窝、额上、准④上有汗者；手掌、食指、大指后露骨者；目胞四围深陷如削者；项后大筋正中深陷如坑者，并大忌之。大筋两旁陷者，常也，正中不陷，无妨。盖肌肉脂膏消瘦可也，筋络

---

① 遽（jù）：就。

② 唇吻反：即唇反，指口唇向上向外翻起，可见于危重病证，为脾气将绝之败象。

③ 颓囊：塌陷的球囊。

④ 准：鼻准，即鼻尖。

腠理枯缩废弛不可也。形养于血，色生于血，病重血浊，病久血虚，形色相应，常也；血乱血散，血枯血死，形色不相应，非常之变也。

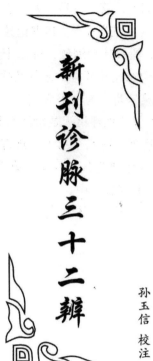

新刊诊脉三十二辨

清·管玉衡 著

孙玉信 校注

内容提要

清·管玉衡（字侗人）著。三卷。本书于 1913 年为祝绍钧得于旧书肆中，辑入《三三医书》。其书论述了诊脉大法，以浮、沉、迟、数、滑、涩六脉为纲领，统二十九脉的阴阳所属及其形象，详细辨析十二经脉源流、循行及病状，对切脉法作了较为深刻的探讨。第一辨，为全书大纲。第二至第七辨系统论及二十九脉脉理。从基本的浮沉迟数滑涩六脉展开二十九脉，标其所属阴阳并所及病理。第八至第十三辨言及十二经行及所主脉证，同时将五行生克刑罚备述尽矣。第十四至三十二辨，究极脉中变化，千般变化尽在此中。

本次整理，以《三三医书》本为底本。

目　录

自　序

　　脉虽四诊之一，其精微玄妙，非粗工庸术所能推测。晋·王叔和之言曰：心中易了，指下难明。谓沉为伏，方治永乖，以缓作迟，危殆立至；况有数候俱见，异病同脉者乎，若是乎，辨之不易也。予何人斯，敢为脉辨。然理虽难辨，自上古神圣以及历代名宿，虽兼望闻问，未有舍切而能施其巧者。予又不得不为之辨。辨之云者亦敢于古人未发之旨，妄增一说也。古人之言，简质平淡，意多含蓄，未易通晓，予则辨之，使显俾隐深之妙洞若观火；及至后儒各殚所学，博求众本，人持一说，莫所适从，予则辨之使其据经分剖，不致混乱。一辨大略也；自二辨至七辨，宗伯仁之六脉而著其所统，共得二十九脉，每脉各注其阴阳，肖其形象，如芤动牢革之最难明者，皆有确义可寻；自八辨至十三辨则详叙十二经源流，不特尽脉，所经行之处与诊脉之法，如辨肺经则肺之体，肺之用，肺之性情，肺所受六淫七情之伤，以及肺之积，肺之败，不独知肺之脉，兼尽肺之义，心脾肝肾莫不皆然，而于胞络三焦向所愦愦者，尤极开晰；自十四辨至三十二辨，则究极脉中变化之奥，有全取诸书者则标其目，虽粗工席术阅是编，当亦有会然。不敢自谓无漏也，聊以此请正天下有知，予盖留心于此道者，或肯惠然赐教尔。

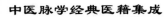

序

　　管侗人先生不知何许人，此书为其手著。言简意赅，了如指掌，洵有裨初学之书也。予于今春得于吴市之旧书肆中，虽为抄本，而简端有新刊二字，似当时已付梓行，大约流传未广，寖致湮没。惜哉！爰将原本邮寄吉生仁丈，即烦校正付印，以公同好云。

　　　　　癸亥鞠秋下浣海昌后学祝绍钧识于吴门客次

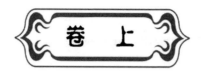

一辨诊脉大法

脉者血气之先也。血气盛，则脉盛，血气衰，则脉衰。王叔和分七表八里九道。七表者，浮芤滑实弦紧洪也；八里者，微沉缓涩迟伏濡弱也；九道者，长短虚促结代牢动细也。滑伯仁①括之以浮沉迟数滑涩之六脉。浮沉之脉，轻手重手而取之也，芤洪散大长濡弦皆统于浮，伏短细牢实皆统于沉。迟数之脉，以己之呼吸而取之也，缓结微弱皆迟之类，疾促皆数之类。滑涩之脉，则察夫往来之形也，滑类乎数，涩类乎迟，然脉虽似而理则殊。数为热，迟为寒，滑为血多气少，涩为气多血少。究而论之叔和表里之说不可不知，伯仁之论尤捷而便。诊时男左女右，人臂长则疏下指，臂短则密下指。掌后高骨为关，先以中指定关位，徐下前后二指。要得举按寻三法，轻手循之曰举，重手取之曰按，不轻不重委曲求之曰寻。下指时轻按以消息之，次重按以消息之，然后自寸至关逐部寻究。须均呼吸以定至数，一呼一吸要以脉四至为率。呼出心与肺，吸入肾与肝，间以脾脉在中，一息五至，是平脉也。其有太过不及则为病脉。又须识时脉胃脉与脏腑平脉，然后及于病脉。时脉谓春弦夏洪

---

① 滑伯仁：滑寿（约1304—1384），字伯仁，晚号撄宁生，元代医学家。著有《难经本义》等医书多种。

秋毛冬石也；胃脉谓三部中每部各有浮中沉，浮主皮肤候表及腑，沉主筋骨候里及脏，胃脉在中按之和缓，无胃则真脏脉见矣，平脉如心脉洪大而散之类。既推病在何部，更分在气在血，又须识三部所主，寸为阳，为上部，主头以下至心胸之分；关为阴阳之中，为中部，主脐腹肚胁之分；尺为阴，为下部，主腰足胫股之分。病脉见时在上为上病，在下为下病，左曰左病，右曰右病，左脉不和病在表，右脉不和病在里。脉法之要不外乎此。

二辨浮脉所统有十

（芤洪大散虚长弦濡紧革皆统于浮。）

浮，阳金也。指下按之不足，轻举有余，如风吹毛，如水漂木曰浮。是阴不足，阳有余，其病在表主风，有力表实风邪盛，无力表虚阴血亏。浮迟表冷，浮数风热，浮滑痰热，浮芤失血，浮洪虚热，浮大鼻塞，浮散劳极，浮虚伤暑，浮濡阴虚，浮弦风痰，浮紧风寒，浮缓风湿。又寸浮主伤风头疼发热。关浮左主膨胀，右主中满，腹痛飧泄；浮而大，风在胃中，张口息肩。尺浮客阳在下焦，虚喘耳鸣溲便闭。若浮而无力，按之如捻葱叶曰芤。芤，草中空状如葱管，浮沉二候易见，故曰有边，独中候豁然难见。正如以指着葱，浮取得上面之葱皮，中取正在空处，沉按又得下面之葱皮。无中非绝无，但比之浮沉则无力，若泥为绝无是无胃气矣。旧以前后为两边，与葱义不合。芤为阳火，是阴去阳存之脉候，主失血。大抵气有余，血不足，血不统气，故虚而大，若芤之状也。经曰：常病得之生，卒病得之死，血虚故也。寸芤主血妄行，为吐为衄；关芤左血海空，右胃虚，主腹多积瘀；尺芤下焦虚，主血淋血崩。若满指腾上，来盛去长，如江河之大波涛涌起曰洪。洪即实脉之无力者也，为气血大热之候，属火。寸洪胸满烦热，关洪胃热口干，尺洪二便闭塞下血。若脉形加于常脉一倍曰大，阳也。经云：大则病进，然平人三部皆大，往来上下自如，为禀质之厚。一部独大，斯可占病。若按之满指，来去不明，漫无根底，如杨花散漫之象，曰散。阳也，火也。散脉独见，有表无里，是血亡而气欲去，主身危。又产妇得之生，孕妇得之坠。若形大力薄，举按豁豁然不能自固，曰虚，阴也。经曰：久病脉虚者死。若过于本位，不大不小，迢迢自若，曰长，阳也，木也。主气血有余，若长而软滑曰气治，长而坚搏曰气病。实牢弦紧皆兼长脉，邪气盛则见之。又女人左关长曰多淫欲，男子两尺长曰多春秋。若按之浮软，如水面浮绵，随手而没，曰濡。濡主气血虚乏，又为伤湿，阴也。寸濡上焦寒，阳虚自汗，关濡脾虚冷；尺濡恶寒。若按之端直以长，状若筝弦，挺然指下者曰弦。为阳中伏阴，属木。弦贵轻虚以滑，劲急如新张弓弦者病危。凡经络间为寒所滞，气血不舒则弦脉见，故脉弦必作痛。阳弦头痛，阴弦腹痛，尺弦少腹痛。又木旺者，脉必弦，木旺必来侮土，土虚不能制湿，而痰饮之症生，故疟脉自弦。其单弦，或寒，或痛，或饮癖，或拘急。又有双弦，脉来如引二线，为肝实，为寒痼。弦甚为紧，状如转索，乃热为寒束，阴阳相搏之脉，属阳病则为痛，为毒。其芤弦相合，形如鼓皮者，曰革。阳也。芤虚弦寒，虚寒相搏，是精血遗亡而气独守，女子半产①漏下，男子亡血失精。

_____

① 半产：流产。通称小产或小月。

三辨沉脉所统有五

（伏短细实牢皆统于沉。）

沉，阴水也。重手按下至筋骨乃得，如绵裹砂，内刚外柔，如石投水，必极于底，曰沉。是气满三焦而不运于脏腑，为阴逆阳郁之候。其病在里，为寒，为水蓄，为气。有力里实，必痰食有形之物凝滞于内；无力里虚，乃无形之气郁结于中。沉迟痼冷，沉数伏热，沉滑痰食，沉涩气郁，沉伏霍乱，沉牢冷积，沉弦饮痛，沉紧冷痛，沉弱阴痛，沉缓寒湿。寸沉左为寒邪在心，右为寒痰停蓄，伤寒两寸沉曰难治，平人两寸沉曰无阳，多艰于寿。关沉伏寒在经，左主两胁刺痛，右主中满吞酸。尺沉肾寒，主腰背冷痛，男子精冷，女子血结。沉细为阴痒。伏类于沉，然沉行筋骨间，伏行骨上，重按着骨，指下裁动，曰伏。阴水也。积阴冷毒之气滞于三焦，为关格闭塞之候。伏而数曰热厥亢极而兼水化也，伏而迟曰寒厥阴极而气将绝也。惟伤寒脉伏主大汗而解。寻之两头无，中间有，不及本位，状如米粒，曰短。阴金也。是气不足以导其血，为不及之病。涩微动结皆兼短脉。过于悲哀之人其脉多短，短而滑数为酒伤。寸短头痛，关短宿食，尺短胫冷。又关不诊短，短见于关上，是上不通寸为阳绝；下不通尺为阴绝。若应指沉沉，不绝如丝，曰细。阴也。为吐衄，为忧劳过度，为湿，凡血衰气少则顺，否则逆。若中取之沉取之，脉皆愊愊有力，曰实。属土。是伏阳在内，寒锢于外。实而静为气血有余，实而躁为里有邪，妇人尺实为有孕。实统牢革。牢革之脉，古人多混淆莫辨，不知革浮牢沉，革虚牢实，形证各异，故革脉见浮部。其按之坚固有力，动而不移，曰牢。阴中有阳，里实表虚，病主胸中气促，骨间疼痛，大抵其脉近于无胃气，故诸家皆谓危殆之脉。

四辨迟脉所统有五

（缓结代微弱皆统于迟。）

迟，阴土也。一呼一吸脉不及五至，曰迟。乃阴盛阳亏之候，主脏寒。审其迟之微甚，知寒之浅深。有力冷痛，无力虚寒，浮迟表寒，沉迟里寒，乍迟乍数为虚火。又有不浮不沉，不疾不徐，不微不弱，如微风轻扬柳梢之状，曰缓。缓属阴土，有和缓之义，冲和之气，洋溢于脉，血满肌肉故不嫌迟，乃脾之正脉。若浮而缓曰卫气伤，沉而缓曰荣气弱，诸部见缓脉皆主气血不敛，为不足之症。缓大风虚，缓细湿痹，缓涩血虚，缓弱气虚。寸缓皮肤不仁，关缓不欲饮食，尺缓脚弱下肿。若脉来迟缓，时一止而复来者曰结。结者，阴脉之极。阴独盛而阳不能入，为七情所郁，寒邪滞经，气血痰饮食五者，一留于其间，则见为结脉。浮结气滞，沉结积聚，结促皆危症。结促之脉无常数，或二动，或三动一止即来，有动而中止不能自还，因而复动，由是复止，寻之良久，乃复强起，曰代。若暴损气血，元气不续者可治。痛脉时见代，娠妇亦有代脉，必在三月余，不则一脏绝，他脏代至，故曰代必死。若轻诊即见，重按如欲绝，有而若无者曰微。阴也。是劳极诸虚之候，浮微阳不足，沉微阴不足，曾经汗吐下后见之，为阴阳将自和，欲愈之脉。软极曰弱。萎弱不振，类濡而沉，阴也。气虚则脉弱，阳陷入阴之象。寸弱阳虚，尺弱阴虚，关弱胃虚。病后老人见之顺，平人少年见之逆。

五辨数脉所统有二

（疾促统于数。）

数，阳火也。一呼一吸脉逾五至，曰数，是阳热太过之脉。有力实火，无力虚火。浮数表热，沉数里热。寸口数实肺痈，数虚肺痿，数而坚如银钗之股曰蛊毒。数之甚为疾。脉来数，时一止而复来者，曰促。促者，阳脉之极盛，阳盛而阴不能和，气血痰饮食五者一有留滞，则脉必见止而为促。促非恶脉，然渐退则生，进则死。

六辨滑脉所统有一

（动统于滑。）

滑，阳水也。然非独阳，乃纯阳正阴和合交结，不能独散而成滑。阴随阳化曰热化，故其症为热实。形则往来流利，如珠走盘。而中有力。大抵血盛则脉滑，故肾脉宜于滑而收敛。脉形清者，为血有余。三五不调，脉形浊者为血滞，为痰。浮滑风痰，沉滑食痰兼气，滑数痰火，滑短宿食。寸滑阳实胸中，塞满吐逆；关滑气满，食即吐；尺滑蓄血，妇人尺滑有断绝，为经闭，和滑为孕。举之无，寻之有，无头无尾，状如大豆，厥厥动摇，不离其处者，曰动。动随虚见，阳也。阴虚阳战于内，动脉即现。多于关部，见之主痛主泄痢，见于寸为阳，阳动为惊为汗；见于尺为阴，阴动则发热形冷。

七辨涩脉

涩，阴金也。如雨沾沙，如刀刮竹，往来极难，曰涩。涩为气有余，气盈则血少，荣卫不相随，故脉来蹇滞。肺则宜此病之所主复中。气结内则血痹痛，外则中雾露毒。浮涩表恶寒，沉涩里燥涸。寸涩液不足，关涩血不足，尺涩精不足，必艰于嗣。又女人有孕为胎痛不安，或胎漏，无胎为败血。

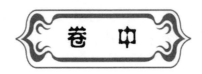

八辨肺大肠脉

手太阴肺经为一身之华盖，统十二经十五络，五脏六腑之死生吉凶皆于此决。盖肺居脏腑最上，脏腑之气无不上熏乎肺也。以其位高，非君主行荣卫，故曰相傅之官，治节出焉。居右手寸口，与手阳明大肠为表里，肺脏大肠腑。言其体属西方辛金，言其用肺主气，多言则伤气，咳嗽由此而作。肺又藏魄，并精出入谓之魄，精气之臣佐也。其窍通于鼻，肺和则鼻知香臭。言其性情之杂著。肺主声，自入为哭，其传于五脏者，亦各自有声。其为各脏所传者，心主臭入肺为腥，脾主味入肺为辛，肝主色入肺为白，肾主液入肺为涕。其为六淫所中，肺宜温润，燥则病，寒亦病。其为七情亦害，忧或悲则魄户不闭，金气郁塞，心火乘之，其有不内外因而病者，叫呼损气，则伤肺也。脉起于中焦，中焦者中脘也，在脐上四寸，下络大肠，还循胃口，上膈。胃口有上下，上口在脐上五寸，上脘穴分；下口在脐上四寸，下脘穴分。膈，膈也。人心下有膈膜，前齐鸠尾，后齐十一椎，周围着脊，所以遮隔浊气，不使上熏心肺。肺脉贯膈布胸中，故病为咳、为上气、为喘、为渴、为烦心、为胸满，从膈属肺。从肺系横出腋下，下循臑内，下肘中，循臂内，上骨下廉，入寸口，上鱼，循鱼际，出大指之端。肺系喉咙也，故肺病缺盆痛甚。臂下胁上曰腋，膊下对腋处曰臑，臑尽处为肘，肘以下为臂，臂以下为腕廉隅也。鱼谓掌骨之前，大指本节之后，肥肉隆起处，统为之鱼，故肺病为臑臂内前廉痛，为掌中热。其支者从腕后直出，次指内廉出其端。诊脉如三菽重，浮于三菽者大肠脉也。按之于皮毛相得曰浮，稍稍加力脉道不利为涩，又稍加力不及本位曰短，此其平脉。若鼓急病太过，萧索病不及。洪大则金受火克，谓之贼邪。主中风气壅，鼻燥痫疾。芤亦属火，主积血在胸，气伤而血凝也。弦则金不足而妻乘之，是为微邪，主大肠结气，急弔中疼痛。紧则头痛缓漫，乃脾邪所致，为虚邪，主风湿。沉濡而滑则肾邪相干，为实邪，有寒有风有痰。加细，病在骨，主骨蒸。单沉主气胀，又胸中留滞化为痰。单滑痰塞气壅作呕逆。单濡主气乏冷胀。又有正邪，浮本肺脉，然是浮，浮而实，谓之阳结，肺络循咽，大肠为腑，咽门燥，大肠结，皆坐此。浮甚，或三部俱浮，恶寒壮热，热能伤气，气伤不能卫，金反亏而木反盛，咳嗽气促，痰唾稠浓，双目流泪皆坐此。肺之积名曰息奔，在右胁下大如覆杯，以春甲乙日得之。盖心邪传肺，肺当传肝，肝旺不受邪，肺欲复还心，心不受故留结为积。肺气实梦兵戈相竞，虚则梦涉水田。若肺绝而真脏脉见，大而虚如风吹毛，又如以毛羽中人肤。其见于外者，气出不还，绝汗如珠，转出不流。又气喘两肩动曰肩息，或发直如麻，丙日笃，丁日死，死于巳午时。肺之大略如此。

大肠脉

手阳明大肠传导不洁之物，变化物之形，故曰传导之官，变化出焉。大肠上口即小肠下口，大肠下接直肠，直肠下为肛门。谷道传送不洁之物，必待肺气下行，故与肺为表里。属西方庚金，体用性情等皆不外乎肺。其脉即受肺交，肺脉出次指。大肠脉遂起于食指之端，循指上掌出合谷两骨间。合谷，虎口也，上循臂入肘外廉，上臑外前廉，上肩，出肩端两骨，名髃骨之前廉，上出于肩胛上际，名天柱骨，会于大椎。大椎肩上高骨也，下入缺盆，络肺下膈属大肠。其支者从缺盆上颈贯颊入下齿缝中，返出两吻，各挟口交人中，左之右，右之左，上挟鼻孔。其邪气有余而实，则脉所经过之处皆热肿而痛；其正气不足而虚，则为寒栗。大肠之大略如此。

九辨心小肠脉

手少阴心经为一身之君主，神明出焉。居左手寸口，与手太阳小肠为表里，心脏小肠腑。言其体属南方丁火，言其用心主血，其窍荣于舌，故舌为心苗，心和则舌音嘹亮。心又藏神，血气两全谓之神，精气之化成也，心平则神明不测。言其性情之杂著，心主臭，心属火，火化物，五味出焉，火炎盛则生焦苦，故自入为焦，其传五脏者亦各自有臭，其为各脏所得传者，肺主声入心为言，脾主味入心为苦，肝主色入心为赤，肾主液入心为汗。其为六淫所中，伤暑之病必心先得。其为七情所害，喜则神庭融泄，火气赫曦，肾水乘之。其有不内外因而病者，养心莫善于寡欲荣神，役虑则神疲而心受伤。心脉受足太阴脾脉之交，脾脉终于心；故心脉起于心中，心附脊第五椎，出属心系。心系有二，一则上与肺通，入肺两大叶间；一则由肺系而下，曲折向后并脊里，细络相连，贯通五脏，系从心系下膈络小肠。其支者从心系上挟咽，故心病嗌干；系目，故心病目黄。其直者复从心系上肺出腋下，循臑内后廉，下肘，循臂内后廉，抵掌后兑骨之端，入掌内后廉，循小指出其端。故心病臑臂痛，掌中热。诊脉如六菽之重，浮于六菽者，小肠脉也。按之与血脉相得曰洪，稍稍加力脉道觉粗曰大，又稍加力脉道阔软曰散，此平脉也。若飞急病太过，如水中浮萍动病不及，沉濡而滑水来克火，是为贼邪，然汗通则肾水平，火不受水贼矣。单沉主中寒，心气刺痛；单濡烦躁冷汗；单滑主心热，上焦满，痰壅吐逆渴；浮短涩乃肺脉，为微邪，火金相合，火来克金，金虚则木盛，主风热。又心浮头旋目暗，心涩精血俱败，胸痹心痛；弦则病因肝木而致，为病虚邪。火中有木，木能御土，无土则水至，又木挟火而欲侮金，金木交战于胸中，能致胸中急痛。若脉紧亦自作痛，缓大乃脾之本形，为实邪。火中有土，水不能制火，是谓子能制鬼。然火邪愈甚，热极生风，能令舌不活动，心中惊惕。又有正邪，曰芤曰数，皆属火。芤主血凝不流，心脉芤积血在胸中，气上则吐衄，气陷则痢。数为邪热太过，数甚能令舌生风而唇破裂，狂言目见鬼神。心上之积名曰伏梁，起脐上，大如臂，上至心下，以秋庚辛日得之，盖肾邪传心，心当传肺，肺旺不受邪，心复欲返肾，肾不受故留结为积。心脏有余梦见忧惊怪异之事，心脏不足梦烟火光明，若心绝而真脏脉见，坚而搏，如循薏苡子，累累然如转豆。脉又前曲后踞，如操带钩，前曲者轻取则坚强不柔，后踞者重取则牢实不动，全失冲和之气。其见于外者，发必焦枯，面黧黑，掌肿无文。壬日笃，癸日死，死于亥子时。心之大略如此。

小肠脉

手太阳小肠为受盛之官，承奉胃司，受糟粕化物而传入大肠，故化物出焉。与心为表里，属南方丙火，用与性情等皆不外乎心，脉受心交，心脉终于小指。小肠脉即起于小指之端，循手外侧上腕出踝中，腕下兑骨为踝，直上循臂骨下廉，出肘内侧两筋之间，上循臑外后廉，故臑肘臂痛，属小肠。出肩解膊上两角为绕肩胛，肩解下成片骨为肩解，交肩上，入缺盆，故小肠病，肩似拔而痛，络心循咽为嗌痛，下膈抵胃属小肠。其支者从缺盆循颈上颊为颈肿，不可以顾，又为颊肿，至目兑眦入耳中，故为目黄，为耳聋。其支者别颊上䪼，目下曰䪼，抵鼻至目内眦出，目内角曰内眦，外为曰兑眦。小肠之大略如此。

十辨脾胃脉

足太阴脾经仓廪之官，五味出焉。居右手关上，与足阳明胃经为表里，脾脏胃腑。言其体属中央己土，言其用己化物为水谷之海。胃戊化火，火热土湿，其气相通，推磨万物，变化糟粕，其华在唇四白，其窍通于口，故脾和则口知五味。又上朝肺金，下按命门，心主血，肝藏血，脾则裹血，藉胃气运入命门，男子化而为精，女子盈而为月事。由是播敷各脏，长养骨髓，荣于一身肌肉肥泽，故又曰脾主肌肉。脾藏意智，能思记曰意智，血气之主持也，故又曰谏议出焉。言其性情之杂著，脾主味，自入为甘，其传于五脏者亦各自有味。其为各脏所传者：肺主声入脾为歌，心主臭入脾为香，肝主色入脾为黄，肾主液入脾为涎。其为六淫所中：湿病必起于脾，如五泄皆湿也。其为七情所害；思虑则意舍不宁土气凝结，肝木乘之。其有不内外因而病者，饮食劳倦则伤脾也。大抵土爱暖，热则伤胃，寒则伤脾，不寒不热，则脾胃和平。脾脉受胃之交，胃脉终于足大指，脾脉即起于足大指之端，故脾病为足大指不能举用。循指内侧白肉际，过核骨后即孤拐骨也，上内踝前廉，循胫骨上膝股内前廉入腹，属脾络胃。故强立，膝股内肿，腹胀呕食溏泄，胃脘痛，客寒于胃为善噫，皆脾病。从胃上膈挟咽，连舌本，散舌下，为舌本强。其支者，复从胃别上膈注心中。诊脉如九菽之重，浮于九菽者胃脉也。按至肌肉，阿阿缓漫，如微风轻展柳梢之状曰缓。次稍加力，脉道敦实曰大，此平脉也。弦则肝脉见于脾部，木来克土为贼邪，主疼痛；然土衰则木失培养，亦主筋拘急而作呕逆。若沉濡而滑，为微邪，沉主积冷，气块忧结，中满吞酸；濡则中脘冷痛；滑则脾家热，主风寒久停，渐成霍乱。实而洪，心火相乘，为虚邪，土中有火，火能化物，消中而脾胃皆虚，或口干，或翻胃；太实主心痛。芤则血在中焦，主大肠成痈。浮涩属金为实邪，浮主风热，热则金不能克木，木来克土，金乃有病之子，不能顾母，主胃中空虚，肢体胀满；涩则损食，气痞上逆。又有正邪，缓者脾脉，缓甚则病痿厥。若三部皆缓，土能制水，水衰则火必独炎，亦主脾胃热，口臭翻胃，齿肉浮肿，心力损少。脾之积曰痞，气在胃脘，覆大如盘，以冬壬癸日得之。盖肝邪传脾，脾当传肾，肾旺不受邪，脾复欲还肝，肝不受故留结为积。脾气实梦歌欢乐，虚则梦争饮食，若脾绝而真藏脉见，如雀之啄，筋肉间连三五下，且坚且锐，忽来顿去，良久复来。如屋之漏，筋肉间良久一滴，溅起无力。如釜之沸，皮肤间有出无入，涌涌如羹之上沸。其见于形者，鱼口涎不收，唇青，反人中满。甲日笃，乙日死，死于寅卯时。脾之大略如此。

胃脉

足阳明胃经与脾为表里，上通咽喉，胃下口即小肠上口，属中央戊土，戊化火，故土性爱暖，热则伤胃，但忌寒耳。主行气，故谷入胃，脉道乃行。其用与性情等俱不外乎脾脉。受手阳明大肠之交，大肠脉终于鼻孔，胃脉即起于鼻之两旁，上

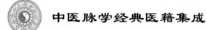

行左右相交頞，頞即山根也，故齁衄皆胃病。下循鼻外，上入齿中，还出挟口环唇，下交承浆，唇下陷中曰承浆，循颐后下廉上耳前，循发际至頞颅，故齿痛口㖞唇胗额颅痛皆胃病。其支者从耳后下颈，循喉咙，入缺盆，下隔属胃络脾，故胃病主颈肿喉痹。其直者从缺盆下乳内廉，下挟脐，入气街中。其支者起胃口下循腹里至气街，与前之入气街者合，故胃邪盛，身以前皆热，又主大腹水肿膺乳气街俱痛。由气街下髀关抵伏兔，股外为髀，髀前膝上起肉处为伏兔，后为髀关，即股内也，下膝膑中，循胫外廉，下足跗入，足中趾内，间挟膝解中为膑，足面为跗，股膝足胫痛皆胃病。其支者别跗上，入大趾间出其端。胃实则热，热则恶火，四肢者诸阳之本，阳盛则四肢实，实则能登高而歌，弃衣而走。又火盛与水相激，为奔响腹胀。胃虚则寒栗鼓颔，善呻恶人，喜闭户处，闻木音则惊，颜则黑，且数数而欠。胃之大略如此。

十一辨肝胆脉

足厥阴肝经名曰将军，居左手关上，与足少阳胆经为表里，肝脏胆腑。言其体属东方乙木，言其用心主血肝藏之，故肝为血海，其候在目，肝和则目辨五色，其华在爪，其充在筋，爪与筋皆血所养也。肝又藏魂，从神往来谓之魂，精气之辅弼也，谋虑于是乎出。言其性情之杂著，肝主色自入为青，其传于五脏者亦各自有色，其为各脏所传者：肺主声入肝为呼，心主臭入肝为臊，脾主味入肝为酸，肾主液入肝为泪。其为六淫所中：诸风病皆始于肝，故肝所发病必头目眩、胁痛、肢满、手足青。其为七情所害：肝气虚则恐，实则怒，怒则魂门弛张，木气奋激，肺金乘之，故曰怒气伤肝。其有不内外因而病者：疲剧筋痛肝气不调也。肝脉受胆脉之交，胆脉终于足大指三毛，肝脉即起足大趾丛毛之际，上循足跗去内踝一寸，即螺蛳骨，上踝八寸，上腘内廉，即曲膝腕中，循股入阴毛中，过阴器，抵小腹，故肝病为㿗疝、狐疝、少腹痛、遗溺、闭癃诸病。从小腹挟胃属肝络胆，上贯膈，布胁肋，故肝病肋胁腰痛不可俯仰。从胁肋循喉咙之后，上入颃颡，颃，颈也；颡，额也；连目系，目内廉深处为目系，上出额与督脉会于巅。其支者从目系下颊里，环唇内。其支者复从肝别贯膈上注肺，故肺脉从中焦起。诊脉如十二菽之重。浮于十二菽者胆脉也。重按至筋脉如筝弦相似曰弦，次稍加力脉道迢递为长，此其平脉也，少见筋急，其脉必紧。若见肺脉，金来克木为贼邪。然二者皆阳，阳之性热，金畏热，金反虚而木反盛，木来乘金则为空虚。浮而数，风热入肝经，目昏眼泪筋痿。浮而促，心腹胀满。涩则肝虚不能藏血，肋胀身痛目昏。缓大则微邪，不治自退。沉濡而滑，肾邪相干是为虚邪，沉则引寒入胃，主血冷痞满，沉而坚实致疮癖之疾，沉而虚弱，肝家虚乏；濡至受湿冷雾露之气，精枯筋痿；滑则肝家有热，头旋目暗筋急。洪大属火，为实邪，风热侵胃中焦，烦闷目赤左瘫盗汗呕吐。芤则血不归宗，主吐血，血不养筋主瘫缓，不能含血养目，主眼暗。又木火相合，木挟火而侮金，主肠痛。又有正邪，弦为本脉，亦不可过，如新上弓弦而急者，为大过，病为在外，令人常怒，忽忽眩冒，癫疾。如筝弦解落为不及，胸胁痛引背下，则两胁胠满。弦脉见于三部乃肝气有余，主目痛，又主恚逆满胸。若溢关上，涌出寸口，乃木盛生风，主目眩头重筋疼。肝之积名曰肥气，状如覆杯，在左胁下，突出如肉肥盛之状，以季夏戊己日得之。盖肺邪传肝，肝当传脾，脾旺不受传，肝复欲还肺，肺不受故留结为积。肝气实梦山林树木，虚则梦细草。若肝绝而真藏脉见，中外急如循刀刃，责责然见于外者，睹物而不能转睛曰直视，又手足爪甲皆青黑，卵筋缩，舌卷，盖筋聚于阴器，而脉络于舌本故也。庚日笃，辛日死，死申酉时。肝之大略如此。

胆脉

足少阳胆经为清净之府，官中正，主决断，与肝为表里，属东方甲木，用与性情等皆不外乎肝，而惊则伤。胆脉受三焦之交，三焦脉终于目锐眦，胆脉即起于目锐眦，病则目锐眦痛。上抵头角主头角痛。下耳后循颈至肩，上入缺盆。其支者从耳后，入耳中，出耳前，至目锐眦后。其支者别锐眦，抵于颐，下颈合缺盆，故颊颔耳后痛，颈缺盆肿痛，皆属胆。从是下胸中，贯膈，络肝属胆，循胁里，出气街，绕毛际，横入髀枢中。其直者从缺盆下腋，循胸过季胁，下合髀枢中，故心胁肋髀痛，不能转侧，颈项腋胁生疮，为马刀侠瘿皆属胆。下循髀阳，出膝外廉，下外辅骨之前，直下抵外踝以上，绝骨之端，下出外踝之前，循足跗上，入小指、次指之间。其支者别足跗上，循大指本节之后，岐骨内出其端，还贯爪甲，出爪甲后三毛，故胆病胫膝至外踝及大指诸节皆痛。又胆汁味苦，为口苦。胆气不舒为善大息。少阳气郁为面有尘气，体无膏泽。少阳有火为汗出。胆之大略如此。

十二辨肾膀胱脉

足少阴肾经居左手尺部，与足太阳膀胱为表里，肾脏膀胱腑。言其体属北方癸水，盖人之有肾如树之有根，枝叶虽枯槁，本立将自生，故上部无脉，下部有脉，虽困无能为害。言其用肾纳气又藏志，存神守精谓之志，专一而不移，故曰作强之官，伎巧于是乎出。其窍通于耳，肾和则耳辨五音。言其性情之杂著，肾主液自入为唾，故肾损唾中有血。其传于五脏者亦各自有液。其为各脏所传者：肺主声入肾为呻，心主臭入肾为腐，脾主味入肾为咸，肝主色入肾为黑。其为六淫所中：寒疾皆依于肾而兼恶湿，如久坐湿地，或带汗入水，肾受伤矣。其为七情所害：恐则志窒不遂，水气旋怯，脾土乘之。其有不内外因而病者：劳役阴阳每伤肾也。脉受足太阳之交，膀胱终于足小趾，肾脉即起于足小趾之下，斜趋足心，故肾病为足下热而痛。循内踝之后，别入跟中，上踹内，出腘内廉，上股内后廉，贯脊属肾络膀胱，故病先发于肾者，必腰脊痛痠酸。其直者从肾上贯肝膈，入肺中，故肾病主咳。循喉咙挟舌本，故为舌干嗌于咽肿。其支者从肺出，络心注胸中，故为烦心为心痛。诊脉如十五菽之重，浮于十五菽者膀胱脉也。按之与骨相得曰沉，故伤肾骨瘦如柴。次重按之，脉道无力为濡，举止流利为滑，此平脉也。若缓漫则土来克水为贼邪，腰间凝滞，膀胱壅塞，阴痿脚胫重。洪则属火，为微邪，盗汗发渴，小便赤涩，脚作酸疼，此乃肾虚，小便血，女人血淋血崩为患。浮属金，为虚邪，金水相合，母令子虚，子虚则水衰，水衰则火盛而侮金，金无所恃，致风入肺，虚喘耳鸣，膀胱热涩则主伤精。弦从肝，为实邪，风寒在下焦，头旋腰痛筋疼。浮紧应耳聋。又有正邪，滑者，肾脉滑而实，如土丸之坠而急甚，茎中痛，小便闭，如小豆在潮而无力，主肾虚。沉者，阴脉，沉见三部，肾脏寒，皮燥，毛干，津液少而喜饮，或水溢于上而多唾。肾之积名曰奔豚，发于小腹上至心下，如豚状，上下无时，以夏丙丁日得之。盖脾邪传肾，肾当传心，心旺不受邪，肾复欲还脾，脾不受故留结为积。肾实则梦腰有所系，虚则梦溺水或梦鬼神，若肾绝而真脏脉见，按之如乱丸，如弹石，如解索。其见于外者，

第五辑

肾邪浸淫，各脏黑色，见于耳目口鼻，至舌黑必死，或项筋舒展，瞳人反背，遗尿不禁。戊日笃，己日死，死于辰戌丑未时。肾之大略如此。

膀胱脉

足太阳膀胱在肾之下，大肠之侧，上系小肠，下连前阴，为州都之官，精液藏焉，气化则能出，与肾为表里，属北方壬水，用与性情等俱不外乎肾。脉受手太阳小肠之交，故小肠脉终目内眦，膀胱即起目内眦，病为目似脱，或目黄泪出。上额交巅，其支者从巅至耳上角。其直者从巅入络脑，故病为邪气冲头而痛。还出别下项，故项似拔。循肩膊，内挟脊，抵腰中，入循膂，络肾属膀胱，故病腰似拔。其支者从腰下贯臀，入腘中，故病痔，腘似结。其支者从膊内，在右别下贯胛，挟脊内，过髀枢，循髀外，从后廉下合腘中，贯腨内，出外踝之后，循京骨至小趾外侧，故病髀不可以曲，腨似裂，足小趾不能举用。又凡病背膂筋痛小便闭，即知其发于膀胱。膀胱之大略如此。

十三辨心胞络三焦脉

手厥阴心胞络名手心主，手心主者手少阴心经之主也。心者五脏六腑之大主，精神所舍，其脏坚固，邪勿能客，客之则心伤，心伤则神去，神去则死。故诸邪之在心者，皆在于络胞。有裹心之膜包于心外，相君用事，为心主之。脉居右手尺部，与手少阳三焦为表里，胞络脏三焦腑，此《内经》之说，断断不诬，即灵兰秘典：问十二经相使贵贱，有曰膻中者，臣使之官，而不及心胞，则似膻中与三焦为腑脏。至其所云喜怒出焉者与心主之性相合，则意主宣教膻中奉令，言膻中即言心胞也。

其命门一说，穴在两肾之中，即彼太极图中之白圈是也。水火两蕴，为真阴真阳所自出，初未尝有左右之分，越人始分之，亦不言其为相火之脏。叔和立说方以三焦命门为表里，然亦不可谓无深意。且以五行之理言之，如在地有木火土金水之五行，在天则有风热湿燥寒火之六气，人肖天地，其脏腑之具于身者，与天地造化生成之理若合符节。是故在天为风，在地为木，在人脏腑为肝、为胆；在天为热，在地为火，在人脏腑为心、为小肠；在天为湿，在地为土，在人脏腑为脾、为胃；在天为燥，在地为金，在人脏腑为肺、为大肠；在天为寒，在地为水，在人脏腑为肾、为膀胱；五者之外，又有相火游行于天地上下气交之中，故合为五运六气。人为之相火亦游行腔子之内，上下肓膜之间。丹溪云天非此火不能生物，人非此火不能有生。肾属阴，主乎静，静则阳寓乎其中。阳既孕矣，其能纯乎静而无生气之动欤。若经所谓肾主水，受五脏六腑之精而藏之，是阳归之阴而成孕者也。又谓肾为作强之官，伎巧出焉，是阳出之阴而化生者也。是故肾为一脏，配五行而言则属之水，以其两肾之中左右各有一小窍，右为阳为火为气，乃三焦所禀；左为阴为水为血，乃真阴所禀命。于是左肾之阴水生肝木，肝木生心火；右肾之阳火生脾土，脾土生肺金。其四脏之于肾，犹枝叶之出于根也。由是言之命门虽为水脏，实为相火所寓之地，相火无定体，在上则寄于肝胆胞络之间，发则如龙火飞跃于霄汉，而为雷霆也。在下则寓于两肾之内，发则如龙火鼓舞于湖海，而为波涛也。命门静而阖，涵养乎一阴之真水；动而开，鼓舞乎龙雷之相火。水者常也，火者变也，为阴中养阳之候。故男子以藏精，女子以系胞胎。而其不即于左尺见，而必于右尺见者，盖右尺、胞络、三焦俱属相火，譬如造物用者，作处不如聚处，右尺乃相火聚处，故命门火专于右尺候之。其体即属相火，相火盛衰于此决。言其用心胞为血之母，窍则通于喉，性情则不外乎肾。其为六淫所中：暑则伤胞。其为七情所害：悲则伤胞。其有不内外因而病者：房帏任意，伤胞络也。脉受足少阴之交，故肾脉终于胸中，胞络脉即起于胸中，出属心胞络，下膈历络三焦，故病为心中憺憺动，为烦心，为心痛，心赤色为面赤。其支者循脚中出胁，上抵腋下，循臑内，入肘下臂，入掌中，循中指出其端。故病为胸胁支满，为腋肿，为臂肘挛急。其支者别掌中，循无名指出其端。诊法同肾。若命门败，水浸淫而贼火之气，金克木而伐火之源。真脏脉见，为鱼翔在皮肤间。本不动，末强摇；如鱼在水中，身首帖然，尾独悠飏之状；又为虾游在皮肤间，始则冉冉不动，少焉瞥然而去，久之倏尔复来；又为虾戏，一呼一吸，动之击指。其见于外者，面黑目白。心胞绝，掌内无文。胞络之大略如此。

三焦脉

手少阳三焦有上中下之名，或欲以上焦附寸，中焦附关，下焦附尺。依经言上者上之，下者下之之说，果执是说则如伯仁所言，大小肠宜见于尺，不宜见于寸，揆之经脉授受之次有是理哉。大概心胞在膈上，命门在膈下，三焦俱不相失而相应。上焦寄位两乳之间，名曰膻中；中焦在胃中脘，即脐之右旁；下焦在脐下膀胱上口。故自膻中以迄脐下三寸皆为气海，有脂膜在腔子内包罗乎。五脏六腑之外，合之胞络共成六脏六腑，为十二经。而或言腑止有五者，以三焦有名无状，不名正腑，腑属膀胱也。而或言脏亦止五者，以命门与肾二而一不及心胞也。然或言五腑六脏，或言五脏六腑，则六脏六腑之名不能灭，又何疑于手少阳之为三焦，手厥阴之为胞络也哉。其体亦属相火，言其用三焦为气之父，盖肾间气动，人之生命，十二经之根本。三焦者，原气之别使也。主通行三气，经历于五脏十二经。故曰禀肾间动气以资始，藉胃中谷气以资生，为决渎之官，水道出焉，合胞络为用，宣流气血，分别清浊，运导营卫，上升下降，各得其所。脉受胞络之交，故胞络脉终于第四指，三焦脉即起于无名指之端，循手腕，出臂外两骨之间，上贯肘，循臑外，上肩，故肩肘臑臂痛皆三焦病。入缺盆，布膻中，散络心胞，下膈属三焦，故病为嗌干、为喉痹。其支者从膻中入缺盆，上项，系耳后，直上出耳上角，下颊至颐。其支者从耳后，入耳中耳前，出走耳前交颊至目锐眦，故三焦病耳后痛耳聋颊肿目锐眦痛。三焦之大略如此。

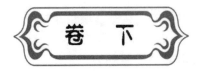

十四辨人迎气口脉

《医宗》曰：关前一分，人命之主，左为人迎，右为气口。关前一分者，寸关尺各有三部，共得九分。今曰关前一分，仍在关上，但在前之一分耳。故左为人迎辨外因之风，以左关乃肝胆脉，肝为风脏，故曰人迎紧盛伤于风。右为气口辨内因之食，以右关乃脾胃脉，胃为水谷之海，脾为仓廪之官，故曰气口紧盛伤于食。勿以外因兼求六气，勿以内因兼求七情也。或以前一分为寸上，岂有左寸之心可以辨风，右寸之肺可以辨食乎。

十五辨男女脉异

男子寸脉常盛，尺脉常弱，弱者少肾虚，火旺反多盛也。女子寸脉常弱，尺脉常盛，盛者少阳盛，阴虚反多弱也。又男子之脉左大为顺，女子之脉右大为顺。

十六辨老少脉异

老弱之人脉宜缓弱，过旺者病；少壮之人脉宜充实，过弱者病。山甫以为犹有说焉，老者脉旺而非躁，此天禀之厚，引年之叟也，名曰寿脉。若脉躁疾，有表无里，其死近矣。壮者脉细而和缓，三部平等，此天禀之静，清逸之士也，名曰阴脉。若脉来细而劲直，前后不等，可与决死期矣。

十七辨肥瘦脉异

瘦人脉健，肥人脉沉。瘦人多火，故脉健；肥人多湿，故脉沉。若瘦人火盛极则脉亦沉，治难见效。

十八辨方宜脉

中原之地，四时异气，居民之脉，亦因时异。春弦夏洪，秋毛冬石，脉与时违，皆名曰病。东夷之地，四时皆春，其气喧和，民脉多缓；南夷之地，四时皆夏，其气蒸炎，民脉多大；西夷之地，四时皆秋，其气清肃，民脉多劲；北夷之地，四时皆冬，其气凛冽，民脉多石。东南卑湿，其脉软缓；居于南巅，亦西北也，西北高燥，其脉刚劲；居于污泽，亦东南也，南人北脉，所禀必刚；北人南脉，所禀必柔。东西不同，可以类剖。

十九辨候胃气脉法

胃为水谷之海，资生之本也。故曰有胃气则生，无胃气则死。胃脉六部皆有，盖六部皆有浮中沉，中即胃脉也。此处分别甚难，即于足阳明候之，使其脉中和，无过不及。急疾则为无胃气。丹溪更有候胃气法，谓男子以气成胎，则气为之主；女子挟血成胎，则血为之主。男人久病右脉克于左者，有胃气也，病虽重可治。女人久病左脉克于右者有胃气也，病虽重可治。反此者，虚之甚也。更有趺阳亦胃气脉，在足跗上五寸，骨间动脉冲阳者是。病重切其旺衰，以决死生。

二十辨虚实子母

看脉先辨虚实，滑利力薄无神则为虚，涩滞力厚有神则为实。实则损之，一定之法，又必损其子；若母令有余之势，易杀虚者益之，必然之理，又必益其子；若母令不足之势，易培子，母亦有虚实。如某脉病，母脉虚，急补母，庶本脉可得母养，亦必兼补本脉之子，令彼无所泄。某脉病，子脉虚，急补子，庶本脉不为子累，又宜兼补本脉之母，令彼有所资。又贼脉不宜盛，贼盛必乘邪淫来胜本脉，法当培本脉，伐贼脉，又急益贼之鬼，令其制贼，损贼之母，俾其无靠，贼之母即本脉之妻也。此皆生克之理之最微者，不识此不能治病。

二十一辨有脉无脉

经云：上部有脉，下部无脉，其人当吐，不吐则死。观当吐二字，便知胸中有物，填塞至阴，抑遏肝气，而绝升生之化也。故吐之则愈，不吐则暴死。若使其人胸中无物可吐，此阴绝于下也。非死症，而何经又云：下部有脉，上部无脉，虽困无能为害。此虽至理，亦不可执。上不至关为阳绝，况无脉乎，明者可以悟矣。若覆病人之手而脉出者，此运气不应之脉，非无脉也。论在运气脉中。

二十二辨脉不见

凡诊三部浮沉，脉不见，即当以神气形色相参，委曲求之。如形色神气不惫，脉则若有若无而未脱，此为邪气伏藏；若形色神气已惫，此乃天真绝矣。

二十三辨脉无根

经云：诸浮脉无根者皆死，是有表无里谓之孤阳。造化所以亘古不息者，一阴一阳互为其根。阴既绝矣，阳岂独存乎？人身之气血亦然。

二十四辨内外宜细分

外入之病，左脉大于右，寸脉盛于尺，常也。然风寒暑湿则然，如劳役饮食跌仆，虽为外入，亦属内伤，故右手气口大于人迎。劳役伤者两寸俱虚，饮食伤者右关微盛，跌仆伤者气血皆滞，脉弦涩滑，伤左左不和，伤右右不和。内出之病，如喜怒忧思悲恐惊，则右脉大于左。营气病脉弦小而数，卫气病脉滑大而数，荣病尺盛于寸，卫病寸盛于尺。又外入之病见阳脉为易治，内出之病见阴脉为可治，反者，不救。

二十五辨表里不可执

脉浮病在表，脉沉病在里，此表里之纲领。亦有见表症，其脉不浮，见于肌肉之间，按之不足，轻举有余，如波汹之状，

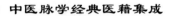

泛上而急，亦表也。有见里症，其脉不沉，见于肌肉之间，举之不足，按之有余，如漫流之水，沉静不急，亦里也。又寸盛亦主表，尺盛亦主里，如此方尽表里之义。

二十六辨寒热有真假

辨寒热以迟数二脉为本，此一定之法。如热症见数脉，按之不鼓，觉滑利而虚，乃虚火游行于外，非真热，乃假热，当作元气不足治，若诊而实，方为真热。寒症见迟脉，诊之鼓击涩滞而实，是实火伏匿于内，非真寒，乃假寒，当作邪气有余治，若诊而虚方为真寒。真假不差，投药方效。

二十七辨脉有亢制

经云：亢则害，承乃制，此言太过之害也。亢者过于上而不能下，承者受也。亢极则反受制也。如火本克金，克之太过，则为亢。金之子为水，可以制火，乘火之虚，来复母仇，而火反受其制矣。在脉有之，阳实者脉必洪大，至其极也，脉反匿伏，阳极似阴也。阴盛者脉必细微，至其极也，脉反躁疾，阴极似阳也。凡过极者反兼胜已之化，是皆阴阳亢制之理，惟明者知之。

二十八辨风食气脉

伤寒空风虚损疟痢等病，人不常有。其朝夕失调，动辄得之，无过风食气。三者最宜辨晰：男女左关洪为感风，肝脉沉伏亦感风，以风邪外束，故沉伏也。亦有中气不清，肝脉如不动者，血少也。男女右关短为伤食，脾脉沉伏亦伤食，以脾虚食压不能动也，亦有脾家湿而脉伏者；又脉沉食轻，脉短食重，此风与食之辨也。如肝脉浮洪甚，脾脉略浮短，谓肝脉盛于脾，先得风而后得食也。脾脉洪短甚，肝脉略浮洪，谓脾脉盛于肝，先得食而后得风也。若肝脉如不动，脾脉或短，或洪盛，或二关俱洪，皆风食。惟肝脉伏，脾脉亦伏，余脉又无力，是为中气不清，胸中如云雾。然中气不清，由脾胃不好致之，须清中气兼补脾。或余脉有力，咬牙作难过之声，又是风食症。如肺脉洪，脾脉伏与短，必气食相感，主大便不通，肺伏亦然。肝脉洪亦有感气者，然肺感轻，肝感重。凡病肝脉洪者多感风也。惟肝脉细而不续，胸中有时迷闷，有时清爽，此气郁也。

二十九辨关格脉

凡阴气太盛，阳气不得相营曰关；阳气太盛，阴气不得相营曰格。阳气不能营于阴，阴脉上出而溢于鱼际，为外关内格。外关内格者乃阴脉乘阳，阳外闭而不下，阴内出以格拒之也。其为病外热，液汗不通，内寒，胸满吐食。阴气不能营于阳，阳脉下陷，而覆于尺部，为内关外格。内关外格者乃阳脉乘阴，阴内闭而不上，阳从外入以格拒之也。其为病内热，大小便闭，外寒，手足厥冷。其脉有阴阳相乘，有复有溢，皆于此会。

三十辨从脉不从症

《脉语》曰：表症汗之常也。病发热，头痛，脉反沉，仲景急救其里，用四逆汤，此从脉之沉也。里症下之常也。日晡发热，属阳明，脉浮虚宜发汗，此从脉之浮也。结胸证具，常以大、小陷胸汤下之矣。脉若浮大，不可下，下之即死，是宜从脉而治其表也。身疼痛常以桂枝麻黄汗之矣，尺中迟不可汗，以荣气不足血少故也。是宜从脉，而调其荣矣。此皆从脉不从症也。世有问症而忽脉者，得非仲景之罪人乎。

三十一辨从症不从脉

《脉语》曰：脉浮为表，汗之常也，亦有宜下者，脉浮大心下硬也。脉沉为里，下之常也，亦有宜汗者，少阴病始得之反发热麻黄附子细辛汤微汗之是也。脉促阳盛常用葛根芩连清之矣，若脉促厥冷为虚脱，非灸非温不可，此又非促为阳盛之脉也。脉迟阴寒常用干姜附子温之矣，若阳明脉迟不恶寒身体濈濈汗出，则用大承气，此又非诸迟为寒之脉矣。是皆从症不从脉也。世有切脉而不问症者，其失可胜言哉。

三十二辨形气宜合脉

脉为人之本，形乃人之标，标本宜相应，故形盛脉大为顺，脉小为逆；形瘦脉小为顺，脉大为逆。暴病有余，形盛脉洪实为顺，脉微而虚为逆；久病不足形瘦迟缓为顺，脉数而实为逆。经云：形盛脉细，少气不足息者危；形瘦脉大，胸中多气者死。信然。